骨髓标本检验诊断与报告

主　审　王鸿利

主　编　卢兴国　马顺高　叶向军

副主编　高海燕　张　健　沈玉雷　徐　胜　王海洋

人民卫生出版社
·北京·

图书在版编目（CIP）数据

骨髓标本检验诊断与报告 / 卢兴国，马顺高，叶向军主编 . -- 北京 ：人民卫生出版社，2025. 5. -- ISBN 978-7-117-37911-3

Ⅰ. R446.11

中国国家版本馆 CIP 数据核字第 2025QQ2382 号

人卫智网	www.ipmph.com	医学教育、学术、考试、健康，
		购书智慧智能综合服务平台
人卫官网	www.pmph.com	人卫官方资讯发布平台

骨髓标本检验诊断与报告

Gusui Biaoben Jianyan Zhenduan yu Baogao

主　　编：卢兴国　马顺高　叶向军

出版发行：人民卫生出版社（中继线 010-59780011）

地　　址：北京市朝阳区潘家园南里 19 号

邮　　编：100021

E - mail：pmph @ pmph.com

购书热线：010-59787592　010-59787584　010-65264830

印　　刷：北京华联印刷有限公司

经　　销：新华书店

开　　本：787 × 1092　1/16　　印张：26

字　　数：600 千字

版　　次：2025 年 5 月第 1 版

印　　次：2025 年 6 月第 1 次印刷

标准书号：ISBN 978-7-117-37911-3

定　　价：189.00 元

打击盗版举报电话：010-59787491　E-mail：WQ @ pmph.com

质量问题联系电话：010-59787234　E-mail：zhiliang @ pmph.com

数字融合服务电话：4001118166　E-mail：zengzhi @ pmph.com

编 委

序 言

因骨髓标本易于获得，使得血液病的诊断方法从传统形态学扩展到分子检验，诊断技术从基本诊断发展到精准诊断，促进了临床血液学突飞猛进地发展。但是，由于我国临床实验室缺乏"整合诊断学"的系统理论和专门服务意识，具体执行方法（报告方式）尚未得到规范和提高。血液病整合诊断指标分析专家卢兴国领衔的专家团队，将他们几十年工作中积累起来的理论与实践相结合的体会，编著了《骨髓标本检验诊断与报告》一书，即是围绕诸多尚未解决的问题而撰写的。相信该书的出版，将会引起共鸣并推动学科进步！

该书有以下特点：一是定义与概念简明清晰；二是增强了检验报告单的规范化；三是突出了检验结论／诊断与临床信息的结合；四是完善并重视常规诊断规则；五是检验结论／诊断必须要有证据、符合实践标准；六是倡导并完善报告内容；七是每章均列出参考性病例报告，以供参考；八是书末附录二介绍了血液病检验报告（单）中存在的常见问题与改进的建议。

该书完稿后，我两次阅读，章节内容实用性强，具有创新性、先进性、指导性。相信读者们能从中获益，并请批评、指导！

上海交通大学医学院附属瑞金医院
上海血液学研究所终身教授
王鸿利
2023 年 6 月 27 日于上海

前 言

骨髓穿刺物涂片是最早用于细胞形态学检验的标本，在细胞形态学基础上发展起来的细胞遗传学、细胞免疫学、细胞分子/基因组学等诊断血液疾病的现代技术中，骨髓标本仍是使用最多和最优质的标本。通过对这些包括检验与血常规等临床诸多信息的共同解读而整合起来的新模式——整合诊断，可以更好地为临床提供血液病细化的准确诊断、预后评判与个体化/靶向治疗的信息。

在临床工作中，实验室缺少血液病整合诊断的实用性人才，并导致形态学、免疫表型、遗传学特征表述与术语解读、检验结论/诊断证据与诊断规则、报告内容和报告方式上不够规范。在实验室职责、服务与管理方面也有不足。诸如临床开检验单（送检单）要用申请单，而实验室应该结合临床信息并可以作出检验结论/诊断的又往往不结合而推给临床；不易被临床读懂的描述性检验，也要"请（医生）结合临床"，以及过多强调"本报告仅对（本次）来样（标本）负责"，甚至因方法学局限性而提出"免责声明"。鉴于此，我们在 2014 年出版的《骨髓检查规程与管理》等著作的基础上，结合近几年的学术成果以及实践中不断检验而积累的经验，进行更新、拓展，针对前述问题进行总结，编著了《骨髓标本检验诊断与报告》一书。愿为我国血液病整合诊断领域的规范和临床满意度的提升抛砖引玉，为培养我国复合型血液病整合诊断学人才提供参考。

本书分 32 章。第 1 章介绍骨髓标本采集规程与不同检验标本的留取要求；第 2 章至第 8 章介绍使用骨髓标本进行的检验，包括骨髓涂片（附骨髓印片和血片）细胞形态学、骨髓切片（活检）组织形态学与免疫组织化学、流式免疫表型、常规染色体核型、FISH细胞遗传学、血液肿瘤融合基因、血液肿瘤基因突变，分别阐述了定义、标本接收与来样标本的认真核对、检验必须仔细阅读临床信息、主要检验项目的规程与意义、报告（检验结论/诊断、解释与建议）方式的建议，包括病例列举（参考示例）；第 9 章至第 32 章分别阐述了急性髓细胞白血病基本类型、特定类型与非特定类型（又称细胞分化定义类型），骨髓增生异常肿瘤，骨髓增殖性肿瘤常见类型，骨髓增生异常-骨髓增殖性肿瘤，急性原始 B 淋巴细胞白血病基本类型、特定类型和非特定类型，成熟 B、T、NK 细胞白血病/淋巴瘤骨髓侵犯，浆细胞肿瘤和常见贫血。分别从以下六个方面阐述：①定义；②检验与诊断必须了解的临床信息；③检验；④诊断/结论；⑤报告（理想模式：检验结论/诊断、解释与建议；基本模式：检验结论与建议；最低要求：检验结果、解释与建议）与病例列举；⑥结果复核、报告审核、反馈信息处理机制与职责方面的建议。我们将 50 年实践中感悟到的诊断互补信息、诊断规则及创新成果与理念，结合新近文献，进行了一定专业性的总结与介绍。书末，附录二专门对血液病检验报告中的常见问题与改进建议进行了解读，希望推动我国检验报告（单）的合理化与规范化。附录三为造血淋巴肿瘤 WHO 分类与国际共识分类（ICC）对比分析，便于读者进一步了解如何正确理解和应用这两个分类。

衷心感谢上海交通大学医学院附属瑞金医院、上海血液学研究所德高望重的王鸿利终身教授悉心为本书作序并主审书稿。十分感谢浙江大学医学院附属儿童医院沈红祥教授，华中科技大学同济医学院附属协和医院陈万新教授，河北医科大学第二医院史敏教授，杭州迪安医学检验中心有限公司李伯利主任技师，山西医科大学第二医院杨波教授，浙江大学医学院附属第四医院夏肖萍教授，中国人民解放军总医院李绵洋教授，浙江省临床检验中心单志明主任技师，广州达安临床检验中心吴学宾教授、黄平博士，慈溪市人民医院康可上主任技师，杭州迪安医学检验中心有限公司邹媛副主任技师等各位专家参与审稿并提出宝贵意见。各位主编、副主编和编委各司其职、恪尽职守，将各自的经验智慧倾力奉献！鸣谢中国人民解放军第一一七医院李早荣教授，广州达安临床检验中心钟小貌主管技师，迪安诊断技术集团股份有限公司张世国主任技师，浙江大学医学院附属邵逸夫医院谢鑫友教授，美国休斯敦市 MD Anderson 癌症中心孙捷教授，云康远程病理会诊诊断中心陈忠生主任医师，浙江大学医学院附属儿童医院董敖主任技师，杭州艾迪康医学检验中心潘超老师等诸位专家的支持和帮助！最后，诚挚感谢各位前辈、同仁、家人和朋友的理解与无私奉献！

在编著中，我们认真学习与总结、反复酝酿与交流，但限于学识，书中不足和错误敬请读者指正与建议！

卢兴国

2023 年 6 月 13 日

目 录

第3章 骨髓切片（活检）病理学检验诊断与报告 ⋯⋯⋯⋯⋯⋯⋯50

第4章 流式免疫表型检验诊断与报告 ⋯⋯⋯⋯⋯⋯⋯⋯⋯⋯⋯⋯79

骨髓标本采集规程与不同检验标本的留取要求

骨髓检查标本以临床医生采集的居多。考虑标本质量的保证，以及直面患者了解病况对诊断的需要，专门的骨髓检查科室或血液学检验部门都应熟练掌握骨髓标本的采集流程与注意事项。同时倡导、鼓励检验医师尽可能多地获取临床信息。骨髓检查的标本采集包括骨髓穿刺术获取的抽吸物涂片、骨髓活检术获取的骨髓活检组织印片和组织固定后制备的切片标本。骨髓和外周血又是天然的单细胞悬液，抗凝的抽吸物——骨髓，是用于流式免疫表型检查、细胞培养染色体核型分析、荧光原位杂交（fluorescence *in situ* hybridization，FISH）方法、聚合酶链反应（polymerase chain reaction，PCR）方法，以及二代测序（next-generation sequencing，NGS）方法检测的优质标本，除了用于诊断和预后评判，也是极其重要的研究样本。

一、定义

骨髓标本采集，通常又称为取材，是一个多步骤的微小创伤性方法，通过骨髓穿刺（术）与环钻术按规范的细心操作获取骨髓液（又称抽吸物）和骨髓组织，并按严格的要求留取不同检验标本的过程。骨髓液用于传统的细胞形态学检验与基础诊断，以及现代技术检验与血液肿瘤精细化诊断和预后评判，并提供治疗精确或精准的治疗信息；骨髓组织主要用于骨髓组织形态学检验及其基本诊断，并通过组织印片对细胞学和组织学检验中的不足形成互补。

二、骨髓标本采集前的准备与建议

为了提高留取涂片和骨髓标本的质量，以及接触患者与了解病情，建议由骨髓实验室或血液细胞室实施血液科住院患者之外的患者骨髓穿刺、骨髓活检及其他骨髓标本留取。

1. 确认患者身份　在收到临床医生开具的骨髓检验单（或送检单，不建议使用申请单）时，首先确认患者身份。询问（不是喊叫）患者姓名、年龄等一般信息，仔细核对患者的病案号。对于不能说话或表述的患者，必须通过陪护人员或者通过患者病案号的病历或腕带等信息进行确认。

2．查看检查项目　查看检查单上的骨髓检查是完整的血液骨髓形态学检查（四片联检）还是单项骨髓标本检查（如骨髓穿刺涂片检查），或是同时留取抗凝标本进行其他流式免疫表型、细胞培养与分子检查。根据患者的情况，若认为检查项目不够完整，如仅为单项骨髓涂片，应及时与临床医生沟通并提出有益于检验诊断的补充建议。

3．检查填写内容是否规范　对不符合要求的检查单，如未填写必要的临床信息（包括血常规等内容不完整），建议主动同临床医生沟通补充或检查后获得所需的相关信息，包括自己对病况的询问、查看及做些可行性检查或操作。重点注意：①患者当前血液学信息异常及其程度与发病、症状和体征之间的关系，与已获得的其他实验室检查的结果的关系；②询问过去有无血液学异常和类似症状及体征，有无引起这些异常所见的可能性因素（如接触苯等有毒化学物质、某些药物，包括给予细胞生长因子）；③询问或查阅患者原来的基态或患病前的检验数据，包括个体状况等。

4．确认谈话记录和操作部位、评估危重患者生命体征　询问患者是否与临床医生就骨髓检查进行了术前谈话和/或相关记录。确认或询问对拟进行的局部用麻醉药品有无过敏史，尤其是欲使用盐酸普鲁卡因注射液者。

检查骨髓检查单上临床选定的穿刺和/或活检的部位。确认即将进行的骨髓穿刺和/或活检的部位，如髂骨（左侧、右侧还是双侧）、胸骨还是特定的病变部位。临床医生也会根据患者病况的需要，选定骨髓检查标本采集的要求部位。如需要进一步了解造血功能时可能会选择胸骨穿刺；髂前上棘和髂后上棘中的一侧病变或疼痛者，会选定病变的或疼痛的一侧。对于一般患者，不需要生命体征评估（骨髓穿刺或活检操作前的"Timeout"）。对于危重患者，需要做检查前的生命体征评估，或在负责患者的主治医师指导下进行骨髓穿刺和/或骨髓活检。对于收缩压高于160mmHg（1mmHg=0.133kPa）、心率大于120次/min的患者，在操作中也需要慎重。

5．准备洁净载玻片和组织固定液　推荐载玻片规格为1～1.2mm厚度，25.4mm×76.2mm长宽，一端有磨砂区。骨髓涂片一般准备8张，初诊急性白血病准备10～12张。另准备2张载玻片用于骨髓印片和2张外周血涂片。

同步骨髓活检者，需要准备骨髓组织固定液。推荐用2ml尖头或圆头塑料有盖EP管作为骨髓组织固定管，内含1ml Bouin固定液（Bouin's solution），又称布安固定液，在试管盖和侧壁有磨砂的写字区写上患者姓名和编号或粘贴打印条码信息。Bouin固定液由饱和苦味酸水溶液75ml、40%甲醛20ml、冰醋酸5ml配制而成（常温保存，有效期24个月）。该固定液优点为组织穿透力快、强均匀，引起组织与细胞收缩较轻，固定后组织着色较好，一般仅需要固定30～60分钟（如组织块较大，可适当延长固定时间至2小时左右）。不建议使用甲醛固定剂，因经甲醛固定的骨髓切片有核细胞与组织的结构清晰度有所不足，增加了观察与定性的难度。也可用商品化的骨髓组织专用有机酸固定液。

6．准备其他标本管并熟知采集标本的规定与要求　根据医嘱，检测流式免疫表型需要准备含肝素的绿头管或 EDTA 抗凝的紫头管；用 FISH 方法检测可能存在的白血病融合基因或其他染色体异常，需要准备肝素抗凝的绿头管；用于细胞培养的，需要准备含肝素（必须为无菌、无毒，即对骨髓细胞无影响的医用肝素）的骨髓专用培养基或用肝素抗凝的绿头管；检测血液肿瘤融合基因和基因突变的，需要准备 EDTA 抗凝的紫头管，并熟知标本采集的流程与需要留取的骨髓标本量和要求（图 1-1）。

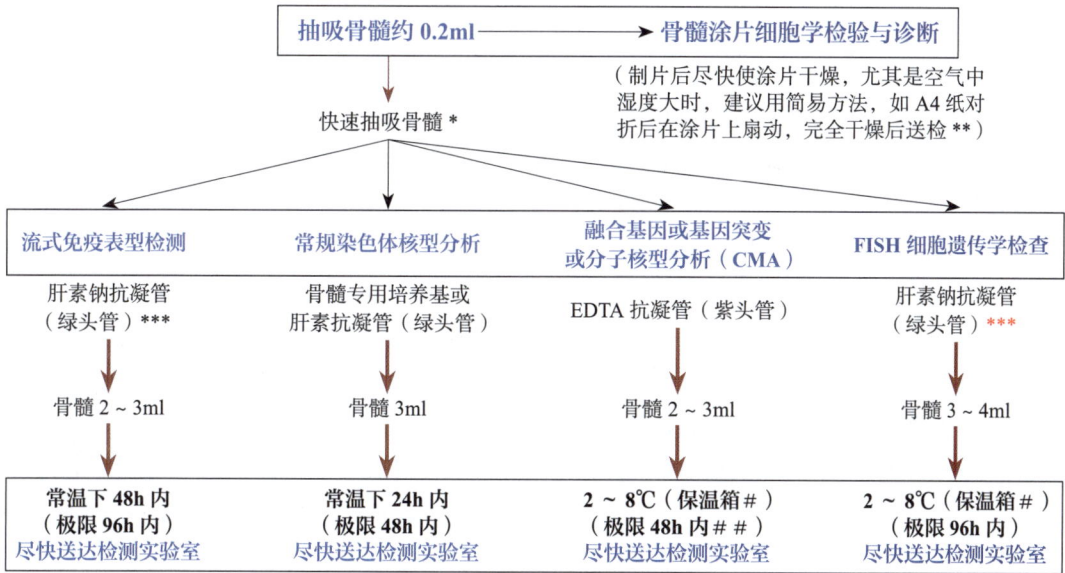

图 1-1 骨髓标本采集流程与送检要求

*. 留取标本 2 份以上时，需要穿刺针旁开原点约 1～2cm 处抽吸，在抽吸第二份至其后标本时需要更换塑料注射器，标本置于抗凝管中立即充分混匀（一般颠倒 5 次以上）。**. 盛放涂片的市售密封塑料盒，若涂片未充分干燥和空气湿度大时放入，会引起红细胞溶解甚至有核细胞凋亡。***. 也有认为可用 EDTA 抗凝管（极限 48h）。 #. 保温箱一般为小的泡沫箱，内放冰袋（避免标本与冰袋直接接触）和监控器，可以记录标本运送中的温度变化。 # #. CMA 检测标本极限 72 小时内送达。

7. 登记、编号和标识 骨髓检查单按序登记、编号。按涂片张数的需要，在涂片磨砂区粘贴条码信息，内容包括患者姓名、年龄和条形码与编码，在检验单上也需要粘贴条码，或者在涂片磨砂区写上这些信息，包括骨髓涂片、骨髓印片和血片等标识。

8. 取材室消毒和生物安全与美学 每天采集标本前，取材室用紫外线消毒至少一次，持续至少 30 分钟。在操作前还需要检查骨髓穿刺和活检使用的消毒穿刺包或一次性穿刺针、活检针是否在使用有效期内。

患者的血液和骨髓原则上都被视为有传染性，且所用的穿刺针和活检针还不全为一次性的，需要防范交叉感染，遵守实验室人员的生物安全措施。除了操作中戴无菌手套外，在接触患者前后、无菌操作前、推制涂片后、操作结束后还需要重视手卫生。使用过的医疗物品和医疗废物严格按规定处理。在操作室或实验室的恰当位置有存放针头等锐器的专用锐器盒和医疗废物箱。

9. 建议重视礼仪和规范言行与温馨形象 采集骨髓标本检查的患者病重者较多，且常对骨髓穿刺、活检存有惧怕等心理，建议实验室医生重视礼仪，注意言行规范，塑造温和亲切的形象，让患者获得满意、积极、肯定的心态，以及配合的状态。

10．熟知穿刺或活检中患者头晕或晕厥的处理 标本采集室需要备有抢救车，并应保持干燥和适宜的温度。潮湿、闷热的环境加上患者紧张与恐惧是发生头晕、恶心、心悸、面色苍白、四肢发冷、血压降低，甚至晕厥的主要原因。一般易发生在穿刺或活检操作后。

（1）防范措施建议

首先是做好防范。措施包括：①在操作前，慎重细致地准备；②操作中动作保持温和轻快；③如患者较为紧张，应做好解释工作，充分关爱，努力使患者平静后再进行取材（标本采集的过程）；④对危重患者应有应急抢救措施准备；⑤穿刺室面积和布置需要符合规范。

（2）患者发生头晕的处理建议

在穿刺或活检操作中或操作完成后，患者发生头晕时的处置：①尚在进行中的操作应立即终止；②将患者转移至通风处；③嘱患者安静、平卧；④喂饮适量温开水；⑤休息10～15分钟。一般症状会很快好转，必要时适当延长观察，或请临床医师介入处理。

（3）患者发生晕厥的处理建议

在穿刺或活检操作中或操作后，患者发生晕厥时的处置：①尚在进行中的操作立即应终止；②立即使患者平卧；③神志不清患者，立即用应急专线电话通知病房（住院患者）或急诊室（门诊患者）医师；④密切监测生命体征，注意脉搏、呼吸、心跳、血压是否平稳；⑤心跳呼吸骤停者，立即实施心肺复苏，并进行药物抢救，同时联系转入急诊室进一步救治。

三、骨髓穿刺取材和涂片制备

（一）髂后上棘骨髓穿刺

1．周到服务、温和操作 让患者在诊察床上轻轻缓慢躺下，遇严重贫血和病重患者及容易发生骨折的浆细胞骨髓瘤患者应特别注意。此外，还须防范重症患者的跌倒或坠床风险。如患者较紧张，应做好解释并体现关爱，须使患者平静后再做检查。在骨髓穿刺和活检的整个操作中，动作要保持温和轻快。

2．患者体位 明确左右髂后上棘穿刺部位。患者取侧卧位（也可取俯卧位），双膝前屈（常比单腿前屈更利于穿刺）。让患者配合体位时（尤其对不便语言交流的患者），建议多运用手语和肢体语言（图1-2）。

3．穿刺点定位与标记 患者取最佳体位后，建议按患者胖瘦、皮肤紧松、骨盆大小和体型予以估计，并以触摸式定位和标记。先用二指触摸髂后上棘的大体方位，用弯曲的示指和拇指触及如图1-3中的A、B、C和D时者常会有凹痕感，犹如触摸肿大脾区时的触感，从而可获得明确的穿刺位点，同时在穿刺点上按上"+"指印，或在位点及其邻近皮肤上的某些特点（如色素或痣等）作记号。

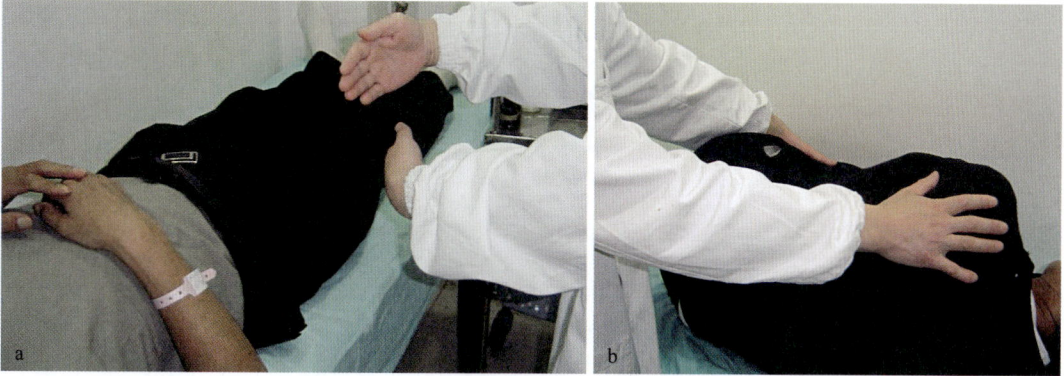

图 1-2　指定患者体位时的手语和肢体语言

a. 示意患者平卧位转向侧卧位；b. 示意患者双腿往腹部弯曲，肩部和臀部保持垂直位，臀部外突。

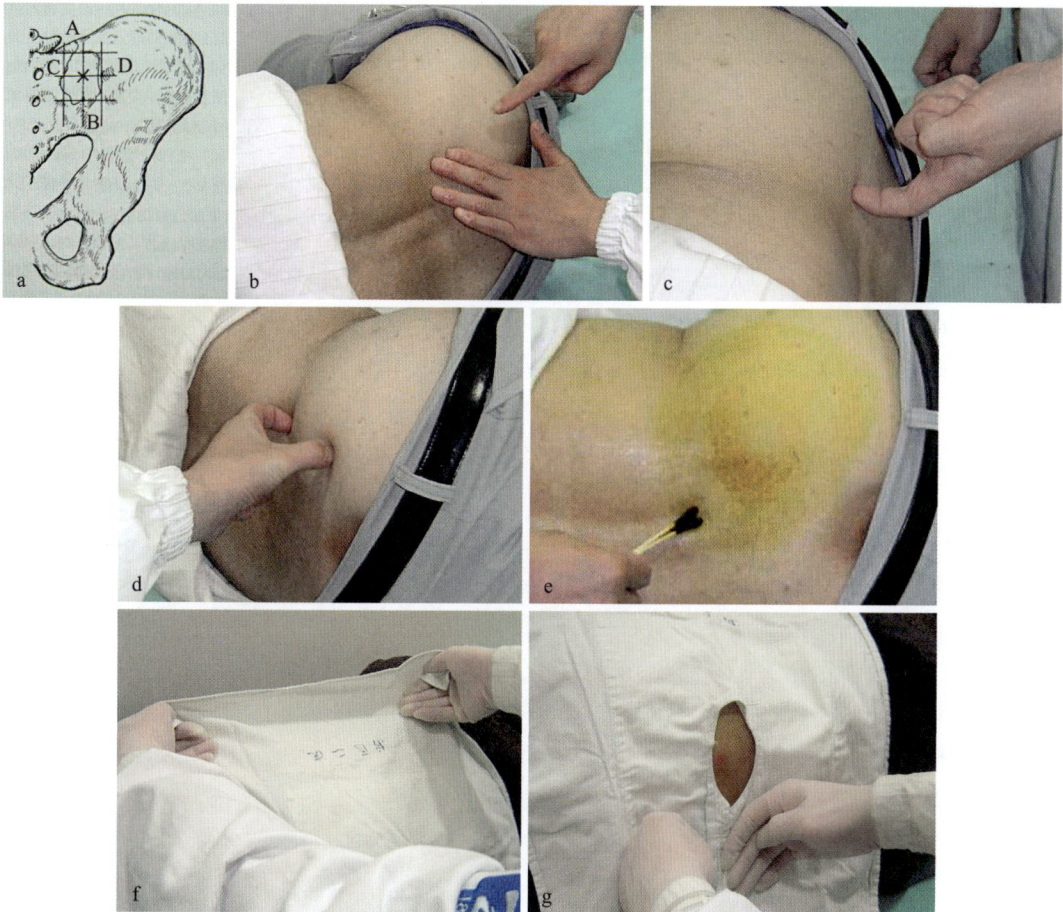

图 1-3　髂后上棘穿刺定位、局部消毒范围和铺巾

a. 髂后上棘解剖结构和定位点示意图；b. 大体触摸穿刺点；c. 手指触及的姿势和定位点 A 和 B；d. 手指触及的姿势和触及定位点；e. 局部消毒范围；f. 洞巾铺上时，两手手指回缩并将翘起二角用指背抚平和轻压；g. 将下方开口两边紧靠。

遇肥胖而触不到穿刺点者，可选用其他方法大体定位：其一为髂后上棘与髂前上棘多在一个水平线上，且常相当于骶骨 1~2 与腰椎 5 位置的上下线内；其二是髂后上棘穿刺点常在腰骶椎骨旁开 3~5cm 处。建议用这两个定位线进行定位，加局部推注麻醉药的针感，可以得到准确的穿刺点。骨髓穿刺失败的常见原因是穿刺点明显移位。

4．无菌操作和局部消毒 严格执行无菌操作，操作者戴口罩和帽子。穿刺点用标准消毒液消毒皮肤两次，消毒范围半径不得小于 10cm（图 1-3e）。根据操作者手的大小选择合适的消毒手套，戴手套时操作者身体稍向前倾，双手往前斜伸，离开诊察床一定距离，又要注意到旁边助手对操作者位置的影响。初学者戴手套动作要稳、手指套入时要准，如果急于套入易发生手指错位。戴好无菌手套后，双手的任何伸展动作均不能像未戴手套时随意，在不能立即进行下一步操作时，应保持拱手手势位。

5．铺消毒洞巾 助手打开消毒穿刺包，取出消毒洞巾，注意折叠的方向（下方剪开的孔巾）和正反面。当洞巾盖于臀部时，持孔巾的手指回缩，避免接触患者衣裤，而后用指背将翘起的上方二角抚平和轻压（防止洞巾下滑）或请助手在边角上用胶布粘贴。若为下方开口的洞巾，将开口下方两边紧靠（图 1-3g）。局部消毒后原则上不能用戴手套的手触摸穿刺中心位点。

6．局部推注盐酸利多卡因注射液 推荐使用 2%~4% 盐酸利多卡因注射液，若用盐酸普鲁卡因注射液必须有皮肤过敏试验阴性的结果。使用安瓿注射液，在瓶颈标记处用砂轮划 1/3 圈，去掉瓶颈，注意手持位置、用力支点和掰拉方向。避免瓶颈破碎、划伤手指。

右手持 2ml 或 5ml 注射器，抽吸盐酸利多卡因注射液后垂直弃去气泡，示指扶持针头接合处，无名指扶持针管，中指里屈，使针头孔面尽可能平贴皮肤，另一拇指按皮肤紧松稍做拉动，便于进针和表皮注射。表皮和骨膜为推注麻醉药液的主要部位，位于两者之间的组织因缺乏神经纤维，通常不推注盐酸利多卡因注射液。同时需要进行骨髓活检者宜适当扩大骨膜面的局麻范围。推注麻醉药液完毕，用一颗消毒棉球轻按片刻，促进麻醉药液弥散。

7．穿刺取材步骤

（1）**取针**：穿刺针有国产的非一次性或国产/进口的一次性穿刺针。当前，使用一次性穿刺针的比较普遍。相比较，一次性穿刺针锋利、易于抽吸。活检针的特点是针的尖端稍为收小，其后内径稍大，易于组织块往针管内移动；另一特点是针管长，可用于肥胖者。进口穿刺针和活检针比国产的锋利且使用后易引起局部出血，成本也高（图 1-4a）。打开消毒有效期内的穿刺包，取出穿刺针，检查针芯是否卡在槽内（图 1-4b）。

（2）**握针**：用纱布填于手持一端的右手掌大鱼际处，示指和拇指握住针柄。

（3）**分步穿刺而入**：穿刺分两步。先将针刺入皮下，而后对准预先定位（注意勿移动或牵拉皮肤，避免定位点移位）并触及骨膜面后，手腕以轻、缓、稳的半钻刺式动作，刺入约 1~1.5cm（图 1-4e、f）。注意快速地直刺而入易发生偏位，是导致骨髓稀释或抽吸不成功的主要原因。

（4）**抽吸**：抽出针芯，立即接上 10ml 注射器（图 1-4g），左手手指扶持连接穿刺针的接口。有人抽吸用的注射器容量为 20ml 甚至 50ml，这里不建议使用，因为注射器容量

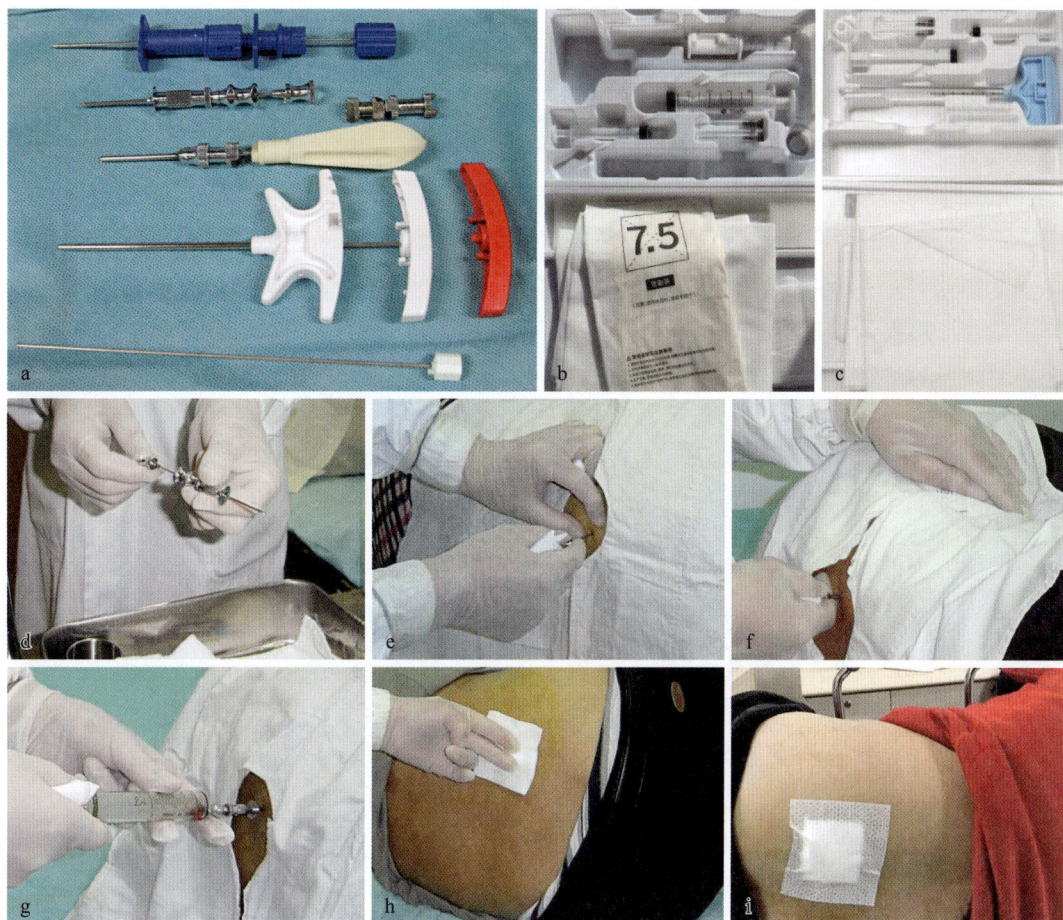

图 1-4　穿刺操作程序

a. 穿刺针与活检针，由上至下为进口（意大利）的穿刺针、国产（上海）的穿刺针、活检针套管、活检针，进口的穿刺与活检同用针和将针管内组织推出用的推柱；b、c. 为国产的一次性穿刺针和活检针。d. 检查针芯与针管是否卡住，然后手持消毒纱布呈三角状握持穿刺针，针把紧顶大鱼际；e. 沿局麻时针眼刺入皮肤；f. 刺入骨膜面，对准事先感觉到的位点刺入约 1 ~ 1.5cm，另一手扶持患者髂前位以防穿刺中患者因酸痛而体位前倾；g. 抽出针芯，接上注射器，一手扶持注射器与穿刺针的接合处，一手抽吸髓液；h. 敷以消毒纱布，用指背按住，一手弃去洞巾；i. 示意医用敷贴贴在消毒纱布上。

越大越不易控制抽吸的骨髓量（相对估量标准为 0.2 ~ 0.3ml）。即便考虑大容量注射器负压大似乎更易抽吸，在实际工作中也无必要。

（5）推液： 右手抽拉针管，抽吸髓液 0.2ml。不碰及预备的载玻片，以载玻片的垂直方向快速而稍微用力，将抽吸物推注到载玻片上，或者注射到预备的含 5% EDTA-K$_2$ 50μl的干燥抗凝试管中，送检查室制片，但需要注意减少储存时间，以及储存时间对细胞形态（如细胞凋亡）的影响。

8. 覆盖消毒纱布　拔出穿刺针，针眼处敷以消毒棉球后覆盖消毒纱布，用左手二指按住（图 1-4h），右手揭去洞巾后持纸胶或布胶，两手配合粘贴 3 条，先中间后两边。现在也常用医用敷贴，可直接贴在消毒纱布上（图 1-4i）。

9. 交代和记录 穿刺完成后，嘱患者或其家属局部压迫 10 分钟，血小板减少者应重视此操作。局部覆盖的消毒纱布应保持 3 天，并嘱患者或其家属进行关照，在 3 天内局部不能沾水，最后询问患者有无不良反应等。建议记录操作过程和患者反应。

记录举例：患者取侧卧位，双膝前屈，暴露左（右）髂后上棘和定位；常规消毒、铺巾，2% 盐酸利多卡因注射液局部注射后，行髂后上棘穿刺，抽吸髓液约 0.3ml，操作过程顺利；出针后局部敷以消毒纱布和医用敷贴，无出血；嘱患者穿刺侧的手或其家属轻压局部 10 分钟，3 天内不能沾水，并询问患者有无不良反应。记录骨髓穿刺涂片（后述）的张数。最后操作者和护士签名，并填写日期（年、月、日、时、分）。

10. 查看骨髓涂片 对涂片缺乏骨髓小粒而疑似骨髓稀释或取材不佳的标本，如条件允许，可立即快速染色予以确认，同时让患者静候，必要时重新骨髓穿刺，并告诉患者可能的原因（如骨髓稀释或造血减低）。

（二）骨髓涂片、骨髓小粒展片和含骨髓小粒凝块固定

1. 骨髓涂片 对于一般疾病患者，宜制作涂片 8 张，初诊疑似急性白血病者应制作涂片 10 张。涂片应根据肉眼观察的髓液状态和首张推片时手感有核细胞的数量而适当调整厚度，如疑有核细胞少时，涂片宜厚，白血病等细胞多时，宜薄。同时采集外周血涂片 2 张。

涂片制备，刮蘸含小粒髓液推片。刮蘸少量髓液放于载玻片的一端，一般推片与载玻片成 30°～45° 并稍微拉锯，使髓液往涂片两侧均匀散去，稍微使力，稳而匀速推片。应视肉眼观察的髓液状态和首张推片时的手感，适当调整涂片厚薄，有利于细胞形态学定性诊断。若推片刮蘸髓液量较多时可推制两张涂片，先轻触载玻片使适量髓液流淌至载玻片上，用推片的另一边推片，一张完成后翻转再推制另一张。竖式推片因手持推片离接触载玻片的支点远，平稳性较差，易造成推制的血膜或髓膜宽面不齐，所以不建议一手持载玻片一手持推片制备涂片。如果准备一块平整的长方体木条，载玻片置于其上，一手固定，一手刮蘸少量髓液，则可以平稳地进行竖式推片。若骨髓稀释，可以通过倾斜玻片将多余的血液淌到一侧。

一片理想的涂片最重要的是有可分出头、体、尾的区域，髓膜长宽范围以（2～2.5）cm×（3～4）cm 左右为宜（图 1-5），实际操作多在这一范围之间。至于要求推片的涂片两边各留出 0.2～0.3mm 的空隙区，实际操作多是不易控制的，即使是专业技术人员进行推片，面对多而易凝固和黏稠性大的髓液和穿刺较多的患者，总体上达不到这一完美要求。虽楔形推片、自制推片（推片留出 2cm 的两边各磨成凹三角）可以尝试，但不够现实。事实证明，涂片有无边空隙对细胞形态学检验诊断无任何影响。

制备后需要立即干燥。遇到湿度大的天气（如江南一带的梅雨季节、南方一带的雨季）时，建议用简易方法干燥涂片，如将 A4 纸对折在涂片的载玻片上扇动、手拿涂片用力扇动、用小型电吹风吹、酒精灯上加热。涂片完全干燥后，建议置于纸盒内及时送检。不提倡使用市售的盛放涂片的塑料盒，因塑料盒密封性好，反而会引起涂片红细胞溶解甚至有

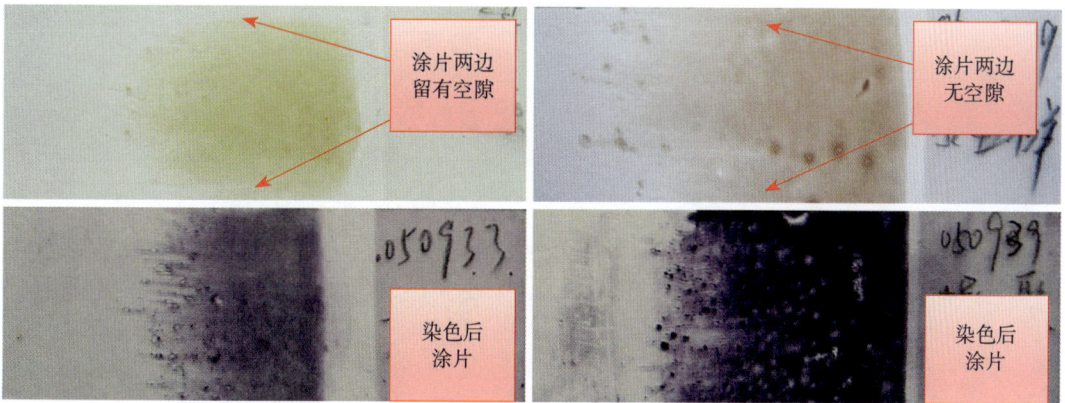

图 1-5　推制骨髓涂片的通常长度

核细胞凋亡，尤其是在湿度大的天气。也可将干燥的涂片用无水甲醇固定后进行送检。

EDTA-K$_2$ 抗凝剂对骨髓细胞（急性早幼粒细胞白血病细胞除外）和染色基本不产生影响，故可提倡用干燥 EDTA-K$_2$ 抗凝管将骨髓液抗凝后再定量（每张 5μl）制片，并进行有核细胞直接定量计数等检查，缩小计数误差。对于缺乏制片技术的临床医师所作骨髓穿刺液标本，中国人民解放军第一一七医院李早荣主任技师推荐的抗凝制片的处理尤其适用。

2．骨髓小粒展片　是刮取骨髓小粒或用吸管吸取含小粒髓液于载玻片中央，用另一张载玻片相互轻轻展拉骨髓小粒所获得的标本。拉片观察有核细胞或某些异常细胞较为可靠，也适用于免疫组织化学和 FISH 检测。

3．含骨髓小粒的凝块固定　也可以如活检标本一样进行固定和切片检查，适用于未做骨髓活检或仅做胸骨穿刺的患者，可以提供部分额外的诊断信息。将骨髓抽吸液涂在一个载玻片上，用移液管或 21 号针头将骨髓小粒收集成一个小凝块，然后放在一张滤纸上，将凝块放入固定液试管中，与骨髓活检标本一样进行处理，但不需要脱钙。凝块切片可用于评估骨髓细胞结构、巨核细胞形态或与活检标本互补的肿瘤浸润，也可用于免疫组织化学或 FISH 检测（一个重要优点是不脱钙且相关的核酸或蛋白质未受损伤）。

（三）髂前上棘骨髓穿刺

髂前上棘穿刺取材用于昏迷患者、病重导致不能或不便翻身的患者、过度肥胖者，以及需要多部位了解造血功能或局部病变情况时。患者取仰卧位，髂前上棘后约 1.5～2.5cm 处为穿刺点（图 1-6a），按上指痕或标记后，常规消毒和局部推注盐酸利多卡因注射液。穿刺时操作者左手拇指和示指固定髂前上棘左右皮肤，右手持穿刺针与骨面垂直（注意体位倾斜度）缓和转钻进入 0.5～1cm，感觉穿刺针被卡住时，即可抽吸。余同髂后上棘穿刺，包括涂片制备。髂前上棘骨质坚硬，髓腔又小，稍有偏位或穿刺偏深均易造成穿刺失败。

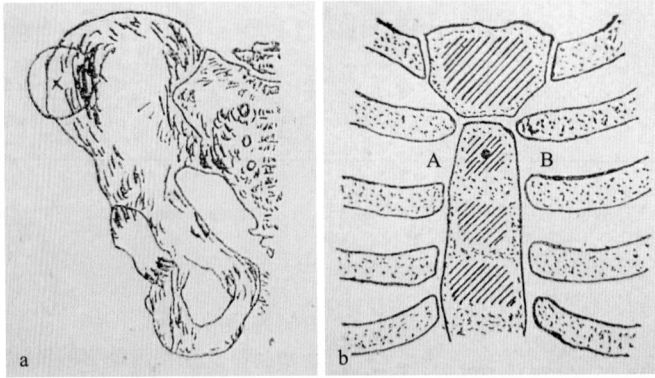

图 1-6　髂前上棘穿刺位点和胸骨穿刺位点

a.髂骨前视图与髂前上棘穿刺位点（×）；b.胸骨前视图与穿刺位点（A、B 之间的黑点）。

（四）胸骨骨髓穿刺、胫骨穿刺和婴幼儿骨髓穿刺

胸骨是造血最活跃的部位，也是穿刺有一定危险和不能进行骨髓活检的区域。因此，当髂后上棘和髂前上棘穿刺不成功，以及需要更多了解造血功能或局部病变时，此部位常被选择。患者取仰卧位，去枕，必要时用枕头垫于背下以抬高胸部，于第 2 ~ 3 肋骨之间定位（图 1-6b）。定位后作一标记或压出指痕，按常规消毒和推注局部麻醉药，以 45°（针柄斜向上腹部）缓缓进针，穿刺针进入胸骨深度约为 0.5 ~ 1cm，一般穿刺针进入且感觉被固定时即提示进入髓腔。

胫骨穿刺为 3 岁以下患儿可选择的部位。穿刺点在膝关节下 3cm 处或胫骨粗隆下 1 ~ 1.5cm 处，消毒和穿刺操作同髂后上棘穿刺。对 1 ~ 3 个月患儿进行骨髓穿刺也可用一次性注射器在常规消毒下直接穿入患儿的胸骨（8 号针头可用于 1 岁以上的患儿）或髂后上棘（小于 3 个月的患儿），无须局部推注麻醉药。由于婴幼儿骨质软，一次性穿刺针易于把握，也简便安全。对婴幼儿进行骨髓穿刺也可尝试用小儿头皮针或小号针头代替穿刺针进行。

四、留取血液肿瘤诊断性标本流程与要求

骨髓是血液肿瘤分类与诊断的理想标本，可用于流式免疫表型检测、常规染色体核型分析、白血病融合基因检测、FISH 细胞遗传学检测、分子核型分析（染色体微阵列核型分析）、基因测序等。骨髓标本的留取与采集流程，以及送检要求见图 1-1。一次穿刺需要留取多份标本时，建议留取第二份标本后在旁开原点约 1 ~ 2cm 处抽吸，抽吸中既要快速又要求防止骨髓凝块形成，并需要更换塑料注射器。

（一）流式免疫表型检查标本

用肝素抗凝绿头管或 EDTA 抗凝紫头管。先抽吸骨髓液 0.2ml 左右（用于骨髓涂片），

再快速抽吸骨髓液 2 ~ 3ml（如果用外周血需要 5ml 以上）放入抗凝管，充分颠倒混匀。尽快送检，一般 48 小时内送达检测实验室，极限为 96 小时内；运输中需要将标本置于 2 ~ 8℃（保温箱或者冷链运送车，不能冷冻）状态下送检。保温箱可以用小的泡沫箱，内放 2 ~ 4 个冰袋和一个监控器。监控器可以记录运送过程中的温度变化。

（二）细胞培养染色体核型分析标本

使用含肝素（医用肝素无菌、无毒，对骨髓细胞无影响）的骨髓专用培养基或用肝素（医用肝素）抗凝的绿头抗凝管。在骨髓穿刺中，抽吸骨髓液 0.2ml 左右（用于骨髓涂片）后，为防止凝块形成，瞬间快速抽吸骨髓液 3ml（如果用外周血则需要 5ml，并要求白细胞计数高且有幼稚细胞，理想比例为 25% 以上）立即直接加入骨髓专用培养基或者放入绿头抗凝管，充分颠倒混匀。常温（18 ~ 25℃）下快速送检，冬季气温过低时需要适当保温。一般 24 小时送达检测实验室，极限不超过 48 小时，理想送达时间为 8 ~ 12 小时。超过 72 小时培养效果不佳。

（三）血液肿瘤融合基因和基因突变骨髓标本

采用 EDTA 抗凝紫头管，抽吸骨髓液 0.2ml 左右（用于骨髓涂片）后，快速抽吸骨髓液 2 ~ 3ml（如果用外周血则需要 5ml 以上），充分颠倒混匀。标本置于 2 ~ 8℃（保温箱内）状态下，尽快送检，极限 48 小时内送达检测实验室。此采集方法与要求也用于检测基因突变、基因重排（包括 PCR 与 NGS 方法）的骨髓标本。

（四）FISH 检测的骨髓标本

用于可能存在的染色体异常者，采用肝素钠抗凝绿头管，在抽吸骨髓液 0.2ml 左右（用于骨髓涂片）后，快速抽吸骨髓液 3 ~ 4ml（如果用外周血需要 5ml 以上），充分颠倒混匀。标本置于 2 ~ 8℃（保温箱内，要求同上）状态下，尽快送检，一般 48 小时内，极限 96 小时内送达检测实验室。仅用于细胞间期检测的骨髓液也可以用 EDTA 抗凝紫头管。

（五）分子核型分析骨髓标本

分子核型分析即为染色体微阵列核型分析（chromosomal microarray analysis，CMA），一般采用 EDTA 抗凝紫头管，抽吸骨髓液 0.2ml 左右（用于骨髓涂片）后，快速抽吸骨髓液 2 ~ 4ml（如果用外周血则需要 5ml 以上），充分颠倒混匀。应尽快送检，从采样到送达检测实验室的时间应在 72 小时内。

五、骨髓干抽或估计穿刺不理想时补救方法

恶性肿瘤骨髓转移和造血细胞异常增殖导致骨髓"填塞"及骨髓纤维化时，可出现穿刺干吸。建议采用以下方法，以获取少量抽吸物进行细胞形态学诊断。

1. 松动组织法　将穿刺针进入髓腔后，以穿刺位点为中心，似松土样轻轻松动组织，

然后反复用力抽吸，大多可以获取抽吸物。

2．获取骨髓微小组织法　不同步进行活检者，将穿刺针退至骨膜内面，抽出针芯，再以手腕轻、缓、稳地半钻刺式动作刺入，至不能再进入时，360°转动后缓缓退出，插入针芯，多可获得的微小骨髓组织压碎展片。用此法观察有核细胞可优于骨髓涂片。获取的骨髓组织小块也可以进行骨髓活检。

六、一人穿刺操作和涂片

一般骨髓穿刺操作由二人进行，其中一人配合。有时由于特殊情况需要一人完成整个操作过程，此时操作前应做好所有准备。符合操作规程的常规步骤建议如下：①载玻片和推片摆放至指定位置；②准备好消毒液和利多卡因液射液；③准备好患者体位；④消毒皮肤；⑤打开穿刺包，打开麻醉药安瓿瓶颈，置于操作台靠边沿居中约 3cm 处（图 1-7a，箭头所指处）；⑥戴消毒手套，铺巾；⑦持 5ml 注射器将针头以斜角度抽吸麻醉药液，针头、安瓿成三角状可增加安瓿稳定性和灵活性（事先操练抽吸并按需移动安瓿）（图 1-7b）；⑧局麻、分两步刺入和骨髓液抽吸同前骨髓穿刺术；⑨抽吸骨髓液后快速打到事先准备好的载玻片上，然后快速拔出穿刺针，盖上消毒棉球和纱布，用孔巾部分反盖并拉上患者穿刺侧的手让其扶压局部。快速拉下右手手套，推制涂片。最后，完成推片后，再处理局部穿刺部位，包括敷消毒纱布和医用敷贴，以及交代和记录的规程。

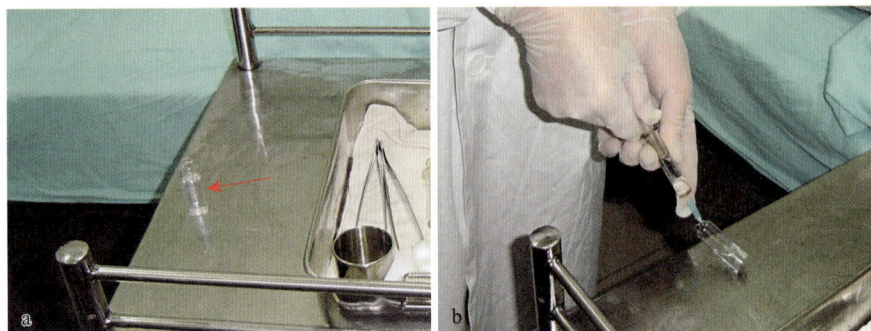

图 1-7　盐酸利多卡因注射液安瓿的放置（a）和抽吸（b）

七、骨髓活检、组织印片与组织固定

（一）骨髓组织获取

通常能获取骨髓活组织的部位有两处：髂后上棘和髂前上棘。骨髓活检与常规部位的骨髓穿刺同步进行，按操作中采集组织部位是否移动，分一步法和二步法（图 1-8）。一步法可能会引起局部组织出血和一些人工假象，一般采用二步法获取骨髓活组织。

1．二步法　二步法如图 1-8 所示。在完成髂后上棘骨髓穿刺后，在旁开抽吸骨髓位点处获取骨髓组织。

表皮和骨膜为两个重要注射位点

皮丘

缓稳钻刺，经骨膜刺入 1~1.5cm，抽吸髓液涂片

骨髓穿刺针

皮肤

皮下组织

骨膜骨皮质

骨髓

缓稳钻刺，在刺入骨膜后套入套管后再插入

套管

骨髓活检针

半钻式刺入 2~3cm 时，360° 转动离断组织，缓缓退出

1cm　1cm

二步法　一步法　二步法

局部推注利多卡因注射液

骨髓穿刺

骨髓活检取材

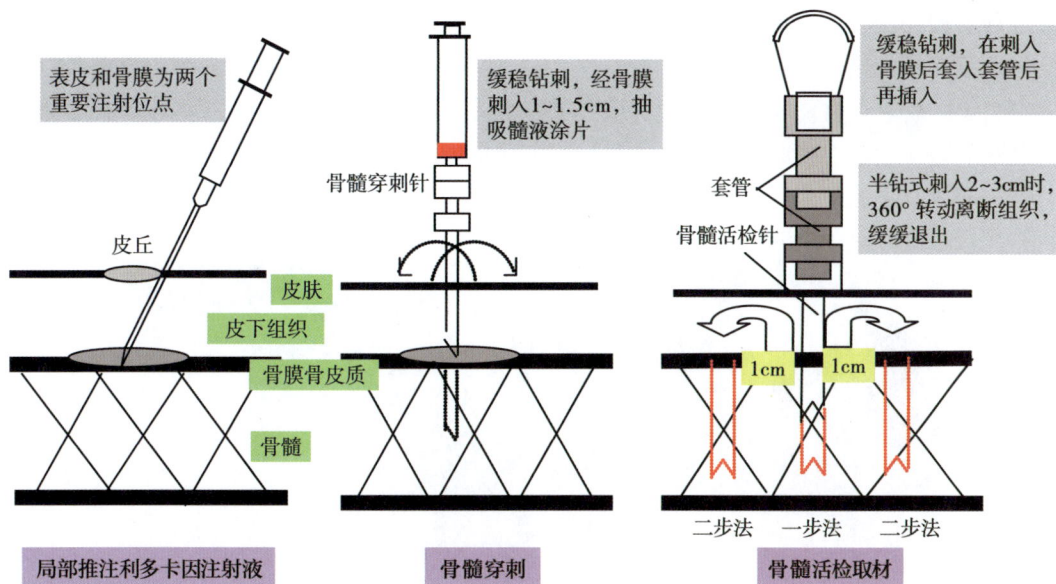

图 1-8　骨髓活检取材一步法和二步法

（1）**右手持骨髓活检针穿刺进入：**打开消毒活检包或将活检针放到刚使用的穿刺包中。取出针管，不套套管（接柱）而插入针芯（国产的非一次性活检针）。沿骨髓穿刺位进入，移动皮肤旁开穿刺点约 0.5～1cm 处，稍微刺入骨膜面。

（2）**套上套管钻刺而入：**抽出针芯，套上一节或者两节套管（一节长，一节短，儿童患者宜用短套管）后再插入。以手腕动作缓、稳地半钻刺式进入 2～3cm，做 360° 转动以离断组织，缓缓退出。

（3）**推出骨髓组织：**去掉套管，插入针芯，推出获取的骨髓组织。WHO 规定理想的骨髓组织长度为 1.5cm（镜下完整的骨小梁区间组织在 10 个以上），考虑人种等因素，建议组织长度至少达到 0.5～0.7cm（镜下完整的骨小梁区间组织在 3～5 个以上）。组织长度＜0.5cm 会影响异常成分的检出，建议重新获取。

（4）**敷以消毒纱布：**局部敷以消毒纱布和消毒粘贴，同骨髓穿刺。

2．一步法　一步法是用活检针完成穿刺、抽吸骨髓和组织取材。在局部消毒、麻醉、铺巾完成后，用活检针替代穿刺针在穿刺点进行穿刺。穿刺过程同前述的骨髓穿刺，抽吸骨髓液比骨髓穿刺容易，通常抽吸的量也大。抽吸骨髓液完成后不退出活检针，将套管（接柱）套入，针芯插入固定于骨髓腔的针管，以手腕动作缓缓钻刺（约 100° 来回）而入，通常用国产活检针至不能再入时，做 360° 转动后缓缓退出。去掉套管，插入针芯，推出获取的骨髓组织。

（二）组织印片与固定

制作印片是骨髓活检过程中的一项常规步骤。在美国临床采集的标本中，一般都有骨髓印片和血片等标本。将获取的骨髓组织推至洁净载玻片上制备印片。印片制作宜快，摆

正位置后较为快速地轻轻滚动（触压），或用另一张载玻片放在其上使组织块从玻片一端轻匀地滚向另一端（图 1-9a、图 1-9b、图 1-9c）。然后，立即将组织放入事先准备的固定液中固定。获取符合要求的组织材料是决定印片质量的关键，取材不理想的组织便不能得到良好的印片标本。获取的组织块中带有较多的血液时，也将影响印片的细胞量，可用无菌纱布或棉球吸除多余血液后，再制备印片。

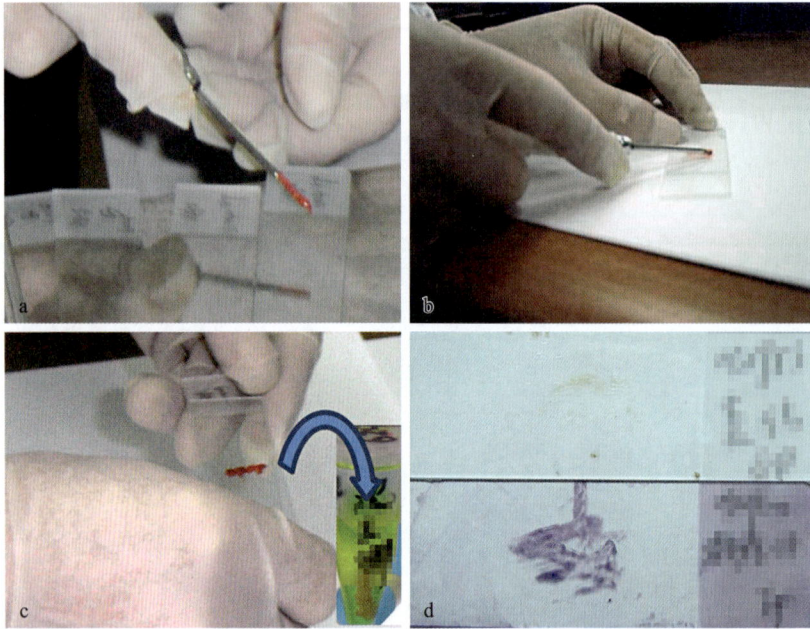

图 1-9　骨髓印片制备

a. 将获取的组织块推至载玻片上，摆正位置；b. 较快地轻轻滚动；c. 用另一张载玻片置其上轻轻滚动后，将组织置入 Bouin 固定液中固定；d. 制备的未染色与染色后印片标本。

（三）活检标本送检与要求

临床采集送检的固定组织的容器需要密封性良好。由于固定剂及其微量弥散会影响到骨髓涂片的染色质量，故组织标本必须与骨髓涂片、血片和骨髓印片分开放置，若用塑料袋包装，则需要分开并双层包扎，尽快送达检测实验室。

（四）血片制备完成四片联检标本采集

骨髓穿刺和 / 或活检操作结束后，采集外周血推制血片 2 张，完成一步采集四片（骨髓涂片、骨髓印片、骨髓切片和血片）。然后，将采集的骨髓涂片、骨髓印片和血片标本，以及活检的组织标本检查归类，放入相应的标本盒。

（五）交代和记录建议

骨髓活检完成后，嘱患者或其家属局部压迫 10 分钟，尤其是血小板减少者。局部敷以消毒纱布和医用敷贴保持 3 天，并嘱患者或其家属关照在 3 天内局部不能接触水，最后询问患者有无不良反应等。建议记录操作过程和患者反应。

　　记录举例：由于骨髓活检与骨髓穿刺同步进行，其记录程序为：取患者侧卧位，暴露左（右）髂后（前）上棘和定位，常规消毒、铺巾和 2% 盐酸利多卡因注射液局部注射后，先用骨髓穿刺针行骨髓穿刺，局麻点进针，缓和钻刺至骨膜下 1～1.5cm，抽吸髓液约 0.3ml 涂片，操作顺利。随后，持活检针做骨髓活检，原点进入，在旁开穿刺点约 0.5～1cm 处，缓和钻刺至骨膜下 2～3cm，360° 转动后缓缓退出，获取的骨髓组织立即印片和固定，操作顺利；出针后敷以消毒棉球、纱布和医用敷贴，确认无渗血；嘱患者或其家属局部轻压 10 分钟，3 天内局部不能接触水，并询问患者有无不良反应。同时记录获取的骨髓组织长度（如约 1cm 长，灰白色，组织条完整）。最后操作者和护士签名并记录日期（年、月、日、时、分）。

第2章

骨髓涂片细胞形态学检验诊断与报告

一、定义

骨髓抽吸物涂片（简称骨髓涂片）细胞形态学检验是在结合临床特征（包括全血细胞计数等常规性项目）的前提下，评判有核细胞数量（增生程度）、细胞构成比例（有核细胞分类）与形态的变化，并通过细胞化学（有时还有免疫细胞化学）染色进行分析与意义评判，最后给出细胞形态学范围内的检验诊断或结论，并根据需要提出合理而有针对性解释和建议。

二、核对标本信息、重视盛放涂片容器

标本采集（不管实验室还是临床送检的）应包括骨髓涂片（建议涂片 8 张以上）、血片（2 张）与骨髓印片（1~2 张）。实验室接收到送检单和标本后，必须仔细核对患者信息、标本种类与标识（若为第三方独立实验室还需要记录签收与核对来样标本的程序），以及涂片种类和张数。录入或登记患者信息，并在送检单上和全部涂片标本的磨砂区粘贴打印的信息，包括患者姓名、性别、年龄与条形码（图 2-1），或者在涂片标本磨砂区写上患者姓名、年龄、编号等标记性信息。对显著不符合要求而明显影响评判的标本，建议拍照存入电子文档并附在报告中。

要重视临床送检使用的盛放涂片的容器，在保持细胞形态方面，纸质盒子较密封性的塑料标本盒更佳。使用塑料标本盒盛放刚推制的涂片，如空气湿度大（尤其是江南一带的梅雨季节和南方的雨季），涂片红细胞会发生溶解，严重时还影响白细胞形态（如图 2-1b、图 2-1c、图 2-1d）。这是涂片标本质量保证的重要部分，详见第 1 章。

三、涂片染色与备用标本的处理

按照送检单上的信息对标本进行初步分选。选择厚薄均匀的涂片 3 张、血片和印片各

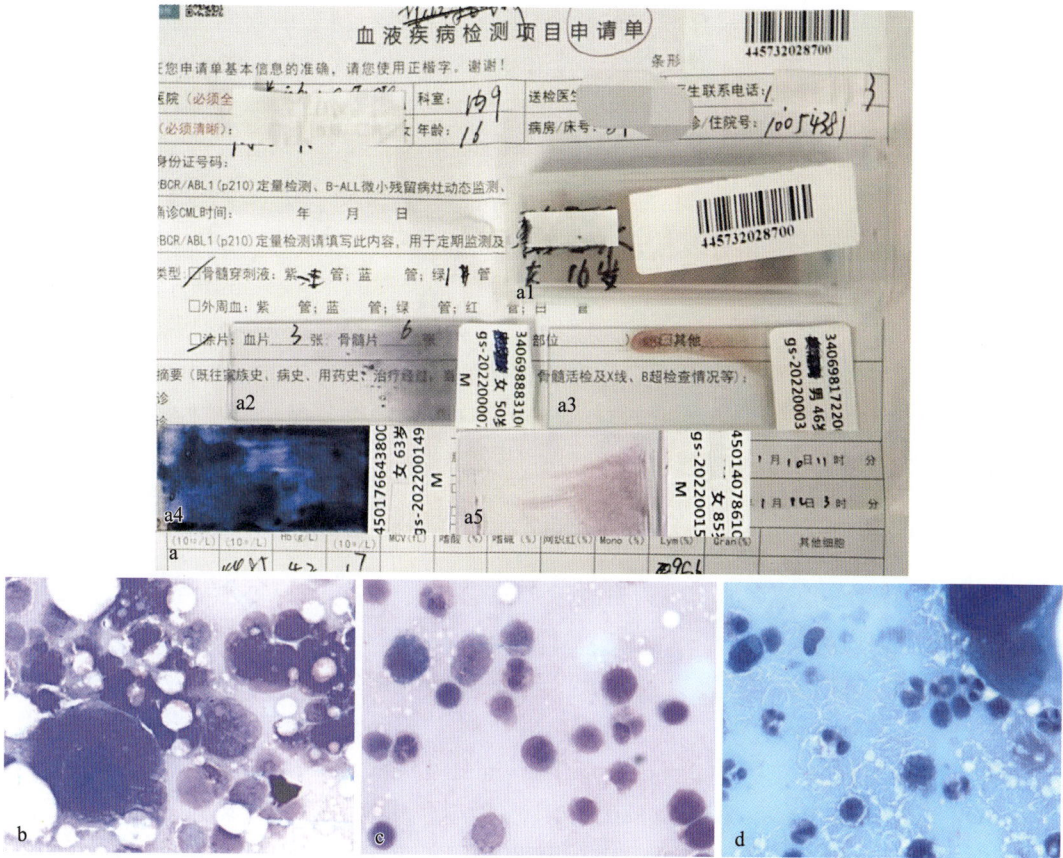

图 2-1　送检单与来样标本核对和涂片质量评价

a. 核对接收的送检单信息与盛放涂片标本盒（a1）信息，a2 的涂片示质量基本良好（有尾部有小粒），a3 及 a4 两张涂片示质量不佳，一张仅在一侧推成厚而狭窄的一小条，另一张制片过厚且无尾部，镜下细胞（b）因涂片过厚、干燥慢，显示大量结构不清的涂抹细胞，a5 的涂片无骨髓小粒，着色偏红而类似血片外观（稀释）；c. 潮湿天气制备的涂片镜下所见：红细胞溶解、有核细胞结构不清；d. 涂片送检中与骨髓活检盛放在一个大标本袋中，接触到微量弥散的活检固定液而导致染色不佳。

1 张，有时还有骨髓小粒压片（拉片、展片），进行瑞特 - 吉姆萨（Wright-Giemsa）染色。每例都需要选择 1 张骨髓小粒丰富的涂片做铁染色，骨髓小粒巨噬细胞丰富而易于观察贮存铁（细胞外铁）。怀疑急性白血病者需要预留用于细胞化学染色的标本，包括髓过氧化物酶（myeloperoxidase，MPO）、苏丹黑 B（Sudan black B，SBB）、氯乙酸酯酶（chloroacetate esterase，CE）、α- 丁酸萘酯酶染色（α-naphthyl butyrate esterase stain，NBE）或非特异性酯酶（nonspecific esterase，NSE）染色。急性红血病和骨髓增生异常肿瘤（myelodysplastic neoplasms，MDS）过碘酸希夫染色（periodic acid Schiff stain，PAS）阳性而正常有核红细胞阴性，需要预留 PAS 染色标本。如涂片张数不够，建议用金刚钻将涂片一分为二。疑似再生障碍性贫血（aplastic anemia，AA）和感染等相关疾病，需要一张血片或骨髓涂片进行中性粒细胞碱性磷酸酶（neutrophilic alkaline phosphatase，NAP）染色。

未染色的备用涂片，建议存放在有盖的、内为分格的有机玻璃盒内。也可按序叠放，但其上一张的涂片膜应向下，以免空气湿度和虫类嚼啃对标本质量的影响。用于 FISH 或提取 DNA（需要经无水甲醇固定）或 PCR 扩增的骨髓涂片标本，需要用锡箔紧密包裹后于 −20℃保存（保证 DNA 完整性），检测时需要恢复常温后才能打开。

四、镜检必须仔细阅读检验单信息

临床医生有义务填写检验单上的完整信息。送检单上的信息是细胞形态学检验与诊断的第一个参考信息，相关信息不全常会影响检验与诊断或其方向，对临床、患者也是不利的。检验人员发现检验单信息不全或重要信息缺失，以及镜检中或检验后发现尚需要补充信息时，应主动与临床医生进行沟通与交流，并将获得的信息记录在送检单上。条件许可时，可查阅病历或询问患者病况，了解其他检查与治疗，必要时进行适当的体格检查。

分析送检单上的信息，常可以为检验与诊断提供方向。包括：①患者年龄与性别，如慢性淋巴细胞白血病（chronic lymphocytic leukemia，CLL）、浆细胞骨髓瘤（plasma cell myeloma，PCM）和毛细胞白血病（hairy cell leukemia，HCL）几乎都见于 35 岁以上的患者，特别是中老年人；原始 B 淋巴细胞白血病（B-lymphoblastic leukemia，B-ALL）、原始 T 淋巴细胞白血病（T-lymphoblastic leukemia，T-ALL）/ 淋巴母细胞（原始淋巴细胞）淋巴瘤（lymphoblastic lymphoma，LBL）、间变性淋巴瘤激酶（anaplastic lymphoma kinase，ALK）阳性间变性大细胞淋巴瘤常见于男性儿童和青少年；脾弥漫性红髓小 B 细胞淋巴瘤（splenic diffuse red pulp small B-cell lymphoma，SDRPL）、HCL 和阵发性睡眠性血红蛋白尿（paroxysmal nocturnal hemoglobinuria，PNH）等都是男性患病率明显高于女性。②既往史，如有血液学异常相关的家族史与药物史，尤其是实体瘤、自身免疫性疾病等细胞毒治疗史，以及 MDS 与骨髓增生异常 - 骨髓增殖性肿瘤（myelodysplastic/myeloproliferative neoplasm，MDS/MPN）病史，常有助于明确血液肿瘤类型或提供诊断的方向，如伴胚系突变易感髓系肿瘤、细胞毒治疗后髓系肿瘤、AML 伴骨髓增生异常相关。③起病方式，一些血液肿瘤是同一疾病在不同阶段的表现，如 ALL 与 LBL、CLL 与小淋巴细胞淋巴瘤（small lymphocytic lymphoma，SLL），它们的起病方式不同、诊断标准不同，包括血常规在内的细胞形态学检验可以明确诊断不同的起病形式。④体征，尤其是有无肝脾肿大，伴或不伴淋巴结肿大。诸如 HCL、脾边缘区淋巴瘤、肝脾 T 细胞淋巴瘤、原发性骨髓纤维化（primary myelofibrosis，PMF）、慢性髓细胞白血病（chronic myeloid leukemia，CML）等血液肿瘤几乎都有脾大而少见或不见淋巴结肿大；而原发性浆膜腔渗出性淋巴瘤导致的浆膜腔积液和相关病毒感染则通常没有肝、脾、淋巴结肿大。此外还包括免疫缺陷与功能减退情况及特殊部位（比如睾丸、中枢神经系统、玻璃体、视网膜）病变与特定类型淋巴瘤的关系等。其他体征，如发热与体重减低，见于许多类型的血液肿瘤，但在淋巴瘤中尤其常见；骨痛则是 PCM、淋巴瘤与急性白血病的常见表现。⑤血常规（包括红细胞指数和网织红细胞计数）异常，常是实验室发现许多血液病的第一个窗口，如全血细胞计数与髓系肿瘤的关系，详见《血液肿瘤整合诊断》。在贫血中，小细胞低色素性贫血、大细胞高色素性贫血，以及白细胞减少症、血小板增多症、嗜酸性粒细胞增多症等，主要是由血常规和血片形态学决定的，而不少实验室还把它们作为形态学诊断的病名报告，而有违于检验需要结合临床的基本要求，也违背了临床送检标本目的。此外，对送检单上标本采集的部位、骨髓穿刺是否干吸、有无特殊的抽吸物性状改变（如胶冻状、豆渣样、血水样、坏死状）也需要关注。

五、检查涂片及其染色的质量

镜检时，首先对涂片标本质量作进一步评判，涂片不良的几种情况见前述，包括涂片张数少而制片显著不符要求的。同时记录涂片染色的背景，如 M 蛋白成分明显增加所致的非细胞性染色背景，混入血液因红细胞过多的染色外观。质量良好的涂片为厚薄均匀、有明显的体部和尾部，有骨髓小粒和油滴，有核细胞和红细胞染色良好。建议用"标本质量"表述替代"取材"的描述。取材是获取标本的过程，一般检验者也不参与取材；另外，取材良好的标本（骨髓小粒丰富）而推制的涂片明显过厚且无涂片尾部或标本污染而染色不良者，也不是"取材良好"标本。

评判 Wright-Giemsa 混合染色是否良好，可以参照国际血液学标准化委员会（International Council for Standardization in Haematology，ICSH）推荐的要求。实践中，不免有涂片欠佳和染色欠佳。对于临床送检的涂片不佳而影响到检验诊断评判时，需要与临床交流，相互理解并落实质量上的改正；实验室则需要加强质量管理与染色（尤其是复染）技术的培训。

六、有核细胞增生程度与骨髓稀释的评判

有核细胞量（增生程度）检验是一个估算指标。教科书介绍的多是中国医学科学院血液学研究所提出的五分类法，在涂片厚薄均匀（细胞展开、分布均匀和结构清晰）的区域根据有核细胞与红细胞之比进行评判与分级（表 2-1）。通常是结合不同血液疾病中有核细胞多少的经验而给出的一个大体判断。

表 2-1　骨髓细胞增生程度五级分类法

增生级别	红细胞：有核细胞	意义
增生极度活跃	1.8：1	多见于白血病
增生明显活跃	（5～9）：1	多见于白血病和增生性贫血
增生活跃	27：1	正常骨髓象及多种血液病
增生减低	90：1	再生障碍性贫血及多种血液病
增生重度减低	200：1	再生障碍性贫血及低增生的各种血液病

如表 2-1 所示，正常造血为有核细胞增生活跃，高于或低于这一级别的增生属于骨髓细胞总体数量上的变化。有核细胞增生明显活跃和极度活跃见于许多增生性疾病，尤其是与年龄不相称的增生更有参考意义。如 MDS 和骨髓增殖性肿瘤（myeloproliferative neoplasm，MPN）是常见的髓系肿瘤，需要检验有无骨髓增生异常和骨髓细胞增殖。骨髓增生异常（myelodysplasia）用于 MDS 造血细胞增多与形态异常，且存在骨髓造血细胞增多与外周血细胞减少的矛盾。骨髓增殖是造血细胞明显增多，其程度常高于 MDS 的骨髓增生。急性髓细胞白血病（acute myeloid leukemia，AML）和急性原始淋巴细胞白血病（acute lymphoblastic leukemia，ALL）是急性骨髓增殖性肿瘤。

检验有核细胞增生减低（造血减低），需要排除骨髓稀释所致造血细胞减少。出现下列情况，又不能解释临床和血细胞异常所见时，都需要考虑骨髓稀释或其可能性：有核细胞量减少，骨髓小粒少见或不见，所见细胞多为成熟阶段细胞（最明显的是中性分叶核粒细胞与淋巴细胞比例相对增高）；与疾病不相应的有核细胞明显减少，浆细胞等非造血细胞不见；与年龄不相称（如年轻人造血旺盛）而有核细胞减少和成熟阶段细胞比例偏高，或与疾病不相称（如慢性白血病）而有核细胞偏少。把骨髓稀释误判为增生减低（假阳性）是涂片细胞学检查的一项弱点。40 岁以上的患者，髂骨造血可以出现生理性减退，可表现为涂片标本上油滴增加、有核细胞明显减少，而外周血细胞正常或减少不明显。出现这种情况需要更换穿刺部位或多部位穿刺采集标本或骨髓活检。

七、巨核细胞检验

（一）数量与功能检验

检查巨核细胞数量和分类计数，如特发性和继发性原因所致的巨核细胞增多，需要对巨核细胞的功能作出评判。通常用低倍镜计数适宜面积 [（2 ~ 2.5）cm ×（3 ~ 3.5）cm] 的全片巨核细胞，参考区间为 10 ~ 120 个；也可以片为单位，通过换算成"一个标准涂片面积（1.5cm × 3cm）"中的巨核细胞数，参考区间为 7 ~ 35 个。作者报告的 16 例健康成人志愿者髂后上棘骨髓抽吸物涂片的参考区间，在 1.5cm × 3cm 单位面积上为 17 ~ 107 个，多数涂片习惯的单位面积为 7cm^2（2.5cm × 3cm 或 2cm × 3.5cm），有巨核细胞 26 ~ 166 个。

分类 25 个巨核细胞，数量不足时增加涂片累积，计算百分比；巨核细胞小于 10 个 / 片时可以不用百分比表示。同时观察巨核细胞胞质中血小板生成的多少、有无空泡和颗粒多少，以及涂片上散在和簇状的血小板是否容易检出。

巨核细胞分类计数，我国文献介绍的参考区间很多，一些报告或引用的为正常骨髓象，甚至经验性数值。多数引用的参考区间为：原始巨核细胞计数 0，幼巨核细胞 <5%，颗粒型巨核细胞 10% ~ 27%，产血小板型巨核细胞 44% ~ 60%，裸核巨核细胞 8% ~ 30%。作者报告的，通过 16 例健康成人志愿者测得的参考区间为：原始巨核细胞为 0 ~ 4%、幼巨核细胞为 0 ~ 14% 和裸核巨核细胞为 0 ~ 8%，颗粒型为 44% ~ 60%，产血小板型巨核细胞为 28% ~ 48%（表 2-2），并定义产血小板巨核细胞为胞质中形成的血小板 ≥3 个者。

表 2-2 16 例健康成人志愿者髂后上棘骨髓细胞参考值

细胞	$\bar{x} \pm s$	范围	细胞	$\bar{x} \pm s$	范围
巨核细胞计数 / 个			分叶核粒细胞	14.56 ± 2.56	10.2 ~ 18.6
理论上一个单位面积（1.5cm×3cm，4.5cm²）	51.00 ± 26.25	17 ~ 107	嗜酸性粒细胞	2.34 ± 1.23	0.8 ~ 4.8
			嗜碱性粒细胞	-	0.0 ~ 0.2
实际每张涂片面积（2.5cm×3 或 2cm×3.5cm，7cm²）	79.12 ± 40.83	26 ~ 166	**幼红细胞 /%**		
			总数	**25.46 ± 4.64**	**17.0 ~ 33.2**
每 µl 骨髓液		5 ~ 33	原始红细胞	0.78 ± 0.51	0.0 ~ 1.8
巨核细胞分类计数 /%			早幼红细胞	1.74 ± 0.73	0.6 ~ 3.2
原始巨核细胞	1.00 ± 1.26	0 ~ 4	中幼红细胞	10.51 ± 3.02	6.4 ~ 16.4
幼巨核细胞	7.76 ± 3.56	0 ~ 14	晚幼红细胞	12.43 ± 2.59	7.0 ~ 17.4
颗粒型巨核细胞	50.50 ± 5.48	44 ~ 60	**粒红比值**	**（2.19 ± 0.57）：1**	**（1.4 ~ 3.4）：1**
产血小板型巨核细胞	42.50 ± 6.38	30 ~ 52	**其他细胞 /%**		
裸核型巨核细胞	2.36 ± 2.32	0 ~ 8	淋巴细胞	17.49 ± 3.32	12.8 ~ 24.2
粒系细胞 /%			单核细胞	0.86 ± 0.35	0.2 ~ 1.6
总数	**54.08 ± 4.50**	**45.8 ~ 60.2**	浆细胞	0.82 ± 0.45	0.2 ~ 1.4
原始粒细胞	0.66 ± 0.50	0.0 ~ 1.6	巨噬细胞	0.40 ± 0.40	0.2 ~ 1.6
早幼粒细胞	3.10 ± 0.96	1.8 ~ 5.0	网状细胞	0.26 ± 0.34	0.0 ~ 1.0
中幼粒细胞	7.63 ± 1.24	5.2 ~ 9.2	Ferrata 细胞	0.21 ± 0.28	0.0 ~ 0.8
晚幼粒细胞	11.14 ± 1.56	7.8 ~ 14.4	肥大细胞		0.0 ~ 0.2
杆状核粒细胞	15.48 ± 2.23	12.4 ~ 20.4			

（二）病态（造血）巨核细胞检验

常规性检查，尤其怀疑髓系肿瘤时。典型病态主要指细胞核小、圆形，且多为无核丝相连的离散者，胞核越小、越圆越有意义，胞体可以很大，也可以小如淋巴细胞。微小（淋巴样）巨核细胞约<15 ~ 20µm，胞核淋巴样大小；小圆核巨核细胞，小圆胞核 1 ~ 2 个，胞体约 20 ~ 40µm；多小圆核巨核细胞，小圆胞核 3 个及 3 个以上者，胞体大小约 >50 ~ 100µm。健康人骨髓象不见微小巨核细胞，偶见其他不典型病态巨核细胞。根据 2017 年版 WHO 造血与淋巴组织肿瘤分类，在 MDS 中，若有巨核细胞病态造血，评判的标准是骨髓涂片或切片中，至少 30 个巨核细胞中病态形态细胞的比例≥10%。

（三）细胞大小和核叶数量检验

细胞大小和核叶数量检验用于了解巨核细胞是普遍增大与核叶增多（发育成熟）的大

巨核细胞还是普遍偏小与核叶偏少（发育不佳）的小巨核细胞。前者主要见于原发（特发）性血小板增多症（essential thrombocythemia，ET）、真性红细胞增多症（polycythemia vera，PV），以及一部分 PMF、免疫性血小板减少症（immune thrombocytopenia，ITP）、感染等。小巨核细胞增多主要见于 CML 和 MDS。在 CML 中这一巨核细胞也被称为"侏儒样巨核细胞"，在 MDS 中也称为核叶减少的小巨核细胞。胞体增大的巨核细胞在良性疾病中增加是巨核细胞代偿性的形态学变化。

细胞增大和核（分）叶增多巨核细胞，常>80～100μm，核叶可以高度重叠（包括裸核细胞）也可以较为松散。如在 ET 中，易见核叶突起多而润滑，被形容为"鹿角状"。

细胞小而核（分）叶偏少或不见明显核分叶或重叠而不易辨认胞核形态的巨核细胞，除了幼巨核细胞外，多系发育欠佳所致，胞体常<40～50μm，也可以称为"侏儒样巨核细胞"。低核叶巨核细胞（巨核细胞核叶过少）为不见明显核叶伸突、胞核不规则和缠绕状的巨核细胞，细胞多为成熟，大小不一、中小型居多；胞核类圆形或不规则圆形，有时类似大单个核巨核细胞。低核叶巨核细胞也是病态形态的一种，见于 MDS 伴孤立 5q- 及其他类型 MDS、MDS/MPN 和 AML。与骨髓组织超薄切片的细胞片结构有所不同，涂片的形态学观察有时不易明确区分是核叶减少还是胞核高度重叠，加之涂片观察的是整个细胞，部分细胞由于厚度、胞质浑厚，以及较为密集的颗粒，不易清晰地观察胞核结构，故在发育不佳的"侏儒样巨核细胞"与低核叶巨核细胞在形态上可以有类似性。评判时需要结合临床和全血细胞计数等多种信息。

健康人和正常骨髓象中，可见偏小成熟的巨核细胞和大型巨核细胞，不见典型的小圆核和可以明确形态评判的低核叶巨核细胞。此外，正常巨核细胞核的边缘比较平滑，PMF 时常见胞核边缘粗糙鼓突，甚至畸形和碎裂。

（四）与 PMF 和其他 MPN 进展有关的异常巨核细胞检验

PMF 明显纤维化时，巨核细胞核形状发生显著变化，如胞核小型与核的异形性、胞核呈不规则粗糙凹凸的畸形，以及整个细胞变形；PMF 纤维化前期或早期（prefibrotic/early primary myelofibrosis，pre-PMF）巨核细胞形态主要是核的平滑性缺失及胞核不规则粗糙凹凸的畸形。

巨核细胞形态会随着 per-PMF 和 ET、PV、CML 进展而出现原有形态上的变化。这些 MPN 进展为骨髓纤维化（myelofibrosis，MF）时，相关的巨核细胞呈现异形化、小型化和裸核化；而 MPN 进展为病态造血的巨核细胞形态是原有巨核细胞的小型化、低核叶化和胞核的小圆化。

八、有核细胞分类与粒红比值检验

（一）分类计数方法

对于有核细胞（all nucleated bone marrow cell，ANC）的分类，在细胞展开、厚薄均匀与染色良好的区域，要求常规计数 200 个有核细胞。当 MDS 和原始细胞在 20% 左右时，骨髓涂片或骨髓印片都需要计数 500 个有核细胞计算原始细胞比例，建议若以 19% 为上限的原始细胞范围宜报告为平均值<20%。当其他异常细胞比例接近疾病界值或低值（如 5%）或异常细胞的出现与骨髓浸润相关时，可通过计数第二张涂片或由第二个阅片人员进行计数，通过增加 ANC 计数量，降低抽样误差引起的误差。报告中应备注有核细胞计数的总数。

对于检验病态造血，在髓系中，需要单系（粒系、红系和巨核细胞）分类有核细胞中病态造血细胞所占的比例，推荐的阈值为 10%。WHO 规定评判 MDS、骨髓增生异常 - 骨髓增殖性肿瘤（myelodysplastic/myeloproliferative neoplasm，MDS/MPN）病态造血，需要单系有核细胞中病态造血细胞占比≥10%，存在≥2 系病态造血为多系病态造血。

在急性单核细胞白血病的诊断中，需要进行单核系细胞分类，即单核系细胞（白血病细胞）占 80% 以上。在急性原始单核细胞白血病和急性单核细胞白血病的类型确定中，需要用单核系细胞分类。原始单核细胞≥80% 为急性原始单核细胞白血病（acute monoblastic leukemia，AMBL），原始单核细胞<80%（常以幼单核细胞为主）为急性单核细胞白血病（acute monocytic leukemia，AMonL）。

髓系肿瘤与非髓系肿瘤合并时，如慢性中性粒细胞白血病（chronic neutrophilic leukemia，CNL）合并 PCM，有核细胞分类中需要除去非髓系肿瘤细胞（2008 年版 WHO 关于淋巴造血组织肿瘤的分类）。

（二）粒红比值

粒红比值是所有粒系细胞与有核红细胞（红系前体细胞）之比。我国文献中，对有核细胞分类和粒红比值的参考区间差异很大，如粒红比值多为（2 ~ 4）∶1，甚至为（3 ~ 5）∶1，这些范围的高值已经明显偏离临床解读。我们对 16 例成人健康志愿者髂后上棘获得的骨髓细胞调查的参考区间见前表 2-2。评判粒红比值，需要与有核细胞分类、造血细胞系列与阶段细胞变化一起解读，同时注意比值变化的相对性。在非肿瘤性疾病的血细胞减少患者中，还需要适当考虑造血代偿性功能，如明显的贫血患者，有核红细胞比例位于正常范围的下方区域时，粒红比值的变化反映其造血代偿欠佳。

九、原始（粒）细胞及其等同意义细胞检验

（一）原始（粒）细胞检验

通常，原始细胞是个泛指的名称，在髓系肿瘤中则被特指，参考比例为<2%。在髓系肿瘤中，骨髓原始细胞增加有几个层次，分别为≥2%、≥5%、≥10% 与≥20%。当≥2% 时，结合临床和细胞学的其他检查并排除其他原因所致者，需要疑似髓系肿瘤（如 MDS）。继发性疾病中，给予粒细胞集落刺激因子和存在感染性等疾病时可以轻度增高，类白血病反应可见原始细胞增加，但一般<5%。当≥5% 时，结合临床可以大体评判为原始细胞克隆性增生，如 MDS；在 MPN 和 MDS/MPN 中则提示疾病进展。当≥10% 时，在 MDS 中可以评判为伴原始细胞增多的高危类型；在 MPN、MDS/MPN 中则提示疾病加速。当≥20% 时，可以归类为 AML。婴幼儿的骨髓原始细胞比成人更多，患病时又会相

应增高，如在 ITP 标本中可见原始（淋巴）细胞高达 5% ~ 10%。

在检验细胞数量的同时，仔细观察细胞形态，尤其是查找正常情况下不出现的形态。如检出奥氏小体（Auer rod）则反映 AML 是粒系和 / 或单核系细胞类型，还可以是在原始细胞比例不增高的情况下确认是髓系肿瘤细胞的证据。髓系肿瘤原始（粒）细胞最常见的三个异常所见是：奥氏小体、胞质颗粒和胞质浅红色区域（高尔基体异常发育）。原始细胞形态可以异常，也可以正常。在急性白血病中，观察到原始细胞有明显的两类细胞（如明显大小和染色不一）时，需要注意是否为髓系和淋系混合的急性白血病。

原始、早幼与中幼三个阶段粒细胞增多主要见于髓系肿瘤、部分感染和部分粒细胞缺乏症（也见于恢复期）。CML 的骨髓细胞学特点是小型巨核细胞增多，各个阶段粒细胞明显增多（中晚阶段细胞尤其明显），嗜碱性粒细胞和嗜酸性粒细胞的增多。慢性中性粒细胞白血病（chronic neutrophilic leukemia，CNL）的骨髓细胞学特点为中性分叶核粒细胞显著增多。幼粒细胞比例增高示细胞成熟欠佳，尤其是后期阶段粒细胞少见时，常见于粒细胞缺乏症、部分粒细胞减少症、感染性疾病、MPN 和斯蒂尔病（Still disease）等，同时伴有病态形态的见于 MDS、MDS/MPN 和 AML 等疾病。粒细胞减少见于许多疾病，当粒系细胞总和<10% ~ 15%，应考虑特发性纯粒细胞再生障碍（pure granulocytic aplasia，PGA）或其他原因所致粒系造血严重抑制。

（二）等同原始细胞意义细胞检验

等同原始细胞意义细胞（简称等同意义细胞）是与原始粒细胞、原始单核细胞和原始巨核细胞等原始细胞诊断意义一样的细胞（表 2-3）。它们是针对某些特别类型而言的，如 APL 中的颗粒过多的早幼粒细胞，急性和慢性粒单细胞白血病和单核细胞白血病中的幼单核细胞，纯红系细胞白血病中的原始红细胞（评判的特定指标）。只有在这些特定情况下，才可以把这些细胞视为"等同意义细胞"进行分类计数，并计入原始细胞比例，一起进行评判。

表 2-3　原始细胞和等同原始细胞意义细胞形态学（WHO，2017）

细胞类型	主要形态特征
原始粒细胞	·胞核较大，染色质细致分散，可见明显核仁 ·核质比相对较高 ·胞质颗粒数量不定，可集中于胞质的某一部分
早幼粒细胞 （APL 中原始细胞的等同意义细胞）	·核染色质稍凝聚，核仁不一定明显，胞核常偏位，核旁可见高尔基区 ·许多细胞颗粒分散于整个胞质 ·常可见显著的胞质颗粒，核形多变，核折叠、分叶状和二叶蝴蝶状核为 APL 微小颗粒变异型的特征
原始单核细胞	·核质比中等至降低，核染色质细致分散、可见明显核仁，核圆形至折叠状 ·胞质丰富，略显嗜碱性，含有细小颗粒，偶见空泡
幼单核细胞 （原始细胞的等同意义细胞）	·核染色质轻度凝聚，核仁常不明显 ·胞质丰富，蓝色或灰蓝色，含细小颗粒，可见空泡 ·单核样外观伴胞核不成熟

细胞类型	主要形态特征
原始红细胞 （大多数 AML 类型不包括在原始细胞 % 中）	·核质比相对较高 ·核圆形，染色质轻度凝聚，核仁不定 ·胞质中等量，深嗜碱性，可见空泡
原始巨核细胞	·高度可变的形态学特征 ·不经特殊检测常不能识别 ·可呈淋巴样，高核质比 ·核染色质细致至不同程度地凝聚 ·胞质很少至中等量，常无颗粒或很少颗粒 ·细胞可以黏附成团

注：APL. 急性早幼粒细胞白血病；AML. 急性髓细胞白血病。

（三）杯口状核原始细胞检验

在 AML 的原始细胞检验中，杯口状核原始细胞（cup-like blast，CLB）常指与 *FLT3*-ITD 和 / 或 *NPM1* 突变有关的 AML 原始细胞，具有胞质较少，胞核内陷区着色较浅，而胞核呈杯口形状的特性。胞核杯口状（内陷区域）的直径占胞核直径约 1/4 以上。通常当这一原始细胞 >10% 以上时，可以提示为杯口状核原始细胞 -AML（CLB-AML），主要见于 AMBL、AMonL，也见于急性粒单细胞白血病（AMML）、AML 不伴成熟型，甚至 APL 的颗粒型早幼粒细胞。在核型正常 CLB-AML 中，有 60% 的可能性存在 *FLT3*-ITD 或 *NPM1* 突变。*FLT3*-ITD 突变 AML 预后差，但新靶向药 midostaurin 对其有良好的治疗效果。CLB-AML 核型正常而仅有 *NPM1* 突变，其他检查符合者（详见第 11、12 章）归类为 AML 伴 *NPM1* 突变。CLB 免疫表型为 CD123 阳性，CD133（早期髓系原始细胞相关抗原）阴性，CD34、HLA-DR 大多阴性或弱表达。CLB 胞质可见细颗粒，需要与 APL 细颗粒早幼粒细胞鉴别，但 MPO 为均匀点状阳性，而 APL 细胞多呈粗针样强阳性。ALL 中也可见类似细胞甚至高比例的 CLB，但其杯口小且与 *FLT3*-ITD 和 / 或 *NPM1* 突变无关。

十、有核红细胞检验

有核红细胞分类参考区间见表 2-2。一般有核红细胞约占 20% ~ 35%。有核红细胞为 10% ~ 15% 时为轻度减少，<5% ~ 10% 为红系造血显著减低。红系为主造血降低多见于慢性肾衰竭（多为红细胞生成素分泌减少所致）、某些病毒感染或自身免疫性疾病等。纯红细胞再生障碍（pure red cell aplasia，PRCA）导致幼红细胞显著减少，通常 <5%。AA 通常是多系造血减低。

在缺铁性贫血（iron deficiency anemia，IDA）中，红系增生活跃伴有中晚幼红细胞体积减小；巨幼细胞贫血（megaloblastic anemia，MA）中红系增生明显活跃和巨幼变，常见原始红与早幼红细胞增多、巨变与成熟欠佳。在急性白血病和 MDS 诊断中，除了使用原始细胞数量来界定外，幼红细胞（红系前体细胞）亦是重要的一个定量指标。有核红细胞≥50%的髓系肿瘤在进一步归类中的评判见表2-4和图2-2。

表2-4　有核红细胞占骨髓有核细胞比例≥50%的髓系肿瘤的诊断归类（WHO）

骨髓有核红细胞/%	骨髓（或外周血）原始细胞/%	既往化疗/放疗病史	定义的重现性遗传学异常	符合AML伴MRC	第四版（2008）诊断	修订第四版（2017）诊断	第五版（2022）诊断
≥50%	不定	有	不定	不定	t-MN	t-MN	MN-pCT
≥50%	≥20%	无	有	不定	AML伴重现性遗传学异常	AML伴重现性遗传学异常	AML伴遗传学异常定义类型
≥50%	<20%	无	有	不适用	MDS或AML*	MDS或AML*	AML或MDS伴遗传学异常定义类型
≥50%	≥20%	无	无	符合	AML-MRC	AML-MRC	AML-MR
≥50%	≥20%	无	无	不符合	AML，NOS，急性红白血病（粒系红系型）	AML，NOS（非红系型）	AML细胞分化类型
有核红细胞>80%，原始红细胞≥30%	<20%	无	无	不适用	AML，NOS，急性红白血病	AML，NOS（纯红系细胞白血病）	AML细胞分化类型（急性红血病**）

注：*. AML伴t（8；21）（q22；q22.1）；*RUNX1::RUNX1T1*，伴inv（16）（p13.1q22）或t（16；16）（p13.1；q22）；*CBFB::MYH11*或APL伴*PML::RARA*病例，原始细胞可以<20%。**. 为骨髓有核红细胞比例常>80%。t-MN治疗相关髓系肿瘤；MN-pCT为细胞毒治疗后髓系肿瘤；AML-MRC为AML伴骨髓增生异常相关改变；AML-MR为AML伴骨髓增生异常相关；AML，NOS为急性髓细胞白血病非特定类型。

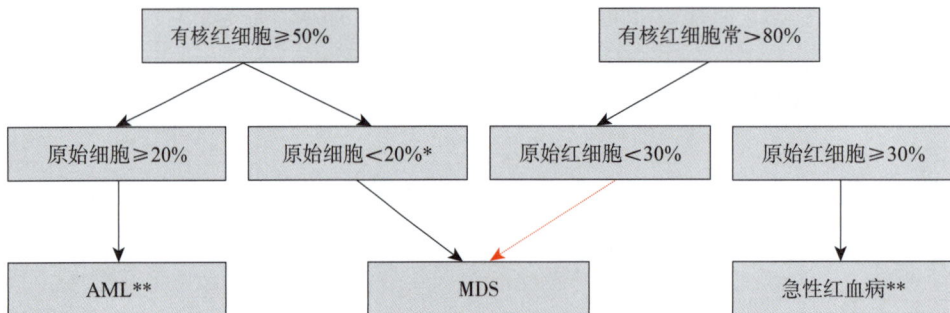

图2-2　形态学检验有核红细胞≥50%和原始细胞比例归类AML与MDS

ANC中，有核红细胞>80%，原始细胞必定<20%；原始红细胞<30%的MDS也常有*TP53*双突变，在分类中被定义为MDS-bi*TP53*中的一个形态学表型。*. WHO分类第五版中，除了AML-MR、AML伴*BCR::ABL1*融合和AML伴*CEBPA*突变外，AML伴其他遗传学异常定义类型原始细胞都可以<20%，但它不是细胞形态学诊断的条件；**. 为基本类型，特定类型按有无细胞毒治疗史、定义遗传学异常特征和骨髓增生异常相关的条件进行评判。

十一、单核细胞和巨噬细胞比例与形态检验

单核细胞比例＞2% 为增多。单核（系）细胞＞10% 为明显增多，巨噬细胞≥1% 时为增多。单核细胞增多的意义需要结合临床信息，评估是肿瘤性增多还是继发性增多。形态学改变（如明显空泡和转化型巨噬细胞可以考虑为继发性）是评判的一个方面，但分析患者年龄、起病方式、三系血细胞的组成也很重要。伴有血细胞改变而无明显感染，或不能用现病史解释的单核细胞持续增多，需要考虑（慢性）髓系肿瘤，尤其是中老年患者。如慢性粒单核细胞白血病（chronic myelomonocytic leukemia，CMML）定义中的一个指标就是单核细胞持续增多，外周血和 / 或骨髓中单核细胞增多是一项不良指标。巨噬细胞增多，在疾病伴随时可见两种情况：不见或少见吞噬血细胞现象，而可见有明显空泡的巨噬细胞；另一种为易见吞噬血细胞现象（噬血细胞）和 / 或吞噬病原微生物现象（特定类型巨噬细胞）。易见定居型巨噬细胞并易见吞噬的细胞碎屑和凋亡细胞，反映的是造血旺盛，或继发性因素引起短期内的造血阻抑而造血微环境尚佳。

十二、病态造血细胞检验

病态造血被用于描述髓系肿瘤中粒细胞、红细胞和巨核细胞三系有核细胞特定的明显异常形态（非铁、叶酸与维生素 B_{12} 等造血物质缺乏和继发性原因所致）。病态造血细胞与良性血液病中的异常细胞有部分重叠，评判需要结合临床表现、血常规和其他信息，还需要注意病态造血细胞的数量和病态形态的异常程度。一般评判的病态造血细胞是形态比较典型者，建议将仅有不典型的病态造血细胞和病态造血细胞比例未达到标准百分比者评判为轻度病态造血形态。

1. 粒系病态造血细胞　早中幼粒细胞嗜苯胺蓝颗粒缺少和核质发育不同步，易于检出时常有评判意义。中晚幼粒细胞的胞核收缩与核分叶障碍的病态形态表现为胞体和胞核小，形态为圆形，以及胞质颗粒缺少，常见于 aCML 与 MDS。完全成熟的核分叶少［假性佩 - 许畸形（pseudo-Pelger-Huët anomaly）］和核分叶多，以及胞质颗粒缺乏的粒细胞也是常见的病态形态。其他还包括：过小与过大的细胞，明显大小不一和 / 或颗粒缺少的双核幼粒细胞，染色质菊花瓣样异常（凝聚异常）粒细胞，类巨变粒细胞，环形杆状核粒细胞，假性 Chédiak-Higashi 颗粒、杜勒小体（Döhle body）和奥氏小体粒细胞，以及其他不易归类的异常粒细胞。

2. 红系病态造血细胞　红系病态造血主要表现为核异常，包括核出芽、核桥、核碎裂、类巨幼变、双核、多核（尤其是核大小不一与核畸形）。类巨幼变是红系病态造血中最常见者，但仅凭这一变化不足以确定红系病态造血。胞质特征包括环形铁粒幼细胞、空泡和 PAS 阳性（弥散或颗粒状）。

有核红细胞巨幼变（megaloblast）与类巨幼变（megaloblastoid）的鉴别很重要。典型的 MA 巨幼变细胞的形态见于维生素 B_{12} 和 / 或叶酸缺乏时，幼红细胞生成增多伴胞体、胞核增大和染色质松散，粒细胞等多种细胞几乎同时或先后发生细胞巨幼变。类巨幼变细

胞与造血物质缺乏无关，是以细胞增大、胞质丰富而胞核相对增大（多不显著，染色质松散不明显）的不典型巨幼变为特征。在疾病中，巨幼变和类巨幼变细胞有部分重叠，但它们的典型性（形态）和显著性（数量）和旁证细胞（其他细胞的变化特征，包括原始细胞）明显不同。

3．巨核细胞病态造血细胞　见前述巨核细胞数量与形态检验。

十三、淋系细胞检验

不管是急性淋巴细胞白血病（acute lymphocytic leukemia，ALL）还是成熟淋巴细胞肿瘤，都需要检查原始淋巴细胞，对肿瘤负荷或有无淋巴瘤侵犯或其侵犯的程度作出评判。原始淋巴细胞比例的参考值为偶见（≤ 0.5%）或不见；婴幼儿可以轻度增多。幼淋巴细胞偶见或不见，淋巴细胞比例为12%～24%，婴幼儿淋巴细胞可以增高。通常淋巴细胞增多意义大于减少，当外周血三系血细胞减少、骨髓增生减低而淋巴细胞相对增多时，有造血减低的评判意义；病毒感染（如巨细胞病毒）时淋巴细胞增多，还常伴有不典型形态、变异形态（胞体变异）和单核细胞增多。当白细胞增多，以及外周血和骨髓淋巴细胞增多，患者年龄在35～40岁以上又无其他原因解释时，需要疑似CLL等慢性B淋巴细胞增殖性疾病。

大颗粒淋巴细胞的形态学及其临床意义已经引起重视，需要作为细胞形态学的一项检验描述于报告中。这类细胞胞体较大，细胞直径10～15μm，胞核圆形或肾形，常偏位，染色质明显浓集，可见核仁痕迹，核质比较低，胞质丰富呈淡（灰）蓝色，常见少许嗜天青颗粒，可呈污点状，微结构可见特征性平行管状排列和含有溶解细胞的蛋白（如穿孔素、颗粒酶）。含3个以上嗜天青颗粒者则称为大颗粒淋巴细胞（large granular lymphocytes，LGL）。正常人LGL在外周血中约占3%，占淋巴细胞或单个核细胞的15%±10%，绝对值为（0.3±0.2）×10^9/L或（0.22±0.10）×10^9/L（个体间差异大），由两个不同细胞亚群组成：mCD3阳性LGL（细胞毒性T细胞）和mCD3阴性LGL（NK细胞，介导非MHC限制性细胞毒作用）。大颗粒淋巴细胞白血病（large granular lymphatic leukemia，LGLL）和一部分感染性疾病、AA等造血减低时，外周血和／或骨髓中LGL增多。

如偶见原始淋巴细胞或易见（低百分比）幼淋巴细胞，评判意义需要结合其他条件。若为惰性淋巴瘤和CML则可能为早期浸润和急变的信号。当血液和／或骨髓原始淋巴细胞≥20%时可以考虑ALL。有淋巴瘤病史者的骨髓淋巴细胞明显增多和／或形态异常，提示淋巴瘤侵犯骨髓。

法美英（FAB）分类中，ALL诊断是基于原始淋巴细胞的形态。尽管WHO分类中取消了FAB分类，但诊断ALL依然需要原始淋巴细胞的数量。WHO描述的急性原始B淋巴细胞白血病（B acute lymphoblastic leukemia，B-ALL）／原始B淋巴细胞淋巴瘤的原始淋巴细胞为大小不一的细胞。小型原始细胞的胞质极少，染色质致密，核仁模糊；大型原始细胞则胞质中等，浅蓝色至灰蓝色，可见特殊的空泡形成，核染色质分散并可见多而不定形的明显核仁；约 10% 病例原始淋巴细胞含有较粗大的嗜天青颗粒，并可见 t（9；22）（q34；q11.2）易位；也有部分患者原始淋巴细胞的胞质有伪足突起（手镜形细胞）。T-ALL/T 原始淋巴细胞淋巴瘤的原始淋巴细胞形态与前 B 原始淋巴细胞相似。

十四、浆细胞检验

在抗原刺激和 T 细胞的辅助下，B 细胞可经历原始浆细胞和幼浆细胞阶段，最终成熟为浆细胞。浆细胞参考区间为 0 ~ 2%，原始浆细胞不见，幼浆细胞偶见。常规临床检验中，浆细胞轻度增加多为反应性。许多浆细胞肿瘤在骨髓中都有浆细胞增多，明显增多且形态单一（>20% ~ 30%），提示 PCM，若结合患者年龄（约 98% 的 PCM 患者≥40 岁）与不能一般解释的血沉增高和 / 或骨痛等症状则更有参考意义。当骨髓中异常浆细胞达到 60% 以上时，作为浆细胞肿瘤的恶性生物学行为之一，几乎可以明确为浆细胞骨髓瘤。评判浆细胞克隆性，除了浆细胞比例明显增高、细胞幼稚与形态单一外，还有免疫表型（流式细胞术和免疫组织化学）检测到轻链限制性表达、CD38+、CD19− 和 CD56+，以及 IGH 基因克隆性重排的阳性等指标。一般当骨髓浆细胞的比例低于 20%，尤其是低至 10% 以下时，细胞形态学检验的准确度就会降低。因此，需要更多地参考其他信息进行整合评判。如意义未明单克隆丙种球蛋白血症（monoclonal gammopathy of undetermined significance，MGUS）、浆细胞瘤微小累及、浆细胞肿瘤伴副肿瘤综合征，都是骨髓克隆性浆细胞<10% 的浆细胞肿瘤。

十五、红细胞与血小板，血液寄生虫、真菌与转移性肿瘤细胞检验

（一）骨髓中的红细胞和血小板

骨髓涂片上散在和簇状的血小板，通常可用于观察血小板簇的易见性。血小板少见的情况主要有四种：一是巨核细胞生成血小板不佳，包括原发的免疫性（如 ITP）和 / 或其他免疫性因素；二是巨核细胞再生不良或骨髓病性原因致使血小板生成障碍（如慢性髓系肿瘤中晚期的造血衰竭）；三是继发性和 / 或消耗性血小板减少，如重症感染和转移性肿瘤并发的弥散性血管内凝血；四是制片和其他的因素所致。血小板增多情况有三种：一是特发性或肿瘤性增多，如 ET、PMF 等 MPN；二是继发性（或反应性）增多，如部分感染、出血和中晚期癌症，当原本增多的血小板出现减少时常指示疾病的严重性；三是推片和其他原因所致。骨髓涂片上对红细胞形态的观察效果虽不及外周血涂片，但仍需要仔细观察。如红细胞分布密集是红细胞明显增多的形态学表现，结合临床和血象可以提供 PV 的证据；盔形或裂片红细胞是微血管病性溶血性贫血的特征。还有红细胞的其他异常形态，都需要认真、仔细检验，并结合临床和血常规信息进行评判。

（二）骨髓中少见的有核细胞

骨髓细胞种类多，少见的有核细胞包括肥大细胞、基质细胞，以及发生凋亡的细胞，

它们在不同疾病中的改变亦不一致，对每一患者的标本都需要进行观察。凡有细胞变化者都要深入评价或定性。在血液肿瘤中，在观察肿瘤形态学的同时，还需要关注有无非肿瘤细胞的异常，有无凋亡细胞或衰老细胞的增加，有无浆细胞和巨核细胞的异常等。

（三）血液寄生虫、真菌与转移肿瘤细胞检验

在骨髓细胞形态学检验中有这些项目，尤其是有不明原因的持续发热、反复感染、疑难病症伴血细胞异常，以及临床医生医嘱需要特定检验者，都需要非常认真、仔细地进行专一性检查，并在报告中给出明确的描述和结论。

十六、细胞化学染色和免疫细胞化学染色

细胞化学染色对较多白细胞疾病和贫血的诊断仍有重要意义，可根据细胞学异常和临床要求有选择地进行。例如铁染色是评判体内铁缺乏、IDA 和铁粒幼细胞贫血的可靠指标。铁粒增加指铁粒≥5 颗者，环形铁粒幼细胞一般指铁粒≥5 颗且环核排列≥1/3 者。急性白血病需要 MPO、SBB、α- 乙酸萘酯酶（α-naphthyl acetate esterase，NAE）、CE 和酯酶双染、PAS 等反应特征的证据。急性白血病中，细胞化学染色 MPO 和 NSE 对于评判很重要，原始细胞 MPO 阳性、结果清晰，阴性与阳性对照细胞明显，即使流式免疫表型检测为阴性，亦有明确的评判为髓系的意义；白血病细胞 NSE 阳性明显者，其评判意义一样重要。PAS 在鉴定红系前体细胞肿瘤性改变方面，如急性白血病和 MDS，也有重要意义。一部分异常细胞的形态学检验，如淋巴样巨核细胞（微小巨核细胞）、原始巨核细胞，以及特定情况下的白血病性原始细胞、淋巴瘤细胞、骨髓瘤细胞，都需要使用免疫细胞化学染色（如 CD41、CD42、抗 MPO、抗溶菌酶、CD38），可以作为常规工作的定性检查用于区分细胞系列。染色方法中需要有质控对照，或者必须符合标本中自身对照细胞阳性与阴性的要求。

卢兴国老师从 1997 年开展涂片标本（骨髓涂片、血片、体液涂片）细胞免疫化学染色，采用碱性磷酸酶 - 抗碱性磷酸酶（alkaline phosphatase-anti-alkaline phosphatase，APAAP）法，临床应用比较满意。近几年来，随着更多厂商获得免疫组织化学试剂的资质，即用型试剂（一抗小瓶装试剂量为 1.5ml、3ml，大瓶装 150～200ml；二抗瓶装 160ml；显色系统液 150ml）的实用性和经济性，结合实践中的经验总结，基于方法学改进，我们将涂片染色范围从原本局限于 0.6cm 扩展至半张或整张涂片范围。染色的基本方法除了手工法（详见卢兴国主编，人民卫生出版社 2020 年出版的《骨髓细胞与组织病理诊断学》和 2013 年出版的《白血病诊断学》）外，还可以用免疫组织化学仪器自动法（除了涂片标本一般不用脱钙外，其他操作步骤与骨髓组织切片自动染色方法相同）。通过这些改进的方法，可以得到任意观察区域更满意的结果。细胞免疫化学染色是细胞形态学证据的有力补充，尤其是在血液肿瘤的基本类型和细胞形态学加免疫表型（细胞分化）分类中的应用价值（图 2-3、图 2-4），可以使相当多的病例达到 WHO-HAEM5 细胞分化定义类型诊断的要求。

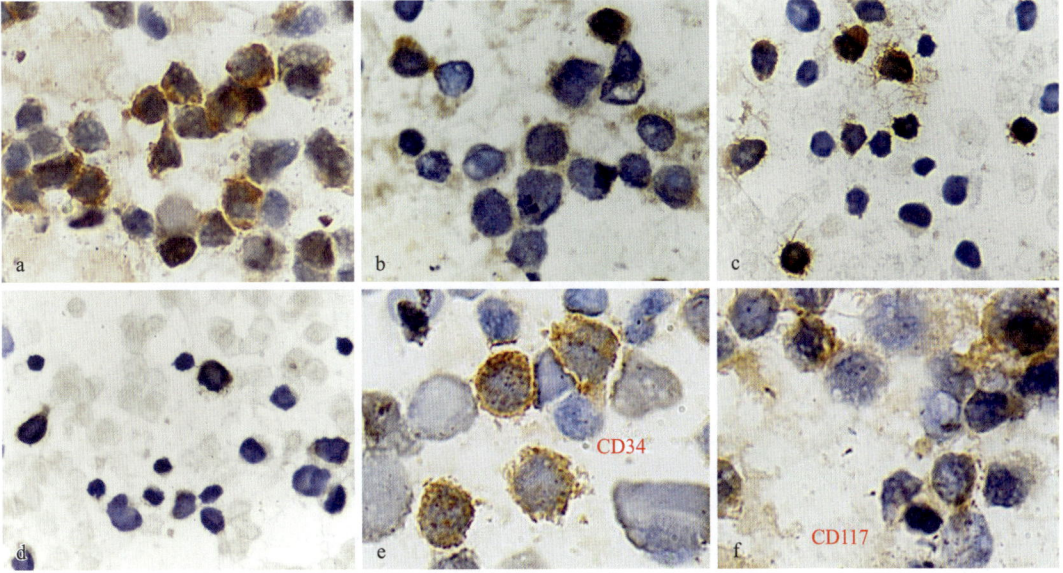

图 2-3　AML 细胞免疫化学 CD34 和 CD117 标记染色

a，b. AML-M4 标本，白血病性原幼细胞占 68%，CD34 和 CD117 染色阳性分别为 51% 和 31%（骨髓活检免疫组化 CD34、CD117 阳性分别为 70% 和 20%）；c，d. AML-M2，白血病性原幼细胞占 74%，CD34 和 CD117 染色阳性分别为 43% 和 14%（骨髓活检免疫组化 CD34、CD117 阳性分别为 30% 和 20%）；e，f. 另一例 AML 的 CD34 和 CD117 标记染色。

　　改进的涂片免疫化学染色有几项优势：①涂片标本比其他任何标本易得；②涂片标本的干扰因素比其他免疫表型检测方法少；③直接观察并与细胞形态学一起获得的结果更为放心；④免疫化学染色增加到如骨髓活检一样的≥6 项，可以更容易解决许多血液肿瘤基本类型的诊断问题；⑤将 WHO 形态学 + 免疫表型（细胞分化定义类型）的诊断可以提前至临床上检测外周血形态和骨髓细胞形态阶段；⑥扩展细胞形态学视野，丰富细胞学形态内涵，将细胞形态学提升至一个新的阶段。

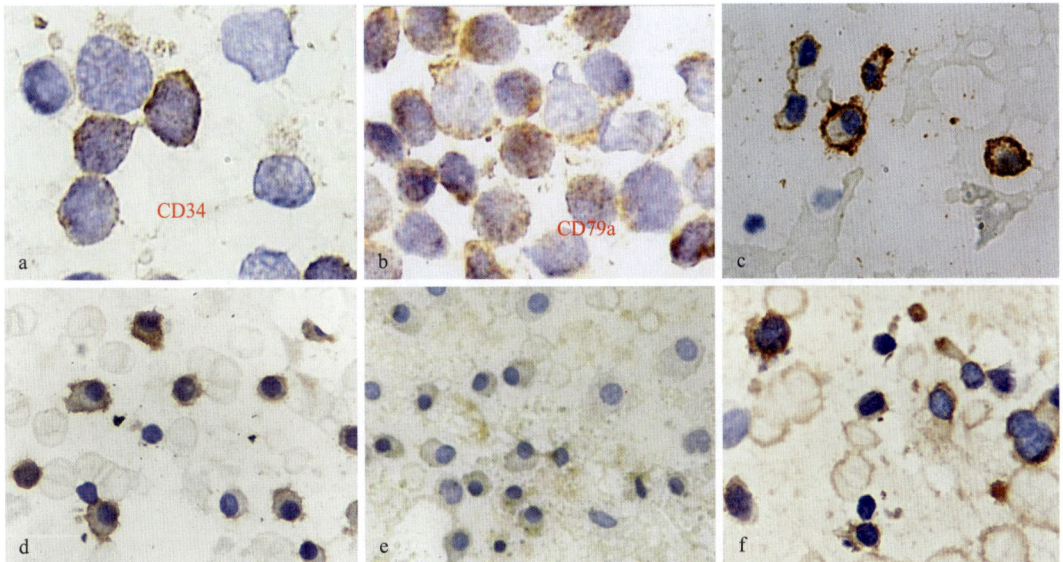

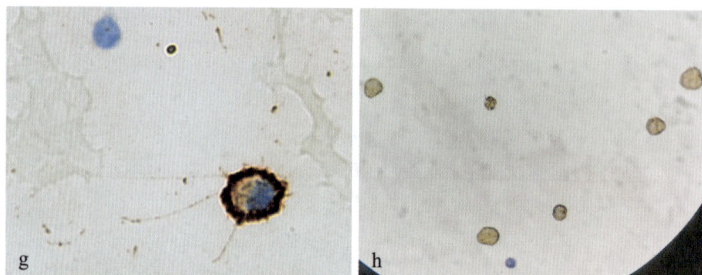

图 2-4 ALL 和 PCM 细胞免疫化学染色

a，b. B-ALL 骨髓涂片 CD34、CD79a 标记染色阳性，与骨髓活检和流式免疫表型检测结果一致；c～f. 分别为 PCM 骨髓涂片 CD138+、CD56+、CD9−，限制性轻链 λ+。g. 1 个骨髓瘤细胞 CD138 阳性胞质丝伸向远处。h. T-ALL 血涂片 CD3 标记染色阳性。

十七、附血片、骨髓小粒压片和骨髓印片标本检验

血片、骨髓小粒压片和骨髓印片镜检是协助骨髓涂片和切片镜检的细胞形态学方法。它们在一些疾病评判中有意义，可以与骨髓涂片和切片镜检相互补充（图 2-5）。如检验单核细胞的比例、异常淋巴细胞的形态与比例、红细胞形态，使用血片的效果优于骨髓涂片，也是定义与诊断这些细胞相关疾病的指标之一。如考虑 PV 须描述红细胞在血片上分布的密集程度；考虑 PCM，需要描述血片有无检出浆细胞；疑似 MDS，需要描述血片有无检出病态造血细胞和原始细胞。骨髓小粒压片在评判有核细胞和巨核细胞的改变，以及局灶性病变方面比较有参考意义。骨髓印片在评判转移性肿瘤和一部分慢性淋巴细胞增殖性疾病，检验有核细胞数量，以及骨髓活检组织有明显结构不清晰时常有重要意义。欧美国家临床医生对骨髓印片、小粒展片等送检标本的重视性和关注度高于国内临床医生。

十八、治疗后骨髓细胞学检验

复查标本检验是本次检查的结果与前次检查的比较，因此应对变化作出描述。以血液肿瘤为例，重点检验三个项目：一是有核细胞数量与形态的变化；二是血液肿瘤细胞（白血病细胞或淋巴瘤细胞、骨髓瘤细胞等）的比例变化；三是造血的恢复情况。

十九、骨髓象表述、术语／用语和细胞名的解读与建议

应简明扼要地对骨髓细胞形态学检查的特征进行描述，突出有核细胞总量的变化，发生变化的细胞的系列、阶段和形态，需要特别关注有无病态造血，有无原始细胞增加，有无特征性的相关形态学表现。还应报告涂片染色的质量，以及在特定情况下描述无转移性肿瘤细胞、未检出血液寄生虫等。

接收标本
信息核对 ▷ 记录接收时间、涂片类型与张数、核对记录送检单与来样标本信息是否一致

质量检查 ▷ 记录有无小粒油滴、片膜长短厚薄、有无尾部，遇明显不合格标本与条形码一起在送检单上拍照。最后涂片黏贴防水打印码信息

染色及其
效果检查 ▷ 常规3张涂片和附检的血片与印片瑞姬染色并检查染色效果，如标本污染经强化复染不佳者需记录并说明可能原因。选张小粒片铁和NAP染色。白血病等细胞化学视类型进行

镜检前
准备 ▷ 核对各种标本信息，详细阅读送检单信息（检验要求、临床特征、血细胞计数等）

显微镜
检查 ▷ 按规程进行细胞形态学检验包括细胞化学染色并整合附送的血片、印片检验与送检单信息对结果进行分析评判

特征描述 ▷ 提炼归纳骨髓血液细胞，尤其对异常进行具体表述（包括附检血片和骨髓印片）

诊断/结论 ▷ 根据异常证据（包括病损程度），结合临床和血常规等信息，按诊断规则提出符合、考虑或疑似性诊断/结论或其方向

解释
与建议 ▷ 按形态学特点解读支持诊断的主要证据或条件，并评判预后，对尚有不足的提出合理而针对性检查的建议

复查
与审核 ▷ 复核镜检主要异常以及提出的诊断是否适当，是否符合诊断规则，审核报告有无漏检、术语用语标点符号不规范以及整体报告上存在的任何问题

签发报告
资料存储 ▷ 签发报告，送检单、报告副本、电子版资料和各类染色标本按规定归类存档，并重视报告后信息的反馈与处理

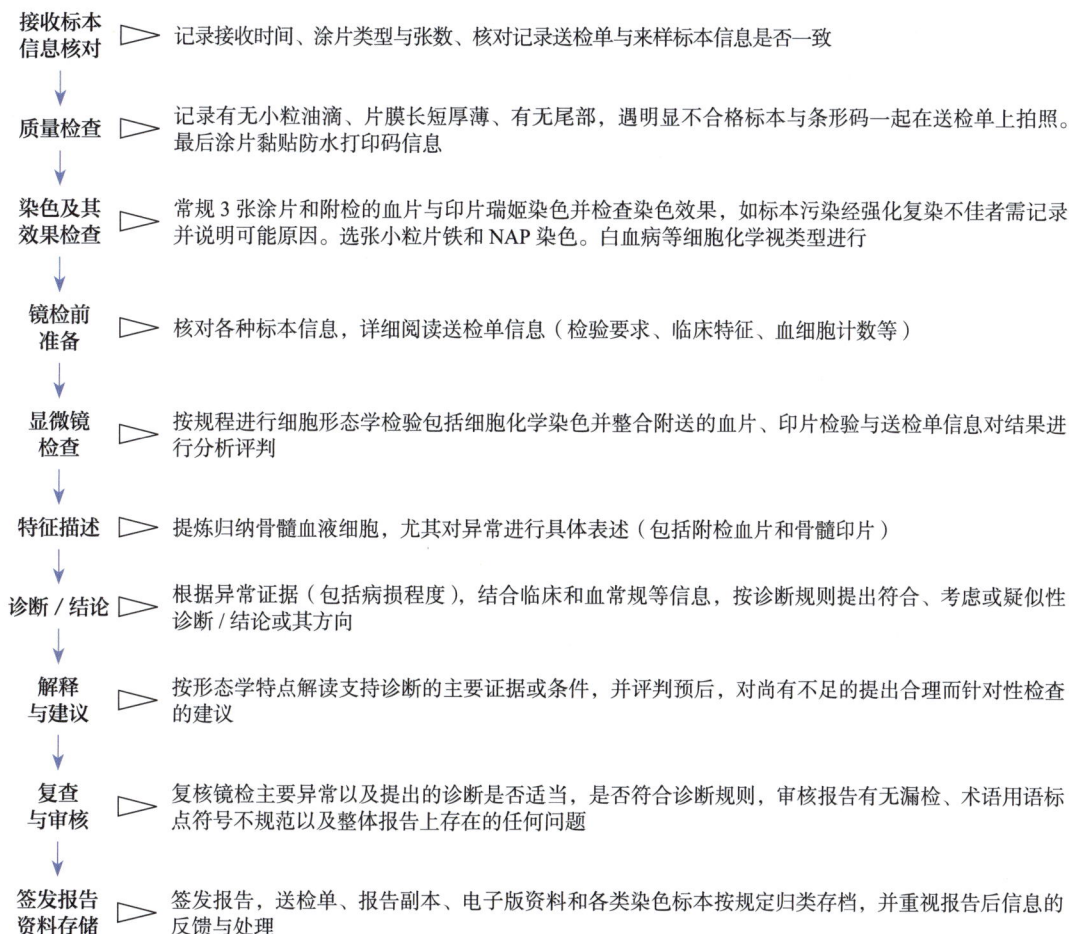

图2-5　骨髓涂片附检骨髓印片、血片（三片联检）细胞形态学检验诊断流程

（一）涂片标本质量

涂片标本质量与取材评判是两个概念。建议见前述。是否"干抽"也不是接收样本和进行检验的实验室所能评判的。涂片长短与厚薄，有无骨髓小粒与油滴，有无因湿度大等因素引起的细胞溶解，以及染色情况，则是评判涂片标本质量的要素。

对于骨髓小粒，应表述骨髓小粒丰富、少见或不见；是油脂性小粒（非造血细胞为主）还是鱼肉样小粒（幼稚造血细胞或肿瘤细胞为主）；描述骨髓小粒内造血成分的多少（特别是AA或增生低下的标本）。类似地，表述油滴增多、一般和少见。对骨髓稀释的标本，除了不见或极少见细小小粒外，需要表述有核细胞少见，细胞分类以成熟粒细胞和淋巴细胞为主，巨核细胞全片未见，非造血细胞不见等。

（二）有核细胞及其增减细胞的系列与阶段

在骨髓象中，表述有核细胞量增多、大致正常和减少的大体数量。如AA为粒红巨三系造血细胞减少，而脾功能亢进的血象与骨髓象则相反。描述增加与减少细胞的系列与阶

段。如 CLL 为淋巴细胞增多，原始淋巴细胞和幼淋巴细胞少见或不见；CML 为不同阶段的粒细胞增多，但中晚阶段的细胞增加更为明显，伴有较成熟的小型巨核细胞增多。急性白血病为原始细胞明显增多，而其后阶段的细胞均有不同程度地减少。应表述细胞的形态，如 IDA 中晚幼红细胞呈小细胞性、胞核小而深染、胞质少而蓝染性改变。

有核细胞少见的表述一般情况下是指主观性所见，可以是骨髓稀释也可以是造血减低所致。有核细胞增生减低或造血减低的表述则是检验评判后的客观判断。

评判造血功能，造血良好是指有核细胞增生、粒红巨三系造血细胞比例和形态均未见明显异常；造血旺盛是指粒红巨三系造血细胞均呈明显的增生象，可以伴有细胞比例和形态变化。造血减低常是指粒红巨三系造血细胞增生低下，可以伴有细胞比例与形态变化。骨髓增殖多用于描述肿瘤性疾病的表现，如急性白血病、MPN、MDS/MPN。

（三）造血功能减低、受抑与骨髓衰竭

造血功能减低是排除骨髓稀释的造血细胞本身的生成减少。造血受抑是造血组织被自身肿瘤或外来浸润性肿瘤细胞排挤、掠夺和替代所致的造血细胞减少，化疗药物也是导致造血受抑的原因。造血停滞是外来或内在的因素使正常造血发生急剧而严重的造血障碍，可以是自限性的。骨髓衰竭是由于造血本身缺陷（如遗传性 AA）和外来原因（如获得性特发性 AA），或肿瘤（包括血液肿瘤）侵犯，导致骨髓不能有效造血，进而出现外周血细胞明显减少的一种综合征。

（四）细胞成熟障碍与无效造血

细胞成熟障碍是早中阶段细胞比例增高而成熟阶段细胞比例减低，是细胞比例变化的较严重状态。成熟欠佳用于比例上的轻度变化。急性白血病是细胞成熟障碍的极端例子。粒细胞缺乏症与减少症、MDS、MA 也是常见细胞成熟障碍或欠佳的血液疾病。

无效造血为造血细胞在尚未成熟前出现较多的细胞凋亡。无效造血常有形态学的异常改变，如在 MA 和 IDA 中，为相关的特征性细胞巨变和小细胞变；在 MDS 和 MDS/MPN 中为各种病态造血细胞，而反映在外周血中则是网织红细胞不增加或减少，血细胞数量的减少。有效造血是骨髓造血良好或代偿功能良好，通常无细胞质的明显异常，骨髓中如红系成熟的细胞向外周血输出增加（网织红细胞增加），外周血细胞增加（溶血性贫血为红细胞破坏大于生成而出现红细胞减少）。还有因细胞成熟后凋亡减少而使外周血细胞增加者，称为蓄积性增加（假性有效造血），见于 CLL 和 MPN 等疾病。

（五）原始细胞、髓系原始细胞与等同原始细胞意义细胞

原始细胞是泛指的，但在髓系肿瘤中，特指原始粒细胞、原始单核细胞和不易辨认的原始巨核细胞。在一些髓系肿瘤中，还包括等同原始细胞意义细胞（见前述）。

（六）有颗粒、无颗粒原始（粒）细胞与Ⅰ、Ⅱ型原始（粒）细胞

"有颗粒、无颗粒原始（粒）细胞"与"Ⅰ、Ⅱ型原始（粒）细胞"是同义语关系，

是用于描述髓系肿瘤原始细胞有无颗粒的。建议使用"颗粒原始（粒）细胞"和"无颗粒原始（粒）细胞"。颗粒原始（粒）细胞的免疫表型（流式细胞术和组织化学染色方法）CD34 可以阴性。

（七）前体细胞与幼稚细胞

前体细胞与幼稚细胞基本上是等同的。有粒系前体细胞（幼粒细胞和原始细胞）和红系前体细胞（有核红细胞或幼红细胞）。还有在疾病中的病名，如 AML 相关原幼细胞肿瘤，即 AML 相关前体细胞肿瘤（WHO）。

（八）病态造血细胞与发育异常细胞

病态造血（dysplasia/dyshaematopoiesis）是用于描述髓系肿瘤异常造血的术语，有"髓系细胞形态异常"和"通常细胞数量增多（增生、造血细胞增多）"的二层含义，亦称"髓系增生异常"。MDS 的髓系造血细胞原则上都是异常细胞，只有在骨髓（主要标本）部分形态学上有明显异常的髓系细胞才被列为病态造血细胞。红系（有核红细胞）、粒系细胞和巨核细胞中各占 ≥10% 形态学上明显异常的细胞者，分别称为异常红系造血异常 / 病态生成（dyserythropoiesis）、粒细胞造血异常生成（dysgranulopoiesis）和巨核细胞异常生成（dysmegakaryopoiesis）。这种异常生成泛称为（髓系）病态造血或异常增生 / 发育异常（dysplasia）。就具体的形态异常细胞而言，可以称为发育异常细胞，如发育异常的巨核细胞（dysplastic megakaryocyte）。"dysplasia"由"dys"和"plasia"组成，后者用于骨髓造血的主要意思有"造血""增生""生长""发育"［类似的有高增生（hyperplastic）/ 低增生（hypoplastic）、不增生 / 再生障碍或造血不全（aplastic）］。一般，发育异常侧重表述组织发育差（少）和组织形态改变。MDS 还有一部分增多的原始细胞及形态明显异常的病态原始细胞，很难用发育异常 / 发育障碍（dysplasia）概括，而病态造血则可以归纳。骨髓增生异常肿瘤（MDS）病名即来自髓系细胞的增生异常（髓系病态造血，myelodysplasia）。

（九）核（分）叶减少巨核细胞与发育不良小巨核细胞

核（分）叶减少是指巨核细胞成熟中的核分叶减少，表现为 1～3 个胞核，不呈多个核叶状，没有明显重叠，而类似轻度不规则状。细胞尚不成熟的正常原幼巨核细胞核（分）叶减少不属于这一核叶减少的异常形态，但两者不容易区分。发育不良小巨核细胞是巨核细胞不如正常情况下的进一步成熟，而是停留在比较幼稚的阶段，且细胞数量不正常增多，常见于 MDS、CML。还有一种巨核细胞核叶减少见于 MPN 疾病进展而巨核细胞向病态造血转化时，是成熟巨核细胞形态的另一种反常形态。

（十）幼单核细胞、异常单核细胞与不成熟单核细胞

在髓系肿瘤中，WHO 描述的原始单核细胞为有丰富的浅灰色至深蓝色胞质的大细胞，可有伪足突起，胞质有空泡和细小颗粒。胞核通常为圆形，染色质纤细，有一至多个大而明显的核仁；通常 NSE 阳性，MPO 阴性或弱阳性。幼单核细胞为微扭曲、折叠或凹状的核，

染色质稀疏、核仁小而不明显或无，胞质有细小颗粒；NSE 多为阳性，MPO 可以阳性。

异常单核细胞是 WHO 描述的在急性与慢性单核细胞白血病中需要与幼单核细胞鉴别的另一不正常单核细胞。其染色质比幼单核细胞聚集，胞核有不同程度的凹陷、折叠，灰色的胞质有更丰富的淡紫色颗粒，核仁通常不见或不清楚。异常单核细胞不被认为是原始单核细胞的等同意义细胞，但实践中两者的鉴别不容易，可以视为白血病细胞。文献上，还有一个"不成熟单核细胞（immature monocyte）"，这一细胞名更容易混淆，不建议使用。

（十一）多毛细胞与毛细胞

多毛细胞已经习惯用于描述多毛细胞白血病的肿瘤细胞。多毛细胞具有胞质绒毛样突起比较多且（隐含）细长之意。多毛细胞的这一描述有别于多毛细胞白血病变异型的胞质粗短突起、脾边缘区淋巴瘤细胞胞质的单侧绒毛或两侧的极性状绒毛，其绒毛的长度也常短于多毛细胞；正常 B 细胞周边也有棉絮状细小的绒毛突起，而 T 细胞常缺乏。毛细胞含义比较宽广，用于多毛细胞白血病细胞不是很恰当。

（十二）凋亡细胞

细胞形态学上的凋亡形态与基础理论上的凋亡有很大差异。在细胞形态学检验中，含有核鼓突与核小体、核出芽、大小不一双核、多核、核碎裂（核碎块）或染色质成块状的细胞，化疗后裂解的细胞，以及部分病态造血细胞，都可以列为形态学上的凋亡细胞，最具特征的是胞核的均质性改变（包括红斑狼疮细胞）、变小和碎裂。无明显变性和坏死现象的细胞变小、皱缩和染色质固缩，细胞发泡样、胞质鼓突和胞质分离体（脱落物）也可能与凋亡有关。巨噬细胞是专职吞噬凋亡细胞和凋亡小体的细胞，在生理情况下它所吞噬的细胞或细胞碎屑大部分为凋亡细胞或来自凋亡细胞。Burkitt 白血病细胞（ALL-L3）、MA、急性早幼粒细胞白血病（acute promyelocytic leukemia，APL）和大 B 细胞淋巴瘤白血病性侵犯，都是最常见的高细胞增殖和高细胞凋亡的血液病。经 EDTA 抗凝的血液和骨髓标本，放置 2 小时后涂片常见许多有核细胞凋亡，最易发生凋亡的是中性粒细胞和原始细胞，最不易发生凋亡的是淋巴细胞。

（十三）其他

在细胞形态学描述、建议与解释中的用字用语，需要合理和规范，如描述巨核细胞的"异形增生""异型增生"与"病态造血"，巨核细胞异形增生是用于 MPN 骨髓活检，尤其是 PMF 中巨核细胞形态异常的使用术语。还有红系异型与粒系异型增生，红系增多与粒系增多等。不建议使用不规范或不专业的细胞形态学用语。建议"红系增多"改用"红系增生明显活跃"或"红系造血细胞（有核红细胞）增多"；"可见某细胞"，除非为偶见，建议改为描述细胞比例（如检出 2% 异常细胞）。也不建议把工作中简化的口语或原始记录单中的简化用字或病名写在诊断报告单上，诸如"淋巴""原粒""巨系""幼红""骨纤""慢粒""慢淋""淋浆""部分淋巴细胞可见毛刺样，结合流式"。

检验诊断/结论栏的表述有"诊断""诊断意见""结论与建议""结论""意见""参

考意见""报告意见""检验诊断""骨髓象结论""综述意见""印象""印诊"等众多版本，建议采用含义可能最为恰当的"结论与建议"，或"结论、解释与建议"或"检验诊断、解释与建议"。

二十、报告内容，结论／诊断、解释与建议，报告列举与报告资质

报告单栏目设计与要求详见人民卫生出版社出版的《骨髓检查规程与管理》。在报告单的适当位置应有标本采集的部位、时间、标本签收时间和实验室接收与核对时间，以及报告时间；报告单下方备注实验室地址和多种联系方式或反馈渠道等相关信息。对明显不符合要求／质量明显不佳的标本，可能影响检验与结果评判时，建议在报告中予以适当的表述（图 2-6），如"送检涂片标本红细胞（完全）溶解，有核细胞不完整溶解、结构不清，检验大致印象……"。

骨髓细胞形态学建议报告的方式可以不同，但必须在整合血常规等临床信息和／或其他相关检查（包括血片、骨髓印片和流式免疫表型检测，必要时骨髓活检）的前提下进行评判并符合疾病诊断基本规则、诊断标准，有证有据、符合逻辑。血液肿瘤疾病名建议采用 WHO 造血淋巴肿瘤分类的病名。疾病由大到小分层进行，建议对符合或考虑的 AML、MPN、MDS、浆细胞肿瘤、成熟 B 细胞肿瘤等大类，需要提供类型（亚型）或方向性诊断。不建议对有诊断特征的样本而仅报告检验结果，或使用不符合诊断特征的细胞形态学术语。建议使用"检验结论／诊断、解释与建议"模式，也可以用简单的"结论与建议"（包括主要解释的证据）模式。

（一）诊断性意见

尽管每一位报告者对疾病的认知、检验与经验的不同，但分析思路和诊断方向的原则是一致的，有多大意义就报告多大"份量"的诊断性结论。对因诊断证据有所不足或怀疑的而需要完善检查进行再评判／鉴别诊断的，或临床没有考虑到的疾病和一些特殊的情况，需要提出进一步检查的建议。提出的建议必须是合理而有意义的。

1. 明确性结论　有送检单临床和血常规参考信息，细胞形态学所见有独特诊断价值者。诸如显著增多（如＞60%）的幼稚和异形（克隆性）浆细胞（PCM）与外周血浆细胞比例＞20% 或计数＞2×10^9/L（现在调整为 5%）的浆细胞白血病、明确的急性白血病和 MDS 等部分髓系肿瘤（尤其是较高比例的原始细胞及其相当多的基本分类类型）。这些由实验室证据决定的诊断，一般不需要再提出"结合临床"和／或"其他检查"或"请临床结合 ×× 检查综合诊断"的建议，但可以提出进一步检查与分类（WHO 分类）的建议。

2. 符合性结论　为临床表现典型而细胞形态学所见和其他实验室检查符合者。诸如形态典型而数量众多的幼红细胞巨幼变（MA），中晚幼红细胞和红细胞均有明显的小细胞性改变和可染铁缺乏的 IDA。

3. 提示性或可能性结论　为临床表现典型而细胞形态学所见和其他检查尚有不足，或细胞形态学所见较为典型但病理诊断的特征性意义尚有欠缺和／或临床表现和其他实验

××× 血液病整合诊断中心
骨髓细胞形态学检验报告单

送检单位：××××××　　　　　　　　　　　　　条码号：××××××

| 姓名：王×× | 性别：男 | 年龄：78 | 病案号：00542897 | | 标本号：220××××× |
| 科室：血液 | 床号：608-1 | 标本采集部位：髂后上棘 | 采集时间：2022-09-04 15:20 | | 送检医生：×医生 |

1. 送检单临床信息：头昏乏力半个月，肝脾淋巴结未及肿大，无化学药物和放射性接触史。检查血常规异常（Hb 108g/L，WBC 17.34×10^9/L，淋巴细胞比例增高，占 67%，PLT 111×10^9/L），疑诊 CLL。

2. 检查项目：骨髓细胞形态学＋常规细胞化学染色 2 项。

3. 实验室接收时间：2022-09-05 8:00

4. 送检标本与信息核对：骨髓涂片 6 张，附检血片 3 张、印片 2 张。核对送检标本盒（图 a）、条码与送检单信息一致。

5. 检验结果与形态学描述：

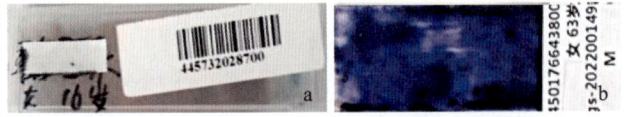

细胞名称			血片（%）	骨髓细胞分类 %	
				计数	参考区间
粒系细胞	中性	原始粒细胞			0 ~ 1.6
		早幼粒细胞		0.5	1.8 ~ 5.0
		中幼粒		1.5	5.2 ~ 9.2
		晚幼粒		3.5	7.8 ~ 14.4
		杆状核	1	7.0	12.4 ~ 20.4
		分叶核	22	6.0	10.2 ~ 18.6
	嗜酸性	中幼粒			0
		晚幼粒			0 ~ 0.3
		杆状核			0 ~ 2.2
		分叶核		0.5	0.2 ~ 2.0
	嗜碱性	中幼粒			0
		晚幼粒			0
		杆状核			0 ~ 0.1
		分叶核			0 ~ 0.2
幼红细胞		原始红细胞			0 ~ 1.8
		早幼红细胞			0.6 ~ 3.2
		中幼红细胞		5.0	6.4 ~ 16.4
		晚幼红细胞		7.5	7.0 ~ 17.4
粒红比值					1.4 ~ 3.4
淋巴系		原始淋巴细胞			0
		幼淋巴细胞			0 ~ 0.5
		淋巴细胞	76	67.5	12.8 ~ 24.2
		异型淋巴细胞			
单核		原始单核细胞			0
		幼单核细胞			0
		单核细胞	1	0.5	0.2 ~ 1.6
浆细胞		原始浆细胞			0
		幼浆细胞			0
		浆细胞		0.5	0.2 ~ 1.4
巨核细胞		原始巨核细胞		0	0 ~ 4
		幼巨核细胞		4	0 ~ 14
		颗粒巨核细胞		56	44 ~ 60
		产板巨核细胞		36	28 ~ 48
		裸核巨核细胞		4	0 ~ 8
		全片巨核细胞		23	
其他		巨噬细胞			
		肥大细胞			

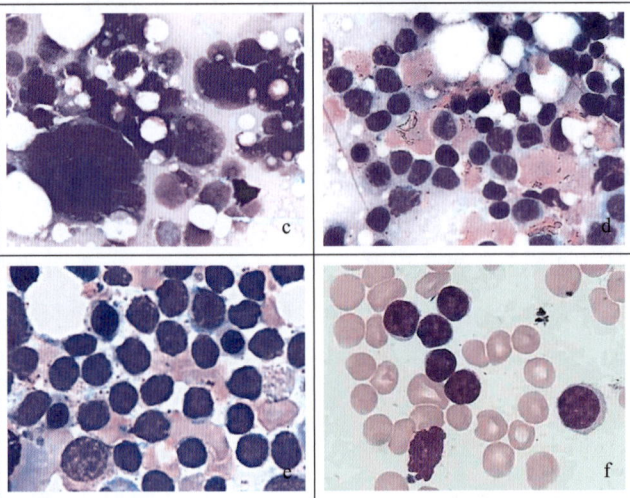

铁染色	细胞外铁：+	+ ~ ++
	铁粒幼细胞：27%	25 ~ 90%
NAP 染色	阳性：70%	30 ~ 70%
	积分：162	35 ~ 100
MPO 染色：　%；		SBB 染色：　%
CE 染色		
酯酶双染	CE：	NSE：

形态学特征描述：

1. 骨髓涂片小粒可见，油滴一般（++）；涂片过厚且无尾部 b，染色后细胞结构不清晰、红细胞溶解（图 c）；骨髓印片染色后细胞结构良好（图 d、e）；血片厚薄均匀、细胞结构清晰（图 f）。

2. 有核细胞量明显增多，涂片细胞结构不清。印片标本小淋巴细胞为主（占 67.5%）结构基本清晰，细胞规则，染色质致密、核质比高（右上和左下图片），未见幼稚淋巴细胞。粒红两系造血细胞明显少见。巨核细胞，浏览全片 23 个，涂片上散在和簇状血小板可见。

3. 单核细胞和浆细胞未见增加，偶见肥大细胞和固定型巨噬细胞，未见特殊细胞。

4. 附检血片，白细胞增多，小淋巴细胞比例增高，占 76%，形态与骨髓印片基本相同。

6. 结论与建议：

骨髓涂片过厚和细胞结构不清不易评判；骨髓印片有核细胞增多，小淋巴细胞为主（约占 70%，附检血片占 76%），细胞规则（粒红两系造血细胞少见）。结合血常规等临床信息，符合慢性淋巴细胞增殖性疾病（慢性淋巴细胞白血病可能性大）骨髓象，建议整合流式免疫表型或骨髓活检免疫组化等检查再行评判。

（本实验室对检查后标本按规定保存；如对报告有疑问，请在报告日后 3 个工作日内及时联系）

实验室电话：××××××	地址：××××××	服务电话：××××××

检验：×××　　　报告：×××　　　审核：×××　　　报告时间：2022-09-05 17:00

图 2-6　骨髓细胞形态学检验报告

室所见尚有不符合者。

4. 描述性结论　以细胞形态学检验结果的描述形式提供临床参考。如骨髓检查无异常或在正常范围内的明确结果，也没有发现临床提供信息（包括血常规）中的异常，一般不需要建议。骨髓象有异常但缺乏病理特征性异常（不确定性检验诊断报告），或者有血细胞减少而骨髓造血良好，也无原始细胞增多与其他异常所见，即骨髓象未见导致血细胞减少的明显原因的，可以提出其他检查的建议，进一步寻找血细胞减少原因。

5. 其他或例外报告　如"造血细胞或有核细胞少见的骨髓象"也可作为特殊的例外报告，便于临床参考和解释。造血细胞或有核细胞少见骨髓象是骨髓涂片少见造血细胞或有核细胞者。从某种意义上说，骨髓稀释用这一例外的方式报告是有恰当之处的。对于临床疑似的疾病，细胞形态学检验既无相关异常，也无其他特别异常的，可以报告骨髓象缺乏或不支持某疾病病理性病变（不支持的检验结论报告）或排除某病诊断（排除性检验报告，如急性白血病、AA）。

（二）常见疾病检验诊断

1. 贫血　贫血患者骨髓细胞学检查，目的在于提供骨髓方面导致贫血的原因或类型，可以提出符合、提示或疑似贫血的诊断，包括有证据证实的非血液肿瘤等重要血液病所致的贫血，如 IDA、AA、MA、溶血性贫血（hemolytic anemia，HA）、慢性病贫血（anemia of chronic disease，ACD）或炎症性贫血。对于经过细胞学检查并结合临床与其他信息，既无明显的普通类型贫血又无血液肿瘤性等其他重要的血液病时，报告可以将检查的主要所见作为归纳的结论，并提出其他项目进一步检查与鉴别诊断的建议或解释。如"红系造血旺盛（粒巨两系造血基本正常），骨髓象改变缺乏病理特征性（未见贫血的明显病因或原因），建议进一步检查寻找原因""粒红巨三系造血良好，形态缺乏病理特征性（或未见原始细胞增多与病态造血等异常，或未见特殊细胞与成分），建议进行其他项目检查进一步寻找贫血原因"。

2. 粒细胞减少症与缺乏症　粒细胞减少症（外周血中性粒细胞常 $<2.0 \times 10^9/L$）通常指慢性粒细胞减少症，细胞学检查目的是结合临床和其他检查信息寻找有无骨髓方面导致粒细胞减少的原因。狭义的粒细胞减少症是指没有其他血液病，也没有明显相关的其他原发病的粒细胞减少症，通常被称为无原因可以解释的慢性粒细胞减少症或意义未明粒细胞减少症。粒细胞缺乏症是严重的粒细胞减少，中性粒细胞低于 $0.5 \times 10^9/L$，常见于严重感染及在某些药物给予过程中急性起病，骨髓细胞学常见早中幼粒细胞比例增高伴成熟欠佳，一部分病例类似白血病反应。

3. 髓系肿瘤　常见的髓系肿瘤是 AML、MDS、MPN 和 MDS/MPN 四大类。在了解临床和血常规信息情况下，AML 诊断证据是骨髓（也可以是外周血）可见原始细胞比例达到 20% 以上，有的类型包括等同原始细胞意义细胞。根据原始细胞（白血病细胞）与细胞化学染色及原始细胞后期阶段细胞的构成比例（成熟程度或分化系列）的证据，进行 AML 的分类分型。细胞形态学诊断的 AML 类型属于基本（基础）类型。MDS 的诊断必须结合临床特征和血常规信息。MDS 初诊时均有血细胞减少。骨髓细胞学检验可以考虑的诊断证据：一是原始细胞增多（典型者 5%～＜20%）或检出奥氏小体；二是病态造血（单系或多系）；三是环形铁粒幼细胞≥15%。具有以上一项或一项以上明确证据，并根据 MDS 类型的标准，可以报告符合髓系肿瘤（因原始细胞增多者不一定是 MDS）或 MDS，首先考虑细胞形态学（主要针对原始细胞不增多类型）的结论。对证据不够充分者或临床信息不详者，需要提出结合临床或提出其他项目进一步检查的建议或解释。

MPN 中，常见类型是 CML、PV、ET 和 PMF。骨髓细胞形态学可以考虑的诊断证据，一是骨髓细胞增殖，CML 几乎都有粒细胞的显著增殖（中晚阶段为主或幼粒细胞为主）伴有嗜酸性与嗜碱性粒细胞易见。PV 多数患者骨髓造血细胞增生以红系为主（常为多系），涂片上红细胞分布密集。ET 部分患者以巨核细胞或巨核细胞与粒细胞为主增殖。PMF（明显纤维化期）标本有核红细胞明显减少，粒细胞可以减少，巨核细胞增殖与明显异形；前期（pre-PMF）患者骨髓粒细胞与巨核细胞明显增多和核形异常（粗糙和不规则突出）。二是巨核细胞形态证据，CML 常以中小型为主（侏儒样巨核细胞），PV 为多形性为主，ET 以胞体大而核叶增多为主，有时核叶不规则伸突类似"鹿角样"，PMF（明显纤维化期）巨核细胞为明显异形（因骨髓穿刺原因在涂片上常不易观察）。结合临床和全血细胞计数，有骨髓细胞学检验特征并符合 MPN 常见类型诊断标准者，可以做出"考虑或提示 MPN（或 CML、PV、ET 类型，或可能）"的诊断，并提出进一步骨髓活检和其他检查（常规指标 *BCR::ABL1* 融合基因，*JAK2* 与 *MPL*、*CALR* 突变和常规染色体核型）的建议。MDS/MPN 血液骨髓细胞形态学的特征通常为一系或二系血细胞减少又有一系或二系血细胞增多，骨髓细胞增生明显又有一系或二系病态造血（血细胞减少的系列与骨髓病态造血的系列不一定一致），结合临床排除其他血细胞和骨髓造血异常者，可以给出"提示或不能除外"的细胞形态学报告，并建议进行骨髓活检、细胞遗传学和髓系细胞（多种组套）基因突变检测。

4. 淋系肿瘤　淋系肿瘤包括原始淋巴细胞肿瘤和成熟淋巴细胞肿瘤，B、T、NK 细胞三个大类和许多类型（亚型）。淋系肿瘤中，不是白血病就是淋巴瘤。白血病是细胞形态学诊断的强项，淋巴瘤由髓外淋巴组织活检做出诊断，在疾病病情中累及血液骨髓者，细胞形态学结合临床（包括病理学诊断）多可做出符合性或提示性的淋巴瘤骨髓累及及其程度的评判（白血病性或非白血病性）。

前体（原始）淋巴细胞肿瘤分为 ALL 和 LBL。它们是同一疾病的不同起病方式。ALL 是原发于骨髓的原始淋巴细胞白血病，通过血液和 / 或骨髓涂片标本诊断（原始淋巴细胞≥20%，MPO 阴性或＜3% 阳性），是由细胞形态学和 / 或流式免疫表型检测作出的基本类型的诊断。LBL 是以瘤块方式起病，无血液和 / 或骨髓累及，或者微小累及血液和 / 或骨髓（多数文献定为＜20%，WHO 定为原始淋巴细胞＜25%）。ALL 骨髓细胞形态学检验诊断的证据，一是原始淋巴细胞比例，二是有无 LBL 病史。慢性淋巴增殖性疾病中最常见的是 CLL，骨髓细胞学检验结合临床与血常规的特点，可以做出提示或疑似性诊断，并提出结合流式免疫表型检测等进一步评判的建议。

SLL、套细胞淋巴瘤（mantle cell lymphoma，MCL）、滤泡性淋巴瘤（follicular lymphoma，FL）、边缘区淋巴瘤（marginal zone lymphoma，MZL）是小 B 细胞淋巴瘤的主要类型，最

常见侵犯血液和骨髓的是 MCL、FL 和 MZL。在 MZL 中，脾边缘区细胞淋巴瘤（splenic marginal zone cell lymphoma，SMZL）累及血液和骨髓最常见，MALT 淋巴瘤累及血液和骨髓少见。小 B 细胞肿瘤（白血病和惰性淋巴瘤）又称为 B 细胞慢性淋巴增殖性疾病（B cell chronic lymphoproliferative disease，B-CLPD）。这个宽广病名比较适用于骨髓细胞形态学检验诊断与报告。大 B 细胞淋巴瘤（large B-cell lymphoma，LBCL）是一类有形态学共同特点的淋巴瘤，侵犯血液和骨髓时，骨髓细胞学可以检出数量不一的中大型幼稚淋巴细胞，胞质嗜碱性、无颗粒，染色质疏松、可见核仁，类似转化的不典型（异型）淋巴细胞、原始淋巴细胞样细胞、原始红细胞与早幼红细胞样细胞，甚至呈簇状出现。结合淋巴瘤病史和临床特征，骨髓细胞形态学可以做出提示或疑似的诊断，或者根据髓外淋巴组织病理学诊断，可以做出提示或符合某类淋巴瘤血液和 / 或骨髓白血病性或非白血病性侵犯的结论。如果是初诊且无髓外淋巴组织病理报告患者，则需要提出骨髓活检加免疫组织化学（immunohistochemistry，IHC）、流式免疫表型（与 IHC 互补）、常规染色体核型和 FISH 细胞遗传学（按细胞形态选择）和 / 或寻找髓外病变淋巴组织活检的建议。

（三）病例列举

检验报告中，除了报告检验结论 / 诊断，建议加强"解释与建议"的部分（如列举的病例 1 ~ 4）。对于不复杂的疾病诊断，可以不另做解释（仅给出"检验结论与建议"，如病例 5 ~ 8），并可使用"1-2-3 方式"（如病例 9）报告，也可以先给出结论 / 诊断而再给予解释与建议（如病例 10 ~ 14）。

病例 1　患者 74 岁，女性，乏力、纳差半个月，低热、头晕和恶心 3 天。血常规示白细胞减低和淋巴细胞比例增高（WBC 1.44×10^9/L、淋巴细胞 50.04%，Hb 118g/L，血小板 59×10^9/L）而考虑急性淋巴细胞白血病（ALL）可能，送检骨髓涂片标本。

检验结论： ①有核细胞增生活跃，未见原始淋巴细胞，骨髓象无 ALL 病变；②粒系造血基本良好伴粒细胞成熟轻度欠佳和 NAP 积分增高，以及巨核细胞增多伴生成血小板功能欠佳，提示非肿瘤性继发的粒细胞减少症和血小板减少症骨髓象。**解释与建议：** 本例患者骨髓造血基本良好，未见原始淋巴细胞，也未见其他原始细胞增多，排除急性白血病；无支持病态造血的早中幼粒细胞成熟欠佳和巨核细胞生成血小板功能欠佳，结合临床信息（包括血象），也不支持 MDS 等血液肿瘤性病变，建议进一步整合其他检查，并寻找有无感染或给予特殊药物的情况，必要时多部位骨髓取材检查。

病例 2　患者 67 岁，女性，体检发现红细胞升高（RBC 5.21×10^{12}/L、Hb 159g/L、MCV 90.2fl、Ret 1.66%，WBC 10.95×10^9/L，PLT 199×10^9/L）5 天，无肝脾淋巴结肿大，无出血和发热等阳性体征。疑诊 PV，送检骨髓涂片标本。

检验结论： 粒红巨三系造血良好，涂片上红细胞未见明显的密集分布（包括血片），未见明显的巨核细胞多形性，检查骨髓储存铁减低；骨髓象未见明显的病理特征性改变。**解释与建议：** 患者老年女性，Hb 159g/L（低于 WHO 标准，也低于国内标准 165g/L）和骨髓储存铁减低，不排除 PV 早期或 MPN-U，建议血细胞比容、血清铁、铁蛋白、血清 EPO 及 *JAK2* p.V617F 突变、*JAK2* exon 12 突变和 *BCR::ABL1* 检查，并结合有无血细胞增多病史，再行评判。另检出患者淋巴细胞比例增高（32%、血片44%），未见细胞幼稚和形态明显异常，建议流式免疫表型和／或骨髓活检加免疫组织化学等检查。

病例3 患者女性，67岁，初诊。因外阴疼痛伴里急后重感2个月入院，盆腔肿物穿刺病理诊断提示浆细胞瘤，血常规检查轻度贫血（RBC 3.38×10^{12}/L、Hb 97g/L、WBC 6.04×10^9/L，PLT 224×10^9/L），送检骨髓涂片标本。

检验结论：有核细胞增生活跃，异常幼稚浆细胞占23.5%（粒红巨三系造血尚可），考虑浆细胞骨髓瘤（PCM）骨髓象。**解释与建议：**患者老年女性，以外阴部疼痛和盆腔肿块为首发症状和体征，骨髓涂片检出异常幼稚浆细胞≥10%，是考虑PCM的一个主要指标，而盆腔肿块穿刺病理诊断提示浆细胞瘤应考虑为PCM的髓外浸润并提示预后差；孤立的浆细胞瘤及其微小浸润表现为无"CRAB［高钙血症、肾功能不全、贫血、骨损害（hypercalcemia，renal insufficiency，anemia，bone lesions）］"症状（本例有贫血），骨髓无克隆性浆细胞或<10%，免疫固定电泳无M蛋白或低水平M蛋白。建议免疫固定电泳和流式免疫表型检验。

病例4 患者32岁，女性，发热5天，初诊白细胞减少、贫血查因，MDS和继发性或淋巴瘤不能除外，感染性发热，送检骨髓涂片标本。

检验结论：①有核细胞增生明显活跃；粒细胞比例增高伴晚幼粒细胞成熟欠佳；不典型淋巴细胞（疑似反应性）占2.5%（血片占6.0%）；单核细胞和浆细胞轻度增多并见部分单核细胞和粒细胞刺激性形态和空泡变性；NAP积分轻度增高，考虑继发性病变骨髓象。②幼红细胞比例减低，中晚幼红细胞和红细胞偏小与红细胞轻度异形，骨髓储存铁缺失，不排除缺铁性贫血（IDA）。**解释与建议：**患者发热5天，粒细胞减少，骨髓象见粒系细胞、淋巴细胞、单核细胞、浆细胞等多系细胞数量和形态改变，但未见原始细胞增多和病态造血，未见明显的肿瘤性淋巴细胞，支持继发性改变。建议进一步结合临床特征和其他检查，必要时复查。另外，患者为年轻女性，小细胞性轻度贫血，骨髓储存铁缺乏，红细胞轻度异形，需要考虑IDA等小细胞性贫血，建议行血清铁、血清铁蛋白、运铁蛋白饱和度与网织红细胞计数等检查。

病例5 患者67岁，男性，贫血和白细胞增高2月，原因待查。近次血常规：Hb 78g/L，WBC 18.4×10^9/L（N 54%、M 23%、L 20%），PLT 417×10^9/L；送检骨髓涂片8张（附血片2张）。**检验结论与建议：**有核细胞增生活跃，原幼单核细胞占4.5%，单核细胞比例增高（占16.5%，血片占44.0%），粒巨两系病态造血（分别占38%与15%），红系造血受抑，符合慢性髓系肿瘤，首先考虑慢性粒单核细胞白血病-1型和骨髓增殖型（MP-CMML-1）。建议骨髓活检、MDS/MPN基因突变（组套）检查，同时结合临床特征和其他检查排除继发性原因。

病例6 患者为8个月女孩，衣原体和巨细胞病毒感染性肺炎，粒细胞缺乏症。血常规：WBC 3.46×10^9/L（N 0.10%、L 83.2%），PLT 275×10^9/L，送检骨髓涂片8张（附血片2张）。**检验结论与建议：**有核细胞增生活跃，粒细胞造血减低（占17.0%）伴幼粒细胞成熟欠佳（红巨两系造血基本良好）、淋巴细胞比例稍增高（原幼淋巴细胞6.0%，淋巴细胞56.5%）和单核细胞（2.5%，附检血片23%）空泡变性，结合临床和血常规检查，考虑感染性粒细胞缺乏症伴单核细胞增多，建议治疗后复查，必要时行流式免疫表型等检查。

病例 7　患者 77 岁，男性，发现右颈部淋巴结肿大 20 余天，淋巴结穿刺提示外周 T 细胞淋巴瘤，送检骨髓涂片标本。**检验结论与建议：** 有核细胞增生活跃，异常幼稚淋巴细胞占 5.0%（附检血片占 3.0%；细胞中大型、部分不规则，胞质强嗜碱性、无颗粒，染色质疏松），高度疑似淋巴瘤细胞，建议骨髓活检加免疫组织化学和 / 或淋巴结活检进一步检查。

病例 8　患者 19 岁，乏力半年，牙龈出血伴上腹痛 4 天，血常规异常（WBC 21.31×10^9/L、幼稚细胞 44%，Hb 79g/L，PLT 12×10^9/L），疑诊急性白血病。送检骨髓涂片 6 张、血片 2 张。**检验结论与建议：** 有核细胞增生明显活跃，原始粒细胞占 62.5%（血片占 82.0%；MPO 阳性，酯酶双染示 CE 阳性、NSE 阴性）和早幼粒及其后期阶段粒细胞占 13.5%（正常造血受抑），符合急性髓细胞白血病伴成熟型（AML-M2，FAB 分类）骨髓象，建议进一步整合相关病史（如有无细胞毒治疗史）和其他检查进行 WHO 分类。

病例 9　患者 3 岁，因近 3 天鼻出血 2 次和血小板减少入院，无其他不适，肝脾淋巴结未触及，无化学药物和放射线接触史，无相关家族史。近日血常规：Hb 109g/L，RBC 4.32×10^{12}/L，PLT 25×10^9/L。送检骨髓涂片（附血片）细胞形态学检查。**检验结论与建议：** ①巨核细胞增多伴产血小板功能欠佳（涂片上散在和小簇状血小板少见，血片偶见反应性不典型淋巴细胞），结合临床考虑免疫性血小板减少症，建议血小板糖蛋白抗体（包括其他自身抗体）和血小板生成素等检查，进一步评判。②红系造血旺盛，细胞外铁弱阳性，铁粒幼细胞比例降低，血常规示小红细胞性；缺铁性贫血不能除外，建议血清铁、铁蛋白检查。

病例 10　患者 26 岁，男性，乏力半个月，发现血常规异常 1 周（Hb 91g/L，WBC 6.7×10^9/L，PLT 86×10^9/L），颈部肿大淋巴结（蚕豆大小）活检示 T 淋巴母细胞淋巴瘤（T-LBL）。送检骨髓涂片 8 张和骨髓印片 2 张。**检验结论：** 骨髓象符合急性原始淋巴细胞白血病（ALL），结合淋巴结活检考虑 T-ALL。**解释与建议：** 患者初诊，骨髓涂片有核细胞增生活跃，原始淋巴细胞占 48.5%（MPO、SBB 及酯酶双染均呈阴性反应），骨髓印片原始淋巴细胞弥漫性分布，支持 ALL 基本诊断。参考 WHO 定义和标准，ALL 与 LBL 是同一疾病的不同起病方式。如果初诊时有明显瘤块且外周血和 / 或骨髓原始淋巴细胞比例在 25%（WHO）或 20%（NCCN 和我国标准）以上，则被归类为 ALL，本例患者骨髓涂片原始淋巴细胞为 48.5%，骨髓印片原始淋巴细胞弥漫性增殖，符合 ALL（T-ALL）诊断，建议行遗传学等检查与 WHO 分类。

病例 11　患者男性，33 岁，初诊。突发腹痛、白细胞增高和贫血 5 天，脾大，未及肝肿大和淋巴结肿大，无发热、出血和化学与放射线接触史。血常规：WBC 218.37×10^9/L（N 78%，E 1.2%，B 2.5%，M 5.3%，L 1.4%，幼稚细胞 8%），Hb 80g/L，RBC 2.53×10^{12}/L，PLT 665×10^9/L。初步诊断为白血病。送检骨髓涂片 6 张和骨髓印片 2 张，进行细胞形态学检查。**形态学诊断 / 结论：** 慢性髓细胞白血病慢性期（CML-CP）可能性大，慢性粒单细胞白血病（CMML）不能除外。**解释与建议：** 患者白细胞显著增高，贫血，血小板增多。有核细胞增生明显活跃（印片显著活跃），以中性粒细胞为主（嗜酸性嗜碱性粒细胞稍多），中小型巨核细胞增多，有支持 CML 的细胞学依据。考虑骨髓涂片单核细胞比例

2%，外周血单核细胞 5.3%，并有贫血与骨髓红系造血减低，CMML 需要排除。建议常规染色体核型、*BCR::ABL1*（p190、p210、p230）和髓系肿瘤热点基因突变组套检查，进一步鉴别诊断。

病例 12 患者女性，77 岁，初诊，血常规异常，疑诊 MDS 和原发性骨髓纤维化。血常规：WBC 5.09×10⁹/L（L 27%、N 53%），Hb 35g/L、MCV 109fl、PLT 13×10⁹/L。体格检查：脾大，无肝肿大和淋巴结肿大，无化学药物和放射线接触史。送检骨髓涂片（附血片），进行细胞形态学、骨髓活检病理学、骨髓流式免疫表型、EDTA 抗凝血流式 CD55、CD59 检测。**检验诊断／结论**：骨髓增生异常肿瘤（MDS），提示 MDS 伴低原始细胞（MDS-LB）。**解释与建议**：老年女性初诊患者，发现贫血和血小板减少，脾大，无肝肿大和淋巴结肿大、无化学药物和放射线接触史。骨髓细胞学检查：红系增生明显活跃和粒红两系病态造血（分别占 13% 和 31%），原始细胞 1.5%；附检血片检出有核红细胞 10 个 /100 个白细胞。整合同步送检的骨髓流式免疫表型检测到原始髓系细胞 1.26%（表型异常）；未检测到 CD55 缺失细胞和 CD59 缺失细胞。骨髓活检示有核细胞增生活跃，红系增生旺盛，原始细胞易见（CD34+ 4%，CD117+ 5%），巨核细胞增生活跃（3～12 个 /HPF），可见单圆核巨核细胞，无纤维组织增生；支持 MDS 诊断，伴低原始细胞（MDS-LB）类型可能性大。建议 MDS 34 种基因突变等检查，以排除特定基因突变的类型。

病例 13 患者男性，58 岁，初诊。乏力、纳差半月，肝脾淋巴结未及肿大，无发热，肢体皮肤见少许出血点，无化学药物和放射线接触史。发现血细胞减少［WBC 2.43 ×10⁹/L（N 75.7%、E 0.9%、B 0.1%、M 0.3%、L 23.0%），Hb 62g/L，RBC 2.2×10¹²/L，PLT 19×10⁹/L］一周，原因待查。送检骨髓涂片 6 张（附血片 2 张）。**结论**：造血减低骨髓象，再生障碍性贫血（AA）可能，建议进一步检查排除阵发性睡眠性血红蛋白尿症（PNH）和骨髓增生异常肿瘤（MDS）。**解释与建议**：初诊患者，全血细胞减少，肝脾淋巴结未及肿大，无化学药物和放射线接触史。骨髓细胞形态学示涂片油滴显著增多、骨髓小粒呈空巢状，粒红巨三系增生显著减低，淋巴细胞和浆细胞等非造血细胞相对增多，未见原始细胞和病态造血细胞。结合临床和全血细胞计数，骨髓象具有支持 AA（原发性可能）的细胞形态学特征，但尚需要排除其他造血减低的疾病。建议：①骨髓活检提供可靠的病理学诊断证据；②流式免疫表型 PNH 克隆细胞、染色体核型与 MDS 基因突变组套检查，除外 PNH、PNH-AA 综合征和 MDS 等易于混淆的疾病。

病例 14 患者男性，57 岁。确诊 MDS 10 个月，曾予以阿糖胞苷和维奈克拉治疗，复查骨髓，送检骨髓涂片 8 张（附血片 2 张）。**检验结论**：急性髓细胞白血病伴骨髓增生异常相关（AML-MR）。**解释与建议**：患者确诊 MDS 10 个月后复查，骨髓细胞形态学检查示有核细胞增生活跃，原始细胞占 31%（MPO 阳性，血片原始细胞占 7%），粒红巨三系病态造血明显。与前次骨髓细胞形态学检查（原始细胞 11%）比较，原始细胞比例增高，达到 AML 诊断标准，结合病史符合 AML-MR（WHO，2022）诊断。AML-MR 过去称为 MDS 转化的 AML。建议行白血病遗传学检查，进一步评估可能的分子异常和预后。

（四）结果复核、报告审核和报告时间

检验诊断报告是所有前期工作的最终产品，包含了全部的技术及其质量信息，具有严肃性。因此，在报告发出前必须建立制度，执行结果复核、报告审核。检查内容包括送检单的检验项目或临床所要求解决的问题有无遗漏，提出的检验结论是否确切，提出的建议与解释是否合理，描述的内容、文字与标点符号有无不规范等。最后按规定三签字（检验、报告、审核）后发送报告（单）。如果签发的是诊断性报告，除检验和审核者外，报告者应有检验医师或病理医师资质。

发出骨髓细胞学检验报告所需时间（天数）需要与临床医学和细胞形态学的发展同步，建议在接收标本后的 24～48 小时（1～2 个工作日，多为 24 小时）内发出报告。

（五）报告方式与报告资质问题

检验报告中的"检验结论 / 诊断""解释与建议"，是检验报告发展的一个高级阶段，备受关注。但在现实中显现的问题需要重视，应把握好检验性结论与病理性诊断报告、职责定位与签名资质。我们认为诸如"检出淋巴瘤（样）细胞（%），呈什么样改变，建议……""AML 骨髓象，建议……"是检验性术语（报告）；"（考虑）淋巴瘤，建议……""（考虑）AML，建议……"是病理诊断（报告）。前者是检验人员基本上都可以（还有历史原因）报告的，或是体制因素而长期形成的或默认的一个灰区。后者则需要有执业医师的资质。这也是我们一直在提示的报告内容或报告方式必须符合自身职责或学科的范围。同时我们一直提倡报告的 3 级签名：检验（者）签名、报告（者）签名（诊断性结论，由具有检验医师 / 病理医师资质者签署）和审核（者）签名（由高职称高年资者签署）。在目前的形态学检验，尤其是体液脱落细胞学检验中，存在一种因人为误导而使较多检验技术人员签发准确的诊断报告，如"淋巴瘤、腺癌、鳞癌，考虑腺癌（低分化）、小细胞癌（可能）、小细胞癌（腺癌可能）"，一部分内容见书末附录二。对于这一问题，我们在 2011 年人民卫生出版社出版的《体液脱落细胞学图谱》一书中曾做了比较具体的讨论。报告的最基本方式是"检验异常的病理性特征表述、解释与建议"、相对完美方式是"检验结论 / 诊断、解释与建议"。非形态学的检验，一般可以采取"检验结果"加"解释与建议"。介绍临床意义是检验项目的本义范畴，是在自身范围内的解释 / 解读。

二十一、"请结合临床"和检验管理与职责方面的探讨

"请结合临床""请临床结合其他检查综合诊断"等建议，几乎见于每一份报告中，有着复杂的职责与担当、管理与心理因素。其本义是这份检验结论 / 诊断因证据不足或临床特征具有重要意义而缺乏时，需要和患者的实际病情（如症状、体征、病史、其他检查）结合起来。但是在现实中，相当多的"请结合临床"是使用不恰当的，所有仅报告检验结果或以检验结果作为结论的报告都是不需要"请结合临床""请临床综合诊断"的，尤

其是已经在送检单中提供包括血常规等相关检查在内的临床信息，并能做出解释时。因此，实验室提出的这些建议，必须考虑所发报告的合理性和针对性。许多血液病的诊断是以实验室检查为主甚至决定的，比如完全由实验室证据作出的且细胞形态学典型又完全符合标准的 AML 及其类型，还有许多有其他证据支撑的其他血液肿瘤的具体类型或细分类型等，在参考已有临床和血常规（送检单或与临床交流）信息后，一般无必要在证据足够给出诊断 / 结论的"AML 及其基本类型等血液肿瘤"后，再提出"请结合临床"等建议。血常规等临床信息就是临床情况的具体呈现，实验室检验诊断源于临床需求，通过临床信息既可合理解释实验室所见（与临床相符），又能强化对反馈信息的系统性甄别。又如在细胞形态学（包括细胞化学染色）证据明确的 AML 亚型（M1、M2、M5a、M5b、急性红血病）诊断中，"请结合白血病融合基因检查，除外重现性遗传学异常""请结合骨髓活检检查"等，也多是不恰当的，是对诊断规则的不熟悉。因为这里提出的只是进一步评判与准确进行特定分类（WHO）时需要的多项指标中的一项，而且其本质在于进一步提供分子方面定义和归类诊断的证据，而不在于，也不能改变或无意义改变细胞形态学的基本类型（因不同分支学科技术都有其评判的基本规定）。显然，在没有掌握这些方法的意义和诊断规则之前，还不如简明地提出"进一步检查与分类"或"结合其他检查进行 WHO 分类"的建议。参考国际实验室血液学杂志刊发的评语："形态学分级应能为临床医生提供关于外周血任何异常状态的有用信息。这意味着，实验室有责任提供信息，以协助鉴别诊断，而不是提供缺少甚至无临床意义的表述。"

至今，仍有不少实验室（甚至有影响力的大医疗单位）在报告"提示增生性贫血，请结合临床""目前红系增生，请结合临床""（可见）粒系占 35.0%，红系占 23.5%，请结合相关检查、患者病史及临床""粒红两系增生明显活跃，请结合临床及相关检查综合分析""增生活跃骨髓象，血小板呈散在及小簇状分布，请结合临床""粒红巨三系增生活跃伴血小板减少，请结合临床""有核细胞增生明显活跃，原幼单核细胞占 86%（MPO 弱阳性反应细胞占 25%，附检血片原幼单核细胞占 37%），AML-M5 可能，诊断请结合临床和相关检查""骨髓有核细胞增生显著活跃，原始细胞占 69.5%（MPO 阳性 31%，血片白细胞明显增多、原始细胞占 74%），AML 可能，请结合临床和 MICM 诊断""流式免疫表型检测到原始细胞异常细胞群，原始细胞占有核细胞 70%（表达 CD34、CD117、CD13、CD33、CD38、HLA-DR，不表达 B、T 细胞系列抗原），提示 AML，请综合鉴别 AML-M2 等亚型或请结合其他检测结果和临床综合评判"，甚至在符合性报告中使用以全血细胞计数定义和诊断的"小细胞性贫血""大细胞性贫血""血小板增多症或减少症""嗜酸性粒细胞增多症"等。在其他骨髓标本的检验中也存在诸多同样问题，常把检验结果当诊断、把异常结果描述当解释等。更有甚者，许多报告中的检验结果，列出一项项检测数据或把检验结果不恰当地作为检测结果提示，在其后非要硬生生地加上一句："请结合临床表现和其他检测结果综合判断"（详见附录二）。这从字义还是逻辑上都有不恰当，对没有检验诊断 / 结论的检验报告是不需要也没有理由提出"请结合临床"建议的。从检验诊断规范和职责层面看同样是不符合要求的。有些临床医生，常因某些体制问题或实验室某些不合理的观念而不愿交流。骨髓标本检验理应是为临床提供"检验有没有问题，有问题的主要见于一些什么病理情况，可不可以诊断为某种疾病或其方向并提出恰当而合理的解释与建议"，而不是提供缺少或没有临床意义的检验提示，或以自己为中心表述的检验报告。

对于骨髓标本检验诊断上尚有欠缺或有所不足的，需要建议进一步检查予以补充。骨髓象改变缺乏病理（诊断）特征或缺乏骨髓方面的原因来解释外周血细胞异常的，也需要提出进一步检查的建议，而不是"请结合临床"。结合临床主要是实验室结合临床进行评判而不是把检验的结论/诊断推给临床。配合检验填写与检验项目相关的必需基本信息并与实验室保持沟通与交流也是临床医生的义务。结合临床有两个层面的信息：一是送检单上的或与临床交流的信息；二是需要进一步详细询问病史、病况和其他检查的信息。当前，不同实验室对第一层临床信息的重视和密切结合的程度有很大差距。"请结合临床""请临床综合诊断"等，都是请临床医生将检验结果/术语（对临床医生来说多为非本专业术语）结合临床去评判或分析诊断，违背了临床送检标本的目的，也违背了检验诊断的职责与服务的精神。在此，建议改变"开单用申请""结论/诊断请医生"（医生开检验单要用申请单，报告的结论/诊断要请医生）的普遍性问题！

需要注意：原则上，临床送检的骨髓标本都应被认为是有问题的。检验报告必须有实质性检验分析与诊断内涵，体现检验服务临床的能力和检验的真实价值。所以，对临床送检的标本必须整合临床和已有的检查，寻找证据、提供结论/诊断或方向，并提出合理化的解释和建议。解释是阐述检验结果及其主要临床意义、是否具有诊断性（诊断与鉴别诊断）证据、尚有不足的之处，以及少见疾病或新类型，此外还包括对意犹未尽而需要进一步说明的内容的解读。需要避免从临床医生的临床角度去考虑鉴别诊断的思路，也不能将其作为检验报告中的解释。比如有份报告中的解释"MM 肿瘤细胞常呈灶性分布，不能排除其他区域异常浆细胞比例更多的可能，请结合临床及器官损害情况，必要时换部位重取活检；如出现典型的 CRAB 症状及免疫力下降所致的反复细菌感染、高黏血症等临床表现，也可诊断 MM"，尤其是后半部分解读内容就不是实验室提示临床需要重视的内容。

通常，在报告单下方有这么一项备注说明："本报告仅对来样条形码标本负责""此结果（本报告）仅对本次标本负责""仅对本次来样标本负责"，更有精致的"仅对收到标本负责""仅对所检测标本负责"，以及"本诊断报告仅供临床医生参考""本报告所有检测结果和信息供临床参考""检测结果具有时效性，本报告仅反映受检者当时检测情况，医师签名有效""本报告不作为 ×× 证据或证明用""本报告的免责声明或检测声明""对报告有疑问需要提出复检申请"等。这些都不在前述的解释或检验解释类同的"备注"的含义之中。这些所谓的"保护自己"，是管理上的问题，除了过多地强调自己的免责性，没有其他意义，但是结果出了问题应该负责的最后还是要负责的。来样标本"仅对本次"负责，不说是否还有"它次"。实验室对收到的唯一的来样标本，最重要的务实管理是严格要求仔细核对标本信息、标本外观质量与送检单上的信息，并对经过核对无误的来样标本（与送检单信息拍照并作为标本证据附在报告中）负全责的检验（规范操作），以及正确保存检测后的剩余标本，最后发出可靠、准确的报告。这是对来样标本负责的具体过程。至于不能识别的，在收到标本之前的其他环节中出现的问题，或者送检单位把同一患者的样本分成两份造成不同实验室之间的结果差异（需要理性看待结果误差与病情状态），则全是另一回事。所以，唯有认真履行自己的职责，做好每一步该做的动作。

一般的检验结论／诊断报告本身就是供临床参考的。报告单是否作为证据或证明是由相关的法律法规决定的。对于方法学上的局限性而可能产生的假阳性／假阴性或不能检测到微小病变，则是检验方法的正常问题而不是提出以己为中心的"免责声明"。任何一种检验方法都不是完美的，对于新方法作适当的解释是应该的。对反馈的疑问报告，自我核查（包括必要时的复检）有无问题也是应该的，如果实验室声明需要临床提出申请，就有不恰当了。

还须注意：在每年送检的数万份血液病检验诊断的骨髓（一部分血液）标本中，虽然发现异常程度或异常特征与患者临床特征明显不符时需要进一步核实，但因忙碌而不经意的出错还不能绝对消除。可能会在每 2 万~3 万份标本中出现一份错误。出错情况包括：医生同时采集 2 位或多位患者的骨髓穿刺和／或骨髓活检标本（包括涂片和留取骨髓进行流式免疫表型等项目的标本）和护士同时采集多位患者的血液而一时疏忽，以及实验室工作人员同时分理处理多份而尚未粘贴条形码的不同标本时出错，或标签打印弄错和标签不明显的标本阅片时出错等。从实验室角度看，检验结果复核、报告审核等程序，也需要接受严格培训，包括职责方面的明确。

二十二、标本保存与报告发出后反馈信息处理机制

（一）标本保存

骨髓检查的保存材料包括各种染色标本、骨髓送检单、登记簿、相关的电子信息资料（如电子报告单和细胞图像）等。除不能保存的材料外，建议连同记录原始检查结果的检验单全部存档，保存 10 年。未染色的涂片标本建议保存一个月。

送检单按月顺序装订，按年顺序存放。涂片标本为实物样品保存，其重要性和价值比计算机存储的信息资料更为重要。实物标本经一二十年的保存，相当多标本仍可维持可观察状态。记录原始检验和分析结果的骨髓检查单和储存计算机的图文报告书为保留的副本。标本保存由专人负责，办理登记、出借与归档的程序。

（二）报告发出后反馈信息的处理

如前述，检验报告是实验室的终产品。这一产品的质量满意度是由客户评价的。因此，实验室必须对临床、患者及相关人士的反馈或评价予以高度重视。

1. 骨髓涂片与骨髓切片报告不一致的处理　骨髓涂片与切片检查互有长短，在检查中需要参考互补。当两者的孤立报告有冲突又不能解释临床和／或存在技术差错而不符合形态学范围内诊断的一般性规则时，应启动实验室有其他人员参与的技术和诊断上的重新阅片、审查与评估，必要时重发报告（口头或书面），纠正差错或诊断上的不足，并记录备案。

2. 形态学报告与后续检查和临床反馈不一致的处理　当发出的报告与后续检查结果和临床反馈不一致，又不能解释临床和 / 或存在技术差错而不符合形态学范围内诊断的一般性规则时，应启动实验室有其他人员参与的技术和诊断上的重新阅片、审查与评估。复查结果如与原报告明显不同，重发报告（口头或书面），纠正差错或诊断上的不足，并记录备案。

第3章

骨髓切片（活检）病理学检验诊断与报告

一、定义

骨髓活组织检查简称骨髓活检，亦即骨髓组织切片（简称骨髓切片）检验，是在结合临床特征（包括全血细胞计数等常规性项目），并且常结合骨髓涂片（包括血片和骨髓印片）细胞学检验情况下，检验髓腔内（造血主质）有核细胞量（有核细胞增生程度，有核细胞/造血细胞）与脂肪组织的大致比例（有无明显增加与减少）、有核细胞组成的大致比例（参考骨髓涂片，包括粒红两系造血细胞比例量是否大致正常）与细胞形态（包括细胞成熟性）有无明显变化（包括含骨髓小粒凝块切片标本的有核细胞检验）；检验造血细胞的分布区域有无明显变化（如幼稚前体细胞异常定位和巨核细胞移位性生长）、异常组织（如肿瘤组织）的结构及其浸润模式，还常需要组织化学（又称特殊组化）染色和组织免疫化学（又称免疫组化）染色辅助，对所见的异常细胞和组织成分进行检验与评判；检验骨小梁（有无明显的增宽、变细、缺损，以及获取组织中人为造成的过度离碎）；检验间质有无出血，有无血管等成分的明显变化，有无纤维组织增生与淀粉样变等。最后给出组织病理学范围内的检验诊断，并根据需要提出含有合理而有针对性的解释和/或建议的报告。

二、送检单与来样标本信息核对

不管是实验室采集的还是临床送检的骨髓组织标本，都需要附上血片、骨髓涂片和骨髓印片，或者将同步采集的标本一起送检骨髓实验室。接收来样标本按规程操作，仔细核对送检单上的患者信息与接收的样本种类和信息，建议对标本拍照并存入电子文档，最后附在报告中（图3-1）。将信息录入或登记，将打印机输出的条形码（含有患者姓名、性别、年龄、编号等标记性信息）有序工整地粘贴送检单右上方角或其稍下方的空白处。记录或核查组织长度，1cm以上为合格，长度<0.5cm或组织明显破碎或含有凝血块等组织导致明显影响检验诊断的为不理想标本，应在送检单上加以标注，除了

拍照还需要在报告单上予以适当的解释。为了提高组织标本质量，建议骨髓实验室采集骨髓活检（环钻术）标本。

×××血液病理整合诊断中心
骨髓组织形态学检验报告单

送检单位：××××××　　　　　　　　　　　　　　　　　　　　条码号：××××××

| 姓名：××× | 性别：**男** | 年龄：**88** | 病案号：××××× | 标本编号：××××××× |
| 科室：**血液** | 床号：××× | 标本采集部位：髂后上棘 | 采集时间：2023-10-24 11:20 | 送检医生：××× |

1. 实验室接标本收时间：2023-10-24 22:40。
2. 送检单临床信息：见图。附贴的血常规报告单红细胞计数 9.19×10^{12}/L，Hb194g/L、HCT 65.1%、MCV 70.8fl、MCH 21.1pg，MCHC 298%，RDW-SD 52.1fl、RDW-CV 21.3fl。
3. 送检项目：骨髓活检常规 + 特殊组化 2 项 + 免疫组化 3 项。
4. 送检样本与信息核对：骨髓固定组织一条，眼观灰黄色，大小 0.8cm×0.3cm×0.3cm；附加送检的骨髓涂片和血片各 2 张。核对送检的标本盒、条码与送检单信息一致（见图 a）。
5. 组织形态学检验结果
   - ☺ 主要所见与描述：造血主质区 5 个，高有核细胞量（约占 80%，脂肪组织约占 20%）。粒系增生明显活跃，原始细胞散在可见，未见幼稚前体细胞异常定位（ALIP）；早幼及其后期粒细胞成熟基本良好；嗜酸性粒细胞轻度增多，约占 5%。有核红细胞造血旺盛，以中晚幼红细胞为主，散在和大小不一簇状位于主质生长。巨核细胞增多，平均约 7 个/HPF；胞体多形性，中大型为主，核分叶明显，未见明显异形性和移位性增生（见图 b）。淋巴细胞和浆细胞散在可见，细胞成熟；纤维组织未见增生。

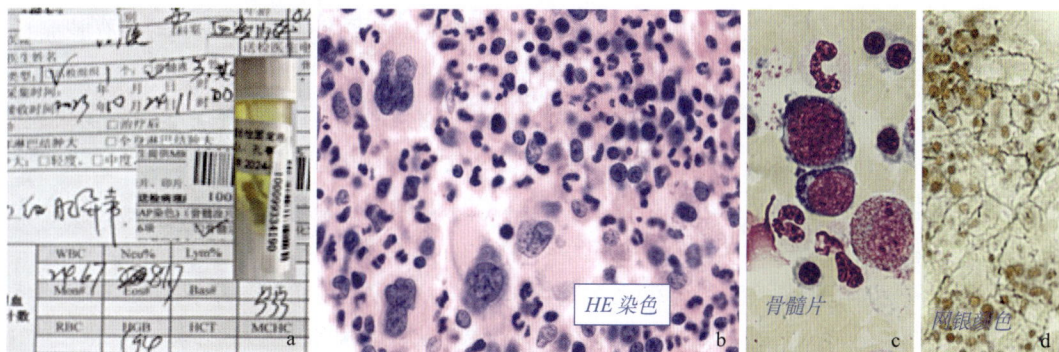

   - ☺ 组织化学与免疫组化：
     1. Gomori 染色：弱阳性；MF 评级：MF-0 ~ 1 级（图 d）。
     2. 糖原染色：粒细胞阳性；有核红细胞阴性；巨核细胞阳性，未及小圆核和淋巴样病态巨核细胞。
     3. 免疫组化：CD34 1%+，CD117 2%+，CD71 40%+。
   - ☺ 附检：骨髓涂片有核细胞增生活跃，粒红巨三系均呈增生象，细胞成熟良好，未见原始细胞增多和病态造血细胞；涂片红细胞分布密集（图 c）；铁染色，外铁阴性、铁粒幼细胞 11%。附检血片中性粒细胞增多，未见幼稚细胞。红细胞小型、无异形性，分布密集。
6. 检验结论/诊断：
   符合骨髓增殖性肿瘤，首先考虑真性红细胞增多症伴缺铁（masked PV）。
   - ☺ 解释与建议：老年男性初诊患者，血常规三系血细胞增高，Hb、RBC 和 HCT 均达到 PV 诊断值以上。骨髓粒红巨三系呈增殖性改变，成熟基本良好（附检涂片红细胞密集分布），巨核细胞未见异形和成簇；PV 可以伴有血小板和白细胞增高。结合送检单信息，支持骨髓增殖性肿瘤诊断，具有考虑真性红细胞增多症的基本条件，建议血清 EPO 水平、*JAK2* p.V617F、*JAK2* exon 12、*CALR*、*MPL* 突变、*BCR::ABL1* 融合检测并进一步整合临床特征（包括血细胞异常病史）排除继发性或其他 MPN 类型。另检测到网银纤维稍增多，建议密切观察、动态监测。患者还有小细胞低色素性红细胞增多症，骨髓涂片示铁缺乏，建议血清铁蛋白等检查，排除其他原因所致。

（本实验室对检查后标本按规定保存；如对报告有疑问，请在报告日后 3 个工作日内及时联系）

| 实验室电话：×××××× | 地址：×××××× | 服务电话：×××××× |

检验：×××　　　　报告：×××　　　　审核：×××　　　　报告时间：2023/10/25 17:30

图 3-1　骨髓活检报告中建议有送检标本等信息照片
临床医生开单规范的可以不设"送检单临床信息"栏目。

三、组织包埋、切片、染色与标识

固定的骨髓组织，需要经过组织脱钙、包埋、切片、染色与质控的多种技术处置，操作规程参见人民卫生出版社 2020 年出版的《骨髓细胞与组织病理诊断学》。组织包埋有塑料包埋和石蜡包埋两种，前者虽有部分优势（如组织结构比较清晰、可以铁染色），但不容易开展免疫组织化学（immunohistochemistry，IHC）；后者组织结构基本清晰、IHC 简便易行，因此建议使用石蜡包埋技术。染色分常规染色（HE 染色）和特殊染色。建议常规染色中，除了 HE 染色外，增加瑞特 - 吉姆萨（Wright-Giemsa）染色（两种染色可以起到互补）。特殊染色中，建议将 Gomori 嗜银染色、甲苯胺蓝染色（用于观察嗜碱性粒细胞和肥大细胞）列入常规项目；其他组织化学染色项目按疾病需要开展，如考虑急性髓细胞白血病（acute myeloid leukemia，AML）需要选定髓过氧化物酶（myeloperoxidase，MPO）、氯乙酸酯酶（chloroacetate esterase，CE）、非特异性酯酶（nonspecific esterase，NSE）和溶菌酶；疑似急性红血病和骨髓增生异常肿瘤（myelodysplastic neoplasms，MDS）需要选定过碘酸希夫染色（periodic acid-Schiff stain，PAS）；疑似骨髓纤维化（myelofibrosis，MF）或骨硬化需要胶原纤维三色染色，疑似真菌感染需要六氨银染色；疑似淀粉样变性需要刚果红染色。在常规骨髓活检中常需要 6 ~ 10 项 IHC；血液肿瘤标本根据类型需要另行增加。

含骨髓小粒的骨髓凝块组织不需要组织处理（如脱钙）而可以直接包埋切片与染色。凝块组织切片检验发现的造血细胞或血液肿瘤细胞数量的变化，可以作为未做骨髓活检或活检组织标本不理想时的一种补充，提供一些有意义的诊断信息。此外，由于凝块组织不进行脱钙处理，对 DNA/RNA 影响小而有利于后续的分子检测。

所有切片标本，包括 HE、组织化学染色、IHC，都需要在切片一端粘贴条码打印机输出的条码，条码信息包括患者姓名、性别、年龄、标本编号和 / 或条形码。

四、镜检前核对标本并仔细阅读检验单信息

临床医生有义务填写检验单上的信息。相关信息不全会影响检验诊断。镜检时，必须认真仔细阅读与分析检验单上的信息（包括血常规等相关的常规项目）、临床要求病理检验的重点与鉴别诊断的主要方面，并根据信息预计通过病理检验可能解决的问题。对检验单信息不全或重要信息缺失的情况，以及镜检中发现尚需要补充的信息，应主动与临床进行交流沟通（详见第 2 章）。

仔细核对送检单与各种切片标本的标识性信息。检查标本是否完整，如常规 HE 染色和常规 IHC 标本，有无骨髓凝块切片、血片、骨髓涂片，以及它们的质量是否符合基本要求。

五、切片标本初检与血液肿瘤免疫组织化学选择

用 4× 或 10× 物镜浏览整个切片，镜下观察切片标本是否满意（组织片长度是否符

合要求，组织片是否较为完整，有无组织片折叠、缺失与挤压等）、染色是否符合要求、有无间质被多量红细胞填充；有无主质明显脂肪化和明显的异常细胞增殖。

初检的血液肿瘤，尤其是无髓外淋巴组织病理学诊断的初诊骨髓病变的成熟淋巴细胞肿瘤，除了常规的 8 个 IHC 标记物（CD34、CD117、MPO、CD235a/CD71、CD61、CD138、CD20、CD3）染色外，选择诊断与鉴别的免疫表型标记物（表 3-1）主要依据肿瘤性淋巴细胞的大小、浸润性结构并结合临床特征，并根据初检结果，添加针对性标记物。

表 3-1 骨髓肿瘤性病变免疫组织化学标记物的选择 *

疾病类型	有助于诊断性标记物	有助于鉴别性标记物	对照 / 反应性标记物
中小型淋巴细胞			
CLL、SLL、MBL	CD5、CD23、CD19、CD200、LEF1、CD43、sIgM/IgD、CD79b、CD20、CD22	cyclin D1、SOX11、CD10、FMC7	CD3
MCL	CD5、CD19、CD20、λ/κ、cyclin D1、SOX11、FMC7	CD10、CD23、CD200、Ki-67	CD3
FL	CD10、CD20、CD22、BCL2、BCL6、CD21、CD35	CD5、cyclin D1、CD200、Ki-67、CD23、CD35、SOX11	CD3
WM（LPL）	CD19、CD20、sIgM、BCL2、CD22、CD79a；轻链限制性浆细胞常表达 cIgM、CD138、CD38	CD5、CD23、CD10（BCL6）、cyclin D1、CD79b	CD3
SMZL/MZL	sIgM/IgD、CD20、CD19、CD79a、MNDA	ANXA1、CD5、CD23、LEF1、CD200、BCL1、CD10、BCL6	CD3
HCL	ANXA1、CD25、CD103、CD123、CD20、CD22、CD11c、TBX21、CD200	CD5、CD10、CD200（HCL-V阴性）cyclin D1、BRAF V600E	CD3
T-PLL	CD2、CD3、CD4、CD5、CD7、CD52、TCL1、TCRα、TCRβ	TdT、CD1a、CD8、CD99	CD20、CD19
T-LGLL	CD3、CD2、CD5、CD7、CD8、CD57、TCRβ、TCRγ、细胞毒颗粒蛋白	cCD3ε、CD4、CD56、EBV/EBER	CD20、CD19
NK-CLPD（NK-LGLL）	cCD3ε、CD2、CD5、CD7、CD56、CD8、CD16、细胞毒颗粒蛋白	mCD3、CD57、TCR、EBV/EBER	CD20、CD19
中大型淋巴细胞			
LBCL	CD10、CD19、CD20、CD22、PAX5、BCL6、Ki-67、BCL2、MYC、MUM1	cyclin D1、SOX11、EBER/EBV	CD3
ANKL	EBV/EBER、cCD3ε、CD2、CD5、CD7、CD56、CD16、细胞毒颗粒蛋白	mCD3、CD57、CD8、TCR	CD20、CD19

疾病类型	有助于诊断性标记物	有助于鉴别性标记物	对照/反应性标记物
HL	CD30、CD45、CD15	PAX5、OCT2、BOB1	CD3
原始淋巴细胞			
B-ALL 或 B-LBL	CD34、TdT、CD10、CD19（CD79a、CD22）、PAX5	MPO、CD33、CD13、κ/λ	CD3
T-ALL 或 T-LBL	CD34、TdT、cCD3、CD3、CD7、CD2、CD4、CD99	MPO、CD1a、TCR	CD19、CD79a
髓系原始细胞（AML）			
粒细胞性	CD34、CD117、HLA-DR、MPO、CD33、CD13	CD19、CD3、TdT	
单核细胞性	CD34、CD117、CD33、MPO、CD64、CD14、溶菌酶、CD11c	CD19、CD3、TdT	
巨核细胞性	CD34、CD61、CD41、CD36、CD42	CD3、TdT、CD19、MPO、CD235a	
纯红系细胞性	CD235a、E-cad、CD71、CD105	CD3、CD19、TdT、MPO	
MDS	CD34、CD117、CD61、CD14、CD235a、E-cad	CD11b、CD11c、CD19	
骨髓瘤细胞	CD138、CD38、CD19、CD56、cIg	CD45、CD20、κ/λ	
转移性癌细胞			
腺癌细胞（乳腺癌细胞）	CK-P、AE1/3、CK8/18、CK7、CK20、CDX2、SATB2（GATA3、ER、PR）	CK-H	
鳞癌细胞	CK5/6、p40、p63	CEA	
前列腺癌细胞	PSA、p504s、PSAP		
神经母细胞瘤细胞	NSE、PHOX2B、S-100	LCA、CD99	

注：*. 也可以用流式细胞术的方法进行更广泛的免疫表型检测，CD200、FMC7、CD22一般需要流式细胞术检测。肿瘤性淋巴细胞按组织和生物学分为初始B细胞标记物CD5、CD23，生发中心细胞标记物CD10、BCL6，滤泡树突状细胞标记物CD21、CD23、CD35，GCB后细胞标记物IRF4/MUM1、CD138，癌基因产物和增殖相关标记物BCL2、BCL6、cyclin D1、MYC、ALK、TP53、Ki-67，活化或分化标记物CD30、CD99、TdT、CD10、BCL6、MUM1，T/NK细胞毒标记物TIA、GrB、Per，病毒标记物EBV/EBVER、HHV8。

六、有核细胞量检验

在对切片标本的大致组织结构与细胞概况进行初检后，开始逐一细检。骨髓切片检验有核细胞量（增生程度）比骨髓涂片和骨髓印片的准确性高，但仍会有少数切片标本与骨髓涂片和骨髓印片的检测结果不一致。切片检验有核细胞量也是一项估算指标。建议参考性使用以下两个方法，一是按骨髓切片小梁间区中有核细胞与脂肪细胞的比例，分为以下级别：有核细胞占 90% 以上为增生极度活跃（++++），50% ~ 89% 为增生明显活跃（+++），35% ~ 49% 为增生活跃（++），34% 以下为增生减低（+）。作者实验室将骨小梁间区中有核细胞所占比例分为：正常范围 35% ~ 60%，轻度增加 61% ~ 75%，明显增加 76% ~ 90%，极度增加 >90%，轻度减少 25% ~ 35%，明显减少 10% ~ 24%，极度减少 <10%。二是按年龄与造血的关系粗略计算：100 - 年龄 ±（10 ~ 20）= 造血面积，但不适用于 80 岁以上患者。影响有核细胞检查的因素有年龄、部位和获取组织的方法不当等。

当造血主质中平均的有核细胞（造血细胞）比例达 70% 以上时，可以评判为造血的高细胞量（增生明显活跃），90% 以上时指示有核细胞增生极度活跃；当造血细胞比例低于 30% 时可以提示造血减低（低细胞量），对于老年患者可以适当调整。有核细胞量检查对以细胞量变化为主要病理改变的一些疾病有重要的评判意义，尤其是发现造血与年龄不相称的减低（年轻患者）或增高（老年患者）时。多数血液肿瘤虽有其他重要的病变，但有核细胞数量依然是不可缺少的指标，比较明显的有急性白血病、骨髓增殖性肿瘤（myeloproliferative neoplasm，MPN）、MDS、骨髓增生异常 - 骨髓增殖性肿瘤（myelodysplastic syndrome/myeloproliferative neoplasm，MDS/MPN）、贫血等。

造血主质明显脂肪化且无其他明显异常的多系造血细胞减少是考虑 AA 和造血减低的主要指标。由于 AA 多见于青壮年，检出明显的造血减低更有意义。造血减低中，有几种情况很可能为生理性或穿刺部位因素所致的造血细胞减少。一种与年龄有关，特点为不能解释的外周血细胞正常或轻度减少和相应的临床表现；另一种是 40 岁以上的部分患者，可以出现髂骨造血的生理性减退，可见骨髓涂片油滴增加、骨髓切片脂肪组织比例增高，有核细胞明显减少，疑似这种情况建议多部位取材检验。脾功能亢进与 AA 一样都是外周血细胞减少，但骨髓多系造血细胞增多，可以伴有细胞成熟欠佳和骨髓可染铁减少。

不能解释的外周血细胞增多，骨髓切片有核细胞明显增多，尤其是与年龄不相称（老年人）的高细胞量（hypercellularity）和细胞成熟基本良好者，可以提示造血增殖的异常性，结合有血细胞增多者，需要考虑 MPN。慢性髓细胞白血病（chronic myeloid leukemia，CML）突出表现为粒细胞和巨核细胞（胞体偏小）的显著增加（有核细胞比例常在 85% 以上）；真性红细胞增多症（polycythemia vera，PV）多为粒细胞、巨核细胞和 / 或有核红细胞增加（造血细胞比例常在 65% 以上）；原发性血小板增多症（essential thrombocythemia，ET）凸显巨核细胞增加（粒红两系造血细胞轻度增加或正常）；经典的原发性骨髓纤维化（primary myelofibrosis，PMF）则以纤维细胞和异常巨核细胞的明显增殖为特征。

七、原始细胞检验

检查原始细胞的数量是非常重要的一个项目。观察原始细胞的形态与分布特点，并结合骨髓涂片或印片标本细胞学或细胞化学染色或组织（免疫）化学染色作出系列评判。

正常及一般标本中原始粒细胞很少，比例在 2% 以下，常散在性分布于骨小梁旁，无聚集现象，可见 2 个原始细胞紧邻。原始粒细胞增加的常见规律是始于骨小梁，然后向造血主质区移动。所以，对于一般标本，重点注意骨小梁旁区有无细胞较大、胞质较少、胞核较大而异染色质和核仁明显的细胞散在性（间质性）或聚集性增加。由于骨髓切片中各类细胞多而排列常紧密，不易准确辨认和可靠计数，故通常检查的原始细胞比例为约数，也常是细胞学检查的一个补充。

当原始细胞位于骨小梁旁散在性增多或聚集性增生，或者离开骨小梁旁区，位于造血主质中心区散在性分布或聚集时，为原始细胞增加。原始细胞聚集为结构性异常，当3个原始细胞围聚在一起时称为幼稚前体细胞异常定位（abnormal localization of immature precursor，ALIP），常可以视为原始（粒）细胞的（可疑）小克隆形成。当原始（粒）细胞继续扩增，形成小簇、大簇时，提示疾病趋向急性白血病进展。原始（粒）细胞散在分布，达2%～5%时为轻度增多，需要结合其他检查作出评判。如有明显的病态造血，常是MDS的特征之一；若为MPN和淋巴瘤，可为MPN疾病趋向进展可能，淋巴瘤则可能为早期侵犯骨髓；无明显病态造血又无其他异常特征时，结合临床，如有感染症状与体征或给予粒细胞集落刺激因子的情况，可为继发性或反应性增加。当散在性分布的原始（粒）细胞占有核细胞的＞5%～10%以上（＜20%）时，排除继发性和反应性原因，可以考虑血液肿瘤的原始细胞克隆性增生。有时虽无ALIP或簇状结构，仍可以视为原始细胞克隆扩增（如MDS、MPN、MDS/MPN疾病进展）。当原始细胞高达20%以上时，归类为急性白血病。给予粒细胞集落刺激因子可以使原始细胞增加，但一般＜5%且不引起聚集。在脂肪化的造血主质中，原始细胞散在性、聚集性、簇状、片状增生比其无明显脂肪化的造血主质中增殖更易于评判。在CML中，检出原始淋巴（样）细胞需要疑似CML向ALL急变。

一般，有意义增加的原始细胞形态与正常形态基本一致。髓系肿瘤中的原始细胞异染色质少（不及原始淋巴细胞明显），常见较厚的核膜，可见1个以上清晰的核仁和偏少的胞质。与骨髓涂片的原始细胞形态相比，骨髓切片上除了原始粒细胞外，原始单核细胞、幼单核细胞的不规则性形态和清晰度都明显不及涂片，甚至不能定性。因此，在辨认切片原始细胞、幼单核细胞和单核细胞等类型时，需要参考涂片和印片标本的细胞学检验结果。

在急性髓细胞白血病（acute myeloid leukemia，AML）和慢性粒单细胞白血病（chronic myelomonocytic leukemia，CMML）中，原始细胞还包括了意义等同的原始巨核细胞、幼单核细胞。原始巨核细胞在骨髓切片中常不能识别，需要IHC鉴定。原始单核细胞和幼单核细胞也一样，需要IHC标记并需要血片和骨髓涂片的细胞学检验结果支持。急性早幼粒细胞白血病（acute promyelocytic leukemia，APL）中，颗粒增多的早幼粒细胞在切片中有一些识别的特征：胞核偏位，胞质丰富、浅嗜酸性，但不能观察到胞质中的颗粒和奥氏小体，比例不明显增高时必须与早幼粒细胞增生的粒细胞缺乏症做出鉴别诊断。

通常情况下，原始细胞增多时，都需要IHC进一步标记检查，如原始粒细胞CD34、MPO和CD117常为阳性，原幼单核细胞CD64、CD14和溶菌酶可见阳性。需要注意的是也有部分原始细胞（尤其是颗粒原始细胞和原始单核细胞）CD34阴性。

八、幼粒细胞及其后期粒细胞检验

确认原始粒细胞有无增加后，参考骨髓涂片的参考区间和形态，大体检查幼粒细胞及其后期细胞的组成（有无增加与减少、成熟障碍或欠佳，包括有无粒红两系细胞比例上的明显失衡）、形态和定位（有无结构异常）。正常情况下，早幼粒细胞常位于骨小梁旁生长，随着细胞成熟而移向造血主质进一步生长发育。中晚幼粒细胞及其后期粒细胞，在造血主质区呈簇状或散在性分布。

细胞成熟障碍或成熟欠佳，常为粒细胞缺乏症、粒细胞减少症、脾功能亢进、感染、斯蒂尔病、类白血病反应、给予粒细胞集落刺激因子（granulocyte colony-stimulating factor，G-CSF）等导致继发性粒细胞增多症的状况下的骨髓反应，也见于 CML 等 MPN，但它们的有核细胞增殖性和主要细胞的组成不同。在慢性髓系肿瘤的复查标本中，出现初诊时未见到的明显细胞成熟障碍时，需要疑似疾病进展。不论是肿瘤性还是非肿瘤性，细胞成熟障碍的程度都可以反映疾病或病变的严重性。造血明显旺盛的贫血，如 MA、溶血性贫血（hemolytic anemia，HA）、IDA 也可出现早中幼粒细胞的簇状或聚集性增生，但几乎都位于造血主质，与前述疾病的生长模式有所不同。急性白血病和淋巴瘤等肿瘤侵犯骨髓时，还需要检查粒细胞受抑及其残留的细胞量和异常造血的程度。

APL 颗粒过多的早幼粒细胞与一般早幼粒细胞不容易区分，故在切片检查中发现早中幼粒细胞弥散性增生（增殖异常）时，需要注意是否为 APL 骨髓象。不同阶段粒细胞减少或在脂肪组织中见小的幼粒细胞灶残留常见于造血功能减退，如再生障碍性贫血（aplastic anemia，AA）及其他原因所致的粒细胞造血减低。检出巨大的早中幼粒细胞、粗大的杆状核粒细胞，可以大致评判为（类）巨变，结合临床和血常规是否为 MA 或 MDS 等疾病。

部分原始（粒）细胞不易辨认，早（中）幼粒细胞与骨髓瘤细胞和有核红细胞有时也容易混淆，需要通过 IHC 进行鉴定，如原始粒细胞 CD34 常为阳性，幼粒细胞 MPO、CD33 阳性，浆细胞 CD38、CD138 阳性，红系前体细胞（有核红细胞）CD235α 或 CD71、E-cad 阳性。

九、有核红细胞数量、形态和粒红细胞比例检查

临床标本中，贫血占了很大一部分，检查有核红细胞是重要的内容。由于骨髓切片中相当部分的原始红细胞与早幼红细胞、中幼红细胞与晚幼红细胞不容易区分，常可以把它们合并为一组进行检查。有核红细胞，尤其是原早幼红细胞，基本上位于造血主质生长，不同于原始早幼粒细胞的生长模式。原早幼红细胞胞体比原早幼粒细胞为大，胞质也更丰富，核仁特点也明显不同于原早幼粒细胞。

大体检查原早幼红细胞与中晚幼红细胞在组织中的增生性，组成比例是否大致正常（成熟性有无明显变化），有无有核红细胞巨幼变或胞体普遍变小。粒细胞和有核红细胞都有区域性、聚集性（造血岛）分布的特点，需要检查有无造血岛分布异常和造血岛明显增

大（造血旺盛）或减小（造血减低或欠佳）。急性白血病和淋巴瘤等肿瘤侵犯骨髓时，还需要检查有核红细胞受抑状态及其残留的细胞量。

原早幼红细胞有时与原早幼粒细胞、原幼淋巴瘤细胞、骨髓瘤细胞，中晚幼红细胞与淋巴细胞、小型骨髓瘤细胞容易混淆，需要 IHC 鉴定，同时注意 HE 染色与 IHC 染色在细胞定位或组织结构上的对应性。CD235α/CD71/E-cad 是最常用于区分有核红细胞与其他细胞的标记物。

可以参考骨髓涂片不同阶段有核红细胞的参考区间，并结合有核红细胞造血岛的大小、前后阶段细胞的多少与形态，对红系造血进行大体评判。红系造血最显著的疾病是纯红系细胞白血病，表现为原早幼红细胞显著增生，成熟障碍和弥散性浸润，有核红细胞比例达 80% ~ 90% 以上并常见胞体增大，可见双核、多核有核红细胞。原早幼红细胞明显增生的最常见疾病是 MA，胞体增大和核仁显著（常见横条状、粗逗点状、凹陷状），呈聚集性、簇状或片状生长，与髓系肿瘤的原始细胞小簇和淋巴瘤的原幼淋巴细胞簇的组织学有类似性。一部分 MDS 和 HA 也有原早幼红细胞的明显增生，但更多的为不同阶段有核红细胞。中晚幼红细胞及其造血岛增加，常见于 IDA、HA、慢性病性贫血，且有明显的胞体小型与深染的特点。伴有脂肪组织增加的红系造血减低常见于 AA 和部分肾病性贫血。纯红细胞再生障碍（纯红细胞再生障碍性贫血）常不伴造血主质的明显脂肪化。造血减低时，可见残留的造血热点。评判贫血类型常需要整合临床和其他信息。

参考骨髓涂片粒细胞与红细胞比例计数方法，检查两系有核细胞在比例上有无明显失衡。由于骨髓切片细胞密度大、造血细胞聚集，且镜检一般用高倍观察，评判粒红比例的准确度比骨髓涂片差，有时 IHC 标记的有核红细胞比例常低于骨髓涂片中的细胞分类，故多数场合仅为对疾病定性提供基本参考。

十、巨核细胞数量与形态检验

巨核细胞数量与形态检验是骨髓切片常规检查的一部分。巨核细胞既是容易观察和评判的，如成熟巨核细胞，尤其是有病理意义的大而高核叶和小圆核的巨核细胞，以及小型、多形、异形和异常的裸核细胞；又是不容易观察的，如原始巨核细胞和微小（淋巴细胞样）巨核细胞。切片中，需要检查巨核细胞数量、形态及在组织中的分布（细胞性组织结构）。检查巨核细胞异常，重点在于定性。巨核细胞通常单个散在分布于骨小梁间区的窦状结构旁，不发生群集现象，也不出现明显的移位性生长。

由于标本是超薄切片，需要注意因切片造成的不完整的细胞片，如一个胞核的边缘片、一个细胞的边缘片。切片上巨核细胞重叠的核叶不易观察，幼巨核细胞和裸核巨核细胞也容易被误认为核不分叶、少分叶的小巨核细胞，评判这些形态需要与骨髓涂片上的巨核细胞进行对照或一起解读。

1. 巨核细胞数量检查 比较可靠的方法是检查骨髓单位面积中的巨核细胞个数。临床工作中，多采用造血主质中平均高倍视野（high power filed, HPF）观察值，参考区间为巨核细胞 1 ~ 2 个，或平均低倍视野（low power filed, LPF）约为 5 ~ 8 个。骨髓切片评判巨核细胞增多与减少的意义常比骨髓涂片高。

2. 巨核细胞形态检查 巨核细胞形态检查包括细胞大小变化（如大而高核叶巨核细胞和小巨核细胞），形状变化（如多形性、异形性），病态造血（如小圆核小巨核细胞、小圆核大巨核细胞、小圆核低核叶巨核细胞和微小巨核细胞）等。

（1）**基本正常巨核细胞：** 正常人的骨髓切片中成熟型巨核细胞易于观察，大小约40 ~ 80μm，胞质丰富，核叶重叠、光滑、轻度松散或有明显弧度的粗短弯形甚至缠绕成环状，但不见明显的大小不一、胞体和胞核形状的明显改变。幼巨核细胞胞体偏小、核大，呈肾形、不规则形，核仁不定，异染色质致密粗颗粒或小块状，深蓝色，胞质量较多，着色偏深。原始巨核细胞不容易观察，需要 CD61 免疫组织化学标记。

（2）**大而高核叶巨核细胞和小巨核细胞：** 大而高核叶巨核细胞是 ET 和 PV 等髓系肿瘤的巨核细胞特征，也见于良性的巨核细胞增生性疾病，如免疫性血小板减少症（immune thrombocytopenia，ITP）、感染、MA、IDA。小巨核细胞增多是 CML 特征，也被称为侏儒型巨核细胞、发育不佳巨核细胞，也见于 MDS 等疾病。小巨核细胞与低核叶细胞和 / 或幼巨核细胞不易区分，少量出现也见于其他疾病甚至健康人。

（3）**小圆核巨核细胞：** 小圆核巨核细胞主要分为小圆核小巨核细胞和小圆核大巨核细胞（胞核常多个、胞核之间无丝相连，呈分散游离状）2 种，是典型的病态巨核细胞，也是髓系粒红巨核三系中最容易检出的病态细胞类型。微小（淋巴样）巨核细胞在切片中最不易观察，需要 IHC 标记。检出明显的病态巨核细胞是 MDS、MDS/MPN 和 AML 病态造血的主要证据。在 MPN 中，也是警示疾病向病态造血进展和 / 或骨髓纤维化（myelofibrosis，MF）早期发展的依据。典型的分离状小圆核巨核细胞与原始细胞增多同时存在时需要考虑 *GATA2* 突变或重排与 *MECOM* 重排的可能性。

（4）**多形性巨核细胞：** 多形性巨核细胞主要是胞体与胞核的大小变化，常伴有轻度的异形性。巨核细胞明显多形性主要见于 PV 和 ET，也见于 PMF 的早期及其他髓系肿瘤和非肿瘤性血液疾病，分析评判需要密切结合临床特征、血常规异常及血细胞异常的病史。

（5）**异形性巨核细胞：** 异形性巨核细胞为胞体与胞核的畸形，是多形性异常的进一步发展，且常见为胞体胞核的小型变。巨核细胞明显异形性常是血液肿瘤，尤其是慢性髓系肿瘤（除了 PMF）向 MF 进展或已经发生 MF 的一个形态学特征。重度异形性为胞体和变化的极度变形，细胞常被拉长、拉扁且常见单向延伸，尤其是深染的胞核小而畸形，常位于细胞一边或为不见胞质的裸核，呈不规则的扭曲、狭长、逗点、水珠、水滴、鱼形、条状、杆状等。巨核细胞核染色质高度凝集（深染）也是重要的异常特征。巨核细胞异形性也可以见于其他病理状态，评判疾病时也需要密切结合临床和血常规异常的特征。

（6）**小型化、裸核化伴异形化巨核细胞：** 小型化巨核细胞为在原来大小基础上出现普遍小型，大小在 30 ~ 50μm 以下，可以小至数个 μm，伴有畸形性。裸核化巨核细胞的大小和畸形性同小型化巨核细胞，不见胞质，有异形性的裸核，在纤维组织明显增生区常呈"包裹"样或形似"一堆脏抹布"。IHC 则见部分细胞有少量胞质。

在慢性髓系肿瘤向 MF 进展过程中，可以观察到原本胞体大而高核叶的巨核细胞（如 ET、PV）逐渐发生胞体和胞核的"小型化"、裸核细胞增加的"裸核化"，同时伴随着明显的"异形极端化"，细胞演进的异常程度与 MF 程度有关。小型化胞核多不是典型的小圆形散开的胞核。在 MDS 和 AML 合并 MF 中，也可见小圆核巨核细胞演变为异形的小型和裸核巨核细胞。MF 时还有巨核细胞的移位性聚集性增生特点，是 PMF 和其他 MPN、MDS、MDS/MPN 和 AML 并发 MF 时的共性特征。当造血主质被密集的纤维组织替代或发展为骨硬化时，巨核细胞极度变形甚至发生碎片化，以致观察不清巨核细胞的基本结构。

3. 巨核细胞免疫组织化学 通常选用 CD41 或 CD61 进行标记染色，一般每例标本都需要作为常规检查。观察标本中有无微小（淋巴样）巨核细胞和原始巨核细胞。微小巨核细胞标记染色后的特点是明显可见的胞核不着色，胞质着色阳性；原始巨核细胞大小约为 15～35μm，单个（椭）圆形或 2 个对称状胞核不着色，胞质着色阳性，胞质量偏少或较丰富。

原始巨核细胞在 MDS 和 AML 中作为原始细胞等同意义细胞，在评判原始细胞百分比时需要考虑原始巨核细胞是否增加。检出微小巨核细胞的意义同骨髓涂片，但需要把握好形态学基本特征。微小巨核细胞、小圆核小巨核细胞和小圆核大巨核细胞及小圆核低核叶巨核细胞，都是典型的病态巨核细胞，主要见于四种血液肿瘤：MDS、MDS/MPN、AML 和疾病进展中的 MPN。

需要注意的是，巨核细胞轻中度异常也见于其他血液肿瘤和一些良性疾病，如 ITP、脾功能亢进、MA、IDA。见于 CML 的小巨核细胞，也少量见于其他疾病，甚至正常人骨髓切片中；正常的和一般性标本中，同样偶见不典型小圆核巨核细胞、轻度异形性巨核细胞。

十一、淋系细胞检验

正常骨髓切片中淋巴细胞比较少见，散在性分布于造血主质中，不见原始淋巴细胞，也不见明显的幼淋巴细胞。IHC 标记主要为 T 细胞。少数标本，尤其年长患者，可以检出淋巴细胞聚集（淋巴小结），IHC 标记 B 细胞和 T 细胞都有，且比例也常相近。

检查淋系细胞数量、形态与分布有无异常需要从两个层面上去考虑。一是作为常规检查的一般性要求，检查有无淋巴细胞增多、形态异常，有无淋巴细胞聚集及其聚集区的大小。二是已明确诊断的淋巴瘤和白血病，或怀疑淋系肿瘤的患者，需要仔细检查造血主质中有无散在性出现（原始）淋巴细胞增加，有无骨小梁旁和造血主质出现（原始）淋巴细胞簇、灶性、片状或窦内分布等浸润结构，同时检查造血功能是否受抑。

1. 淋巴细胞聚集 聚集的淋巴细胞与外围的造血细胞有明显的界线，细胞成熟，染色质斑点状。记录淋巴细胞聚集区的大小和个数。在正常的青少年骨髓切片中少见淋巴聚集；在老年人中可见；免疫相关的疾病中较易见，如 SLE、类风湿性关节炎、糖尿病。淋巴细胞聚集多数位于造血主质，少数位于骨小梁旁，直径＜60μm。如果检出淋巴细胞集簇＞3 个或检出巨大淋巴细胞聚集时，应怀疑成熟淋巴细胞肿瘤，并需要免疫组织化学（如 CD20、CD3）或流式免疫表型进一步检查是否为克隆性。

2. 原始淋巴细胞　检查原始淋巴细胞，通常是针对性检查，如复查或怀疑淋系肿瘤和反应性淋巴细胞增加的标本。原始淋巴细胞的胞核通常呈圆形、卵圆形至轻度凹陷，形态较为单一，异染色质和核膜明显而易于辨认，但胞质极少。因急性原始淋巴细胞白血病（acute lymphoblastic leukemia，ALL）不同于 AML 部分患者的 MDS 过程，发病模式常为弥散性（极少数例外），初诊患者的原始淋巴细胞常在 60% 以上。原始淋巴细胞轻中度增加并呈小簇或结节状、片状浸润时，需要结合临床和病史，排除淋巴瘤侵犯。淋系肿瘤伴随纤维组织增生比髓系肿瘤多见。

3. 淋巴细胞　随着人口老龄化，成熟淋巴细胞肿瘤在骨髓切片中的病变渐受重视，尤其是形态学上成熟的小 B 细胞肿瘤。因此，在检查中老年患者的标本中，需要关注淋巴细胞的数量和生长模式。慢性淋巴细胞白血病（chronic lymphocytic leukemia，CLL）细胞的常见形态为细胞小、胞质少、异染色质丰富而呈斑点状分布，着色较深，生长模式是片状和 / 或弥散性，早期可以结节状或小片状增生。小淋巴细胞淋巴瘤（small lymphocytic lymphoma，SLL）侵犯骨髓时的形态学和组织学特点与 CLL 相似，但浸润的程度常不如 CLL 显著。脾边缘区淋巴瘤（splenic marginal zone lymphoma，SMZL）、淋巴浆细胞性淋巴瘤（lymphoplasmacytic lymphoma，LPL）、套细胞淋巴瘤（mantle cell lymphoma，MCL）、滤泡性淋巴瘤（follicular lymphoma，FL）、黏膜相关淋巴组织淋巴瘤（mucosa-associated lymphoid tissue lymphoma，MALTL）等小 B 细胞淋巴瘤，形态学特征有一些共性，又各有不同，如部分 MCL 和 FL 的淋巴瘤细胞为多形性。病毒感染所致的继发性 B 细胞增多常见散在的不紧密分布，还可见细胞有一定的变异性（如梭形、拖尾状或细胞一端伸突），淋巴细胞增加程度明显不及肿瘤性，成熟的 T 细胞胞体较小、核质比高、核形不规则，切片标本中不容易观察，需要密切结合临床特征和免疫表型等信息。

十二、浆细胞检验

浆细胞检验是检查造血主质中的浆细胞有无散在性分布（增加），有无明显的大的聚集、灶性增生或片状浸润，有无明显的细胞幼稚性和异型性。正常情况下，浆细胞常位于小血管壁周围，甚至聚集性生长，单个或 2 ~ 3 个分布于主质及其他部位。CD138 标记观察的浆细胞比例常会高于骨髓涂片中的浆细胞比例。正常和反应性增多标本中，浆细胞比例常 <10% ~ 15%。幼稚浆细胞的胞体和胞核均大，胞核偏位，异染色质不明显，胞质常丰富且着色偏深，常规染色几乎不能检出。恶性增生时常在非血管部位的造血主质区内呈明显的聚集性、灶性或片状、弥漫生长，由于细胞幼稚，胞核有时呈发亮的外观。

检查浆细胞的数量应与检查结构性异常相结合，当检出典型的浆细胞多灶性（浆细胞达 10% 以上，尤其是细胞幼稚、形态异常）或片状（常达 20% 以上），结合临床需要疑似浆细胞骨髓瘤（plasma cell myeloma，PCM）。当大片状至弥散性生长（常达 60% 以上）时，即可以明确为 PCM，如果外周血涂片浆细胞达 5%（既往标准为浆细胞 20% 或 $2 \times 10^9/L$）以上时则归类为浆细胞白血病。细胞幼稚形态单一的浆细胞或克隆性浆细胞比例轻度增多（<10%）者，需要考虑其他浆细胞肿瘤。仅检出聚集性和簇状生长的浆细胞

或散在性分布（轻度增加）时，更需要密切结合临床、骨髓细胞形态学和免疫球蛋白等检查。临床特征方面，重要的参考是患者年龄是否在 35 ~ 40 岁以上，有无自身免疫性疾病和感染性疾病。其他检查方面，应关注血清免疫球蛋白增高是否为克隆性，流式细胞术检测的肿瘤性浆细胞免疫表型是否典型。

在常规染色标本中，部分浆细胞与有核红细胞、幼粒细胞，包括簇状、灶性结构，不容易区分；HE 染色标本中浆细胞比例常低于 IHC。因此，CD38 和 CD138 标记染色应列入常规项目，怀疑浆细胞肿瘤时，需要增加 CD19、CD56、κ、λ 等，肿瘤性浆细胞的免疫组织化学特点是 CD38+、CD138+、CD19−、CD56+、单型 cIg+。

十三、单核系细胞数量与形态检验

骨髓切片标本中，单核细胞和巨噬细胞虽有一些特点，但都不易辨认。它们易与幼粒细胞等细胞混淆，有时胞核凹折的核痕又与原幼细胞核仁相似，甚至在 CMML 中明显增加的单核细胞也是如此。因此，IHC 辅助并结合临床和血常规、骨髓细胞形态学等检查极其重要。

感染等疾病时，可以检出不规则单核细胞增多，严重时可见单核细胞聚集，甚至出现肉芽肿（样）组织。肉芽肿（样）组织主要由单核细胞和巨噬细胞组成，其间可见少量淋巴细胞，有时肉芽肿（样）组织外围为淋巴细胞，1 个至数个、大小不等。噬血细胞综合征可见增生的巨噬细胞及其吞噬的细胞。免疫组织化学 C1D68、CD63、溶菌酶是巨噬细胞常见标记物。CD14、CD11c 和溶菌酶染色，单核细胞常呈阳性反应。

相比于单核细胞，原始单核细胞和幼单核细胞白血病性增殖时，易于观察。急性（原始）单核细胞白血病中增殖的单核系细胞大多呈弥散性或片状浸润结构，细胞较大、胞核多不规则、胞质较丰富、着色较深，但白血病细胞的可靠比例需要使用骨髓涂片或骨髓切片进行非特异性酯酶染色确定。

十四、肥大细胞和嗜碱性粒细胞数量与形态检验

一般性标本中，检出少量（<2%）肥大细胞和嗜碱性粒细胞缺乏特定的临床意义。除了肥大细胞增多症［常见肥大细胞簇状增生，包括肥大细胞白血病（片状或弥散性浸润）］、嗜碱性粒细胞白血病和 CML 外，临床标本中易于检出肥大细胞增加的伴随疾病是 CLL、AML 和 MDS，肥大细胞散在性分布于白血病细胞之间，比例可以高达 10%。伴有肥大细胞或嗜碱性粒细胞增多的 AML 和 MDS 可能有较差的预后。肿瘤性肥大细胞的主要标记有抗类胰蛋白酶、CD117、CD25、CD30、CD2 等。

十五、病态造血细胞检验

切片中最容易辨认的是小圆核病态巨核细胞（见前述）；其次是双核、多核的病态粒

红两系造血细胞，胞质丰富的类巨变有核红细胞，胞体增大、胞核较粗大的杆状核粒细胞。切片中的病态粒细胞和病态红细胞的形态都不及涂片明显和多样，需要与涂片一起互补检查。

十六、肿瘤常见组织结构检验

组织结构包括造血细胞性组织结构、非造血细胞性和非细胞性组织结构。造血细胞性组织结构即为造血细胞分布的组织学特征。不同类型的造血细胞在骨髓中造血有一定的分布区域，当某一幼稚前体细胞在正常分布区域移位于其他部位增殖时为移位性或错位性（组织）结构。血液肿瘤的结节状、大片状和弥散性等浸润结构是肿瘤性原幼细胞不断扩增的结果。

1. 间质性与 ALIP 结构 肿瘤细胞间质性浸润为肿瘤细胞散在性分布。肿瘤细胞的幼稚与成熟视肿瘤的种类而定。当标本中检出原始细胞散在性分布（增加）时，可结合免疫组织化学对原始细胞比例进行大致评判。通常，当原始细胞高达 5%～10% 以上并伴有进一步的结构性异常，如 ALIP 结构、结节性结构，结合临床易于做出（定性）诊断。比例在 5% 以下且无其他结构异常时，尤其是淋巴瘤细胞的间质性浸润，需要密切结合其他信息谨慎地作出评判。也有少数患者，散在性分布的原始细胞高达 10% 以上，仍无明显的细胞性组织结构出现。

ALIP 是反映慢性髓系肿瘤（MDS、MPN、MDS/MPN 等）异常增生的一个早期窗口。检出 ALIP 可以作为 MDS 诊断的依据之一，也是评估 MPN、MDS/MPN 疾病进展及 AML 缓解后早期复发的指标。ALIP 需要与原早幼红细胞的条索状或聚集性增生结构相鉴别，原早幼红细胞异染色质少、胞体大、胞质丰富，细胞与细胞之间较为松散，免疫组织化学 CD34、MPO、CD235α 和 E-cad 检测能提供进一步鉴别的依据。

2. 结节性与弥散性结构 结节性浸润为瘤细胞在局部聚集生长，形成一个类似结节状的结构，而浸润区周围的骨髓结构仍基本完好。在髓系肿瘤中，这一结构常可以视作原始细胞在 ALIP 基础上的进一步扩增，指示疾病进入中晚期。灶性浸润、片状浸润为类似结构。在原幼细胞型淋巴瘤、PCM 等血液肿瘤和非血液肿瘤骨髓转移中，结节性浸润都是常见的病变结构。弥散性浸润结构是严重的造血组织病变，最常见于急性白血病和慢性白血病，也见于淋巴瘤和 PCM 等肿瘤骨髓浸润的中晚期。

3. 巨核细胞移位性簇状增生结构 这一结构是正常情况下定位于造血主质的巨核细胞移位至骨小梁旁（移位方向与 ALIP 相反），由 ≥3 个巨核细胞呈比较紧密的簇状增生，但也见于造血主质。骨髓切片标本在检查巨核细胞的这一结构方面有独到的长处。巨核细胞移位性簇状增生结构大多见于 MPN，尤其是 ET 和 PMF，其次是 PV、CML 和 MDS/MPN 等。巨核细胞簇状生长也偶见于巨核细胞增生的良性疾病，如脾功能亢进、感染。但是，除了 PMF 外，巨核细胞簇均无明显的细胞异型性。若初诊检查时无异型性巨核细胞簇，在病情中出现异形时，提示疾病进展。

4. 骨小梁旁异常增生结构 粒细胞生长常与骨小梁旁有关。正常的幼粒细胞常位于骨小梁旁生长，细胞 2～3 层，并可见细胞逐层成熟，幼稚细胞靠向骨小梁，较成熟的相反。造血肿瘤性病变时，可见骨小梁旁异常造血的细胞；转移性肿瘤细胞骨髓侵犯也可以在骨小梁旁形成浸润性结构。CML 等 MPN 时，幼粒细胞可以在骨小梁旁加厚到 5～6 层。CML 加速期常见异常细胞沿骨小梁旁浸润性生长。若在骨小梁旁出现较为均一的原早幼粒细胞，在 MDS、MPN 和 MDS/MPN 中都可以提示疾病进展或转化。淋巴瘤侵犯中，FL 最易见瘤细胞沿骨小梁旁片状浸润；非血液肿瘤转移至骨髓时常见肿瘤细胞位于骨小梁旁呈结节性或小灶性浸润。

十七、非造血细胞性结构检验

最有意义的非造血细胞性异常结构为纤维组织增生、脂肪组织增加与减少，以及转移性肿瘤细胞异常结构。

（一）纤维组织、胶原组织与骨硬化检验

1. 纤维组织 HE 染色标本的正常骨髓组织可见极少量的网状纤维，即纤细的网硬蛋白，常位于血管周围和骨小梁旁，呈网络样叉状结构。纤维组织增生按程度不同，分为局部和弥散性增生；还可按增生轻重分级。通常，观察网硬蛋白需要用嗜银染色（Gomori staining）进行 MF 半定量评级（WHO，2017）：MF-0 级（分散的无交叉和线型的网硬蛋白，与正常骨髓所见一样）、MF-1 级（轻度增生，许多交叉松散的网硬蛋白网，尤其在血管周围区域）、MF-2 级（明显增生，广泛交叉的弥散而密集的网硬蛋白增多，偶见常由胶原构成的灶性厚纤维束和/或局灶性骨硬化，需要胶原纤维三色染色）、MF-3 级（显著增生，广泛交叉的弥散而密集的网硬蛋白增多，以及由胶原构成粗糙的厚纤维束，通常伴有骨硬化，需要胶原纤维三色染色）。评判时，需要注意评判纤维密度只能在造血主质区进行，如造血象呈异质性，则根据≥30% 骨髓面积的最高级别予以定级。少数标本不见纤维组织增生，但网状纤维染色显示网状纤维明显增加。

纤维组织局部增生多见于骨小梁旁，常是非 PMF 的继发性现象，如白血病、淋巴瘤和一部分其他良性疾病（感染和自身免疫性疾病等）。片状增生的纤维组织常见于造血和淋巴组织肿瘤，且多是预后不佳的指标。在白血病中，最明显的是 ALL 和 CLL，严重时，增生的白血病细胞被纤维组织掩盖，或局部区域仅见少量白血病细胞，或纤维组织与白血病细胞交织增生并可造成白血病细胞变形。检出弥散性纤维组织增生（常见瀑布样或流线状）并替代造血组织，大多是明显的 PMF（overt-PMF）的特征，也常是其他 MPN、MDS/MPN 中晚期的共同病理进程，细胞学共性特点常是不易解释的血细胞和骨髓细胞减少。因此，在这些疾病中，出现纤维组织异常增生时，可提示疾病进入进展期。肿瘤骨髓转移伴随的纤维组织增生大多为局灶性、无方向性，常见位于肿瘤细胞周围杂乱增生、包裹性增生或骨小梁旁增生。髓系肿瘤伴发严重 MF 时，也常见纤维组织异常结构区中类似包裹样的异形性小型化裸核化为主的巨核细胞。

2. 胶原组织 一般，需要对 MF 进行胶原纤维三色染色半定量检验分级（WHO，

2017）：0 级（仅血管周围有胶原，正常所见）、1 级（小梁旁或主质区胶原沉积，未连成网状）、2 级（小梁旁或主质区胶原沉积伴局部连成网状或者胶原在小梁旁明显沉积）、3 级（≥30% 骨髓空间胶原弥散连成网状），如增生象呈异质性，根据 ≥30% 骨髓面积的最高级别予以定级。

3．骨硬化　明显的 PMF 常伴有骨硬化。骨硬化是骨质和骨小梁增多，新生骨形成，髓腔明显缩小，形成宽厚而不规则的骨小梁，可占据 >50% 的骨髓空间。有时因骨小梁过度扩展，使得造血主质（区）十分窄小。骨硬化半定量分级（WHO，2017）为：0 级（骨小梁规则，边界明显）、1 级（灶性芽状、钩状、刺状或新骨在骨小梁旁形成）、2 级（骨小梁旁弥漫性新骨形成伴骨小梁增厚，偶有局灶性相互连接）、3 级（新骨广泛连成网络，骨髓空间全面消失）。骨硬化分级必须有足够长度且未明显离碎的从皮质骨以直角获取的骨髓标本。如增生象呈异质性，根据 ≥30% 骨髓面积的最高级别予以定级。

（二）脂肪组织检验

脂肪组织增加与减少是评判造血是否良好程度的另一指标。另有一个重要的评判意义：在脂肪化明显的组织中，出现原始细胞或浆细胞或淋巴细胞等扩增性增生（簇状或小片状）结构时，是一些血液肿瘤的早（中）期病变或低细胞性造血肿瘤的特点，同时可以说明在一部分血液肿瘤发生前就存在造血受抑。

（三）非细胞性结构检验

1．骨小梁结构　骨小梁是观察组织结构的对象之一，是极其重要的定向结构。异常结构包括骨小梁增厚增宽、骨硬化，骨质破坏（如肿瘤性侵蚀性破坏）和骨坏死（骨小梁中因骨细胞死亡而不见骨细胞），骨小梁萎缩（骨质疏松）与变细（造血增殖）等。

2．血管与间质出血　动脉血管增加和管腔扩大，静脉窦（血窦）扩张与破裂，见于血液肿瘤；窦腔内造血见于 MPN，是 MPN 组织学的一个特点。窦腔内淋巴细胞浸润则是 SMZL 骨髓侵犯的特点。间质出血（红细胞渗出），除了获取组织中的操作因素外，见于肿瘤浸润性出血等。间质水肿多见于组织标本脱水不完全时，少数为骨髓组织的本身病变，如感染、白血病。

十八、骨髓坏死和肉芽肿组织检验

急性白血病、淋巴瘤和其他肿瘤转移及肿瘤放疗及化疗后，可见骨髓坏死。坏死区域呈小至大的片状骨髓结构破坏，脂肪组织减少或消失，嗜酸性变，细胞结构模糊不清，胞质坏死比胞核明显。需要注意的是骨髓涂片上的细胞坏死情况与骨髓切片中的可以不一致，可靠性为后者大于前者。

肉芽肿组织是一种特殊结构，可单个或多个存在或融合在一起。肉芽肿为单核巨噬细胞局部集积，伴有上皮细胞、淋巴细胞等细胞的融合和若干坏死组织的结节性病灶。引起肉芽肿的病原体有结核分枝杆菌、鸟胞内分枝杆菌、霉菌、布鲁氏菌、组织胞浆菌、放线菌、肺炎支原体和病毒（如巨细胞病毒）等。结核性肉芽肿常是全身性结核（如粟粒性结核）经血流扩散到骨髓，常见多核的朗汉斯（Langhans）巨细胞，可见干酪样坏死，它们周围有较多单核巨噬细胞、类上皮细胞和淋巴细胞，偶见中性粒细胞和浆细胞增多。

十九、组织化学染色和免疫组织化学检验与评判

常规项目包括显示网状纤维的嗜银染色（Gomori staining）、胶原纤维的 Masson 三色染色、糖类的 PAS、真菌的六胺银染色、显示淀粉样变性的刚果红染色、显示肥大细胞与嗜碱性粒细胞的甲苯胺蓝染色。对于 IHC，除了排除技术因素外，在分析中需要密切结合临床特征、细胞学特征、组织学特征和抗体的种类，有针对性地进行。如 AML，由于原始细胞常呈弥散性浸润，标记染色容易观察和评判；但当原始细胞比例不明显增高或伴有细胞成熟时，就不容易可靠评判，尤其是 MPO、溶菌酶、CD33。淋巴瘤因侵犯骨髓的程度不一，且一些抗原的表达常有缺失或重叠，更需要针对性地进行观察，还需要评判发现的异常与 HE 染色标本上的异常结构是否一致。CD61 标记的巨核细胞个数和 CD138 染色观察的浆细胞比例均要较明显地高于 HE 染色。造血淋巴肿瘤细胞比例比较高的标本，建议报告肿瘤细胞中的阳性率。此外，需要探讨 IHC 在不同疾病中半定量评判的共识。近几年开展的免疫组织化学方法检测 p53、NPM1 的表达及其报告的方式有所不同，如 p53 不建议根据阳性率高低报告野生型（阴性或弱阳性表达或阳性表达 10%）或错义突变型（强阳性细胞＞60%，也有认为＞10%）、无义突变（阴性或阳性细胞＜5%）、移码突变（阴性）。由于免疫组织化学方法的影响因素、灵敏度和特异度，其检测到的表达量与是否发生突变不是对应关系，虽然可靠的明显异常表达可以提示 *TP53* 突变，但真正的有无突变是由 NGS 和 FISH 等方法检测确定的。

二十、报告栏目、组织象描述与术语规范建议

骨髓组织病理学检验诊断报告单的栏目要求、特征描述、规范术语建议，以及按分层报告结论与影响诊断报告的质量因素，详见《骨髓细胞学与组织病理诊断学》。除了一般信息外，骨髓组织形态学检验报告的基本内容包括：①组织标本的条数、长度和颜色。如骨髓组织一条，长 1cm，褐色或灰白色。②较完整骨小梁间区的个数、大小，以及骨小梁的大致结构。③造血主质中有核细胞量及其与脂肪组织的比例。④增多或减少的细胞系列、形态与细胞成熟性。如粒系细胞增殖，细胞成熟基本良好；有核红细胞增多，中晚幼红细胞为主，胞体小型；大致的粒红比例。⑤原始细胞和病态造血细胞。如原始细胞间质性分布增加，并检出 ALIP 结构和小圆核病态巨核细胞。⑥造血细胞分布有无异常。如巨核细胞位于骨小梁旁呈移位性聚集性生长。⑦淋巴细胞和浆细胞有无异常、纤维组织有无增生等。⑧组织化学和免疫组织化学染色有无异常。如嗜银染色阴性、铁染色（巨噬细胞铁）阴性，CD34 阳性细胞增多（比例约占 10%）。

骨髓组织明显破碎离散、组织过少或挤压明显者，明显脂肪化导致与临床表现和血常

规结果不一致且不能解释者，造血主质被红细胞填充且有核细胞明显少见者，固定不佳或脱水不完全而组织明显水肿者，如果较明显地影响了检验诊断，为不符合要求的不理想标本，建议在报告单的骨髓象特征描述或检验结论中予以适当的表述，并提出更换部位或多部位取材检查的建议。对于实验室取材和染色不满意的标本，如发生组织片脱落、染色明显不符要求的标本，需要重新切片和染色。报告的参考模板见图 3-1。

二十一、检验结论 / 诊断、解释与建议

检验结论 / 诊断报告的要求与骨髓涂片基本相同。骨髓活检诊断报告往往比骨髓涂片有更高的可靠性和可信度，并可以给出更多更适当的诊断（或结论）。检验诊断 / 结论内容包括异常特征（诊断证据）、病损的程度和疾病诊断，以及必要时的合理而有针对性的解释与建议。也可以用相对简单的"检验结论与建议"（包括主要解释的证据）模式，如后述病例报告 7。

（一）组织形态学诊断需要与细胞形态学和流式免疫表型检验相结合

在了解送检单上临床信息（包括血常规，有时需要与临床联系）的情况下，骨髓组织病理学检验尽可能与附检的血片、骨髓涂片和骨髓印片细胞形态学，以及同步送检的流式免疫表型共同解读。联检模式可以显著减少原有的分散报告中的不恰当结论，可以显著提高单一细胞形态学、骨髓活检和流式免疫表型的诊断准确率。表 3-2 为骨髓涂片与骨髓切片检验的各自特点与评判的比较。

表 3-2　骨髓涂片与骨髓切片主要检验特点与整合诊断中的位置

比较项目	骨髓涂片	骨髓切片
标准化与数字化检验	有难度。推制涂片长度、厚薄与染色影响因素，在一段时期内难以标准化	容易。标本厚度与染色在业内一致，提供 AI 数字化电子化完全脱离显微镜进行检验，包括远程检验或会诊
观察的细胞或组织	整个细胞或组织非常局限	超薄的细胞和组织片（厚度 3 ~ 5μm）
标本质量评判	主要检验涂片长度、厚薄，骨髓小粒与油滴多少，有无污染影响的染色性	检验切片长度（骨小梁间区 / 主质多少），以及有无明显人为影响的因素
有核细胞量检验	影响因素多，假性细胞减少较常见	影响因素少，可靠性高
原始细胞检验	定性（系列）与定量（比例）可靠性高	定性、定量较差
造血细胞成熟性检验	定性（系列）与定量（比例）可靠性高	定性、定量较差
粒红比值	可靠性高	可靠性差
巨核细胞核叶和小圆核检验	定性（系列）与定量（比例）可靠性高	定性、定量较差
巨核细胞低核叶检验	定性（系列）与定量（比例）可靠性高	定性、定量可靠性高
巨核细胞异形性检验	定性评判可靠性差	定性评判可靠性高

比较项目	骨髓涂片	骨髓切片
纤维组织检验	不能检验	可靠检验
单核细胞检验	可靠	不可靠
淋巴细胞检验	较可靠	可靠性较差（无免疫组织化学时）
B淋巴细胞和T淋巴细胞检验	用免疫组织化学方法可以检验，但不能观察细胞性组织结构	免疫组织化学可靠检验
细胞组织结构检验	一般不能检验，除非观察到多为完整的幼红细胞造血岛结构	可靠，但造血岛中的巨噬细胞不易观察
细胞化学染色/组织化学染色	MPO、SBB、CE、酯酶双染、PAS，易做，易评判	常需要参考骨髓涂片检验
免疫细胞化学染色/免疫组织化学染色	用改进的涂片标本行免疫细胞化学染色，结果与评判佳，但不能观察细胞性组织结构	标记众多，常规8项，白血病/淋巴瘤10~20项，常是可靠的诊断证据
骨髓坏死检验	可靠性有所不足	可靠性高
肿瘤细胞骨髓转移	阳性率低	阳性率高
单独检验必须附带标本	骨髓印片、血片（三片互补联检）	骨髓涂片，尽可能有骨髓印片、血片（四片互补联检）
诊断位置	提供细胞形态学证据	进一步明确细胞形态学并提供组织学证据，使诊断更细致、准确

（二）诊断性意见

1. 明确诊断　骨髓切片有显著的病理特征，且与临床和/或全血细胞计数、骨髓涂片等检查所见也大体吻合者。例如，浆细胞显著增生（片状至弥漫性浸润）且有免疫组织化学支持的PCM，原始细胞明显增生（原始细胞比例30%~40%以上的大簇与片状或弥漫性浸润）且有免疫组织化学支持的AML和ALL，检出成簇的转移性肿瘤细胞且有免疫组织化学支持的骨髓转移性肿瘤，检出簇状、结节状浸润并有免疫组织化学支持的淋巴瘤累及骨髓等。

需要注意的是，骨髓切片对于AML基本类型、骨髓转移性肿瘤的原发类型和淋巴瘤的具体类型的诊断有明显不足，常需要作出必要的解释并提出进一步结合其他信息明确细分类型的建议。

2. 符合性诊断　有明显的病理特征，且与临床和/或全血细胞计数、骨髓涂片等检查所见吻合者。如骨髓细胞增殖的MPN，骨髓异常增生的MDS、既有细胞增生又有病态造血的MDS/MPN。

需要注意的是，骨髓切片对MDS具体类型诊断尚有不足，需要作出必要的解释并提出进一步结合其他信息明确细分类型的建议。ET、PV与CML是MPN中的常见类型，各有明显的组织学特征，结合临床和全血细胞计数可以首先考虑或提示其中的类型，并建议分子学检验（如 *BCR::ABL1*，*JAK2* p.V617F 和 exon 12，以及 *CALR*、*MPL* 的突变）检查，提供进一步诊断与鉴别诊断的证据。

3．提示性诊断　如检查结果与临床诊断不一致或检查结果有一定临床意义（包括尚未引起临床注意）的，可以提示或考虑某病的诊断，需要给出必要的解释并提出进一步完善检查的建议。

4．描述性结论　如检出某种组织形态的非特异性改变，结合临床和已有信息尚不能做出较为肯定或否定的意见时，可直接描述组织形态学所见，并给出适当的解释。如果涉及鉴别诊断或尚不能通过本次检验结果确诊等问题时，应提出建议，包括尚需要完善哪些方向性的补充检查。

5．其他或例外性结论　当骨髓切片检查在正常范围以内，可报告为"未见明显异常（骨髓象）"或"造血基本良好，未见特殊组织结构和成分（骨髓象）"。对组织标本显著不符合要求并影响检验结论者，可以婉转表述标本不理想的原因，或对骨髓组织主要形态进行描述，建议更换部位或多部位取材活检等。

6．形态学整合诊断　在同步采集标本的骨髓检查中，血片、骨髓涂片和印片（三片联检）是快速同步互补的细胞形态学检查。而骨髓切片标本前期处理与操作复杂费时，一部分标本的检验会滞后 1 ~ 2 个工作日，但由此可以汇集前三片的检查信息，进行互补（四片联检）更具有诊断优势，更易对患者的骨髓病变作出进一步的评价和诊断（图 3-2）。以骨髓切片和 / 或骨髓涂片为中心（基本诊断）展开的多学科信息整合诊断流程见图 3-3。现在，科室内通过错时对活检标本进行技术处理，可以与骨髓涂片等标本做到基本同步的同日报告。

（三）常见血液病检验诊断

1．AML　在了解送检单血常规等临床信息和 / 或骨髓细胞形态学检验信息情况下，诊断优先证据是骨髓切片标本中的原始细胞比例在 20% 以上（包括免疫组织化学证据），多数标本原始细胞比较高并与浸润的结构模式大致同步（片状至弥漫性浸润），同时分析原始细胞（白血病细胞）与组织化学染色及增生的原始细胞有无伴随细胞成熟程度或分化方面的证据。原始细胞比例在 20% 左右也无其他方面可以参考的证据时，需要提出结合其他检验的建议。切片标本判断原始细胞比例与系列的可靠性明显不及骨髓涂片、印片和血片，不建议只凭骨髓切片进行 AML 基本类型的分型诊断；也不建议通过骨髓切片进行 AML 特定类型与非特定类型的诊断，除非有细胞遗传学、白血病融合基因、特定相关基因突变及相关的临床病史方面的证据。

一般，骨髓切片检查初诊急性白血病的价值在于定性和方向，需要确定有无下列三个方面的证据：一是白血病细胞增生程度，评判是增生性还是低增生性。二是检查白血病细胞大致比例与浸润性结构，评判肿瘤负荷。通常当白血病细胞纯一性弥散性浸润时，原始细胞比例在 90% 以上；非纯一性弥散性浸润时原始细胞比例在 70% ~ 80% 以上；片状浸润时原始细胞比例在 40% ~ 50% 以上。三是观察有无伴随的细胞成熟变化和病态造血，

接收标本信息核对	▷	记录接收时间、涂片类型与张数，核对记录送检单与来样标本信息是否一致
质量检查	▷	记录组织长度、大小和颜色并连条形码一起在送检单上对标本进行拍照
组织处理切片染色	▷	按规程进行组织脱钙、切片等技术处理，HE 染色、网银染色与免疫组化等常规染色和特需时的各种染色。附检的涂片和印片染色同骨髓涂片
镜检前准备	▷	核对各种标本信息，详细阅读送检单信息（检验要求、临床特征、血细胞计数等）
显微镜检查	▷	按规程进行组织形态学检验，包括特殊染色和 IHC 并整合骨髓涂片、血片、印片检验，与送检单信息对结果进行分析评判
特征描述	▷	提炼归纳骨髓血液细胞和组织的形态学特征，尤其对异常进行具体表述
诊断/结论	▷	根据异常证据（包括病损程度），结合临床和血常规等信息，按诊断规则提出符合、考虑或疑似性诊断/结论或其方向
解释与建议	▷	按形态学特点解读支持诊断的主要证据或条件，并评估预后，对尚有不足的提出合理而针对性检查的建议
复查与审核	▷	复核镜检主要异常以及提出的诊断是否适当，审核报告有无漏检、术语用语和标点符号是否规范以及整体报告上有无存在的任何问题
签发报告资料存储	▷	签发报告，送检单、报告副本、电子版资料和各类染色标本按规定归类存档，并重视报告后信息的反馈与处理

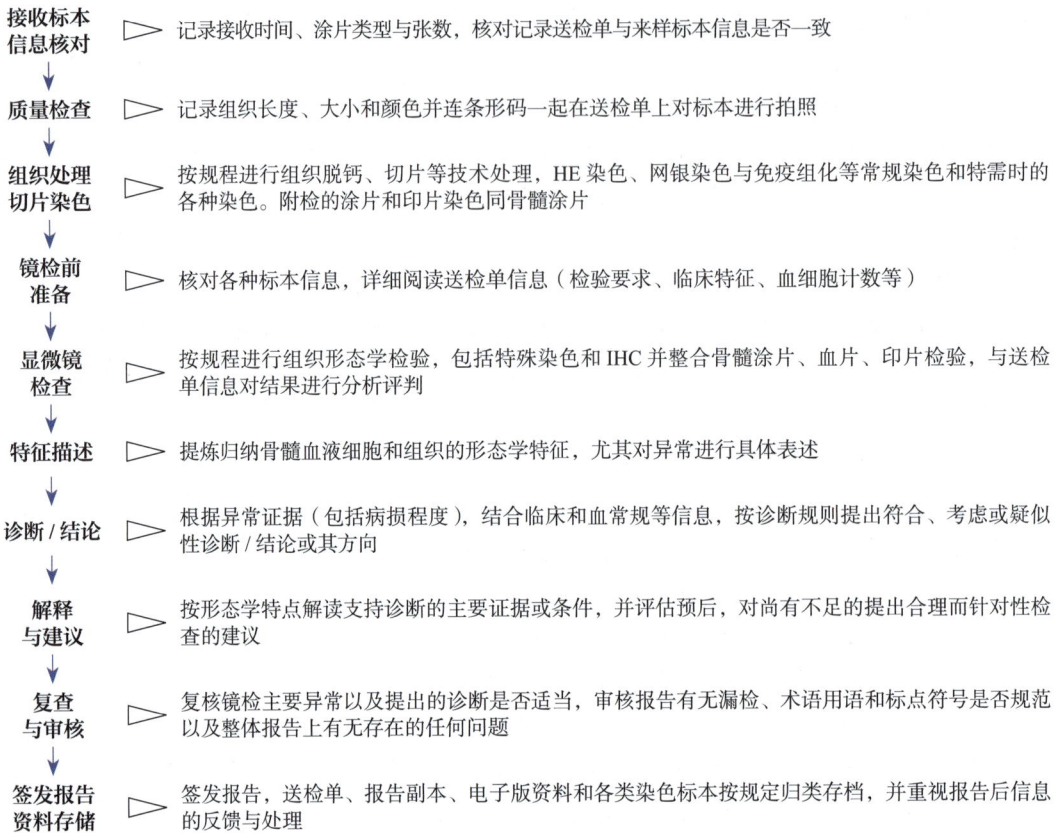

图 3-2 骨髓切片（活检）附检骨髓涂片、骨髓印片、血片（四片联检）形态学检验诊断流程

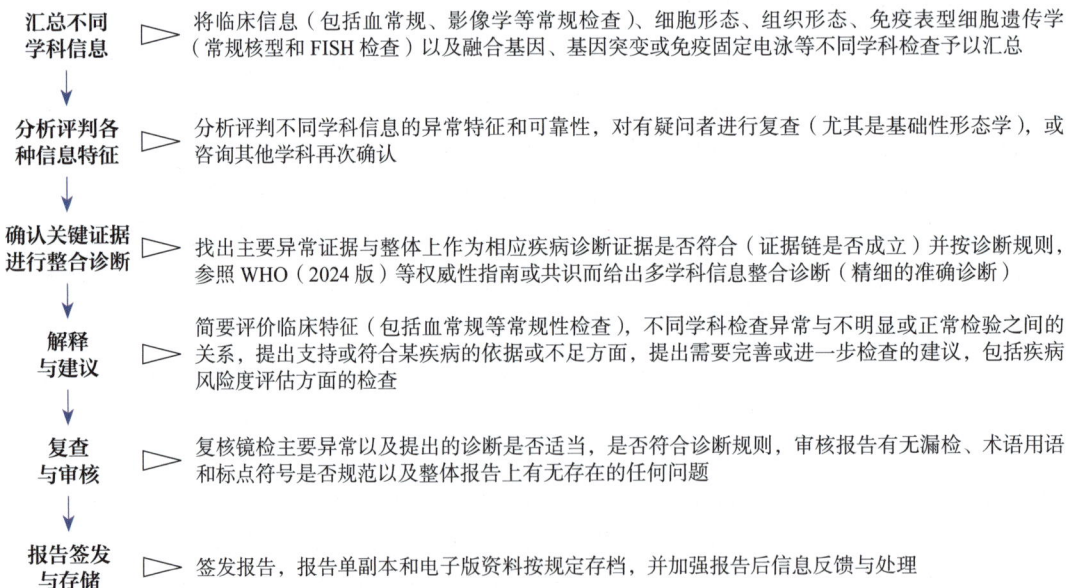

汇总不同学科信息	▷	将临床信息（包括血常规、影像学等常规检查）、细胞形态、组织形态、免疫表型细胞遗传学（常规核型和 FISH 检查）以及融合基因、基因突变或免疫固定电泳等不同学科检查予以汇总
分析评判各种信息特征	▷	分析评判不同学科信息的异常特征和可靠性，对有疑问者进行复查（尤其是基础性形态学），或咨询其他学科再次确认
确认关键证据进行整合诊断	▷	找出主要异常证据与整体上作为相应疾病诊断证据是否符合（证据链是否成立）并按诊断规则，参照 WHO（2024 版）等权威性指南或共识而给出多学科信息整合诊断（精细的准确诊断）
解释与建议	▷	简要评价临床特征（包括血常规等常规性检查），不同学科检查异常与不明显或正常检验之间的关系，提出支持或符合某疾病的依据或不足方面，提出需要完善或进一步检查的建议，包括疾病风险度评估方面的检查
复查与审核	▷	复核镜检主要异常以及提出的诊断是否适当，是否符合诊断规则，审核报告有无漏检、术语用语和标点符号是否规范以及整体报告上有无存在的任何问题
报告签发与存储	▷	签发报告，报告单副本和电子版资料按规定存档，并加强报告后信息反馈与处理

图 3-3 血液肿瘤整合诊断（多学科信息）质量控制流程

有无骨髓纤维化，有无巨核细胞增多和异型性。对化疗患者检查，重点是观察白血病细胞的消减或残留，以及造血恢复的状态；对缓解后患者的定期复查，重点监视有无白血病细胞的聚集性或 ALIP 结构的出现。

2. MPN 在经典 MPN 类型中，除了 CML 外，骨髓切片检验的异常证据可靠性显著高于骨髓涂片。在了解送检单临床特征（最重要的血细胞增多病史，以及肝脾肿大方面的证据）、血常规（CML 为白细胞计数增高，常为显著，且常有血小板计数增高；ET 为血小板计数显著增高，常有白细胞计数轻中度增高；PV 为 Hb 明显增高，常有血小板增高与白细胞轻度增多；典型 PMF 为血细胞减低，早期患者常为白细胞和血小板计数增高）和 / 或骨髓细胞学的信息情况下，骨髓切片检验诊断初诊 MPN 的主要证据是有核细胞与髓系细胞的增殖性（CML 的粒系显著增殖和巨核细胞明显增殖，ET 为巨核细胞为主常伴有粒细胞的增殖，PV 常为红系为主常伴有粒细胞和巨核细胞的增殖，PMF 则为巨核细胞异常增殖伴纤维组织的明显增生）与成熟性、巨核细胞形态学（CML 为发育欠佳的小型巨核细胞，ET 为大而核叶增多的巨核细胞并可见移位性小簇状生长、PMF 为异型性巨核细胞和移位性大簇状生长、PV 为多形性巨核细胞）、有无 MF，以及原始细胞比例（包括免疫组织化学）增高（<20%）。骨髓切片诊断 MPN 比较容易，诊断类型也常有特征性，建议需要对 MPN 的类型做出"首先考虑"或"提示"或"方向性诊断"，同时提出进一步检查（如 *BCR::ABL1*，*JAK2* 与 *MPL*、*CALR* 突变和染色体核型）的针对性建议。

CML、ET、PV 和 PMF 在治疗后或疾病过程的复查标本中，出现原始细胞聚集性或簇状增生或原早幼粒细胞大簇状、片状增生结构和 / 或出现明显的病态造血细胞时，均需要提示疾病进展，发展的方向以 MDS 和 / 或 AML 为主。在原先巨核细胞数量（增加）和大小的基础上出现巨核细胞明显的小细胞化、裸核（深染）化和异形极端化并有移位性簇状增殖时，常伴纤维（母）细胞不同程度的增生与网硬蛋白的增多，可以考虑 MF 已经发生或即将来临，建议报告中给予提示或明确诊断。

3. MDS 在了解送检单血常规等临床特征和 / 或骨髓细胞学检验的信息情况下，骨髓切片检验诊断初诊 MDS 的主要证据是有核细胞量（增生性还是低增生性）、原始细胞比例（包括 IHC 证据，是原始细胞增多型还是可能的不增多型）、巨核细胞病态造血及有否伴随的纤维组织增生。同 AML 一样，切片在观察原始细胞比例与形态、粒红病态造血细胞的比例与形态方面的可靠性明显不及骨髓涂片细胞学检验，石蜡包埋切片还不能观察铁染色。骨髓切片检验诊断原始细胞增多的 MDS 比较容易，当有核细胞增生并检出原始细胞散在性（间质性）增加和 / 或病态造血细胞时，结合临床和其他信息可以提示 MDS；确认原始细胞增加，约在 5% 以上和 / 或确认检出 ALIP 结构的，可以支持诊断。需要注意的是原始细胞增多型 MDS 通过细胞形态学和组织病理学并不能区分 MDS 和 AML 等髓系肿瘤伴特定遗传学异常的类型，故建议先确定髓系肿瘤的大类诊断，可以提示或首先考虑 MDS-IB 可能，建议遗传学检查后再行评判 / 鉴别诊断。非原始细胞增多（<5%）的 MDS 的类型诊断必须有明确的其他方面的信息，并需要提出进一步针对性检验的建议。

低增生性 MDS 需要与 AA 等疾病做出鉴别诊断，病态造血（如病态巨核细胞）和 / 或原始细胞增加（尤其是原始细胞在脂肪组织中聚集性扩增或 ALIP 结构）的证据是形态学鉴别诊断的主要指标。少数病例伴纤维组织轻（中）度增生，常无髓外造血特征。若有髓外造血和 / 或显著的纤维组织增生则要怀疑其他慢性髓系肿瘤（如 PMF）。

在复查的 MDS 标本中，需要关注细胞成分和组织结构的前后变化。组织化学 PAS 和嗜银染色，免疫组织化学 CD34 和 CD61 等，是提示针对性检验有无异常变化的指标。此外，如复查标本原来的病态巨核细胞出现明显的小型化、胞核小圆化和原始细胞进一步增加或纤维组织增生时，需要疑似 MDS 进展或已经发生转化，在报告中予以提示或诊断。

4．MDS/MPN　在了解送检单临床特征（肝脾肿大，血细胞增多与减少所致的症状）、血常规（≥1 系血细胞减少又有 ≥1 系血细胞增多或单核细胞增多）和 / 或骨髓细胞学检验（骨髓细胞增生明显又有一系或二系病态造血）的信息情况下，骨髓切片检验诊断初诊MDS/MPN 的主要证据是有核细胞量增多（MPN 依据）、原始细胞比例（包括免疫组织化学证据）多不增高和易于观察的巨核细胞病态造血（MDS 病态造血证据）。MDS/MPN 常有单核细胞增加，需要 CD14、CD163、CD11c、溶菌酶等染色检查提供依据。同其他髓系肿瘤一样，骨髓切片在观察原始细胞比例与形态、粒红两系病态造血细胞的比例与形态、单核细胞的数量与形态方面的可靠性均不及骨髓涂片和血片细胞学检验，必须加以重视。在诊断报告中，还需要提出细胞遗传学和髓系细胞基因突变（或 MDS/MPN 密切相关的基因突变）方面检测的建议。

5．原始淋巴细胞肿瘤（白血病与淋巴瘤）　对病理学诊断的原始淋巴细胞淋巴瘤（LBL）及复查的患者，一般都需要骨髓切片检查评判淋巴瘤有无侵犯骨髓。相当多的患者为无髓外淋巴组织病理学诊断的初诊骨髓切片检验。累及骨髓的阳性率与获取的骨髓组织长度有关。应检验造血组织中有无淋巴瘤细胞在骨小梁旁生长或间质性（最不易检验与评判）、结节性与弥散性浸润。若有骨髓累及（包括免疫组织化学和组织化学染色）的证据，还要注意造血受抑程度、有无伴随的纤维组织增生。（急性）原始淋巴细胞白血病（ALL）常见为弥漫性或大片状浸润模式（包括免疫组织化学），是诊断的主要证据。

6．成熟淋巴细胞肿瘤　浸润的骨髓切片象取决于浸润的程度或淋巴瘤的病期。淋巴瘤侵犯骨髓按程度分为白血病性和非白血病性。在常见的三种小 B 细胞淋巴瘤（small B-cell lymphoma，SBCL）中，CD5、CD10 和 cyclin D1 是最基本的三个标记物，MCL 是 CD5+、CD10-、cyclin D1+，FL 是 CD5-、CD10+、cyclin D1-，MALT 淋巴瘤是 CD5-、CD10-、cyclin D1-。需警惕免疫组化标记判读中的惯性思维与其他情况的排除性判断，例如 cyclin D1 阳性通常优先提示 MCL，但其表达亦可出现于 HCL、PCM 等其他肿瘤，需结合形态学支持及临床特征佐证，方可得出可靠结论。一些文献中介绍的诊断陷阱可能多是顾此失彼或没有严格按照规范进行检验造成，如有的形态学已经发现不典型变化，但还是没有多思考一下进行鉴别。弥漫大 B 细胞淋巴瘤（diffuse large B-cell lymphoma，DLBCL）浸润骨髓时，部分淋巴瘤细胞多具有原幼 B 细胞的一些特点，一部分还有形态学畸形性。CD34 和 TdT 阴性而 BCL6、CD10、Ki-67 与 κ/λ 阳性可以考虑为来源于生发中心的原幼淋巴细胞，即泛指的大 B 细胞淋巴瘤（large B-cell lymphoma，LBCL）细胞。成熟 T/NK 细胞淋巴瘤浸润时，瘤细胞异形性常比原始 B 细胞淋巴瘤细胞明显，诊断除了形态学特征外，必须有免疫组织化学证据。因为淋巴瘤侵犯骨髓常是第二甚至第三场所，与原发部位组织象（包括免疫组织化学）有一定差异，并考虑到淋巴瘤类型的复杂性，所以对无髓外淋巴组织病理学诊断的初诊患者，除非有足够充分的证据，不建议仿效原发组织淋巴瘤的诊断报告，亦不能勉强诊断淋巴瘤的具体类型，尤其是 LBCL 中的类型（如DLBCL、DLBCL 生发中心型与非生发中心型）、FL 中的分级，以及外周 T 细胞淋巴瘤中的（非）特定类型或特指型。报告中应首先考虑或诊断淋巴瘤骨髓侵犯、LBCL 或小 B 淋巴细胞淋巴瘤骨髓侵犯，因为它们对于骨髓切片检验是容易评判的，也是常见的报告方式，但在报告中提出的进一步检验的建议需要合理而有针对性。

CLL、HCL 和华氏巨球蛋白血症（Waldenström macroglobulinemia，WM）与小 B 细胞淋巴瘤（FL、MCL、MZL）等肿瘤性淋巴细胞为高核质比、轻度大小不一。比较而言，FL 和 MCL 成熟与幼稚型共存明显且可见核形不规则。这些瘤细胞侵犯骨髓时以骨小梁旁浸润（常是 FL 侵犯的特点）和结节性浸润为主，也可见弥散性浸润（白血病性），但常不如 CLL 细胞（均一小型、高度成熟）。SMZL 骨髓侵犯时可见血窦内淋巴细胞聚集，是诊断的重要证据。CLL 和 SLL，与 ALL 与 LBL 一样，是同一疾病的不同起病方式并有不同的定义与诊断标准。作为高度专业的骨髓组织病理学检验，结合临床、血常规和骨髓细胞形态学，一般都需要作出明确的类型或方向性的诊断，不建议用 CLL/SLL、ALL/LBL（大类或总体病名）的方式诊断报告。同理，一般也不建议以慢性 B 淋巴细胞（淋巴组织）增殖性疾病的大类诊断的方式发出报告。与 LBCL 类型相比，侵犯骨髓的小 B 细胞淋巴瘤类型有些可以明确诊断，如 SLL、MCL、部分 FL 和 MZL（常见类型为SMZL）。对证据不足够者，提出进一步检验（如免疫球蛋白、*BCL2*、*CCND1* 基因重排和细胞遗传学）和 / 或寻找髓外病变淋巴组织活检的建议。

成熟 T 细胞淋巴瘤侵犯骨髓时，以间质性和结节性浸润居多；NK/T 淋巴瘤侵犯骨髓时，淋巴瘤细胞有更明显的异型性，可见胞质位于一侧。白血病中，如成人 T 细胞白血病 / 淋巴瘤（adult T-cell leukemia/lymphoma，ATLL）浸润骨髓常为非小梁旁区的间质性或结节性浸润，瘤细胞弥散于造血细胞和脂肪细胞之间，且常围绕在血管周围，也可见瘤细胞弥散性分布于造血主质，在浸润区内残余少量造血组织。塞扎里综合征（Sézary syndrome）侵犯骨髓时，肿瘤细胞浸润主要为间质型。蕈样肉芽肿病（mycosis fungoides，MF）侵犯骨髓时，与塞扎里综合征一样，病变区可检出胞核扭曲的异常 T 细胞簇状浸润，间质内纤维组织增多。T 大颗粒淋巴细胞白血病骨髓切片象，浸润呈多样性，淋巴细胞（大颗粒淋巴细胞）常占骨髓细胞的 50% 以下。侵袭性 NK 细胞白血病，骨髓切片组织象为弥散性或呈斑块样破坏性浸润，肿瘤细胞常呈单形性，胞核圆形或不规则形，染色质致密，可见小核仁，常见凋亡小体，组织坏死。因此，成熟 T/NK 细胞肿瘤诊断更需要密切结合临床和血象、骨髓涂片细胞形态学与其他实验室的检查信息（如流式免疫表型、抗原受体基因克隆性重排、髓外病变淋巴组织活检）。近年还提出一种意义未明的 T 细胞增殖，为无成熟 T 细胞肿瘤证据而检测到 T 细胞（小）克隆增生者。

7. 浆细胞骨髓瘤与转移性肿瘤　骨髓涂片细胞形态学和骨髓切片检查都是诊断浆细胞骨髓瘤（plasma cell myeloma，PCM）的主要方法。骨髓切片检验提供了浆细胞（原始、幼稚或成熟）的增加及其浸润模式（主要是结节型和片状弥散型）、免疫表型（CD38、

CD138、CD19 与 CD56 等标记染色）与克隆性的证据。在了解送检单血常规等临床特征（包括相关病史）和 / 或骨髓细胞学检验的情况下，当骨髓切片发现克隆性增生的高比例浆细胞（尤其是高达 60% 以上者），即可以明确诊断，一般也不需要再提出"结合临床与影像学等检查"的建议，但需要注意与罕见的浆母细胞淋巴瘤骨髓白血病性侵犯相鉴别。

非血液系统肿瘤转移至骨髓时，骨髓切片检查是最佳方法。阳性检出率明显高于骨髓涂片，并可了解浸润的组织结构和影响造血的程度。不同起源和类型的肿瘤转移骨髓的基本特点相似：绝大多数为大小不一的丛集状、片状或结节性（巢性）浸润，多数造血组织结构基本保留，有明显的区域性，在癌细胞外周可见继发性增生的纤维组织或大小不一的簇状肿瘤细胞位于增生的纤维组织中。转移性癌症中，最多见的是腺癌，其次为鳞癌等。根据癌细胞的浸润性组织结构和形态，典型者可作出这些类别的提示或判断，如腺癌浸润时的腺管样结构，鳞癌浸润时的癌珠结构或卷曲样癌细胞团状结构。但小细胞性肿瘤浸润需要与 ALIP 和淋巴瘤细胞及 MA 的异常原始红细胞相鉴别，免疫组织化学和其他检验的信息有助于提供进一步鉴别的证据。

8．贫血和脾功能亢进 贫血的类型多，在一般性贫血中，AA、IDA、MA 和 HA 的骨髓切片变化的特征和意义各不相同。在检验中，需要确认有核细胞增生程度、红系增生性及其细胞成熟性、形态和铁染色，以及有无原始细胞增加及病态造血细胞方面的异常证据。因骨髓涂片有核细胞量检查常有假性结果，故骨髓切片也是重要的，尤其是 AA 的诊断只有骨髓切片造血减低（脂肪组织增加，淋巴细胞相对增多，浆细胞、肥大细胞和基质细胞易见，又无其他异常，如无原始细胞增加、无病态造血）的证据可以提示诊断（表3-3），但需要提出进一步检查及与相似疾病（如 PNH、低增生 MDS）鉴别诊断的建议。由于 AA 的病因复杂，不建议报告特发性或继发性 AA，以及急性或慢性 AA。造血细胞巨幼变明显（如比正常细胞为大的原早幼红细胞，呈簇状或聚集性生长）需要考虑 MA，并建议网织红细胞计数、血清维生素 B_{12} 和叶酸浓度检测；不能排除 MDS 和 HA 者，需要提出进一步检查的建议。对中晚幼红细胞胞体小且有贫血、红细胞 MCV、MCH 与 MCHC 减低和 RDW 增高者，可以提示缺铁性等小细胞性贫血，并建议结合临床和进行血清铁与铁蛋白等检查，以进一步鉴别诊断。HA 常见的特点是幼红细胞增加和成熟基本良好，结合外周血网织红细胞增加和临床特征可以疑似 HA。

表 3-3　贫血患者骨髓切片检查的重要性

贫血	重要性
再生障碍性贫血	必检项目
缺铁性贫血、巨幼细胞贫血、溶血性贫血	参考性、鉴别性或排他性检查项目
不伴原始细胞不增多的 MDS	必检项目
慢性病性贫血、慢性炎症性贫血	参考性或排他性检查项目
骨髓病性贫血	必检项目

对于血小板减少症和脾功能亢进，骨髓切片检验诊断的意义不是很大，重在结合临床特征和已知其他检查信息下的排除性诊断。即骨髓切片组织象无造血减低、无原始细胞增多、无病态造血现象、无其他的血液病性病变，而成熟型巨核细胞数量增加或正常。常见增多的巨核细胞形态与组织结构与 MPN 不同，是鉴别诊断的主要方面。血小板减少症和脾功能亢进也只有在骨髓切片检验排除了其他血液病（如 MDS、成熟 B 细胞肿瘤、PMF、急性白血病）所致和转移性肿瘤后才可诊断。通常，血小板减少症多为免疫性血小板减少症，结合临床和其他实验室检查可以提示或符合诊断，并提出需要进一步进行检查的建议。免疫性血小板减少症是否为原发性则需要充分的临床上的证据，不建议形态学实验室发出原发性免疫性血小板减少症的诊断报告。在需要骨髓切片协助的诊断病例中，一部分为感染等原因所致的消耗性血小板减少症。

（四）病例列举

病例 1　患者 43 岁，女性，初诊，低热、乏力、脾肋下 2cm 和血常规异常（WBC 7.6×10^9/L、淋巴细胞 49%，Hb 81g/L，PLT 67×10^9/L），送检骨髓活检。**检验结论/诊断：**骨髓高细胞量，幼稚淋巴样异常大细胞约占 60%，位于主质片状浸润，免疫组织化学（CD5、CD20、CD19、BCL2 阳性，Ki-67 80% 阳性，BCL6、MUM1 部分弱阳性，MYC、cyclin D1、SOX11、CD34、TdT、CD10、CD3、CD56、CD57、CD30、EBER 阴性）示 B 细胞克隆性且增殖率高，首先考虑大 B 细胞淋巴瘤（LBCL）白血病性侵犯骨髓象。**解释与建议：**骨髓切片 HE 染色检出异常淋巴样大细胞片状和局部弥漫性浸润，符合白血病性浸润；免疫组织化学示肿瘤性大 B 细胞表型并可以排除（成熟）小 B 细胞肿瘤、B-ALL、EBV 阳性 DLBCL 和 T/NK 细胞淋巴瘤侵犯；明确具体类型需要完善检查，建议常规染色体核型分析和 *BCL2*、*BCL6* 和 *MYC* 重排（FISH）等检查，并寻找髓外病变行淋巴组织活检。

病例 2　患者男性，34 岁，纳差、皮肤瘀斑 1 周，贫血、白细胞增高和血小板减少（血常规：Hb 87g/L，WBC 38×10^9/L，原始细胞 16%、幼粒细胞 15%，PLT 34×10^9/L）2 天，疑诊急性白血病，送检骨髓活检。**检验结论/诊断：**骨髓高细胞量，原始细胞约占 50%（片状浸润，CD34 60%+、CD117 50%+、MPO 70%+、溶菌酶 70%+，CD235a、CD61、CD14、CD19、CD3 均为阴性），粒红巨三系正常造血不同程度受抑，符合 AML（非 AML-M3）骨髓象。**解释与建议：**骨髓活检诊断的 AML（非 AML-M3）是大类诊断，因骨髓切片上白血病细胞结构和分布不一致使细胞分类可靠性差，不能对 AML 进行明确的基本分型（根据免疫组织化学可以排除 AML-M3、M7 和急性红血病，从血片细胞分类看 AML-M5 可能性也小），需要结合骨髓涂片细胞形态学（原始细胞与分化阶段的粒细胞和单核细胞的比例）进一步确定；或者建议细胞遗传学、白血病融合基因、相关基因突变等检查，并结合有无细胞毒治疗史等情况，整合评判进行 WHO 分类。

病例 3　患者 47 岁，男性，脸色暗红数月，检查血常规示血细胞增多（RBC 5.69×10^{12}/L、Hb 172g/L，MCV 94fl，WBC 9.91×10^9/L，PLT 945×10^9/L），无其他明显不适和体征，疑似骨髓增殖性肿瘤，送检骨髓活检标本。**检验结论/诊断：**组织标本少量（仅 3 个主质），有核细胞明显少见（造血组织约占15%、脂肪组织增加），少数中晚阶段粒细胞和幼红细胞散在分布，未见巨核细胞，淋巴细胞和浆细胞轻度增多，未见纤维组织增生和骨小梁增厚或变细，间质出血较明显，考虑生理性或局灶性造血减低。**解释与建议**：患者中年男性，诉说不清脸色暗红始于何时，常规检查红细胞与血小板增多，常是真性红细胞增多症（PV）的临床特点或血常规特点之一。骨髓活检示造血减低，结合患者年龄等信息，需要考虑生理性或局灶性原因；考虑骨髓组织标本量少，不能很好评判骨髓造血，建议多部位骨髓活检并行血清EPO水平，*JAK2* p.617F与exon 12、*CALR*与*MPL*突变检查。

病例4 患者男性，57岁，头晕、乏力、胸闷和咳少量血痰4天，肝脾淋巴结未及肿大，血常规异常（Hb 62g/L、RBC 2.10×10¹²/L，WBC 14.2×10⁹/L、N 78%，PLT 18×10⁹/L，Ret 7.8%）和凝血异常（Fbg 0.51g/L，PT 19秒，TT 19秒，D-二聚体升高）原因待查，送检骨髓涂片和骨髓活检，附血片和骨髓印片标本（四片联检）形态学检验。**检验结论/诊断**：骨髓涂片，有核细胞显著少见（巨核细胞全片1个），分类以成熟粒细胞为主（考虑骨髓明显稀释）；骨髓印片，有核细胞偏少但比骨髓涂片明显增多，有核红细胞为主并见簇状分布，未见病态造血现象和原始细胞增多；血片，中性分叶粒细胞比例增高并见14%破碎红细胞（2%为盔形细胞），晚幼红细胞占白细胞的3%（结合患者贫血和Ret增高，疑似溶血性贫血）。骨髓切片（活检）示有核细胞增生明显活跃，肿瘤细胞呈大片状浸润伴纤维组织继发性增生（幼红细胞灶性造血，粒细胞和巨核细胞少量残留），整合前三片（血片、骨髓涂片和骨髓印片）检验，考虑转移性骨髓肿瘤伴微血管性贫血骨髓象。

解释与建议：患者贫血、Ret增高和破碎红细胞（包括盔形红细胞）与中性粒细胞增多，支持微血管性溶血性贫血的存在；骨髓涂片有核细胞很少和中性分叶核粒细胞比例增高考虑骨髓稀释，骨髓印片细胞量稍少，但幼红细胞成分明显，且未见形态异常和原始细胞增多（未见明显的血液肿瘤性病变）；骨髓切片比骨髓印片评判有核细胞量更佳，也是检出转移性肿瘤细胞伴继发性纤维化的最佳指标，本例患者骨髓切片的异常所见强力提示与患者凝血象异常和血小板显著减低（DIC）及外周血出现异形红细胞、晚幼红细胞和网织红细胞增高的关系，而继发性骨髓纤维化也与骨髓涂片有核细胞显著少见和印片有核细胞偏少有关。建议加做免疫组织化学和影像学检查，进一步提供诊断与鉴别诊断的证据（后续ECT检查为全身骨骼多发性代谢异常，恶性肿瘤骨转移首先考虑）。

病例5 患者男性，86岁，初诊。既往体健，近月来主诉头昏乏力并发现体重下降，检查血常规发现贫血、白细胞和血小板计数增高。近次血常规：WBC 20.45×10⁹/L，N 95.30%、L 2.60%、M 1.90%，Hb 55.00g/L，PLT 970×10⁹/L；血清肌酐208μmol/L，球蛋白29.2g/L。无肝脾淋巴结肿大、发热、黄疸、黏膜病变和化学药物及放射线接触史。送检骨髓活检附骨髓涂片与血片各2张，同时送检的还有骨髓流式免疫表型检测、骨髓染色体核型分析、骨髓增殖性肿瘤（MPN）四基因突变筛查、*BCR::ABL1*检测（实时荧光定量PCR法）、白血病中56种融合基因筛查、髓系血液疾病74种基因突变检查。其他检查有血游离轻链组合、血清免疫固定电泳和铁四项检测等。

整合诊断/结论：①考虑不典型慢性粒细胞白血病，建议了解血细胞异常病史排除慢性中性粒细胞白血病（CNL）进展；②铁缺乏症。

　　解释与建议：患者男性，86 岁，初诊，白细胞和血小板增多，贫血，无特殊体征。骨髓活检有核细胞增生显著活跃，粒巨两系异常造血，幼粒细胞成熟不佳和低核叶小巨核细胞明显增多，CD34 阳性原始细胞约占 10%；附检骨髓细胞形态学有核细胞增生活跃，原始细胞占 2.0% 和巨核细胞增多并见单圆核、双圆核病态形态；附检血片白细胞增多，中性分叶核粒细胞为主、平均核叶增多，偶见原始细胞和幼粒细胞；骨髓涂片和血片均不见嗜酸性嗜碱性粒细胞增多。骨髓切片（活检）整合附检的骨髓涂片和血片，符合髓系肿瘤，MDS/MPN 可能性大。同时送检的骨髓流式免疫表型中检测到 2.90% 髓系原始细胞伴 CD56 部分表达，以及白血病 56 种融合基因仅检出 *WT1* 表达增高，支持髓系肿瘤诊断。实时荧光定量 PCR 法 *BCR::ABL1* 检测阴性，可以排除慢性髓细胞白血病。MPN 基因突变 *JAK2*、*PML*、*CALR* 筛查均为阴性，骨髓染色体核型分析未发现异常克隆，髓系血液疾病 74 种基因突变检测到 *ASXL1*、*CSF3R*、*U2AF1* 和 *SETBP1* 一级突变，变异频率均＞10%。这些基因突变常见于髓系肿瘤 MDS/MPN 和 MPN 进展，与上述的形态学和血常规等信息共同解读，首先考虑 aCML，CNL 进展期待排（建议详细了解血细胞异常病史）。其他检查铁四项：血清铁、血清铁蛋白、不饱和铁结合力、总铁结合力均为减低，血游离轻链组合 κ、λ 链增高、比值正常，血清免疫固定电泳正常。整合以上信息诊断，患者还存在铁缺乏症。

　　病例 6　患者 65 岁，初诊。主诉腰椎部疼痛 3 个月，检查血常规白细胞减少和贫血，血小板正常（WBC 3.56×10^9/L，Hb 88g/L，PLT 240×10^9/L），血沉增高（110mm/h），血生化示球蛋白增高。肝脾淋巴未及肿大，无化学药物和放射线接触史。**检验结论/诊断**：浆细胞骨髓瘤（原始浆细胞型）。**解释与建议**：骨髓切片（活检）高细胞量，浆细胞比例占 70%（CD138、CD56 阳性，CD19 阴性），形态典型（胞质丰富偏位，有 1 个明显大核仁，片状至弥散性浸润）和正常造血受抑。结合患者老年人、初诊，贫血、白细胞减少和骨痛，支持浆细胞骨髓瘤的诊断；骨髓浆细胞比例达 60% 以上被认为是 PCM 的一个重要的生物学指标，形态学即可做出明确的诊断。患者年龄大于 40 岁、不明原因血沉明显增快和球蛋白升高，也是 PCM 常见的临床特点。

　　病例 7　患者女性，87 岁，初诊。全血细胞减少原因待查。血常规：WBC 1.94×10^9/L，Hb 79g/L，RBC 1.66×10^{12}/L、MCV 124fl、MCH 41.6pg、MCHC 387g/L，PLT 13×10^9/L。送检骨髓活检。**检验结论与建议**：①有核细胞增生活跃，检出一类中大型异常细胞簇状、结节状浸润（常规免疫组织化学仅为 CD20 阳性，CD34、CD117、MPO、CD71、CD61、CD3、CD138 阴性），考虑恶性肿瘤，大 B 细胞淋巴瘤骨髓侵犯待排，建议完善检查（加做免疫组织化学 11 项，细胞遗传学、B 淋巴瘤细胞基因突变组套和流式免疫表型）；②血常规示大细胞高色素性贫血，建议血清维生素 B_{12}、叶酸和网织红细胞检查。

　　病例 8　患者女性，42 岁，初诊。患甲亢并服药治疗 2 年，近一周因发热出现感染性休克，血常规全血细胞减少。近次血常规：WBC 0.4×10^9/L，N 2.5%，L 85%，M 12.5%，Hb 68g/L，RBC 2.97×10^{12}/L，MCV 74.1fl，MCH 23.2pg，MCHC 314g/L，PLT 89×10^9/L。血细胞减少原因（感染性或药物性）待查，送检骨髓活检（附骨髓涂片和血片各 2 张）。**检验结论**：①急性粒细胞缺乏症，粒系造血障碍，重型；②浆细胞增多，散在和小簇状分布（CD138 阳性细胞占 15%，考虑反应性）。**解释与建议**：骨髓活检有核细胞增生减低，粒细胞几乎消失（MPO 标记染色偶见阳性）；红系造血轻度减低（CD71 标记染色阳性细胞占 15%），巨核细胞增生基本良好（平均高倍视野 1 ~ 2 个）。附检骨髓涂片，巨核细胞造血良好（浏览全片共 29 个），有核细胞分类中粒细胞为 0，有核红细胞比例轻度降低（19%），浆细胞比例增高（24%，细胞成熟、多为小型）；附检血片中性粒细胞 1%、淋巴细胞 78%，反应性不典型淋巴细胞 16%，单核细胞 5%。骨髓流式免疫表型未检测到原始细胞、淋巴细胞增多与表型异常，未检测到克隆性浆细胞。骨髓组织病理学整合附检的细胞形态学和流式免疫表型和临床信息，支持急性粒细胞缺乏症，粒系造血障碍（重型）的诊断；浆细胞增多考虑反应性，建议必要时免疫固定电泳等检查。

病例 9　患者女 80 岁，初诊；发热和头疼 9 天，血常规示白细胞增高（$272×10^9$/L）、贫血、血小板减少，并预警单核细胞显著升高。送检骨髓活检附骨髓涂片与血片各 2 张形态学检查。**结论与建议**：骨髓高细胞量，胞体胞核不规则的原幼单核（样）细胞弥散性浸润（CD34−、CD64+、CD33+、MPO−），附检骨髓涂片和血片检出大量形态典型的原始单核细胞和幼单核细胞，形态学（三片联检）符合急性白血病，考虑急性单核细胞白血病（基础类型），建议进一步检查与分类。

病例 10　患者男性，60 岁，初诊，疑诊肾功能不全，送检骨髓活检，附检骨髓印片、骨髓涂片和血片各 2 张。**结论与建议**：骨髓活检有核细胞增生明显活跃，幼稚浆细胞片状和弥散性浸润（约占 65%），造血受抑；附检骨髓印片浆细胞占 70%，骨髓涂片原始浆细胞 34%、幼浆细胞 32%，血片未见浆细胞；形态学（四片联检）符合浆细胞骨髓瘤（幼稚浆细胞型）（骨髓象）。

（五）结果复核、报告审核与报告时间

结果复核、报告审核制度参见第 2 章。发出骨髓组织切片检验报告所需的时间（天数）必须与临床需求和实验室的现状同步，建议实验室在接收标本后的 1 ~ 3 个（一般 2 个）工作日之内发出报告。在图文报告单中，除了组织图片外，建议附有患者标识的送检标本管图片（见图 3-1）。若对报告有疑问，建议在报告日后的 3 ~ 5 个工作日内与实验室联系。

二十二、标本保存、反馈信息处理和其他方面探讨

组织包埋蜡块和阅片后的所有切片标本保存至少 10 年。电子报告书和电脑图片保存至少 5 年，其他参考第 2 章。报告后反馈信息处理机制的建议，以及"请结合临床"等有关其他方面的探讨，参考第 2 章。

第 **4** 章

流式免疫表型检验诊断与报告

一、定义

流式免疫表型检测是通过流式细胞仪（flow cytometer，FCM）利用荧光素标记的单克隆抗体作为分子标记，检测骨髓、血液、体液等标本处理后的细胞悬液中不同细胞群的抗原表达，分析判断各细胞群的系别、性质（抗原增强、减弱或缺失，有无抗原不同步表达与跨系表达，是否克隆性）和分化程度；同时利用激光的折射原理（物理特征）获得目的细胞前向散射（forward scattering，FSC）和侧向散射（side scattering，SSC），分析细胞的大小和颗粒，作为细胞分群的参数和抗原检测的重要补充（图 4-1），为许多疾病，尤其是血液肿瘤与阵发性睡眠性血红蛋白尿，提供明确的或提示性的诊断性证据，提供疾病预后评判与管理的信息，并在临床和 / 或形态学信息的共同解读下，发出学科范围内的检验诊断报告。

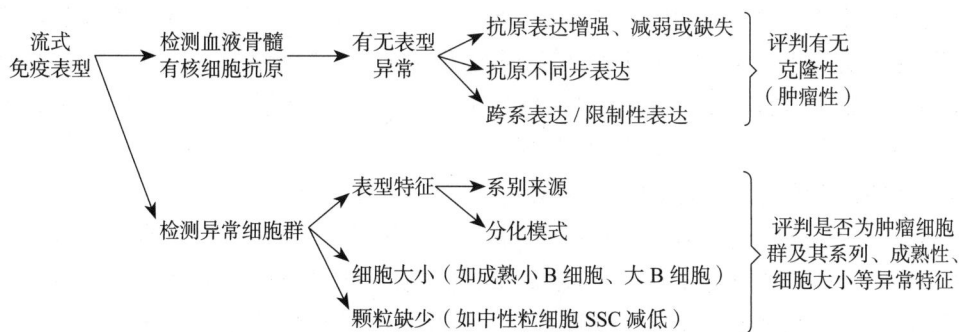

图 4-1　流式免疫表型检测与评判

二、标本要求、核对信息与涂片镜检建议

骨髓抽吸后及时加入样本管中充分混匀（颠倒混匀不少于 10 次），常规首选 EDTA-K$_2$ 抗凝和肝素抗凝的真空管。若标本送达实验室在 24 小时以上应选择肝素抗凝。尤其是不

稳定抗原，如 CD138、CD16，抗原表达强度与标本检测前放置时长有关。标本量建议不少于 2ml，混匀后眼观无明显凝块，可见骨髓小粒。标本不能及时送检时放置 4℃冰箱，运输时冰袋或冷库车保持 2~8℃，并妥善放置包装，避免激烈碰撞和标本渗漏、洒溢。标本送检时间超过 24 小时，建议使用含胎牛血清的标本保存液以减少细胞凋亡，样本尽可能应在 72 小时内检测完成。对于涉及储存、运输的标本，应关注细胞状态，常用的方法有涂片镜检和荧光染料染色，有经验的工作人员也可以在样本分析时发现和识别死细胞。如样本状态差，死细胞比例高，应在备注或结果描述中说明；凋亡细胞占绝大多数，非特异结合不能剔除，免疫表型分析不能进行时，应退检并建议重新送检。

实验室接收送检单和来样标本后应仔细核对相关的各种信息，建议将来样标本拍照并附于检测（诊断）报告中。建议对来样标本在检验前，检查标本质量，并对每一份样本进行涂片、染色与镜检，以及有核细胞计数，将结果作为检测报告内容的一部分（见后述的流式免疫表型检测报告）。计数骨髓中有核细胞的数量，每个检测管中加入合适的细胞量，既保证能收集到足够的有效细胞数，又在抗体的最佳效价范围内，可以有效提高单克隆荧光抗体与相应抗原结合的特异性和检测的准确性，还可以提高单克隆抗体选择的准确性，避免盲目选择抗体；显微镜下检出的原始细胞等异常细胞比例和形态，可以提前预判是否为白血病等血液肿瘤及其系列，及时加做血液病相关抗体，有效提高工作效率。

骨髓样本加抗体前用磷酸盐缓冲液（phosphate buffer solution，PBS）洗涤 2~3 遍（尤其是标本放置时间久及需要检测 B 细胞 sIg 或轻链时），洗涤后根据抗体浓度和滴定结果，调整加入的细胞量。细胞量的估算参照镜检时目的检测细胞的比例和单位体积内的有核细胞数，可以避免抗体量不足或过多，使抗体在理想效价区间。

三、仪器、抗体与标本制备

目前绝大部分实验室使用的 FCM 荧光通道数不少于 4 色，理论上通道越多越有利于发现异常的免疫表型组合，但是过多的荧光通道也伴随着补偿和抗体采购等问题。血液病诊断实验室主流使用的是 6~10 色组合的 FCM。FCM 工作环境要求较高，实验室应尽量恒温、恒湿和少尘，定期对仪器进行维护保养和校准，保证激光性能稳定。仪器应配套便捷的分析软件，检测时方便调整电压、阈值；分析时方便调整补偿。

抗体组合的总体原则是尽量减少相互干扰，应遵循以下基本准则：①弱表达抗原选择强荧光染料，强表达抗原选择弱荧光染料；②弱表达抗原放在被干扰小的检测通道，强表达抗原放在对其他通道干扰较小的检测通道；③共表达抗原避免放在互相干扰的通道，排斥抗原可以放在互相干扰较大的检测通道。

血液肿瘤流式免疫表型检查的抗体选择，目前主要仍参照 2006 年 Bethesda 会议共识（表 4-1 和表 4-2），各实验室可根据经验和侧重点适当增减，总体原则是选定的抗体组合能够明确疾病诊断。

表 4-1　Bethesda 共识初选抗体

细胞系	初选抗体
B 细胞	CD45，CD19，CD20，Kappa，Lambda，CD5，CD10
T/NK 细胞	CD45，CD2，CD3，CD5，CD7，CD4，CD8，CD56
髓系（粒细胞）/ 单核细胞	CD45，CD34，CD117，HLA-DR，CD13，CD33，CD14，CD15，CD16，CD11b，CD7，CD56
髓系（粒细胞）/ 单核细胞（最少组合）	CD45，CD34，CD13，CD33
浆细胞	CD45，CD38，CD19，CD56

表 4-2　Bethesda 共识次选抗体

细胞系	初选抗体
B 细胞	CD22，CD23，FMC7，Zap-70，CD43，CD25，CD103，CD11c，CD34，cCD79a，cCD22，cMPO，TDT，cIgM，CD79b，cKappa，cLambda，CD13，CD33，CD15，CD9，CD38，CD58，BCL-2
T/NK 细胞	CD10，CD1a，TDT，cCD3，CD34，CD25，CD26，CD30，CD57，TCRαβ，TCRγδ，cTIA-1，cMPO
髓系 / 单核细胞	CD2，CD4，CD25，CD38，CD41，CD61，CD64，CD123，CD163，CD235a，cCD79a，cCD22，cMPO，cCD3
浆细胞	cKappa，cLambda，CD138，CD117，CD10

标本经洗涤重悬为单细胞悬液后，标记抗体以备检测，总体原则是先标记膜表面抗体，再裂解红细胞，洗涤弃上清去除碎片，固定破膜后标记胞内抗体。如需检测有核细胞膜表面 CD235a 等红细胞表达的抗体，则应先行红细胞裂解，再标记膜表面抗体。

四、检验时必须仔细阅读检验单信息

临床医生有义务填写检验单上的信息（包括血常规等相关的常规项目）。实验室在检验时必须仔细阅读与分析相关信息，尤其是包括血常规的临床信息，以及需要检测的重点。详见第 2 章。

五、流式免疫表型检测的策略和设门

建议采用两步法（初筛和确诊）检测骨髓样本的免疫表型。根据初筛结果初步判断疾病类型，并针对性地组合抗体，确诊或排除相关疾病，可以提高抗体使用的效率，也能避免漏诊（图 4-2）。初筛的抗体应包括：CD45、CD34、CD117、CD13、CD33、CD7、CD56、CD38、CD19、kappa、lambda、HLA-DR 等。

上机检测时，调整电压至理想状态，使阴性和阳性细胞群能尽可能分开，阳性细胞群

初筛
{
有无异常细胞群
成熟 B 细胞是否克隆性
T 细胞亚群及其有无抗原表达异常
浆细胞比例及其表型有无异常
髓系前体细胞分化有无异常
粒细胞、单核细胞、有核红细胞比例等
}
结合初筛结果和临床特征确定进一步检测单抗组合，明确评判

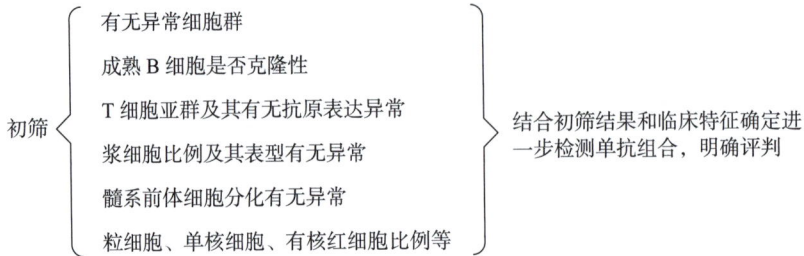

图 4-2 流式免疫表型初筛与确诊流程

在坐标轴内。分析前先调补偿，避免荧光渗漏对结果的干扰。分析抗原的表达情况，目前仍广泛使用同型对照和内对照设十字门，根据抗原阳性强度和散射光强度设门，以区分不同细胞群。

分析样本时，建议首先通过 FSC-A/Time、FSC-A/SSC-A（或 log）、FSC-A/FSC-H 圈取液流稳定的细胞，并去除细胞碎片和粘连细胞。CD45/SSC（或 log）设门能较好地区分中性粒细胞群、单核细胞群、淋巴细胞群、原始细胞群和有核红细胞群，能方便、特异地圈出很大部分血液淋巴肿瘤的异常细胞群，是最常用的设门组合（图 4-3）。浆细胞常用的设门组合是 CD45/CD38（或 CD138），幼稚或成熟 B 细胞常用的设门组合是 CD19（或 CD20）/CD45（或 FSC 等），成熟 T 细胞常用设门组合是 CD3/CD45（或 CD56），原始幼稚 T 细胞设门常用 CD45/SSC（或 cCD3、CD7）等。对流式免疫表型的分析，应至少涵盖常见疾病（急性白血病、淋巴瘤、浆细胞疾病等）的筛

图 4-3 CD45/SSC 设门常见细胞群分布

R1 区：中性粒细胞，急性早幼粒细胞白血病细胞，嗜酸性粒细胞；R2 区：单核细胞，嗜碱性粒细胞，浆细胞，树突状细胞，大 B 细胞淋巴瘤细胞；R3 区：成熟淋巴细胞，淋巴瘤细胞，部分急性 T 淋巴细胞白血病 / 淋巴母细胞淋巴瘤细胞；R4 区：有核红细胞，急性淋巴细胞白血病细胞，部分髓外肿瘤，细胞碎片，少见的淋巴瘤细胞；R5 区：原始细胞，BPDCN 细胞；R6 区：骨髓瘤细胞，部分髓外肿瘤细胞。

查，同时要重视 CD56、HLA-DR 等在发现髓外肿瘤、浆母细胞样树突状细胞肿瘤等疾病中的意义。来样标本常规做涂片镜检，在初筛中有参考意义，如一些低比例的淋巴瘤细胞和髓外肿瘤细胞，能为免疫表型的分析提供指向性，提高相关疾病的检出率。

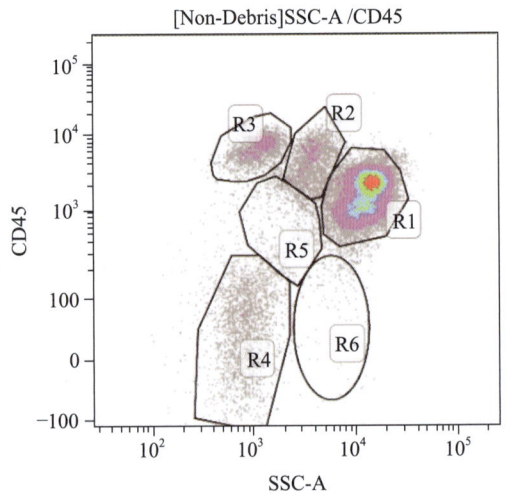

六、正常骨髓细胞抗原分化特征

熟悉正常骨髓各系细胞分化是发现异常免疫表型和诊断疾病的基础，髓系细胞分化各阶段抗原表达特征见图 4-4，淋巴细胞分化抗原特征见表 4-3、表 4-4。

原始红细胞 ← CD117+, CD235a^{low}, Hb−, CD36^{high}
早幼红细胞 ← CD117+, CD36^{high}, Hb−/+, CD235a^{median}
中幼红细胞 ← CD117−, CD36^{high}, Hb+, CD235a^{high}
晚幼红细胞 ← CD36^{high}, Hb+, CD235a^{high}

原始单核细胞 ← CD34+, MPO−, CD13+, CD33+, HLA-DR+, CD4+
幼单核细胞 ← CD4+, CD13+, CD15+, CD33+, HLA-DR+, CD36+, CD64+, CD11b+, CD14+
成熟单核细胞 ← CD4+, CD13+, CD15+, CD33++, HLA-DR+, CD36+, CD64+, CD11b++, CD14++
巨噬细胞 ← CD16+, CD163+, CD4+, CD13+, HLA-DR+, CD36+, CD64+, CD11b++, CD14++, CD15+, CD33++

造血干细胞
CD34++
髓系祖细胞 ← CD34++, CD38++, HLA-DR++
粒/单祖细胞
原始粒细胞 ← CD34++, CD117+, HLA-DR++, CD13+, CD33dim, MPO+/dim
早幼粒细胞 ← CD117+/−, CD13+, CD33+, MPO+, CD64+, CD15+/−
中幼粒细胞 ← CD13dim, CD33+, MPO+, CD65+, CD15+, CD11b+/−
晚幼粒细胞 ← CD13+, CD33+, MPO+, CD65+, CD15+, CD11b+, CD35dim, CD16+
成熟粒细胞 ← CD13++, CD33+, MPO+, CD65+, CD15+, CD11b++, CD35+, CD16++, CD10+

巨核系组细胞 ← Lin−, CD34+, CD38−, CD123−, CD45RA−, TPO-R+
原始巨核细胞 ← CD34+/−, CD38+/−, CD61+, CD41+, CD42−
幼巨核细胞 ← CD34−, CD38+, CD61+, CD41+, CD42+/−
成熟巨核细胞 ← CD34−, CD38+, CD61+, CD41+, CD42+/−

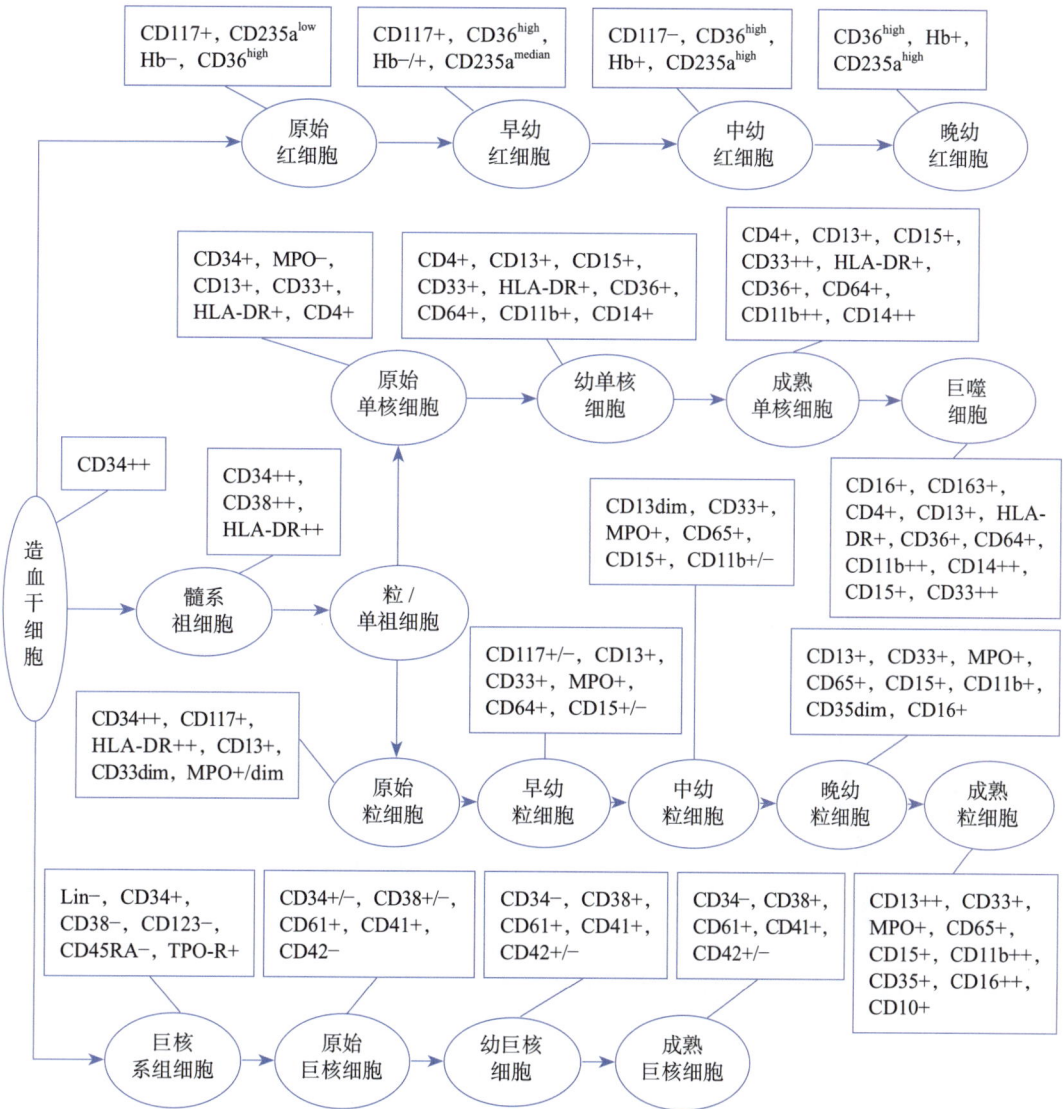

图 4-4　髓系分化抗原表达特征

注："+"阳性，通常为表达率≥20%（部分重要抗原或胞质抗原≥10%）；"−"阴性，不表达或表达率<20%（部分重要抗原或胞质抗原<10%）；"dim"弱阳性，表达率在20%~50%区间或荧光强度低于阳性细胞群；"high"强表达；"median"中等强度表达；"low"低强度表达。表4-3和表4-4中的表达含义一致。

表 4-3　B 细胞分化抗原特征

抗体	分期						
	骨髓			淋巴组织			
	早前 B	前 B	不成熟 B	初始 B	生发中心 B	记忆 B	浆细胞
CD34	+	+/−	−	−	−	−	−
TDT	+	+	−	−	−	−	−

续表

抗体	分期						
	骨髓			淋巴组织			
	早前 B	前 B	不成熟 B	初始 B	生发中心 B	记忆 B	浆细胞
CD10	+	+	−	−	+	−	−
CD19	dim/+	+	+	+	+	+	dim
CD20	−	−/dim	dim	+	+	+	−
CD22	dim	+	+	+	+	+	−
CD23	−	−	−	+	+		
CD79a	dim/+	+	+	+	+	+	+
PAX5	dim/+	+	+	+	+	+	
CD38	+	+	−	−	+	dim	++
CD138	−	−	−	−	−	−	+

表 4-4　T 细胞分化抗原特征

抗体	分期						
	胸腺				淋巴组织		
	T 祖细胞	被膜下 T 细胞	皮质 T 细胞	髓质 T 细胞	外周成熟 T 细胞	滤泡辅助性 T 细胞	调节性 T 细胞
CD34	+	−	−	−	−	−	−
TDT	+	+	+/dim	−	−	−/+	−
CD10	+	+	−	−	−/+	+/−	−
CD7	+	+	+	+	+	+	+
CD2/CD5	−	+	+	+	+	+	+
cCD3	−	+	+	+	+	+	+
CD3	−	−	−/+	+	+	+	+
CD4	−	+	+	+/−	+/−	+	+
CD8	−	+	+	+/−	+/−		
CD1a	−	−	+	−	−	−	−
CD57	−	−	−	−	−	+	−
CD25	−	−	−	−	−	−	+

七、流式免疫表型检验的优势与不足

（一）检测的优势

1. 流式免疫表型灵敏度高　对微小克隆或低比例淋巴细胞克隆和浆细胞肿瘤细胞诊断具有决定性意义。在获取足够细胞的前提下，可以检出 0.01% ~ 0.1% 的 B 细胞淋巴瘤细胞和克隆性浆细胞。在低危型 MDS，髓系原始细胞即使比例较低（<1%），出现分化异常或抗原表达异常（跨系表达、不同步表达等）时，对疾病诊断依然有很强的提示作用。在微小/可检测残留病（minimal/measurable residual disease，MRD）的流式细胞术监测中，绝大部分急性白血病和浆细胞疾病的灵敏度可以达到 10^{-4}。

2. 确定异常细胞系列和分化阶段的作用极其重要　2017 年修订第四版和第五版 WHO 造血淋巴肿瘤分类中有相当一部分诊断是完全依赖于流式免疫表型分析的，如未分化型急性白血病、急性混合型白血病、早 T 前体急性原始淋巴细胞白血病（early T-cell precursor lymphoblastic leukemia，ETP-ALL）；对于一些少见疾病，流式免疫表型也是定性的关键证据，如浆母细胞样树突状细胞肿瘤。

3. 流式免疫表型信息量大、报告快　流式免疫表型检验报告周期短，抗体组合灵活，可以获取大量细胞的信息（一般不小于 20 000 个活细胞）。虽然实验人员的受训程度、操作手法等对结果可能有一定的影响，但是建立标准化规程和模板后，设门和数据分析结果相对客观。

（二）检测的不足

1. 检测的异常细胞偏低　流式样本因样本量和采样顺序的原因，可有不同程度的稀释，加上裂解红细胞后细胞碎片的影响，原始细胞/异常细胞群比例常较形态学低；偶尔也有有核红细胞被裂解造成比例偏高或与形态学涂片结果差异巨大。原始细胞比例接近诊断界值（如 5% 或 20%）时，更需要结合临床和形态学信息。

2. 样本处理可能影响结果　在评判细胞大小、颗粒度时会不同程度地受到标本放置时间、保存条件、缓冲液和裂解液的影响，不如涂片镜检直观、准确。流式处理样本如过滤、洗涤弃上清，分析样本去除粘连细胞，可能会丢失一些大的、粘连性强的细胞；肿瘤细胞的易碎性也可以造成结果假阴性。

3. 不能完全区分白血病性原幼细胞　急性髓系白血病（acute myeloid leukemia，AML）细胞群中的颗粒过多的细胞包括异常早幼粒细胞、原始（幼）单核细胞、较成熟的原始粒细胞和原始早幼嗜碱性粒细胞，检测到的这类细胞的免疫表型常一致或类似。

4. 对细胞病态评判有欠缺　虽然粒细胞的分化异常与粒系病态改变有一定的相关性，但是在其他一些疾病如粒细胞缺乏、粒细胞发育停滞情况下也可能出现。流式免疫表型分析可以提示 MDS 粒细胞颗粒缺少，但这个提示的异常疾病谱大，且不能评判是嗜苯胺蓝颗粒还是中性颗粒。有核红细胞的 CD36 和 CD71 阳性强度 CV 值与红系病态造血相关，但这一参数可能会受到红细胞裂解、抗体效价等影响，也不能观察铁粒幼细胞。流式对巨核细胞和血小板的数量和病态改变的评判意义基本上缺失。

5. 不能检测或诊断效能低的疾病 骨髓中的病原体（真菌、细菌、原虫等）、特殊细胞（狼疮细胞、噬血细胞、戈谢细胞等），以及低比例的非造血肿瘤细胞侵犯也不易检出，对骨髓增殖性肿瘤（myeloproliferative neoplasm，MPN）和一般贫血的诊断意义较小，大部分非肿瘤性血细胞减少的鉴别诊断意义也有限。

6. 其他缺陷 如不同抗体生产厂家和克隆号之间的结果有差异，抗体识别的抗原表位，多色荧光间的补偿问题，免疫表型的漂移、正常参考区间、部分原始细胞（幼单核细胞、原始早幼红细胞）较难设门判定等，都需要检测时注意。

八、其他标本流式免疫表型检验

除了骨髓样本，临床也常送检外周血、胸腔积液、腹水、脑脊液、淋巴结或脾脏组织，对于这些标本，有的可根据表型直接明确诊断，有的可提示白血病/淋巴瘤的髓外侵犯并作为疾病分期的重要依据，有的仅作为初筛结果，有的作为骨髓流式免疫表型的补充。

外周血样本处理流程与骨髓一致。部分淋巴瘤细胞易侵犯外周血，可以与骨髓一起送检。考虑慢性粒单核细胞白血病（chronic myelomonocytic leukemia，CMML）时，也可送外周血检测，自动血细胞分析仪和形态学有时不易区分单核细胞和颗粒减少的粒细胞，流式免疫表型检测能可靠评判单核细胞和中性粒细胞的比例，也可以发现分化异常和抗原表达异常。

胸腔积液、腹水和脑脊液标本需要富集细胞，尤其脑脊液，细胞量常少且标本珍贵，建议检测前进行细胞计数，处理样本时减少洗涤次数，少红细胞时可不必裂解红细胞，尽量减少标本管数。

淋巴结或脾脏等组织样本须制备成单细胞悬液，市场上有商品化的工具和试剂。需要注意的是，组织中淋巴细胞比例和表型与骨髓和外周血有一定差异，部分抗原的阳性或缺失时应谨慎下淋巴瘤的诊断，仅作为组织病理学的辅助参考。

九、治疗后的流式免疫表型与微小残留病灶检验

尽管不同类型的血液肿瘤在治疗后都可能发生抗原漂移，但初诊免疫表型仍是病程监测的重要参考，在初诊基础上设计抗体组合对发现残留的肿瘤细胞更有针对性；尤其是初诊时有多个肿瘤相关抗原（跨系表达、不同步表达和表达强度改变等），将异常的免疫表型尽可能组合在一管能提高微小残留病变（MRD）或可检测残留病灶的检出率。

随着单克隆抗体和嵌合抗原受体T细胞免疫疗法（chimeric antigen receptor T-cell immunotherapy，CAR-T）在临床上日益普及，治疗后的检测和设门应避免使用可能发生抗原缺失的抗体，如CD20单抗治疗后的B细胞淋巴瘤患者，应避免使用CD20/CD45或CD20/FSC设门，至少在筛查管中应同时加入CD19或CD22等B细胞抗体。同理，CD38单抗治疗的浆细胞骨髓瘤患者建议同时关注CD45/CD138设门。对于治疗后的患者，必要的治疗方案信息也是检测时应该关注和获取的。

MRD 是血液肿瘤疗效判断、预后分层和治疗选择的重要依据，多参数 FCM 是检测 MRD 覆盖面最广、灵敏度和特异度较高且被临床广泛认可的检测手段。目前实验室检测 MRD 多使用 8～11 色的抗体组合，国外和国内的专家共识或指南多推荐骨架抗体结合备选抗体的方案，既兼顾肿瘤细胞的共性特征，也为初诊发现的肿瘤相关特异性抗体预留了通道。2017 年版中国专家共识推荐 MRD 抗体组合见表 4-5。需要注意的是不同的实验室、不同的仪器和不同的肿瘤相关免疫表型，MRD 阳性阈值可能都不相同，在开展 MRD 检测之前，实验室应检测至少 20 份（含正常和重建骨髓）样本，确定本实验室的阳性阈值。

表 4-5　推荐的 MRD 检测抗体组合

疾病类型	荧光通道	FITC	PE	PerCP-Cy5.5/PE-Cy5.5	PE-Cy7	APC	APC-Cy7	PB/BV421	PO	ECD/BV605	AF700
B-ALL	8 色	CD58	X	CD38	CD34	CD10	CD20	CD19	CD45		
	10 色	CD58	X	CD38	CD34	CD10	CD20	CD81	CD45	CD19	X
T-ALL	8 色	X	CD99	CD3	CD7	X	CD5	cCD3	CD45		
	10 色	X	CD99	CD3	CD7	X	CD5	cCD3	CD45	CD56	X
AML	8 色	CD38	X	CD33	CD34	D13	HLA-DR	CD117	CD45		
	10 色	CD38	X	CD33	CD34	D13	HLA-DR	CD117	CD45	X	X
PCN	8 色	cKappa	cLambda	X	CD19	CD138	CD45	CD56	CD38		
	10 色	cKappa	cLambda	X	CD19	CD138	CD45	CD81	CD38	CD27	CD56

注：X 为初诊或常见的其他特异性肿瘤相关抗原。

急性白血病和克隆性浆细胞疾病的 MRD 灵敏度大部分实验室可以达到 10^{-4}。总体上，克隆性浆细胞疾病和急性原始淋巴细胞白血病（acute lymphoblastic leukemia，ALL）MRD 检测灵敏度好于 AML，AML 的 MRD 检测的灵敏度高于淋巴瘤。MRD 检测受标本质量、获取细胞数、检测时机、检验诊断人员经验和仪器状态等条件影响，应尽可能建立起标准操作规范。

MRD 检测的报告内容除患者和样本信息、仪器型号和抗体组合外，还应包括体现设门思路的散点图、检测的结果（获取细胞数、异常免疫表型及其比例）、明确的结论（MRD 阴性或阳性，部分实验室设置疑似阳性区间）和其他必要的信息，如是否存在正常的原始细胞或浆细胞群及其比例，有无初诊时的免疫表型变化，以及明显的细胞亚群比例异常等。总之，一份完整的 MRD 检测报告既要客观地反映治疗后的肿瘤负荷，也要体现出尽可能多的对临床评估和治疗有用的信息。

十、流式免疫表型分析需要与免疫组织化学共同解读

流式免疫表型与活检组织的免疫组织化学染色，两种方法各有优劣，共同解读能取长

补短，更好地发挥诊断效能。流式免疫表型可同时检测多个抗原，短时间内获取大量细胞的数据，并对根据特征区分不同的细胞群体，仪器检测相对客观。这些特点对异常细胞群体的系别判定、低比例或原发骨髓/外周血的淋巴瘤细胞鉴别有较大优势。免疫组织化学染色一次只能检测一个抗原，染色条件等因素还会对显色有一定影响，但在镜下能发现一些特征性的改变，如弥漫性增生、骨髓纤维化。免疫组织化学染色依然是淋巴瘤诊断的最主要依据之一，尤其是经典型霍奇金淋巴瘤及ALCL等。由于这些肿瘤细胞的稀少及易碎性，以及特异性抗体的缺如，流式免疫表型检出率低，多依赖免疫组织化学明确诊断和分型。在非霍奇金淋巴瘤中，免疫组织化学检测BCL2的灵敏度比流式免疫表型高，还有一些与特定基因或诊断相关的抗原难以使用流式免疫表型检测，因为缺乏特异性抗体或较少应用。用于淋巴瘤的免疫表型中，有的流式检测见长（如kappa、lambda、CD200），有的依赖于免疫组织化学（如cyclin D1、BCL6、Ki-67、ANXA1、PAX5、MYC、MUM1、LMP1、EBER、LEF1、p53、NPM1）。

十一、流式免疫表型检测需要与细胞形态学共同解读

流式免疫表型和细胞形态学检验各有长处和不足，两者的长处恰好与两者的不足可以互补，又同属于基本的快速诊断技术。卢兴国老师于2013年倡导形态学与流式免疫表型共同解读进行小整合诊断模式用于实践至今，两种技术对细胞及疾病的提示进行相互印证，显著提高了流式免疫表型检测诊断，同时也拓展了形态学的诊断视野，临床满意度大幅提升。如混合表型急性白血病、AML伴微分化型、原始浆细胞样树突细胞肿瘤，细胞形态学难以识别，需要流式免疫表型检测提供指导证据；原始单核细胞与幼单核细胞的鉴定，部分细胞形态学有特征性，包括细胞化学染色；流式免疫表型检测也一样，甚至原始粒细胞与原始单核细胞处于一个细胞群而不能明确区分，只有通过优化组合的互补，才能作出更可靠的区分与诊断。另有一部分AML的颗粒型原始细胞（AML-M2）、原幼单核细胞（AML-M5、M4）和急性嗜碱性粒细胞白血病（acute basophilic leukemia，ABL）的流式免疫表型与急性早幼粒细胞白血病（acute promyelocytic leukemia，APL）相似或一致（CD34和HLA-DR阴性），鉴别诊断必须结合细胞形态学，尤其是髓过氧化物酶（myeloperoxidase，MPO）、苏丹黑B（Sudan black B，SBB）和酯酶双染等细胞化学染色。还会遇到例外标本，细胞化学染色MPO与流式免疫表型检测的不一致。此时，不管哪一种方法，只要操作规范，符合界定的阳性和阴性结果清晰（图4-5），都是有意义的指标。

十二、流式免疫表型特征描述及规范的建议

流式免疫表型的特征描述应突出重点，要体现与疾病相关的抗原表达情况。对疾病诊断有关键性意义的证据要明晰，对后期监测MRD或预后有意义的抗原表达要强调说明。

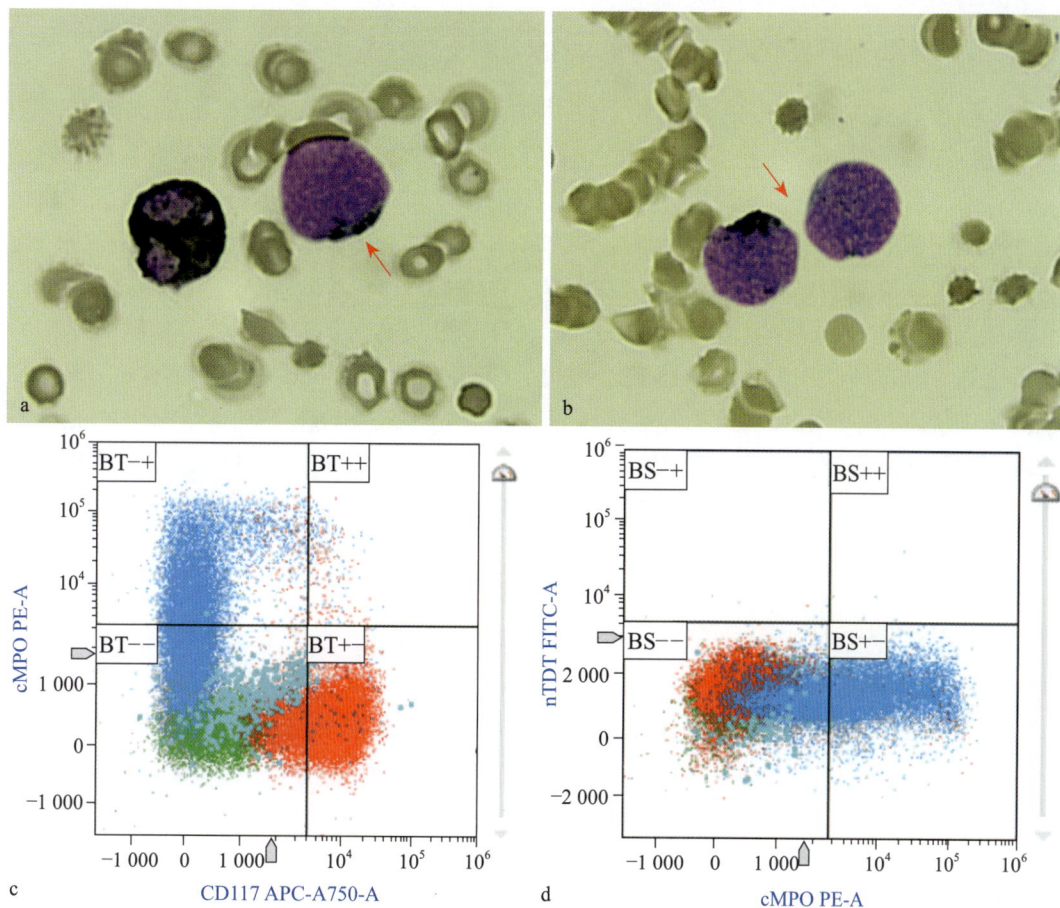

图 4-5　细胞化学 MPO 与流式免疫表型 MPO 检查不一致

a、b 为细胞化学染色 MPO 阳性原始细胞（箭头），右边一个原始细胞核上和下方胞核的微小凹陷处有数个阳性颗粒；c、d 为流式检测的 MPO 阴性。

（一）流式免疫表型标本质量与有核细胞量

流式免疫表型样本采集量较大，临床工作中容易遇到标本凝块或稀释。部分样本运输时间久，未使用细胞保存液，造成细胞状态可能较差，严重的会造成结果误判或不能检测。实验室应做好检验前的标本评估和质量控制，见前述。

如样本无骨髓小粒和油滴，镜检有核细胞和造血细胞少、分析时发现 CD10+ 的成熟中性粒细胞比例增高，干祖细胞比例减低，须考虑骨髓稀释或解释可能，并在报告中予以提示。

建议评判有核细胞量，也可以相同体积样本的细胞数或每秒获取的细胞数来大致评估，报告时提示有核细胞数大致正常、显著增多或显著减少，对判断 CML、骨髓低生性肿瘤等有一定意义，建议在描述中有所体现。

（二）各细胞群比例与表型特征

建议流式免疫表型描述包含髓系前体细胞、中性粒细胞、单核细胞、淋巴细胞（B 细胞、T 细胞和 NK 细胞）、浆细胞、有核红细胞、嗜酸性粒细胞和嗜碱性粒细胞的比例。对于髓系前体细胞，建议描述 CD33/CD34、CD13/CD33 的分化和有无异常抗原表达（CD7、CD56、CD15 等）。中性粒细胞建议描述 SSC 是否减低，中晚幼与成熟粒细胞比例是否明显异常，CD13/CD33、CD13/CD11b、CD16/CD11b、CD16/CD10 等分化是否异常。单核细胞建议描述是否有 CD33、HLA-DR、CD16 等表达减弱或增强，CD14/CD300e 分化是否异常。有核红细胞建议描述 FSC 数值，CD36 和 CD71 的 CV 值是否增大。淋巴细胞，建议描述 FSC、SSC 数值，常见抗原表达情况（CD5、CD2、CD10 等），B 细胞轻链（kappa：lambda）比值（κ^+B 细胞数 /λ^+B 细胞数），T 细胞 CD4/CD8 比值。浆细胞建议描述 CD45 阳性强度，有无 CD19、CD56、CD117，胞内轻链等表达异常。

（三）描述内容与专业用语规范的建议

流式免疫表型的特征描述，如分化异常、表达减弱、抗原缺失，都是相对于正常同类细胞的。在描述分化异常时，应明确具体的异常情况，如髓系前体细胞占有核细胞的1.2%，分化异常，CD33/CD34 分化不连续，CD13/CD33 异质性缺失；既要体现异常抗体组合，也要简明扼要地表述异常的特征。粒细胞分化表述稍显混乱，有分化轨迹、分化模式或分化曲线异常（紊乱）等。建议尽量清晰具体地描述异常类型，如分化成熟异常（成熟粒细胞比例显著减低），抗原表达不同步或强度改变等。不同的分化异常对疾病的提示效能不同，建议在解释中作必要的说明。结论与建议中用语或术语也需要合理、准确。

十三、流式免疫表型检验术语与细胞群的解读与建议

（一）抗原表达强度的表述

流式免疫表型检测的是目的细胞群不同抗原表达情况，并据此判断细胞类别、性质和分化阶段。抗原表达情况的描述应尽可能准确，突出特征性和异常结果。对抗原表达的描述有阳性（＋）、阴性（－）、弱（阳性）表达（弱 +，dim）、中等强度表达（moderate）、强（阳性）表达（强 +，bright）、部分（阳性）表达（partial positive）、均质性表达、异质性表达（het）和具体的阳性比例等。判定阳性，胞膜抗原通常以 20% 为界值，2011 年欧洲白血病工作组建议一些重要的原始标记（包括 TdT、CD34、CD117 等）阳性阈值改为 10%；对系别判定决定性的胞质抗原（cMPO、cCD3、cCD22、cCD79 等），其阳性阈值设为 10%。

对于连续性表达的抗原，无论是同型对照还是内对照，都只能为设门提供参考，具体分析时一定要结合本实验室的仪器性能、抗原特征、同类型细胞的抗原表达强度等。对于临近阈值的细胞群，保证设门准确的同时要结合临床特征和形态学结果。对急性白血病和淋巴瘤、浆细胞疾病的抗原表达建议用抗原强度描述，能更好地体现出表达强度变化的特征，对疾病的精细诊断和病程监测有意义。如 cMPO 的弱表达，诊断 AML 的同时，基本

可以排除 APL，结合是否有单核细胞的分化，有助于鉴别原始单核细胞和原始粒细胞。

弱表达的定义一般指细胞群阳性率 10%～50%，也用于描述特定细胞群中某个抗原表达强度的下调，如在 CLL 时，成熟 B 细胞 CD20、CD22 表达强度减低，此时虽然阳性率仍接近 100%，还是应表述为弱表达（dim）；强表达指细胞群中抗原阳性率＞50%，也用于描述特定细胞群中某个抗原表达强度的增高，如 APL 时 CD33 通常较正常早幼粒细胞荧光更强，描述时提示 CD33 强表达（bright）。部分抗原表达在细胞群中呈双峰，且左侧峰与阴性部分重叠，可表述为部分表达，也可以用具体的阳性率（如 25.5%）表示。异质性表达（不均一表达）指细胞群抗原表达强度跨越 1.5 个 Log 以上，可部分与阴性区域重叠；反之则为均质性表达（图 4-6）。

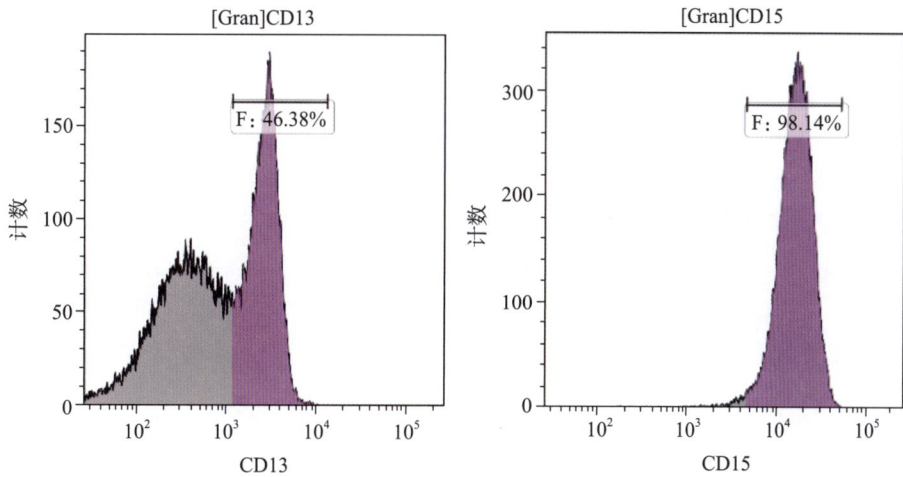

图 4-6　抗原表达强度示例图

正常中性粒细胞异质性弱表达 CD13；正常中性粒细胞均质性强表达 CD15。

（二）跨系表达与不同步表达

跨系表达和不同步表达是白血病细胞的重要特征，也是 MRD 监测的主要白血病相关抗原（leukemia-associated immunophenotype，LAIP）组合。跨系表达是指正常情况下表达于其他系列的非该肿瘤系列标记，而在恶性肿瘤时异常获得（未达到混合表型白血病最低诊断标准），见于各种类型急性白血病和部分淋巴瘤，最常见的是 CD56、CD7、CD19、CD2 等在 AML 的表达和 CD13、CD33、CD117 等在 ALL 的表达。部分跨系表达抗原与遗传学结果相关，如 AML 中 CD19 的表达与 *RUNX1::RUNX1T1*（*AML1::ETO*）融合基因相关，B-ALL（common-B 阶段）表达 CD13、CD33 与 *BCR::ABL1* 融合基因相关。跨系表达抗原还是诊断和预后的重要依据，如 ETP-ALL 诊断必须表达至少一个原始或髓系抗原，CD56 的表达在部分 AML 中与 *FLT3* 突变相关，预后不良。不同步表达是指正常细胞不会同时表达的原始与成熟标记在某一细胞群上同时表达，是白血病细胞免疫表型紊乱的一种表现形式。最常见于 AML 和 B-ALL，如 CD34 和 CD15 的共表达，CD34 和 CD20 的共表达，是鉴别肿瘤细胞的重要依据。

（三）细胞分化

MDS 等疾病时，可表现为不同细胞群的分化异常。这种异常的本质是抗原表达的强度改变、不同步表达或异质性缺失。血细胞减少等疑似髓系肿瘤的患者，流式免疫表型须关注髓系前体细胞、中性粒细胞、单核细胞和有核红细胞的分化。尤其是髓系前体细胞的分化，如跨系表达、不同步表达、CD33/CD13 异质性缺失、CD38 和 HLA-DR 表达减低等，都是评估髓系肿瘤的重要依据。

（四）淋巴细胞克隆性

流式免疫表型是鉴别淋巴细胞克隆性的重要方法，是病理和免疫组织化学的有力补充，对诊断微小克隆和低比例成熟淋巴细胞肿瘤具有不可替代的优势。成熟 B 细胞轻链比例（kappa∶lambda）正常值通常为 2∶1，当这一比值＞3 或＜0.3，尤其是＞10 或＜1/10时，提示轻链限制性表达，如果一种轻链缺失而只表达另一种轻链，则认为是单型性表达，对判定成熟 B 细胞克隆性有更明确的意义。也有部分成熟 B 细胞淋巴瘤表现为轻链缺失，最常见于弥漫大 B 细胞淋巴瘤、滤泡性淋巴瘤和慢性淋巴细胞白血病等，成熟表型的 B 细胞排除抗体因素后，轻链缺失也是克隆性的证据（膜轻链阴性可进一步检测胞质）。同时，应结合 CD5、CD10、CD23、FMC7、CD200、CD11c、CD25 等抗原表达情况，如发现相关抗原的异常表达，也是淋巴细胞克隆性的补充性证据，也可作为区分正常B 细胞群与克隆性 B 细胞群的设门组合。

判断 T 细胞克隆性最简单的常用指标是 CD4∶CD8，这一比值＞10 或＜1/10 时，需要考虑成熟 T 细胞淋巴瘤（细胞）可能。需要注意的是，病毒感染时，CD8+ 细胞比例增高，可出现 CD4∶CD8＜1/10 且 CD7 表达减弱，另有部分成熟 T 细胞淋巴瘤（细胞）表现为 CD4 和 CD8 双阳性或双阴性。结合 CD2、CD5、CD3、CD7、CD25、CD57 等抗原表达情况能明确大部分 T 细胞克隆性问题。确诊 T 细胞克隆性的检测是 TCRvβ 表达谱，单克隆性增殖或全阴性即明确为异常 T 细胞克隆，但是这一检查抗体繁多，成本较高。近年来，TRBC1 作为鉴别 T 细胞克隆性的指标开始广泛应用于临床，表现出较高的特异度和灵敏度，但它只适用于 TCRαβ 阳性 T 细胞亚群。

NK 细胞的克隆性依据主要是 KIR 系列抗原（CD158a、CD158b、CD158e、CD158f、CD158k、CD158i 等）的表达情况，单一表达某个抗原或全阴性提示为克隆性增殖。NK 细胞异常克隆常伴有 CD7、CD2、CD57 的表达异常，CD16 和 CD56 表达是 NK 细胞淋巴瘤具体分型的参考依据。

淋巴肿瘤克隆性鉴别可受到正常淋巴细胞群的干扰，对部分混杂的低比例、缺乏其他异常表达抗原的淋巴细胞克隆容易漏检与漏诊；标本处理、标本类型、抗体组合等对结果也有一定的影响。需要注意的是流式免疫表型的克隆性不等于淋巴瘤，意义未明的异常克隆在临床并不少见。流式检验在报告时一定要结合临床，以免造成误诊或过度诊断。对于这些患者，可以提示异常克隆的存在，并建议长期随访。

（五）CD45 阴性区域细胞群

流式免疫表型分析，常规以 CD45/SSC 设门，CD45 阴性细胞群常被默认为有核红细胞，其他可能出现在这一区域的细胞易被忽视。在 CD45/SSC 坐标图上，与有核红细胞可能重叠的有原始淋巴细胞、淋巴瘤细胞，异常浆细胞、非造血肿瘤细胞、血小板 / 巨核细胞等。为避免漏诊，建议同时关注 CD45/FSC、CD45/CD56、CD45/CD38、CD19/CD7、CD34/CD117、CD36/CD71 等设门组合。对 FSC 大或有 CD45 阴性和 CD56、CD34 等抗原异常表达的成群细胞，需要进一步检查以明确其系列和性质，尤其是一些实体肿瘤，如神经母细胞瘤、横纹肌肉瘤及视网膜母细胞瘤。

（六）流式免疫表型的灵敏度和分群

流式免疫表型的灵敏度理论上可达 $10^{-4} \sim 10^{-6}$，但在实际工作中，低比例细胞群（ 10^{-3} 以下）的分析易受到多种因素影响，尤其是细胞的自发荧光和非特异性结合。此时，除优选的多色抗体进行验证外，还需要实验人员依据经验做出正确判断。

对于细胞的成群与分群，虽有一些主观因素，但是还是有一些基本的准则。如成群细胞一般要求至少 20 个细胞（events），且至少在部分主要的抗体组合上抗原或散射光表达强度基本一致，显示出同质性。细胞分群通过设门实现，是流式免疫表型分析的核心内容，分群的最大原则是尽可能准确地区分样本中各细胞群，尤其是异常细胞群。常用设门组合见前文"流式免疫表型检测的策略与设门"部分，在工作中设门抗体是因病而异、因人而异的，肿瘤细胞的异质性决定了设门组合的灵活性与经验性。

（七）细胞系列判定

流式免疫表型可以确定绝大部分异常细胞群的系列，是相对于其他血液病检测技术的最大优势。但是对髓外肿瘤的具体来源，少部分 T/NK 细胞白血病 / 淋巴瘤、部分系列不明的急性白血病、原始单核细胞和原始粒细胞的鉴别等是有欠缺的。检验人员除熟练掌握诊断标准外，还需要根据抗原表达情况作出既不超学科、又尽可能精细和充分的诊断与建议。

目前急性白血病的系别判定主要依据欧洲白血病免疫分类协作组（European group for the immunologic classification of leukemia，EGIL，1998）积分系统和 WHO（2022）的诊断标准（表 4-6 和表 4-7）。两者的主要作用还是在诊断急性混合细胞（表型）白血病和急性原始淋巴细胞白血病，而单独的 AML 诊断不适用于该标准。需要注意的是，两种判定方法对髓系都高度强调了 MPO 的重要性，但在极少 ALL 患者中也可存在 MPO 阳性而无其他髓系标记表达（符合 ALL 系列判定标准，MPO 阳性而无 CD13、CD33、CD117 等髓系标记表达，不能误诊为混合表型白血病），此类患者可能预后较差。对于 ALL 中同时表达 CD13、CD33 和 CD117 者，即使 MPO 阴性且无单核细胞分化证据，也应考虑具有髓系分化。此外，还要结合抗原的阳性强度、不同抗体克隆号及设门组合等情况，对于不典型或系列判定有困难的，尽可能考虑到各种少见的疾病并注意鉴别诊断。准确的系列判定是肿瘤精准诊疗的基础，是建立在严格的判定标准和足够、高效的抗体组合之上的，同时也要求检验医生能准确把握诊断规则，有明晰的诊断思路。

表4-6　抗原积分系统（EGIL，1998）*

积分	B系表达	T系表达	髓系表达
2	cCD79a cIgM cCD22	c/mCD3 TCR	MPO
1	CD19 CD20 CD10	CD2 CD5 CD8 CD10	CD117 CD13 CD33 CD65
0.5	TdT CD24	TdT CD7 CD1a	CD14 CD15 CD64

注：*. 每一系列最低诊断标准为积分>2分。

表4-7　原始细胞群混合系列判定标准（WHO，2022）

系列标记	判定标准
B系	
CD19 强表达 * 或 CD19 弱表达 **	至少同时强表达 CD10、CD22、或 CD79a*** 中 1 个 至少同时强表达 CD10、CD22、或 CD79a*** 中 2 个
T系	
膜表面或胞质 CD3****	流式细胞术检测部分白血病细胞荧光强度超过成熟 T 细胞荧光强度的 50% 或非 zeta 链试剂免疫组化染色阳性
髓系	
MPO 或单核细胞分化特征	部分白血病细胞荧光强度超过成熟中性粒细胞荧光强度的 50% 非特异性酯酶、CD11c、CD14、CD64 或溶菌酶中表达≥2 个

注：*. 流式细胞术检测部分白血病细胞 CD19 荧光强度超过正常前体 B 细胞荧光强度的 50%；**. 流式细胞术检测白血病细胞 CD19 荧光强度不超过正常前体 B 细胞荧光强度的 50%；***. 不考虑 T 系时使用，有 T 系时不能使用 CD79a；****. 使用抗 CD3ε 链抗体。

十四、报告内容、检验结论／诊断、解释与建议

流式免疫表型诊断报告须充分体现检测的数据和分析，提炼、概括对临床诊断和病程监测有意义的信息。流式免疫表型对不同血液病的诊断意义不同，诊断与报告的内容也有很大不同。

（一）报告的基本要求

1. 初诊标本报告　一份完整的流式免疫表型报告，除患者和样本信息外，应包含以

下内容：①流式细胞仪型号、所有用于检测的抗体、收集分析的细胞数和设门方法；②来样标本检测前质量评判；③异常细胞群和其他分析的细胞群的比例及相关的抗原表达或分化情况；④对疾病相关的表型特征作描述性说明或总结，如异常细胞群的定性和分化阶段，主要的异常表达抗原；⑤流式散点图，包括设门的流式散点图和疾病诊断相关主要的抗原表达图；⑥检验结论/诊断，根据免疫表型检测结果尽可能地给出精细结论，如本次样本异常原始 B 细胞占有核细胞的 78.5%，免疫表型示 B-ALL（Pro-B 阶段）；⑦解释与建议；⑧对不符合要求/质量不佳的标本而可能影响检验结果者，或有检验方法的局限性因素者，建议在报告表型表述或结论中进行表述（如来样标本有核细胞少、成熟细胞比例高、骨髓明显稀释，或标本有效细胞数量明显减少，或标本有凝块等）。也可以使用相对简单的"检验结论与建议"（包括主要解释的证据）模式，如后述病例 4、5。

在报告单下方备注，包括实验室地址与多种联系方式，以及反馈信息的渠道。建议的检测报告式样见图 4-7（临床医生开单规范的可以不用"送检单临床信息"栏目）。

2．治疗后检测报告的内容　治疗后的流式免疫表型检测有其特殊性，报告应包含以下内容：①疾病的转归，如急性白血病，原始细胞比例的增高与减低，造血细胞比例的增高与减低；若是成熟 B 细胞淋巴瘤，是否检测到异常成熟 B 细胞克隆及其细胞的比例；或者提示异常细胞（肿瘤）的负荷变化。②抗体或 FSC/SSC 是否有漂移或改变，若存在，不仅提示疾病的变化，如慢性淋巴细胞白血病（chronic lymphocytic leukemia，CLL）患者 FSC 变大提示可能 Richter 变，还对临床治疗方案选择有重要的影响。

3．报告中的建议　对于流式免疫表型发现的一些异常与疾病相关的线索，有待进一步精细分型的疾病及需要鉴别的其他疾病，可以提出合理的针对性建议。建议的根本目的是明确诊断，是实验室与临床在诊断意见上的书面交流。解释可以是对一些专业术语性比较强的描述的说明，也可以是对诊断证据的补充。对于一些少见疾病如系别不明急性白血病，可以简要解释诊断依据。对于一些可能有预后评判意义的表型，如 AML 原始细胞表达 CD19，解释其与 *RUNX1::RUNX1T1* 融合可能有相关性。

4．检验结论的总体规则　至少应体现以下内容：①有无检测到的异常细胞群及其比例；②异常细胞群的主要免疫表型特征；③有无其他细胞群比例和分化的明显异常；④其他如有核细胞数的显著增加或减少，特殊疾病的积分（如 CLLflow 积分、Ogata 积分）也需要报告；⑤诊断的疾病。

诊断疾病必须符合规则，并且不能超越学科范围，如在诊断 AML 时，不应作出 AML-M2、AML-M4 等属于形态学检验的诊断性结论（除非做出解释是结合细胞形态学的），如果确实需要提示临床的，可用"AML 伴成熟粒细胞分化""AML 伴有粒单细胞分化"等用语。对于非白血病性侵犯血液骨髓的慢性淋巴细胞增殖性疾病，在具体分型上应以提示性、描述性结论为主；尤其是免疫表型没有明确指向的，不一定给予诊断，如异常成熟 B 细胞占有核细胞的 8%，考虑 CD5–CD10– 克隆性小 B 细胞。对于缺乏明确诊断依据的患者，尽可能提取有用的信息，如血细胞减少患者，排除急性白血病和淋巴瘤血液骨髓侵犯后，患者的有核细胞数是否有显著减少、髓系前体细胞比例和分化是否异常、淋巴细胞比例及亚群是否异常，提供给临床有一定参考的指向性意义。

×××血液病整合诊断中心
流式免疫表型检测报告单

送检单位：××××××　　　　　　　　　　　　　　　　条码号：××××××

姓名：×××	性别：男	年龄：64 岁	标本号：××××××
科室：×××	床号：××	病案号：××××××	送检医生：×××

● **送检单临床信息**：2 年前因腋下肿块病理活检诊断为小淋巴细胞淋巴瘤（SLL），近半月全身乏力加重，并发现多处淋巴结肿大，血常规示白细胞增高（WBC 14.6×10^9/L，Hb 114.8g/L，PLT 55.2×10^9/L），诊断 SLL 复发。

1. **检测项目**：淋巴瘤免疫表型（36 个 CD 组套）检测。
2. **来样标本检测前质量检查。**
   ①标本类型与信息核对：骨髓。目测标本量约 3ml，外观未见明显凝块。送检单与来样标本（管）信息一致（附图）。

   ②有核细胞计数：骨髓标本有核细胞计数 68×10^9/L。
   ［参考区间骨髓 $(36 \sim 124) \times 10^9$/L/ 外周血 $(4 \sim 10) \times 10^9$/L］

   ③涂片镜检：有核细胞增多，平均油镜视野 7 个，淋巴细胞增多，占 58.5%（细胞小型、染色质致密和规则，未见原始淋巴细胞，偶见胞体大幼淋巴细胞）。粒细胞和有核红细胞比例减低。未见凋亡细胞明显增多。
   （参考区间：骨髓油镜平均视野 $4 \sim 7$ 个）。

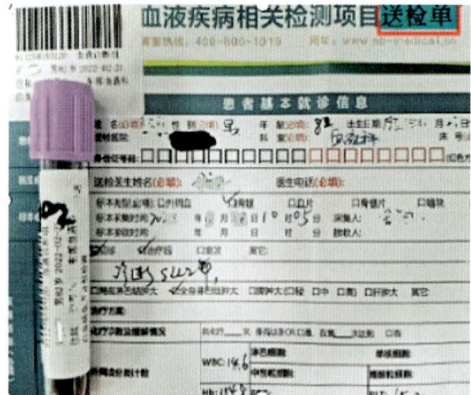

3. **检测方法**：流式细胞仪，BD CANTOII；获取分析细胞数：50 000 个；设门方法：CD45/SSC 设门等。
4. **检测单抗**：CD45、CD3、CD4、CD5、CD7、CD8、CD9、CD10、CD11b、CD11c、CD13、CD14、CD15、CD16、CD19、CD20、CD22、CD23、CD25、CD30、CD33、CD34、CD38、CD56、CD57、CD79b、CD103、CD117、CD123、CD200、HLA-DR、kappa、lambda、FMC7、sIgM/IgD、cMPO、nTdT。

5. **检测结果：**
   ①各群细胞占有核细胞比例（标注颜色与流式分析图一致）：

髓系原始细胞（橙色）：	0.52%	成熟淋巴细胞（蓝色）：	58.05%
中性粒细胞（紫色）：	29.33%	T 细胞：	6.56%
单核细胞（蓝绿色）：	2.15%	B 细胞：	50.14%
嗜酸性粒细胞（橙绿）：	1.52%	NK 和 NKT 细胞：	1.28%
嗜碱性粒细胞（棕色）：	0.68%	原始 B 细胞：	0.08%
有核红细胞（灰色）：	6.22%	异常细胞群（红色）：	50.14%

   ②髓系原始细胞占有核细胞的 0.52%，CD33/CD34、CD33/CD13 分化未见明显异常，CD45 中等、SSC 中等、CD33 variant、CD13 variant、CD7−、CD56−。
   ③中性粒细胞占 29.33%，中晚阶段粒细胞为主，SSC 大，CD33/CD13、CD13/CD11b、CD13/CD16、CD11b/CD16、CD10/CD16 分化未见明显异常，CD34−、CD117−、CD7−、CD56−、CD38−、CD19−、CD15++。
   ④单核细胞占 2.15%，CD14++、HLA-DR++、CD33++。
   ⑤淋巴细胞比例增高，其中 B 细胞 50.14%（描述特征见第 6 部分检测所见）。T 细胞占比 4.56%，T 细胞 CD5++、CD16−、CD3++、CD4 : CD8 约 1.3。NK 和 NKT 1.28%，NK 细胞 CD56+、CD16+、CD4−、CD8 部分表达。
   ⑥浆细胞占 0.6%，CD38++、CD19+、CD56−、CD117−、slambda−、skappa−。
   ⑦嗜碱性粒细胞占 0.68%。嗜酸性粒细胞占有核细胞的 1.52%。
   ⑧有核红细胞占 6.22%，CD45−、CD117−、CD38−、CD56−。

6. **检测异常所见：**
   检测造血与淋巴肿瘤相关免疫表型 36 种单抗和图形分析，CD45/SSC 设门，检测到淋巴细胞占有核细胞的 58.05%，且呈轻链限制性（克隆性）表达：CD19/FSC 设门，CD19$^+$B 细胞占有核细胞的 50.14%，该群异常细胞 CD5、CD23、CD79a、CD200、CD38、HLA-DR、kappa+、CD20、CD22、CD11c、CD25 和 sIgM/IgD 弱 +，CD3、CD10、CD34、CD56、CD57、CD79b、FMC7、lambda、TdT 和 MPO 等阴性；在 FSC 位置上比正常淋巴细胞为小，示小淋巴细胞性。

第 1 页

×××血液病整合诊断中心
流式免疫表型检测报告单

送检单位：×××××× 　　　　　　　　　　　　　　　　　　　　　条码号：××××××

| 姓名：××× | 性别：男 | 年龄：64 岁 | 标本号：×××××× |
| 科室：××× | 床号：×× | 病案号：×××××× | 送检医生：× 医生 |

7. 检验结论/诊断：

　　骨髓标本有核细胞量丰富，检测到克隆性（肿瘤性）小 B 细胞占有核细胞的 50.14%（附检流式抗凝标本涂片小淋巴细胞占 58.5%）；整合血常规等临床特征（病史和病理学诊断），考虑小淋巴细胞淋巴瘤（SLL）复发，骨髓白血病性侵犯（免疫表型象）。

8. 解释与建议：

　　患者老年男性，SLL 病史 2 年，现病史外周血白细胞计数和淋巴细胞比例增高等异常；送检标本质量符合要求（涂片镜检有核细胞增多，小淋巴细胞为主，骨髓小粒可见）；异常成熟 B 细胞群特征性表达 CD19、CD5、CD23、CD200 和 kappa 等，弱表达 CD20 和 CD22，不表达 FMC7、CD79b、CD10，且 FSC 位置示小细胞性，具有肿瘤细胞的免疫表型特性。结合临床符合 SLL 复发，骨髓白血病性浸润免疫表型象。其余各系细胞未检测到免疫表型异常，可以排除其他淋巴肿瘤骨髓侵犯和髓系造血异常。检测到的 CD38 阳性提示预后欠佳，建议关注 *TP53* 和 IGHV 突变状态以及细胞遗传学 del（11q）、del（17p）和 11q− 检测，进一步评估预后，必要时淋巴结活检。

　　（本实验室对检测后余量标本按规定保存；如对报告有疑问，请在报告日后 3 个工作日内及时联系）

| 实验室电话：××××× | 地址：×××××× | 服务电话：××××× |

备注 1：阳性为胞膜抗原表达细胞>20%，胞质或胞核抗原表达细胞>10%，强阳性（强 +，bright）为抗原表达强度高于正常对照标本，弱阳性（弱 +，dim）为抗原表达强度明显低于正常对照标本，异质性表达（het）为抗原表达强弱不一，阴性为表达细胞<10%。

备注 2：成熟 B 细胞和浆细胞克隆性判定界值为轻链 kappa：lambda>10：1 或 kappa：lambda<1：10；kappa：lambda>3：1 或 kappa：lambda<1：3 时需结合临床特征与其他免疫表型特征。成熟 T 细胞克隆性判定标准为 CD4：CD8>10：1 或 CD4：CD8<1：10，且有 TRBC1 克隆性证据或明显的 T 细胞抗原表达异常。

9. FCM 细胞分布图：

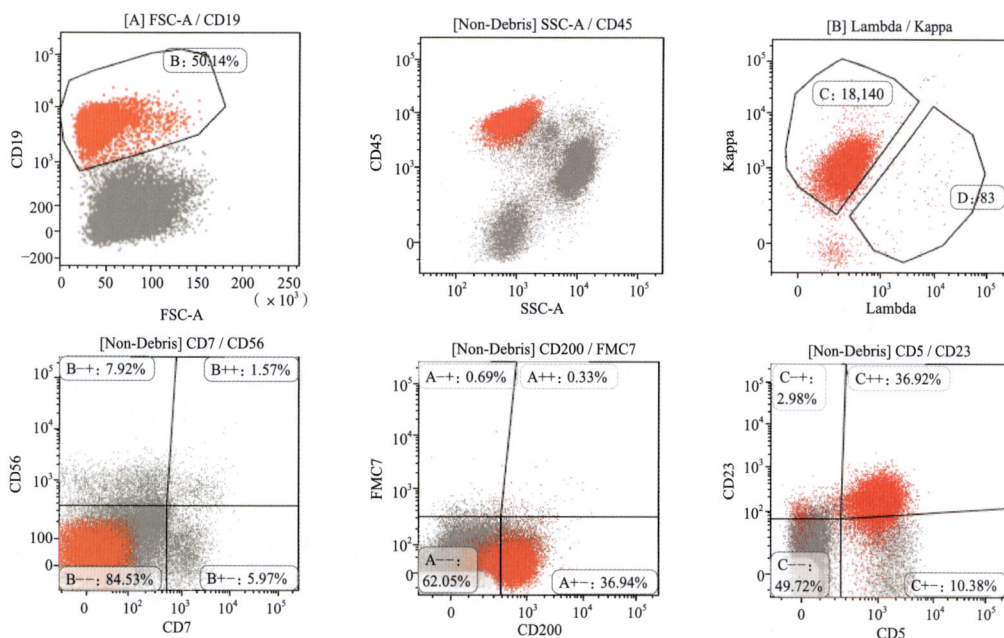

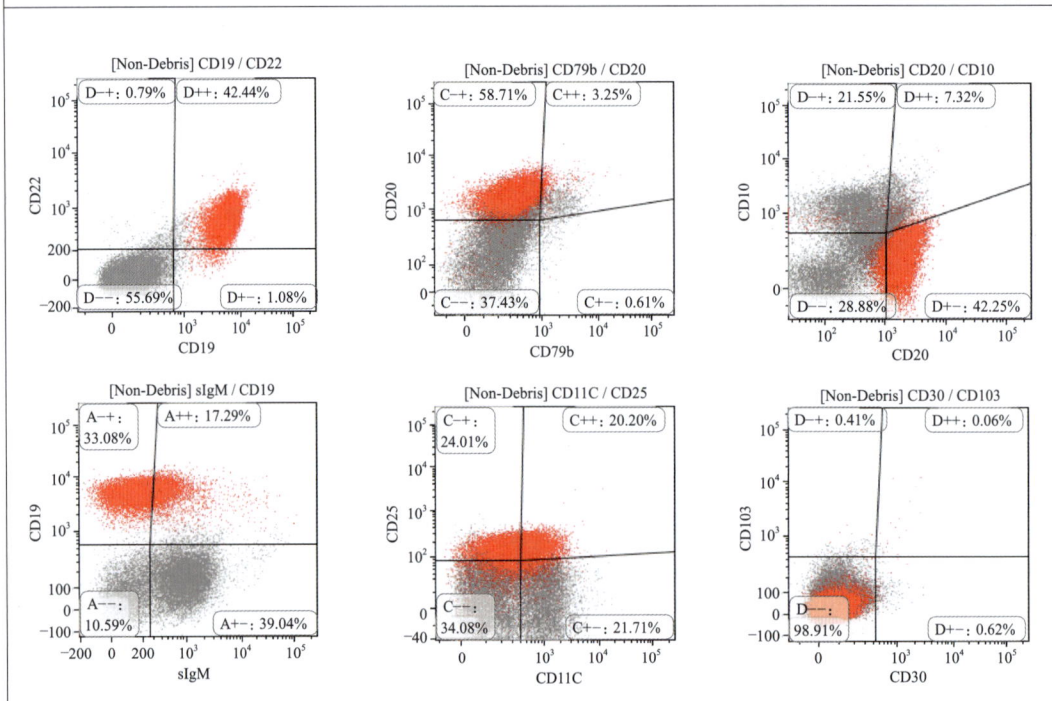

×××血液病整合诊断中心
流式免疫表型检测报告单

送检单位：××××××   条码号：××××××

姓名：×××   性别：男   年龄：64 岁   标本号：××××××
科室：×××   床号：××   病案号：××××××   送检医生：×医生

采样时间：×××××   标本签收时间：×××××   实验室接收时间：×××××   检测时间：×××××
报告时间：×××××   检验：×××   报告：×××   审核：×××

第3页

图 4-7　流式免疫表型检测报告单示例

（二）诊断性意见

1. 明确性结论　结合送检单临床和血常规信息，检测到的流式免疫表型有独特诊断价值者，如急性混合细胞或混合表型白血病、急性未分化白血病、AML、B-ALL、T-ALL、ETP-ALL、BPDCN，可以作出明确的诊断。急性混合细胞白血病还应明确是哪几个系列的细胞混合；ALL 应明确分化阶段；AML 应明确是否表型典型和形态学符合的 APL；AML 伴微分化型需要表型典型的同时，还要排除原始单核细胞的可能（有无部分单核细胞分化和原始细胞是连续的）。流式免疫表型检测对阵发性睡眠性血红蛋白尿（paroxysmal nocturnal hemoglobinuria，PNH）可以作出明确诊断。

2. 符合性结论　为临床表现典型或有相关病史已明确诊断者，如 CLL 或 SLL 患者，流式检测到成熟 B 细胞克隆，且 CLLflow 积分高，可以给出免疫表型符合 CLL 或 SLL 骨髓侵犯的诊断。许多其他淋巴瘤侵犯的大类诊断，也多是符合性结论。

3. 提示性或可能性结论　有疾病的临床特征，流式免疫表型检查发现的信息有支持性证据者，可以给出提示性或可能性结论。如临床不能解释的老年血细胞减少患者，流式免疫表型检测到髓系前体细胞分化异常、粒细胞 SSC 减低和分化异常、单核细胞分化异常或有核红细胞 CD36 和 CD71 荧光 CV 增大等多项流式指标异常，可以提示骨髓增生异常肿瘤（myelodysplastic neoplasm，MDS）。此外，通过有核红细胞的 FSC 大小和比例的检测与分析，结合血常规结果，也可以对巨幼细胞贫血、缺铁性贫血作出疑似性诊断。

4. 描述性结论　临床信息不全和流式免疫表型结果缺乏明确方向时，建议给出描述性检测结论。

5. 排除性结论　对临床高度怀疑相关疾病的患者，如 PNH，或已明确诊断（如淋巴瘤）需要评估有无血液骨髓侵犯的患者，未发现疾病免疫表型明确的异常证据时，可以给出排除性诊断。

（三）常见疾病检验诊断

1. 贫血　贫血患者进行流式免疫表型检测的目的主要是排除血液肿瘤，流式免疫表型检测对非血液肿瘤引起的贫血意义有限。对于这部分患者，在描述部分应体现有无异常细胞群和淋巴细胞、浆细胞克隆，有核红细胞比例和 FSC 大小，CD36、CD71 和 CD235a 的表达和分化情况，淋巴细胞比例和亚群等，并在结论中对存在异常的内容作重点描述，可起到辅助、提示意义，如巨幼细胞贫血和缺铁性贫血。

诊断依赖于流式细胞术检测的贫血类别是 PNH。PNH 检测标本要求采集外周血，最新的专家共识推荐分别检测红细胞上的 CD235a 和 CD59，以及粒细胞和单核细胞的 FLARE、CD157（或 CD24）、CD15、CD64/CD33、CD45 等，诊断报告内容包含是否存在 PNH 克隆、低量 PNH 克隆或少量 PNH 表型细胞及具体比例。

2. 血小板减少症　流式免疫表型检测主要是排除血液肿瘤引起的血小板减少，对非造血肿瘤性血小板减少的诊断缺乏特异性。在报告中，主要关注淋巴细胞亚群的变化，是否存在免疫功能异常或失衡，是否存在淋巴细胞亚群、T 细胞亚群或 B 细胞轻链比例异常等。

3. 白细胞减少症与缺乏症　主要是排除血液肿瘤，评估骨髓大致的增生情况和中性粒细胞比例、中性粒细胞分化和淋巴细胞比例、亚群等。白细胞减少症常表现为 CD10 阳性的成熟粒细胞比例减低；粒细胞缺乏时，骨髓常有粒细胞比例的极度减低甚至缺如，有时也表现幼粒细胞比例增高伴成熟障碍。

4. 髓系肿瘤　流式免疫表型对髓系肿瘤的诊断效能差别巨大，如 AML 常可以肯定性结论，而对 MPN 的诊断意义不大。

（1）AML：流式免疫表型检测到（异常）髓系原始细胞比例达到 20% 以上可明确诊断为 AML，并根据抗原表达和伴随分化情况，尽量做出允许范围内的诊断，如急性巨核细胞白血病、AML 伴微分化型和急性早幼粒细胞白血病。一部分 AML 伴成熟型（AML-M2）、急性（原始）单核细胞白血病（AML-M5）与急性嗜碱性粒细胞白血病，它们的免疫表型与 APL 类似，必须加强同其他信息的共同解读。用外周血标本检测，当血中原始细胞 >20% 时，不论骨髓中原始细胞比例是多少，均可明确诊断为急性白血病。流式免疫表型诊断的 AML 类型还是属于基本类型的诊断范围。

需要注意的是，髓系原始细胞比例在 10%～20% 者不能完全排除 AML。极少的重症感染与使用集落刺激因子等情况的患者，骨髓中原始细胞和幼单核细胞偶尔可能达到 20%，此时需要关注原幼单核细胞有无抗原表达异常，并充分结合临床与其他检查。部分慢性粒单细胞白血病与急性单核细胞白血病较难鉴别，主要原因是幼单核细胞比例较难准确界定。

（2）MDS：流式免疫表型是 MDS 的辅助性诊断指标。在原始细胞增多的高危组 MDS 中，结合血常规等指标，流式免疫表型可以做出较为明确诊断。在低危组 MDS 中，流式免疫表型检查也能根据各细胞群的分化异常，对较多病例做出提示性或疑似性诊断。FCM 的优势在于对异常原始细胞的定性，即使原始细胞比例不明显增高，一旦发现抗原表达异常，如跨系表达、不同步表达、异质性缺失、明显的抗原强度改变，都可以提示克隆性髓系原始细胞。

（3）MPN 和 MDS/MPN：流式免疫表型对 MPN 的诊断效能较低。CML 中性粒细胞显著增多，尤其是中晚幼粒细胞，嗜酸性嗜碱性粒细胞比例增高，对疾病提示有一定意义。有文献报道 $CD34^+CD38^-$ 细胞群上 CD26 表达状态对诊断 CML 有较好的特异度。真性红细胞增多症（polycythemia vera，PV）、原发性血小板增多症（essential thrombocythaemia，ET）、原发性骨髓纤维化（primary myelofibrosis，PMF）进行流式免疫表型检测缺乏意义，只有部分患者中性粒细胞比例增高，嗜碱性粒细胞比例增高；有疾病进展原始细胞增多和 / 或病态造血患者，才有一定的支持性或提示性依据。

流式免疫表型检测对单核细胞的识别较为客观准确，能有效鉴别单核细胞和中性颗粒减少的粒细胞，是 CMML 诊断的重要依据。在其他类型 MDS/MPN 中，流式免疫表型与 MDS 类似，表现为髓系各细胞群的比例和抗原表达 / 分化异常。结合临床和血常规结果，可以提示性或疑似性诊断，但在具体类型上除 CMML 外，不易鉴别诊断。

5. 淋系肿瘤　流式免疫表型对淋系肿瘤的定性和分化阶段的确定具有独特的优势，是诊断和分期的主要依据。根据病程和细胞成熟度分为原始淋巴细胞肿瘤和成熟淋巴细胞肿瘤。ALL 与原始淋巴细胞（淋巴母细胞性）淋巴瘤（lymphoblastic lymphoma，LBL）两者均为原始淋巴细胞肿瘤。结合原始细胞标记（CD34、TdT、CD10 等）和系列标记（cCD3、cCD79a、cCD22 等）可以作出明确诊断，并根据细胞类别将其明确分为 B-ALL/淋巴瘤、T-ALL/ 淋巴瘤和急性 NK 细胞白血病 / 淋巴瘤；B-ALL 和 T-ALL 又根据分化阶段可各分为 4 个分期，T-ALL 中还有特殊免疫表型的 ETP-ALL 分类诊断。

成熟淋巴细胞肿瘤中，免疫表型检测可以明确肿瘤性淋巴细胞的系列和细胞大小。对部分淋巴肿瘤细胞，结合临床和血常规结果，可以作出明确的类型诊断，如 T-LGLL、CLL、多毛细胞白血病（hairy cell leukemia，HCL）。对于不能明确类型的，也可以提示一些主要特征，如 "CD5-CD10-B 细胞淋巴瘤骨髓侵犯，小 B 细胞为主，建议结合形态学、髓外淋巴组织病理、*MYD88* 突变等检查以整合评判 / 鉴别诊断"。需要注意的是，FSC 判断大 B 细胞或小 B 细胞在少数情况下不够准确，FSC 受细胞核质比、细胞表面形状等多种因素影响，判断时要参考 SSC、CD45 等参数。流式免疫表型可以检出明确的低比例（<1%）淋巴瘤细胞，这是相对于形态学和病理的优势，但是流式免疫表型同样缺乏组织

学和形态学的一些优势，所以需要有充分足够的证据并特别强调多学科信息的共同解读（整合诊断）。

6. 浆细胞肿瘤　浆细胞肿瘤发病率高，部分起病隐匿，对于部分低比例异常克隆性（肿瘤）浆细胞，流式免疫表型检测有定性优势，但诊断肿瘤的具体类型是有难度的。鉴定单克隆性的浆细胞的主要依据是胞内轻链的限制性。CD56 抗原异常表达虽是评判浆细胞克隆性的一个依据，但也见于反应性浆细胞增多。PCM 的多数患者，流式免疫表型检测到克隆性浆细胞≥10%，比例越高越容易作出诊断，报告需要体现异常浆细胞比例及主要免疫表型特征，并需要结合临床特征（包括血常规）和血液骨髓涂片细胞形态学等检查。

（四）病例列举

病例 1　患者 63 岁，女性，体检发现白细胞升高 [WBC 11.74×10^9/L（淋巴细胞 46.4%、中性粒细胞 51.2%、单核细胞 2.0%），RBC 4.82×10^{12}/L、Hb 150g/L、MCV 87.4fl，PLT 171×10^9/L] 一周，无肝脾淋巴结肿大，淋巴细胞增多原因待查，送检骨髓标本流式免疫表型。**检验结论/诊断：**骨髓样本有核细胞量一般，检测到 13.42% 成熟小 B 淋巴细胞，异常表达 skappa 和 FMC7 等标记，考虑成熟小 B 细胞肿瘤性骨髓病变。**解释与建议：**本例样本异常成熟 B 细胞群不表达 CD5、CD23、CD10，FSC 示淋巴细胞小型，不支持 CLL/SLL（细胞）和大 B 细胞淋巴瘤（细胞）；其他表达 CD19、CD20、CD38 和 CD22，因标记有限，尚不能明确其他成熟小 B 淋巴肿瘤细胞，建议骨髓活检加免疫组织化学（cyclin D1、SOX11、BCL2、CD5、CD23、CD10、BCL6、Ki-67、CD3 等）和细胞遗传学检查，并寻找髓外病变淋巴组织活检。

病例 2　患者 46 岁，男性，血细胞异常和血片检出 24% 原幼细胞，初诊 AML，送检骨髓标本（肝素抗凝管）检测流式免疫表型。**检验结论/诊断：**骨髓样本有核细胞丰富，检测到髓系原始细胞占 66.3%，表达 CD34、HLA-DR、CD117、CD33、CD13 和 CD19 与 CD56，弱表达 MPO，不表达单核系、红系、巨核细胞和其他淋巴细胞抗原，符合 AML（非 AML-M3）免疫表型象。**解释与建议：**本例患者免疫表型除了表达髓系特征还表达 CD19 和 CD56，在 AML 中原始细胞表达 CD19 常见于 [t（8；21）（q22；q22）；*RUNX1::RUNX1T1*]，而 CD56 表型常与 *KIT* 突变相关并常提示预后欠佳。流式免疫表型检测诊断的 AML 为基本类型，包括 WHO 分类中的特定类型与非特定类型（WHO 第五版称为遗传学定义类型和细胞分化定义类型），按常规要求需要染色体核型、白血病融合基因、相关基因突变，并结合有无细胞毒治疗等病史，整合评判类型亚型。

病例 3　患者 68 岁，女性，3 天前因乏力、腹股沟淋巴结肿大和腰痛来院就诊，血常规（WBC 3.6×10^9/L，RBC 3.82×10^{12}/L、Hb 105g/L，PLT 187×10^9/L），血生化球蛋白 58g/L，贫血和球蛋白增高原因待查，送检骨髓标本流式免疫表型。**检验结论/诊断：**骨髓样本有核细胞量一般，检测到 18.26% 异常成熟小 B 淋巴细胞，表达 CD5、CD23、CD20、CD200，弱表达 CD22，轻链限制性表达 skappa；另检测到异常浆细胞 2.8%，表达 CD56、CD117，不表达 CD19、CD81，胞内轻链限制性表达 clambda。提示浆细胞疾病合并 SLL 骨髓累及可能。**解释与建议：**本例样本同时检测到异常成熟 B 细胞群（18.26%）

和异常浆细胞群（2.8%）。异常成熟小 B 细胞免疫表型特征符合 CLL/SLL，因患者白细胞总数不高，按 WHO 诊断标准不符合 CLL；同时检出的异常浆细胞群，分析免疫表型可以基本排除 LPL/WM，其他类型需要进一步检查。建议腹股沟肿大淋巴结活检、免疫固定电泳、*MYD88* 突变和影像学检查。

病例 4　患者女性，56 岁，AML 诱导治疗后复查，血常规示三系血细胞减低，送检流式免疫表型检查。**结论与建议：**来样骨髓标本有核细胞显著减少；检测到免疫表型异常粒单系原始细胞占有核细胞计数的 74.1% 和粒红两系造血细胞比例极低（涂片观察和免疫标记）；结合血常规等临床信息，考虑急性髓细胞白血病治疗后骨髓未缓解和造血抑制（可能）免疫表型象。

病例 5　患者男性，46 岁，初诊；血常规示白细胞增高和贫血，疑似急性白血病；送检外周血标本流式免疫表型检查。**结论与建议：**①外周血标本幼稚细胞明显增多（标本质量良好）；②检测到表型异常原始 B 淋巴细胞占有核细胞计数的 50.7%；免疫表型符合急性原始 B 淋巴细胞白血病（B-ALL）/ 具有评判 B-ALL 的临床意义，建议结合其他检查进一步判断与分类。

十五、结果复核、报告审核、反馈信息处理与其他方面探讨

结果复核、报告审核制度，报告后反馈信息的处理机制，"请结合临床"等有关其他方面的探讨，参考第 2 章。

十六、标本与报告保存建议

对检验后的来样标本，按规定保存至少一周。来样标本涂片，建议保存 3 ~ 5 年。送检单的装订与保存参见第 2 章。电子版报告书，包括流式图形（分析），建议保存 5 年。

第 5 章

常规染色体核型分析诊断与报告

一、定义

常规染色体核型（细胞培养法）分析是以分裂中期的染色体为对象，借助显带技术对染色体数目进行计数并对染色体结构进行观察与分析，判断其核型为正常或异常克隆，常为血液肿瘤等疾病的诊断提供有力的证据，在预后判断和疗效评估方面同样具有重要的临床意义，是继形态学后应用于血液病实验室检查的第二个大类常规项目。常规染色体核型分析更是染色体病和遗传病诊断的主要手段，可以早期发现遗传性疾病患儿并予以早期干预和治疗。

二、标本采集、接收要求并仔细阅读检验单信息

血液病患者染色体核型分析的标本以骨髓为宜，标本采集量根据外周血白细胞计数高低而定，通常 2～5ml 可满足大多数病例需求。对于慢性淋巴细胞白血病和范科尼贫血患者可以采集外周血作为标本来源。须采用肝素钠抗凝管或含有 RPMI1640 完全培养液（含肝素及 20% 的血清）无菌培养瓶尽快送检（最佳时间为 24 小时以内），标本保存温度不能过高、过低，以 4～25℃ 为宜，不能与冰袋或冰块直接接触。

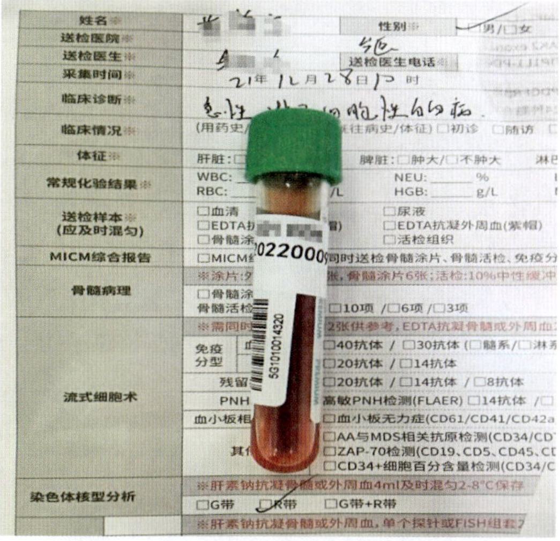

接收送检单与样本管后应仔细核对标本信息并拍照（图 5-1），将核对无误的样本照片附在报告单上。如有不符合要求的

图 5-1 送检单与送检标本信息核对与拍照

建议样本管照片附在报告单上，见图 5-5。

标本，应做记录并及时与送检医生联系。接收标本时，须检查样本是否有溶血、凝血、送检装置破裂等现象。

临床医生有义务填写检验单上的信息。实验室在检验时必须认真仔细阅读与分析信息，尤其是包括血常规等常规项目相关的临床信息，以及细胞培养与诊断中需要注意的方面。相关内容详见第 2 章。

三、染色体培养和制备注意事项

目前染色体的制备多以手工操作为主，且过程复杂（图 5-2），影响因素众多，任何一个环节发生问题或操作不精确都可能造成制片效果不佳，使良好的带纹显示得不到保证，不能得到足够多的分裂象，从而无法有效进行染色体核型分析。

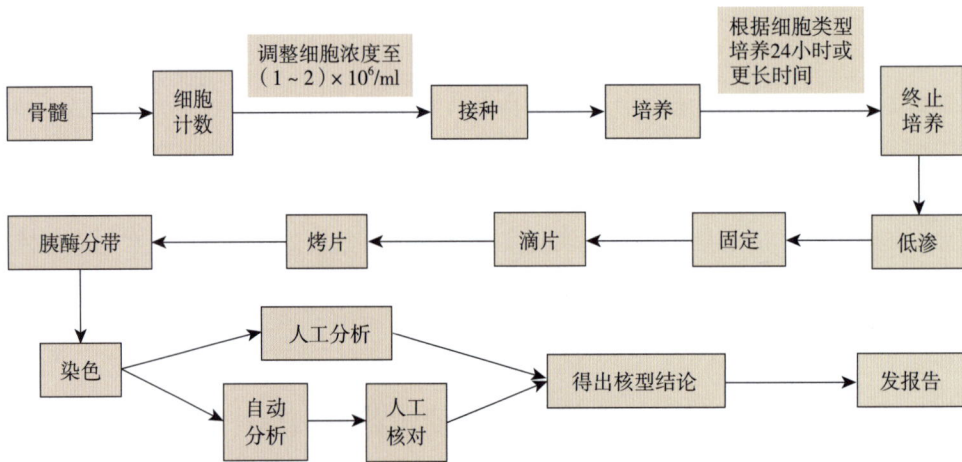

图 5-2　骨髓染色体核型分析流程图（G 带）

骨髓染色体核型分析细胞培养一般采取短期培养法（24 小时），在培养前须进行细胞计数，调整细胞浓度至（1 ~ 2）× 10^6/ml，确保培养液中的细胞浓度为适于生长的最佳浓度。根据细胞类型个体化培养以增强培养效果，如慢性淋巴细胞性白血病（chronic lymphocytic leukemia，CLL）患者外周血细胞培养时须加入非甲基化的胞嘧啶鸟嘌呤二核苷酸 - 寡脱氧核苷酸（CpG-ODN），培养 72 小时以提高异常核型检出率。由于染色体核型克隆性在临床诊治中极其重要，对任何一个病种的培养和分析都要认真仔细，对于临床疑似或考虑的慢性髓细胞白血病（chronic myelogenous leukemia，CML）与急性早幼粒细胞白血病（acute promyelocytic leukemia，APL）尤其需要关注。培养时注意无菌操作，防止污染。

染色体制备过程易受到环境温湿度的影响，控制温湿度的稳定性是染色体制备过程中的重要环节。培养时，培养箱的温度控制在（37.0 ± 0.5）℃，湿度保持 95% 左右，收获时水浴箱的温度须保持在（37.0 ± 0.5）℃，滴片温度最好为 20℃左右，湿度最好为 40%。

有条件的单位最好采用自动化设备进行收获、制片，可以大大减少环境的不稳定和人的因素对制片的影响。

制备过程中用到的低渗液、固定液、分带液、染液建议使用时新鲜配制，尽可能减少试剂对染色体制备的影响。

四、染色体核型分析前准备

阅片前，首先须仔细阅读送检单上的信息，根据临床要求、临床初步诊断及送检单上提供的检验信息，作出初步分析。对于初诊患者，建议在认真阅片的基础上，重点关注初步诊断的疾病中常见的染色体异常；对于复诊患者，须重点关注以往检测中出现的染色体异常及疾病复发后可能出现的染色体异常。仔细核对送检单和片子的编号是否一致，并观察镜下核分裂象是否足够，染色体带纹是否清晰，对于不合要求的片子须重新制片。

五、染色体核型分析建议

随着全自动染色体核型分析软件的应用，越来越多的单位开始用计算机核型分析代替镜下分析，但是镜下核型分析仍是一位合格的细胞遗传学工作者必备的基本功。

阅片时，首先在低倍镜下从左至右、自上而下或根据自己的习惯有规律地逐个视野寻找合适的分裂象，再换用油镜仔细辨认每条染色体是否有异常。不能跳跃式寻找分裂象，这样往往会漏掉一些比例较低的异常分裂象。对于每条染色体的正常带型，阅片者必须熟记于心，这是做好染色体核型分析的前提。其次要遵循随机原则，不能只分析"漂亮"的分裂象，它们多来自正常细胞，而那些"丑陋"的分裂象往往来自肿瘤细胞。

在镜下观察一个核分裂象时，首先确定是否有数目异常，再仔细审视每条染色体的结构，并配对分析是否有异常，如果发现异常，在观察下一个分裂象时，可对上一个分裂象出现的异常重点关注。当发现多了一条结构异常的染色体且少了一条正常染色体时，首先要考虑这条异常的染色体是否为这条缺失的染色体结构重排所致。镜下发现多出一条 22 号染色体时，须仔细辨认是否存在 16 号染色体倒位的可能。若发现染色体数目为 45，且总是少一条 20 号染色体，且临床提示为急性原始 B 淋巴细胞白血病时，要关注是否存在 dic (9; 20) (p13; q11) 的可能。对于复查患者，须重点关注以往染色体检测出现的异常。总之染色体的结构异常往往复杂多变，有时会有数种结构异常同时存在，需要结合临床症状及其他检测项目结果，对衍生染色体充分发挥想象力，挖掘是否存在有临床意义的缺失、易位、倒位、插入等。

六、染色体核型分析方法与术语

（一）显带方法

染色体经过某种特殊处理或特异性染色后，染色体上可显示出一系列连续的明暗条纹，称为染色体显带，这种带对每条染色体都是独特的，因此可以区分和确认每条染色体。骨髓染色体检测常用的方法有 G 显带（图 5-3）和 R 显带（图 5-4）。G 显带是将染色体标本用碱、胰蛋白酶或其他盐溶液处理后，再使用吉姆萨染液染色，染色体上出现宽窄和亮度不同的横纹，在普通光学显微镜下，可见深浅相间的带纹（带末端多浅带）。还有一项显带技术产生的带纹刚好和 G 显带相反（带末端多深带），称为 R 显带。

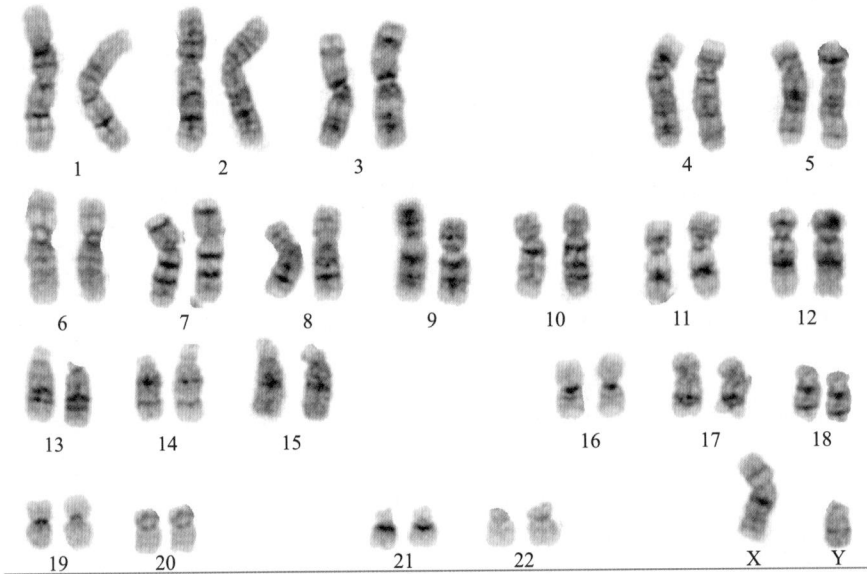

图 5-3　骨髓染色体 G 显带

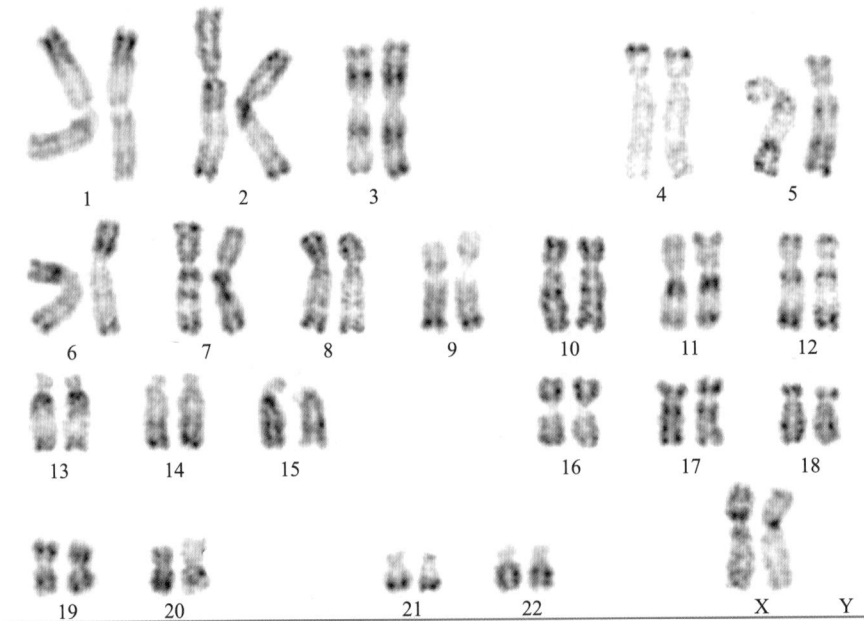

图 5-4　骨髓染色体 R 显带

（二）染色体核型图

将一个体细胞中全套染色体按照染色体的形态、大小、着丝粒位置等特点排列起来，构成图像，即染色体核型图。图 5-3（男性核型）、图 5-4（女性核型）均为完整的核型图。

（三）克隆

单个祖细胞衍生而来的细胞群，如果发现至少有 2 个细胞含有相同的额外染色体或染色体结构异常，或至少有 3 个细胞均丢失同一条染色体，则这种异常是克隆性的，这个克隆就是异常克隆。

（四）核型描述

骨髓染色体核型分析结果必须遵循国际人类细胞遗传学命名系统（International System for Human Cytogenetic Nomenclature，ISCN）进行描述，核型描述分简式与繁式两种描述体系，通常使用简式描述体系，在描述非常复杂的染色体畸变时，为了不引起歧义，可以采用繁式描述（以下涉及的核型均为简式描述）。

正常人类染色体为 46 条，共 23 对，其中 22 对常染色体，1 对性染色体。描述时首先要记录包括性染色体在内的全部染色体数目，接着是一个逗号，随后是性染色体的组成，常染色体发生异常时才被具体列出。肿瘤核型描述名后面使用一对方括号包含每种克隆中的绝对细胞数。如果分析 20 个分裂象时，则人类正常核型（参考值）的组成描述如下：

46, XX[20]　正常女性核型

46, XY[20]　正常男性核型

在描述染色体异常时，首先写出性染色体异常，常染色体异常依照染色体编号的顺序从小到大依次列出。每一条染色体之间的异常用逗号分开，染色体发生数目异常时，加号（＋）或减号（－）写在正常染色体或者异常染色体名称之前，表示增加或缺失该染色体，染色体发生结构异常时，用字母来标识，常见的描述染色体异常的符号及简写见表 5-1。如核型"47, XY, del (5) (q22q33), +8[8]/46, XY[12]"表示 8 个细胞有 5 号染色体部分片段缺失及多一条 8 号染色体，12 个细胞为正常男性核型。

描述单个染色体异常时，在表示结构异常类型的简写符号之后加圆括号，将异常的染色体编号写入圆括号中，随后在另一圆括号中列出染色体断裂位点，如"46, XX, inv (9) (p12q13)""46, XX, del (7) (q22q35)""46, XY, r (3) (p21q27)"，注意两个括号之间不需要任何符号，两个断裂位点之间也不需要任何符号分隔。如果发生两条或更多的染色体重排，则在括号中用分号将两条染色体及两个断裂位点隔开，如 46, XX, t (15; 17) (q22; q21)。如果发生重排的染色体是性染色体，则把它置于首位，在其他情况下，首先列出数目最小的染色体，如"46, X, t (X; 6) (q13; q21)""46, XY, t (2; 8) (p21; q24)"。但如果涉及某些三处断裂的重排，某条染色体的一部分插入另一条染色体的断裂点或某一染色体的片段插入另一染色体的断裂位点，这时受体染色体最先列出，即不管它是不是性染色体，也不管其他染色体编号比供体染色体大还是小，如"46, XX, ins (5; 2) (q31; q21q33)""46, Y, ins (3; x) (p21;

表 5-1　血液肿瘤中常见的染色体核型描述符号及简写

符号及简写	名称	符号及简写	名称
P	染色体短臂	add	未知来源的染色体片段
q	染色体长臂	mar	标记染色体（未知来源）
t	易位	idem	亚克隆中的干系核型
del	缺失	sl	干系
inv	倒位	sdl	旁系
ins	插入	cp	复合核型
i	等臂染色体	inc	不完整核型
der	衍生染色体	[ ]（方括号）	用于描述细胞数
ider	等臂衍生染色体	+（加号）	新增染色体、染色体片段增加
dic	双着丝粒染色体	−（减号）	丢失、染色体片段减少
idic	等臂双着丝粒染色体	/	各克隆性分隔符
dup	重复	//	嵌合克隆性（供体与受体）分隔符
trp	三倍重复	?（问号）	对某一染色体或染色体结构有疑问
r	环状染色体	×（乘号）	重排染色体的多个拷贝、多倍体克隆畸变

qq13q24)"。同样对于涉及三条及以上不同染色体的平衡易位时，由于每条染色体都有一处断裂，在描述这种平衡易位时，仍遵循前述原则，即性染色体或编号最小的染色体写在最前，随后列出接受前一染色体片段的那条染色体，最后列出的染色体是为第一条染色体提供染色体片段的那条染色体，如 "46, X, t (5; 12; X; 9) (q33; p12; q24; q13)"。

不同克隆的核型描述用单斜杠（/）分开，如果有多个不正常的克隆，要按数目从大到小顺序依次排列，正常核型排在最后，如 "45, XX, −7[6]/47, XX, +8[4]/46, XX[10]"；当在两细胞系中发现等数量的细胞，其中一个是数量异常，另一个是结构异常，先列出数目异常的克隆，例如 "45, X[25]/46, X, i (X) (q10)[25]"。如两个克隆都是数量异常，有性染色体异常的首先列出，例如 "47, XX, +X[25]/47, XX, +21[25]"，否则按照常染色体的编号顺序列出。

相关的克隆或亚克隆则按照核型复杂性递增的顺序排列，而不是按照克隆的大小顺序。干系（stemline, sl）是肿瘤细胞群中最基本的克隆，应将其首先列出。其他衍生的亚克隆称为旁系（sideline, sdl）。可以用这些缩写（sl 和 sdl）或 "idem" 来描述干系或旁系。如果有一个以上的旁系，则可命名为 "sdl1" "sdl2" 等，在有亚克隆的肿瘤中可以使用 "idem"，使用时排在干系后面，再在其后写上与干系相比所增加的畸变。注意 "idem" 总是代表最先列出的那个克隆，所有亚克隆与第一个克隆核型的不同之处都必须列出，即在旁系中增加或减少的染色体是在第一个克隆核型基础上的增减。如：

46, XX, t (8; 21) (q22; q22)[3]/47, sl,+8[17]/48, sdl1, +9[3]/49, sdl2, +6[12]

46, XX, t (8; 21) (q22; q22)[3]/47, idem, +8[17]/48, idem, +8, +9[3]/49, idem, +6, +8, +9[12]

仅有 t (8; 21) (q22; q22) 畸变的是最基本的克隆，因此称为干系。47、48 和 49 三条染色体的克隆是旁系，是克隆演化的结果，按照从简单到复杂的顺序依次列出。在有 47 条染色体的克隆中，sl 表示该核型具有与干系中相同的染色体畸变，即 t (8; 21) (q22; q22)。此外该旁系外还增加了一条 8 号染色体，该旁系为 sdl1。有 48 条染色体的克隆为旁系 2，其中 sdl1 表示该核型具有与旁系 1 相同的染色体畸变，即 t (8; 21) (q22; q22) 和 +8，此外该旁系还增加了一条 9 号染色体，以此类推。在第二种描述方法中，每个亚克隆中的 t (8; 21) (q22; q22) 被 idem 所代替。

七、染色体核型分析报告与病例列举

染色体核型分析报告应包含以下内容：①检测单位名称。②患者基本信息，包括姓名、性别、年龄、门诊号或住院号、联系方式、标本编号和临床诊断等。③标本信息，包括标本类型（包括送检单与标本管核对照片）、采集或接收日期、标本质量、显带方法、条带分辨率等。④核型描述。按照最新国际人类细胞遗传学命名系统（ISCN）要求详细描述核型分析结果。⑤核型结论。根据核型分析的结果作出染色体分析的诊断结论。⑥报告日期、分析者和审核者姓名。除以上几点外，建议增加解释栏，内容包括对检测结果的解释、临床意义及建议的进一步检测的项目（如 FISH、PCR）等；如结果包含少见的或复杂的染色体异常核型，须进行简明而重点意义突出的解释，便于临床医生理解。对不符合要求 / 质量不佳的标本，已经影响到核型分析的结果，或有检验与分析方法的局限性因素者，建议在报告单的特征描述或检验结论部分中予以适当的表述（如"送检标本有核细胞数过低""送到实验室超过 48h 小时"等）。在报告单下方备注，包括实验室地址和多种联系方式，以及反馈渠道等相关信息等。

（一）核型结论

根据镜下核型分析的结果得出核型结论，当结论和临床症状或其他检测项目不符时，须重新检测标本，确保实验操作过程正确无误后，针对核型结论给出合理的解释，或建议做其他检测进一步证明。比如在日常工作中，会遇到 PCR 检测结果 *BCR::ABL1* 融合基因阳性，而染色体核型分析未见 Ph 染色体，可以建议进行 FISH 检测以进一步确认。核型分析的第一步为是否为克隆性，然后根据 WHO、ICC 造血淋巴肿瘤分类或共识或指南，确定是否有特定类型诊断意义的异常。当分析到重现性细胞遗传学异常（表 5-2）或者具有一定临床意义的异常时，特别是复杂核型中含有此类异常时，建议报告中给予相应的提示和详细解读，以便临床医生能从复杂的核型中提取主要信息。建议的常规染色体核型分析报告示例见图 5-5。

表 5-2　急性白血病重现性细胞遗传学异常

类型	染色体	基因
AML		
AML 伴 t (8; 21) (q22; q22.1); *RUNX1::RUNX1T1*	t (8; 21) (q22; q22.1)	*RUNX1::RUNX1T1*
AML 伴 inv (16) (p13.1q22) 或 t (16; 16) (p13.1; q22); *CBFB::MYH11*	inv (16) (p13.1q22) 或 t (16; 16) (p13.1; q22)	*CBFB::MYH11*
急性早幼粒细胞白血病伴 *PML::RARA*	t (15; 17) (q22; q21)	*PML::RARA*
AML 伴 t (9; 11) (p21.3; q22.3); *MLLT3::KMT2A*	t (9; 11) (p21.3; q22.3)	*MLLT3::KMT2A*
AML 伴 t (6; 9) (p22; q34.1); *DEK::NUP214*	t (6; 9) (p22; q34.1)	*DEK::NUP214*
AML 伴 inv (3) (q21.3q26.2) 或 t (3; 3) (q21.3; q26.2); *GATA2*, *MECOM*	inv (3) (q21.3q26.2) 或 t(3; 3) (q21.3; q26.2)	*GATA2, MECOM*
AML（原始巨核细胞）伴 t (1; 22) (p13.3; q13.3); *RBM15::MKL1*	t (1; 22) (p13.3; q13.3)	*RBM15::MKL1*
AML 伴 *BCR::ABL1*	t (9; 22) (q34; q11.2)	*BCR::ABL1*
B-ALL/LBL		
B-ALL/LBL 伴 t (9; 22) (q34.1; q11.2); *BCR::ABL1*	t (9; 22) (q34.1; q11.2)	*BCR::ABL1*
B-ALL/LBL 伴 t (v; 11q23.3); *KMT2A*-rearranged	t (v; 11q23.3)	*KMT2A*-rearranged
B-ALL/LBL 伴 (12; 21) (p13.2; q22.1); *ETV6::RUNX1*	t (12; 21) (p13.2; q22.1)	*ETV6::RUNX1*
B-ALL/LBL 伴超二倍体	染色体条数多于 50 条，常小于 66 条	/
B-ALL/LBL 伴亚二倍体	染色体条数常介于 24 ~ 43 之间	/
B-ALL/LBL 伴 (5; 14) (q31.1; q32.1); IGH::*IL3*	t (5; 14) (q31.1; q32.1)	IGH::*IL3*
B-ALL/LBL 伴 t (1; 19) (q23; p13.3); *TCF3::PBX1*	t (1; 19) (q23; p13.3)	*TCF3::PBX1*

注：B-ALL/LBL 为原始 B 淋巴细胞白血病 / 淋巴瘤。

（二）报告注意事项

　　骨髓染色体核型分析的目的是发现克隆性染色体异常，至少在三个细胞中发现同一染色体丢失或两个细胞中发现存在相同的染色体增加或结构畸变时，才可称为克隆。不属于克隆的染色体异常一般不予报告，在某些特殊情况下，也可以描述非克隆性畸变。如果先前发现的异常克隆在随访中再次被发现，即使只发现一个细胞，也要在核型中描述并报告。另外同一标本可能存在多个相关或不相关异常克隆，故应仔细分析，以免漏检。至少须分析 20 个核分裂象，但已发现有异常克隆者，则不必强求此数目。

×××血液病整合诊断中心
常规染色体核型分析报告单

送检单位：××××××　　　　　　　　　　　　　　　　条码号：××××××

| 姓名：××× | 性别：**女** | 年龄：**29 岁** | 标本号：×××××× |
| 科室：××× | 床号：×× | 病案号：×××××× | 送检医生：× 医生 |

●送检单临床信息：患者年轻女性，初诊。牙齿发炎后头昏，四肢瘀斑 3 天。未触及肝脾淋巴结肿大，无化学药物和放射线接触史。血常规检查：WBC 3.18×10^9/L，Hb 58g/L，PLT 38×10^9/L。疑诊 AML（M3）。

1. 送检标本采集时间：××××××
2. 送检标本签收时间：××××××
3. 实验室接收时间：××××××
4. 实验室检验时间：××××××
5. 标本种类与信息核对：骨髓（肝素钠抗凝管）。目测：标本量约 3ml，外观未见明显凝块。核对送检单与来样标本信息一致，标本管标签信息见照片。
6. 检验方法与培养基批号：细胞培养法。
7. 分析中期细胞分裂像：24 个。

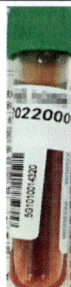

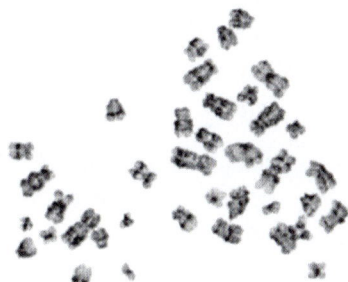

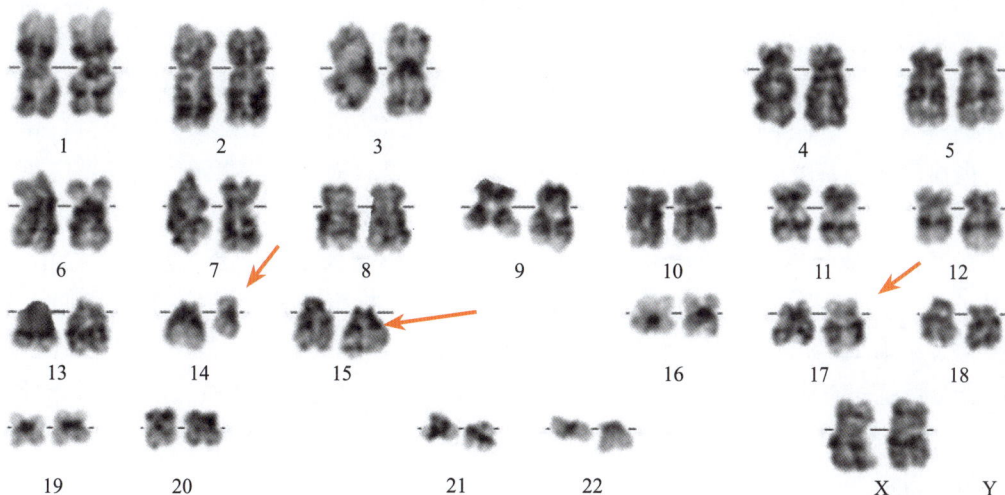

8. 分析结果（核型）：46, XX, t (14; 17; 15) (q13; q21; q22)[24]。
9. 检验结论、解释与建议：分析 24 个中期分裂像，检出 14 号、17 号与 15 号染色体相互复合易位，为罕见的 t (14; 17; 15) (q13; q21; q22) 三元易位，有明确的意义，与其易位形成的 *PML::RARA* 融合基因检测意义等同。结合临床、细胞形态学与流式免疫表型，核型符合特定的遗传学异常定义类型——APL 伴 *PML::RARA* 融合。建议 *PML::RARA* 定量、分子分型和相关基因突变检查，进一步评估预后。

●备注：核型参考值：男性为 46XY，女性为 46XX。本实验室对检测后余量标本按规定保存；如对报告有疑问，请在报告日后 3 个工作日内及时联系。实验室电话：××××× 地址：××××× 服务电话：×××××

检验：×××　　　报告：×××　　　　审核：×××　　　报告时间：××××××

图 5-5　常规染色体核型分析报告单示例
临床医生开单规范的可以不设"送检单临床信息"栏目。

（三）建议结合血常规等临床信息和其他检验进行整合诊断

经过培养前期技术和个体化培养技术的改进，常规染色体核型分析可以在 7 个工作日内发出报告，但仍落后于其他检测报告。这种滞后报告却有一个有利的方面，即可以在血液平台（同一个实验室）上结合获得的临床特征和其他检验（尤其是形态学、免疫表型和分子检验）结果进行诊断、解释与建议或结论与建议，可以提供更多更有临床参考意义的检验信息，具有明显的优势。如其他检验发现的 AML 和 ALL，常规染色体分析有重现性遗传学（染色体）异常（前表 5-2），即可以做出明确的特定类型诊断，并可以对其类型的诊治与预后意义进行简要的解读。对于检出附加的核型异常，予以简要解读，包括临床意义。对于诊断证据尚有不足的，提出可能的原因、完善或进一步检验的项目或随访复查的建议。例如一例全血细胞减少的老年女性患者，形态学检验符合 AML-M4，流式免疫表型检测符合 AML，常规染色体核型分析检出 "46, XX, t (6; 9) (p22; q34.1) [7]/47, sl, +20[13]"，即可以作出以下整合诊断："分析 20 个中期分裂象结果为 46, XY, t (6; 9) (p22; q34.1) [7]/47, sl, +20[13]，整合形态学与流式免疫表型检测，首先考虑 AML 伴 t (6; 9)(p22; q34.1)"；并可给以适当的解释与建议："形态学诊断的 AML-M4 是基本类型，包括了 WHO 分类的特定类型和非特定类型。本例患者的染色体核型类型是 WHO 重现性遗传学异常类型中一个预后不良的少见的特定类型，即 AML 伴 t (6; 9) (p22; q34.1)，建议必要时进行白血病融合基因或 FISH *DEK*::*NUP214* 检测，并结合有无细胞毒治疗史等特殊情况，排除其他特定类型的 AML"。

在其他血液肿瘤的整合诊断中，染色体核型分析同样起到了至关重要的作用，如 MDS，WHO 建议以常规染色体核型分析方法为基准，检出有 MDS 相关改变的细胞遗传学异常（见第 13 章），在血细胞减少病例中可以在无诊断性形态学特征（无原始细胞增多和 / 或无明显病态造血）情况下，提示性诊断 MDS。当常规染色体核型不能获得足够细胞分裂象时，FISH 检测（组套至少包括 5q31、CEP7、7q31、CEP8、20q、CEPY、TP53 等探针）可以作为常规核型分析的补充。

（四）检验结论 / 诊断、解释与建议和病例列举

病例 1 患者男性，72 岁，初诊。既往体健，近 4 天出现发热和咽痛。无肝脾淋巴结肿大，无化学药物和放射线接触史，无 MDS 病史，家族史中也无类似的血细胞减少。血片幼稚细胞 15% 和血小板减少，疑诊急性白血病，送检骨髓标本。**核型分析结论：** 检出 45, X, −Y, del (5) (q15q23), t (8; 21) (q21.2; q22) [5]/46, XY[2]；共分析 7 个中期分裂象，其中 5 个含有克隆性核型，缺失一条 Y 染色体、5 号染色体长臂片段缺失、8 号染色体与 21 号染色体平衡易位；结合临床和同步送检的骨髓活检（包括免疫组织化学，编号 ×××）和流式免疫表型（编号 ×××），符合特定的重现性遗传学异常类型——AML 伴 t (8; 21) (q21.2; q22)。**解释与建议：** 本例检出的 3 种克隆核型，唯有 t (8; 21) (q21.2; q22) 既是诊断性指标又是预后评判指标。患者核型虽与 WHO 分类中的核型 t (8; 21) (q22; q21.2) 和新近定义核型 t (8; 21) (q21.3; q22.12) 中的区带稍有不同，但在允许范围内。建议 AML 热点突

变检查进一步了解遗传学损伤并评判预后，必要时 FISH 方法检测 *RUNX1T1::RUNX1* 融合基因。

病例 2 患者 56 岁，男性，因血细胞减少，疑诊 MDS 而送检骨髓细胞常规染色体核型检查。**检验结果：**分析 30 个中期分裂象，其中 12 个为正常核型、18 个为异常核型。异常核型为 45, XY, del (6) (q13), der (7)t (7; 12) (p13; q12) add (7) (q36), −12[18]/46, XY[12]。**检验结论：**髓系肿瘤不能除外。**解释与建议：**本病例 18 个异常核型中，分别为 6 号染色体长臂缺失，7 号衍生染色体，7 号染色体短臂与 12 号染色体易位，7 号染色体为衍生染色体，是由 7 号染色体短臂与 12 号染色体易位及 7 号染色体长臂末端被未知来源染色体片段取代所形成的；缺失一条 12 号染色体。这些异常核型具有克隆性质，尤其是同号染色体有两个以上异常的核型，常见于髓系肿瘤，建议结合骨髓形态学等检查，整合评判。

病例 3 患者 46 岁，女性，发热、白细胞减少和贫血（WBC $3.37×10^9$/L，Hb 89g/L，PLT $104.94×10^9$/L）3 天，疑似感染性发热或 MDS。送检骨髓常规染色体核型，同步送检骨髓涂片 8 张，血片 4 张和骨髓流式免疫表型。**检验结论 / 诊断：**染色体核型分析 30 个中期分裂象，检出 5 个 t (1; 17) (p36.3; q21) 克隆性核型，MDS 不能排除。**解释与建议：**患者中年人，初诊，因发热和血细胞减少就诊。结合同步送检的细胞形态学示骨髓有核细胞增生活跃，粒细胞一部分细胞嗜苯胺蓝颗粒增多和单核细胞易见空泡（红系和巨核细胞造血基本良好，未见原始细胞增多和病态造血；附检血片未见幼稚细胞，中性粒细胞 58%、单核细胞 16% 并易见空泡形成，NAP 阳性 75%、128 分）；流式免疫表型未检测到原始细胞增多和各群细胞免疫表型异常，提示感染性。延后的常规染色体核型检出 1 号染色体与 17 号染色体平衡易位，这个易位虽不是 WHO 定义的 MDS 重现性遗传学异常，但见于髓系肿瘤，需要提示克隆性遗传学早于细胞形态学异常的可能性，建议 MDS 相关基因突变检查和患者感染治愈后复查骨髓象。

病例 4 患者女性，52 岁，初诊。近一月来头晕乏力、耳鸣心悸。血常规检查白细胞 $1.45×10^9$/L，Hb 40g/L，RBC $1.21×10^{12}$/L，MCV 98.30fl，MCH 33.10pg，MCHC 336g/L，血小板 $7×10^9$/L。肝脾淋巴结肿大未及肿大，既往体健，无化学药物治疗和放射线接触史。临床诊断全血细胞减少原因待查。送检常规染色体核型检验，同时送检骨髓细胞形态学（含特殊染色和血片）、血液肿瘤流式免疫表型（40 个 CD）、髓系血液疾病 248 种基因突变、白血病 56 种融合基因检验。**检验诊断 / 结论：**①核型正常 - 急性髓细胞白细胞；②细胞分化定义类型——急性髓细胞白血病伴微分化型（WHO 分类，2022）伴 *GATA2* 突变。**解释与建议：**患者初诊，主诉头晕乏力，检查示全血细胞减少，无特殊体征。细胞培养，常规染色体核型分析 30 个中期分裂象为正常核型。整合同步送检的骨髓细胞形态学提示高细胞量，原始细胞占 79.0%（附检血片中原始细胞占 58%，MPO、SBB 阴性，酯酶双染 CE 阴性、NSE 弱阳性）；流式免疫表型检测到 81.32% 原始细胞，表达 CD34、CD13、HLA-DR、CD117、CD99，部分表达 CD7，弱表达 CD33、CD38、CD9，不表达 CD19、CD56、MPO、cCD79a、cCD3、TdT；符合急性髓细胞白血病伴微分化型（AML-M0，基本类型）。检测急性白血病 56 种融合基因均为阴性；检测髓系血液疾病 248 种基因突变仅发现有一定预后评判意义的 *GATA2* 一级突变（变异频率 39.5%）和多个有潜在临床意义的二级突变（*BLM*、*CALR*、*FANCA*、*KMT2C*、*NF1*、*PHF6*、*RELN*、*RUNX1*）。染色体核型、融合基因和基因突变检查结果均不支持 WHO 分类中特定的遗传学异常 AML 类型，结合病史也可以排除 WHO 的特定类型——治疗相关 AML 和 AML 伴骨髓增生异常相关（AML-MR），支持急性髓细胞白血病，细胞分化定义类型——急性髓细胞性白血病伴微分化型（WHO 分类，2022）的诊断。WHO 的细胞分化定义类型与形态学和流式免疫表型诊断的急性髓细胞白血病伴微分化型，两者在概念上不同。前者为后者经过遗传学等检查后剩余部分进行再分类的类型。考虑患者有 *GATA2* 突变，尽管可能性很小，建议咨询家族史，必要时进一步检测口腔/皮肤等细胞 *GATA2* 突变，排除胚系易感性髓系肿瘤。

病例5 患者女性，82 岁，初诊，血常规：WBC 21.59×10^9/L（N 36%、M 46.5%），Hb 62g/L，RBC 1.62×10^{12}/L，PLT 47×10^9/L，无肝脾淋巴结肿大。疑似 AML。送检染色体核型分析。**检验结果**：44, XX, del (3) (q21), del (5) (q13q31), del (7) (q22q32), del (12) (q13), i(12)(q10), −16, −17, add (22) (q13)[10]/44, idem, i (8) (q10)[19]。**检验结论**：分析 29 个中期分裂象，检出 10 个异常克隆，考虑血液肿瘤性复杂核型或具有血液肿瘤性复杂核型的评判意义。**解释与建议**：骨髓标本核型分析示 3 号长臂末端、5 号长臂中间、7 号长臂中间、12 号长臂末端分别缺失，另有一条 12 号长臂等臂，分别缺失一条 16 号、17 号染色体，22 号染色体长臂末端被不明来源片段取代；其余 19 个异常克隆为在之前异常克隆基础上 8 号长臂等臂。结合送检单信息，患者为老年人，贫血、血小板减少和白细胞增高及单核细胞增多，这一复杂核型支持血液肿瘤性病变（髓系肿瘤），并示预后不佳。

病例6 患者女性，34 岁，因血细胞增高而送检外周血标本，细胞培养染色体核型分析。**检验结果**：46, XX, t (9; 22) (q34; q11.2)[30]。**检验结论**：分析 30 个中期分裂象都检出 t (9; 22) (q34; q11.2) 平衡易位，支持血液肿瘤（CML，以及 ALL 与 AML 伴 *BCR::ABL1* 融合）诊断，类型需要结合临床和血液骨髓形态学等检查（送检单无信息）。**解释与建议**：骨髓标本中 t (9; 22) (q34; q11.2) 易位是诊断血液肿瘤诊断的关键性指标，见于 CML（阳性）和部分 ALL 与 AML 伴 *BCR::ABL1* 融合。在慢性髓系肿瘤中，按诊断规则，凡是骨髓增殖性肿瘤检出 9 号染色体与 22 号染色体平衡易位者，应归类为 CML。建议结合临床特征、血液骨髓形态学等检查，必要时进行 *BCR::ABL1* 融合基因检测，再行评判/鉴别诊断。

病例7 患者 66 岁，男性，血常规异常 10 天，近次血片提示原始细胞 34%，考虑急性白血病，送检染色体核型分析（细胞培养法）。核型结果：45, del (5) (q13q33), del (7) (q22q34), add (12) (p11.2), −20[20]。**结论与建议**：分析 20 个中期分裂象均存在 4 条染色体数目和结构异常，为克隆性复杂核型，主要见于 AML 和 MDS 等髓系肿瘤；结合血片原始细胞 34% 并参照 WHO（2022）定义的 AML-MR 细胞遗传学异常，符合 AML-MR 特定类型并提示预后较差。在复杂核型中，add (12p) 为未知来源片段，建议加做 FISH 等分子检查予以进一步明确。

病例8 患者男性，76 岁，血细胞减少 2 年，无明显不适症状。**核型结果**：45, X, −Y[17]46, XY[3]。**解释与建议**：骨髓细胞培养方法，共分析 20 个中期分裂象，其中 17 个为缺失一条 Y 染色体的异常克隆。考虑患者为老年人和血细胞减少，检出 Y 缺失且比例较高有一定的临床意义，可以是意义未明克隆性血细胞减少（CCUS）的证据，但缺乏特定的血液肿瘤类型的评判意义。如果患者血液骨髓有病态造血或原始细胞增多，则符合MDS 等髓系肿瘤。建议结合形态学和分子学等检查再行评判。

病例 9　送检单无信息。**结论与建议：** 外周血细胞培养法，分析 30 个中期分裂象观察到 25 个 t (9; 22) (q34.1; q11.2) 克隆核型（阳性率 83%）；需要考虑伴 t (9; 22) (q34.1; q11.2)易位血液肿瘤（CML 或 ALL 伴 *BCR::ABL1* 融合或 AML 伴 *BCR::ABL1* 融合）（或检测到的克隆核型具有评判血液肿瘤 CML 以及 ALL 与 AML 伴 *BCR::ABL1* 融合的临床意义），若为治疗后则提示未获得细胞遗传学缓解，建议结合临床和其他检查，必要时复查。

八、结果复核、报告审核、反馈信息处理与其他方面探讨

结果复核、报告审核制度；报告后反馈信息的处理机制；"请结合临床"等有关其他方面的探讨，参考第 2 章。

九、标本保存与建议

建议用于染色体核型分析的滴液标本保存一个月，片子保存 3 年（可以长时间保存），电子报告书和计算机核型图保存 5 年以上，原始骨髓 / 血液标本一般保存 2 周。送检单整理与资料保存参考第 2 章。

第 6 章

荧光原位杂交（FISH）细胞遗传学检验诊断与报告

一、定义

荧光原位杂交（fluorescence *in situ* hybridization，FISH）是一种通过荧光素标记的核酸探针与制片标本（常用骨髓涂片、印片和培养染色体液涂片，也可以用血液等其他体液制备的涂片及石蜡切片）中的核酸杂交的分子细胞遗传学技术，可以灵敏而快速地检测标本中是否含有已知或可能存在的间期（或中期分裂象）细胞染色体异常（数目、扩增、缺失和易位等）及目标基因的定位，用于血液肿瘤的诊断和预后评判并为临床提供治疗决策的参考信息，包括用于随访和监测药物的影响或证明患者骨髓移植是否成功。

二、FISH 在血液肿瘤中常用场合、探针与方法的优缺点

（一）常用临床情况

FISH 的常用场合包括：①确认由常规细胞遗传学发现的染色体异常，以及为随访检查建立 FISH 信号基线模式；②当临床和形态学提示有特定染色体异常时，需要检测该染色体异常，比如慢性髓细胞白血病的 *BCR::ABL1*，AML-M2、M3、M4、M5 的 t (8; 21)、t (15; 17)、inv (16) 或 t (16; 16)、11q23 重排，套细胞淋巴瘤的 t (11; 14) 或 *CCND1* 重排；③急性原始淋巴细胞白血病、慢性淋巴细胞白血病、浆细胞骨髓瘤等进行危险分层和治疗管理所需遗传学异常的 FISH 检测；④检测染色体隐蔽易位或常规细胞遗传学不能发现的异常，如急性原始淋巴细胞白血病中的 t (12; 21) 或骨髓瘤中的 t (4; 14)；⑤检测石蜡包埋组织切片的淋巴瘤相关染色体易位；⑥微小残留病定量和分析大量分裂和不分裂细胞，评判细胞遗传学缓解和复发；⑦跨性别骨髓移植患者植入状态（嵌合体）的监测；⑧检测初诊急性早幼粒细胞白血病 *PML::RARA* 的快速诊断。

（二）常用探针

目前临床上最常用的 FISH 探针为染色体计数（着丝粒）探针（centromere-enumeration

probes，CEP）和位点特异性识别探针（locus-specific identifier probes，LSI）。其中 LSI 探针又分为融合探针与分离重排探针。CEP 探针标有一种荧光素，识别每条染色体着丝粒上高度重复的 171kb 的 α 卫星序列，能用于间期和中期细胞的染色体计数。由于 13 号和 21 号染色体之间以及 14 号和 22 号染色体之间的序列相似，CEP 不能用于识别这些染色体。LSI 探针靶向不同的染色体区域（非重复序列），可检测特定基因座的拷贝数异常或重排，可检测常规细胞遗传学分析中不能识别的隐匿的重排。与产生强荧光信号的着丝粒特异性探针相比，LSI 探针需要至少 20kb 大小才能产生足够的信号。基因扩增测定通常同时使用靶基因特异性探针和相应着丝粒的探针。这种方法有助于区分真正的扩增与非整倍性病例；在基因扩增者中，来自靶基因的信号数量高于着丝粒信号。

常见髓系及淋系肿瘤中的 FISH 探针分别见表 6-1 和表 6-2。

表 6-1　髓系肿瘤常用 FISH 探针

疾病	染色体异常	基因	探针名称
CML	t (9; 22) (q34; q11.2)	*ABL, BCR*	DCDF BCR/ABL
		ASS	TCDF BCR/ABL TCDF BCR/ABL/ASS
MPN（包括伴嗜酸粒细胞增多的髓系肿瘤和淋系肿瘤）	del (20q)		SC D20S108
	4q12 重排	*PDGFRA*	DCBA PDGFRA
	5q33 重排	*PDGFRB*	DCBA PDGFRB
	8p12 重排	*FGFR1*	DCBA FGFR1
	+8		SC CEP 8
	+9		SC CEP 9
	del (5) (q31)	*EGR1*	DC, EGR1
	del (7) (q31)		DC D7S522
	del (13q)		D13S319/LAMP1
AML	t (8; 21) (q22; q22)	*RUNX1T1 (ETO), RUNX1 (AML1)*	DCDF RUNX1T1/RUNX1
	t (15; 17) (q22; q21)t (V; 17) (V; q21)	*PML, RARA*	DCDF PML/RARA, DCBA RARA
	inv (16) (p13q22)/t (16; 16)	*MYH11, CBFB*	DCBA CBFB
	t (V; 11) (V; q23), del (11) (q23)	*KMT2A (MLL)*	DCBA MLL
	del (5) (q33-34)	*CSF1R*	DC, CSF1R/D5S32
	del (5) (q31)	*EGR1*	DC, EGR1/D5S32
	−7		DC D7S522/CEP7
	del (20) (q12)		SC D20S108
	+8		SC CEP8
	t (3; 3) (q21; q26) 或 inv (3) (q21q26)	*MECOM (EVI1)*	DCBA EVI1
	t (6; 9) (p23; q34)	*DEK/NUP214*	DEK/NUP214 t (6; 9)

疾病	染色体异常	基因	探针名称
MDS	−5, del (5) (q33-34)	*CSF1R*	DC, CSF1R/D5S23
	−5, del (5) (q31)	*EGR1*	DC, EGR1/D5S23
	−7, del (7) (q31)		DC D7S522/CEP7
	del (20) (q12)		SC D20S108
	+8		SC CEP 8
	del (11) (q23)	*KMT2A (MLL)*	DCBA MLL
	del (13) (q14)	*RB1* SC *RB1*/13q14	D13S319/13q14
	del (17) (p13.1)	*TP53*	SC, TP53
	−Y		DC CEPY/CEPX

注：AML. 急性髓细胞白血病；CML. 慢性髓细胞白血病；MDS. 骨髓增生异常肿瘤；MPN. 骨髓增殖性肿瘤；CEP. 染色体计数探针；DC. 双色；DCBA. 双色分离探针；DCDF. 双色双融合探针；ES. 额外信号；SC. 单色；TC. 三色。

表 6-2　淋系肿瘤中常用的 FISH 探针

疾病	染色体异常	基因	探针名称
B-ALL	三体 4, 10, 17		TC CEP 4, 10, 17
	t (12; 21) (p13; q22)	*ETV6 (TEL)*, *RUNX1 (AML1)*	DCSF TEL/AML1 ES
	t (V; 11) (V; q23)	*KMT2A (MLL)*	DCBA MLL
	t (9; 22) (q34; q11.2)	*ABL, BCR*	DCDF BCR/ABL
	t (1; 19), t (17; 19)	*PBX1, TCF3 (E2A)*	DCBA E2A
T-ALL	14q11.2 重排	*TRA/TRD*	DCBA TCRα/δ
	t (5; 14) (q35; q32)	*TLX3*	DCBA TLX3
	del (9) (p21)	*CDKN2A*	DC p16/D9Z3
	7q35 重排	*TRB*	DCBA TCRβ
	7p14-15 重排	*TRG*	DCBA TCRγ
	t (7; 10) (q34; q24), t (10; 14) (q24; q11)	*TLX1 (HOX11)*	DCBA TLX1
T-PLL	14q32 重排	*TCL1A*	DCBA TCL1
CLL	单体 13, del (13) (q14)	*MIR16-1*（编码 miR-16-1）	DC, D13S25/13q34 D13S319/13q14 RB1/13q14
	三体 12		SC, CEP 12
	del (11) (q22.3)	*ATM*	SC, ATM
	14q32 重排	*IGH*	DCBA IGH
	t (11; 14) (q13; q32)	*CCND1, IGH*	DCDF CCND1/IGH
	del (17) (p13)	*TP53*	SC, TP53
	del (6) (q23)	*MYB*	SC, MYB

续表

疾病	染色体异常	基因	探针名称
骨髓瘤	三体 5, 9, 15, 19		TC, CEP 5, 9, 15, 19
	单体 13, del (13) (q14)	*RB1, LAMP1*	DC, D13S319/13q14 D13S25/13q34 LAMP1/13q34
	del (17) (p13)	*TP53*	SC, TP53
	t (11; 14) (q13; q32)	*CCND1, IGH*	DCDF CCND1/IGH
	t (4; 14) (p16.3; q32)	*FGFR, IGH*	DCDF FGFR3/IGH
	t (14; 16) (q32; q23)	*IGH, MAF*	DCDF MAF/IGH
	t (V; 8) (V; q24)	*MYC*	DCBA, MYC
NHL	t (V; 14) (V; q32)	*IGH*	DCBA IGH
MCL	t (11; 14) (q13; q32)	*CCND1, IGH*	DCDF CCND1/IGH
FL	t (14; 18) (q32; q21)	*IGH, BCL2*	DCDF BCL2/IGH
BL	t (8; 14) (q24; q32),	*MYC, IGH*	TCDF IGH/MYC, CEP8
	t (2; 8) (p12; q24),	*IGK, MYC*	DCBA MYC
	t (8; 22) (q24; q11.1)	*IGL, MYC*	DCBA MYC
DLBCL	t (3; 14) (q27; q32)	*BCL6, IGH*	DCBA BCL6
	t (2; 3) (p12; q27)	*IGK, BCL6*	DCBA BCL6
	t (3; 22) (q27; q11.2)	*BCL6, IGL*	DCBA BCL6
MALT 淋巴瘤	t (11; 18) (q21; q21)	*BIRC (API2), MALT*	DCDF API2/MALT1
	t (14; 18) (q32; q21)	*IGH, MALT*	DCBA MALT1
ALCL	t (2; 5) (p23; q35), t (V; 5) (V; q35)	*ALK, NPM*	DCBA ALK

注：ALCL. 间变性大细胞淋巴瘤；ALL. 急性原始淋巴细胞白血病；BL. 伯基特淋巴瘤；BMT. 骨髓移植；CLL. 慢性淋巴细胞白血病；DLBCL. 弥漫性大 B 细胞淋巴瘤；FL. 滤泡淋巴瘤；LPL. 淋巴浆细胞淋巴瘤；MALT. 黏膜相关淋巴组织；MCL. 套细胞淋巴瘤；NHL. 非霍奇金淋巴瘤；T-PLL. T 幼淋巴细胞白血病；MZL. 边缘区淋巴瘤；SLL. 小淋巴细胞淋巴瘤；CEP. 染色体计数探针；DCBA. 双色分离探针；DCDF. 双色双融合探针；ES. 额外信号；SC. 单色；TC. 三色。

（三）FISH 方法的长处与不足

FISH 技术具有以下优点：为非放射性检测体系，荧光试剂和探针安全；探针稳定，一次标记后使用两年；实验周期短，通常 24 小时内可出结果；特异性好、定位准确；灵敏度与放射性探针相当；多色 FISH 通过在同一个核中显示不同的颜色可同时检测多种序列。

与细胞培养常规核型分析相比，FISH 还具有以下优势，如在中期细胞或间期核中测量基因组畸变，不需要有丝分裂活性细胞，不需要培养；可以在骨髓片或血片，甚至瑞特 - 吉姆萨染色后的涂片上进行，也可在石蜡包埋切片细胞上进行；更灵敏，检出率更高；可以分析大量细胞；可与形态相关联；允许选择特定区域进行评估；比标准染色体核型（＞10Mbp）分辨率高（间期FISH≥20kbp，中期FISH≥100kbp），可以检测到微小（隐匿）的细胞遗传学异常。

与PCR方法相比，位点特异性探针在识别涉及多个伙伴基因的异常方面，例如*BCL6* (3q27)，或在基因组断点广泛分散时，例如*IGH::MYC*或*IGH::CCND1*具有优势。在某些融合基因检测的灵敏度和检测能力上，FISH可能优于RT-PCR，如间变性大细胞淋巴瘤t (2; 5) (p23; q35)易位导致的*NPM::ALK*融合。FISH技术也有些不足，如不提供染色体全基因组评估；需要根据临床、形态学特征或经典细胞遗传学中发现的疑似异常选用有针对性的探针，故不作为一种筛查方法；需要特定的探针，且价格较高；需要多个滤镜的高质荧光显微镜，以及可以检测出低水平发光的电荷耦合器件摄像机与先进的成像软件；检测微小残留病，灵敏度比RT-PCR等定量方法差（1∶100对1∶100 000）；不同立体空间的荧光在镜下可重叠，可产生假阳性；不能达到100%杂交，特别是在应用较短的cDNA探针时效率明显下降。

FISH检测仅分析是否存在FISH探针所针对的DNA序列，正常结果并不能排除基因组其他地方的细胞遗传学或分子变化。FISH不能检测以下异常：单亲二体性、影响杂交的突变、与该探针相邻或小于该探针的缺失或点突变。因此，FISH检测应被视为其他基因组检测方法的辅助，包括标准染色体分析和其他分子遗传学检测。

三、标本采集、送检与接收要求

血液肿瘤经常使用骨髓标本。外周血为白血病血象（原始细胞＞10%）时，可用外周血标本。慢性淋巴细胞白血病和染色体断裂实验必须用外周血。标本需要用肝素钠抗凝（也有认为可以用EDTA抗凝），需要注意肝素锂抗凝管虽然外观相似但不能使用。

标本量通常要求骨髓2～3ml，外周血3～5ml。再生障碍性贫血等细胞量少患者应增加采集量。采集后须立即颠倒数次混匀。标本容器应标记患者基本信息。标本须同时附有完整的送检单，包括患者姓名、性别、年龄、联系方式、住院号或门诊号，送检日期，送检医生、送检单位及联系方式，患者主诉、病史、体检、初步诊断，治疗情况、是否移植后、供者性别，重要的实验室检测结果以及检测要求（如FISH检测靶点或探针名称、丝裂霉素断裂试验等）。未包含相关患者信息可能导致检测结果延迟或中断。化疗患者须在停止化疗7～10天后送检。采集的标本应于2小时内处理，标本运送及保存建议2～8℃，不超过72小时。标本送检延迟时，正常造血细胞较血液肿瘤细胞往往更具增殖优势，增加结果假阴性率。外周血高白细胞计数及急性原始淋巴细胞白血病的标本对时效性要求更高，更应尽快送检。

仔细核对送检单与来样标本信息并仔细阅读检验单信息，核对后拍照，待检测完成时将样本照片附在报告单上，如有不符合要求的标本，应做记录并及时联系送检医生。建议参考第2～5章相关内容。临床医生有义务填写检验单上的信息。实验室在检验时必须认真仔细阅读与分析相关信息，尤其是血常规，详见第2章。

四、操作步骤

FISH 操作主要包括标本收集、制片、玻片预处理、样本与探针 DNA 变性、杂交、洗涤、复染、镜检等几个步骤（图 6-1）。

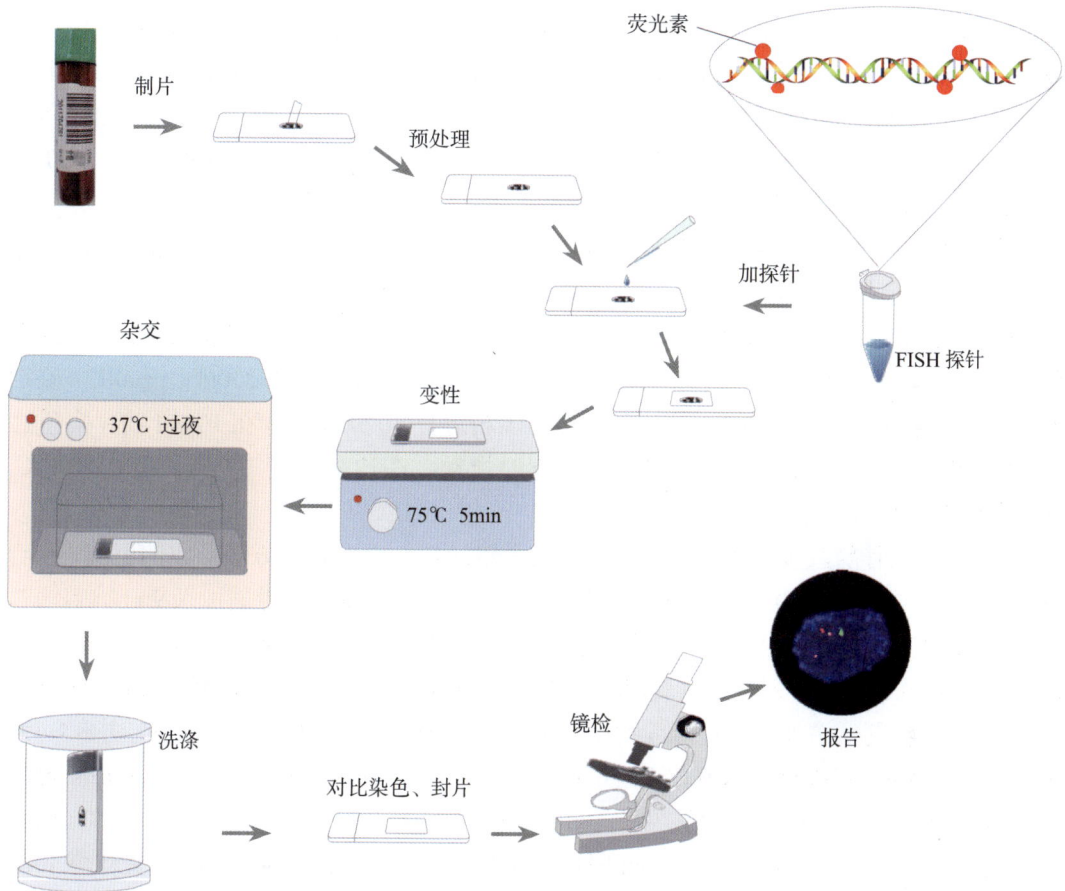

图 6-1 FISH 检验流程

（一）标本与探针制备

1. 血液或骨髓涂片制备 方法如下：①将 100～200μl 肝素抗凝血液或骨髓标本滴到干净干燥的载玻片的一端。②使用 24mm×60mm 盖玻片短边将液体涂抹在整个载玻片表面。注意缓慢推开，不来回推，不碰到载玻片，以免破坏细胞。③室温干燥约 12 小时。

2. 玻片预处理 根据不同需要，以下三种方法可供选择。

（1）无须预处理： 如果需要维持细胞结构并且必须将肿瘤细胞与非肿瘤细胞区分开来，则无须预处理，只需要在杂交前将载玻片在室温 2× 柠檬酸钠盐水溶液（saline sodium citrate solution，SSC）中孵育 10 分钟。

（2）常规预处理： ①用乙醇系列（70%，90%，100%，各 3 分钟）对涂好中期染色体

121

和 / 或间期核的玻片进行脱水，然后风干。②将玻片放入含有胃蛋白酶溶液的染色缸中，37 ~ 38℃放置 5 ~ 10 分钟；或者在标本上加 300μl 胃蛋白酶溶液，并用 24mm×60mm 盖玻片覆盖好，放 37℃加热板孵育 5 ~ 10 分钟。③用力将盖玻片甩掉。④用 100μl（1×）磷酸盐缓冲液（phosphate buffered saline，PBS）室温孵育 5 分钟，用 24mm×60mm 盖玻片将溶液涂布整个载玻片表面。⑤重复步骤③。⑥将载玻片表面替换为后固定（postfix）溶液，用 24mm×60mm 盖玻片盖好，室温 10 分钟；也可用染色缸和 100μl 后固定溶液。但是，从减少毒性废物考虑，用盖玻片较好。⑦如果在步骤⑤中使用盖玻片，此处重复步骤③，将盖玻片与多聚甲醛溶液一起作为危险废物处理。如果使用毫升级染色缸和后固定溶液，在 4℃下可使用 2 天。2 天后作为危险废物丢弃。⑧在乙醇系列（70%，90%，100%，各 3 分钟）中对载玻片进行脱水，并风干。

在此过程中，载玻片除去红细胞，变得越来越透明。最后，原始细胞和淋巴细胞的胞核成为唯一剩余的细胞成分。

（3）硫氰酸钠溶液预处理：①将载玻片放入装有固定剂（甲醇∶冰醋酸 =3∶1）的染色缸中，室温孵育 10 分钟，然后取出，在空气中干燥。②玻片上加 200μl（1mol/L）硫氰酸钠溶液，盖上 24mm×60mm 盖玻片，37℃湿箱孵育 40 分钟。③在 100ml 玻片染色缸（室温）中用 1×PBS 洗涤载玻片 5 分钟，同时搅动。在乙醇系列（70%、90%、100%，各 3 分钟）中脱水，并风干。

3．血液或骨髓直接制片 不同于血液或骨髓涂片，以下处理方法形成的甲醇 / 冰醋酸（3∶1）间期细胞悬液，可在 -20℃储存数年：①将 1ml 血液或骨髓加入 9ml 细胞培养基（例如，RPMI1640 培养基），并小心混匀。②混匀后溶液在 15ml 试管中以 1 000r/min 的速度在室温下离心 8 分钟，然后用玻璃吸管小心吸掉上清液（试管中留 1ml 液体以避免材料损失）。③低渗处理，将沉淀物重悬于 10ml 0.4% KCl 溶液（37℃）中，并在 37℃下孵育 20 分钟。④缓慢加入 0.6ml 固定剂（甲醇∶冰醋酸 =3∶1）（4℃）并小心混合溶液。⑤重复步骤②。⑥将沉淀重悬于 10ml 固定剂（4℃）中，并在 4℃下孵育 20 分钟。⑦重复步骤②。⑧将沉淀重悬于 5ml 固定剂（4℃）中并重复步骤②。⑨重复步骤⑧两次。⑩最后将沉淀重悬于 0.3 ~ 1ml（取决于悬液的密度）固定剂中（在第⑨步后根据需要吸出尽可能多的悬液）。⑪用玻璃吸管将 1 ~ 2 滴悬液滴在干净潮湿的载玻片上，室温干燥。⑫室温孵育过夜后，可对载玻片进行预处理。室温无尘储存数周，或在 -20℃下储存数月。

4．探针制备 国内常用的探针有即用型和非即用型，即用型探针可直接点样杂交，操作简便。非即用型探针是需要操作者将探针与杂交缓冲液按一定比例配制，配制方法参照探针厂商说明书。注意事项：探针不宜反复冻融，可适当分装；振荡旋涡时须轻柔；必须充分混匀，否则会导致杂交信号微弱或无信号。

（二）加探针

参照选用厂商推荐或经过本实验室有效性验证、纳入标准化操作流程文件的探针加样量，加到待杂交制片中央，使用合适的盖玻片，橡胶水泥密封四边。注意事项：探针的使用和配制遵照本单位选用试剂的产品说明书操作；盖玻片一般采用硅化盖玻片或无菌的蜡膜；注意环境光强度，避免太阳光或强烈的光照；加盖玻片时注意不要有气泡，避免因气泡造成干片，导致无杂交信号或杂交率降低；盖玻片边缘封胶不严密也会出现干片现象。

（三）变性及杂交

变性和杂交分为甲酰胺变性杂交（手工操作）和杂交仪变性杂交（自动操作）。前者是将制片和探针分开进行变性，后者是在杂交仪中对制片和探针共变性，此方法可以在一定程度上降低人为因素的影响。根据所选用厂家探针的要求，设定共变性杂交条件。可选变性温度和时间：72～95℃，3～5分钟；杂交温度和时间：37℃或42℃，16～18小时。注意事项：为避免杂交液在变性和杂交过程中的损失及防止干片，一定要在盖玻片的四周用橡胶水泥进行密封。

（四）杂交后洗涤（注意避光）

该步骤可洗去多余的未结合探针和非特异结合的探针片段，有效降低杂交背景。杂交后洗涤一般遵循的共同原则：盐溶液浓度由高到低而温度由低到高。可选择的洗液有0.3% 诺纳德 P-40（Nonidet P-40）溶液 /2×SSC 溶液、0.1% NP-40/2×SSC 溶液、50% 甲酰胺溶液 /2×SSC 等，具体请参照相应厂家的试剂说明书。注意事项：在漂洗的过程中，切勿使玻片干燥；影响洗涤的因素有：洗液中 NP-40 溶液的浓度、洗涤时间、洗涤温度、洗液 pH。

（五）对比染色、封片

在杂交区域位置滴加足够量的 4',6- 二脒基 -2- 苯基吲哚（DAPI）复染剂（注意，DAPI 是一种毒性物质与致癌物，操作过程中应注意个人防护措施。如不慎接触，应立即用大量清水冲洗。注意避光，紫外线会造成荧光淬灭）。宜选用较大盖玻片或是选用指甲油在盖玻片四周封片，可以有效避免阅片时镜油的渗入对信号观察的影响。

（六）镜检与报告

根据标记荧光素的激发光与发射光波长，选择合适的荧光显微镜滤片（必备滤片：DAPI；常用滤片：SpectrumOrange/TexasRed、SpectrumGreen/FITC）。选择 DAPI 检测滤镜，在 10× 物镜下找到细胞所在层面。转至 40× 物镜，在不同滤镜条件下初步浏览杂交区域整体杂交情况，杂交信号应分布于 75% 以上间期细胞核中。转至 100× 油镜，从杂交区域的左上角起按从左至右、自上而下的顺序逐条扫描，观察染色体中期分裂象与间期细胞核中的杂交信号。注意使用添加防淬灭剂的显微镜油。随机计数细胞染色体中期分裂象与间期细胞核中的杂交信号，切忌人为筛选。

杂交不均匀的区域不宜进行分析；细胞核轮廓不清或重叠的不宜进行分析。细胞核轮廓不规则或体积巨大的慎重分析，因为这些细胞可能处于细胞分裂阶段，DNA 倍增而导致信号扩增假阳性，也不排除个别病例中有恶性克隆细胞的存在。对于中期分裂象中的杂交信号，须根据显带（G 带）或定位指示信号判断探针杂交信号所处的染色体位置是否正常，并对杂交信号进行计数。

如果杂交信号定位异常或发生融合，须结合显带（G 带）与常规核型分析结果综合分析，判断易位或断裂所处的染色体及区带。如果杂交信号数目增加，须根据显带（G 带）判断断裂或扩增所处的染色体及区带。如果杂交信号数目减少，必须根据显带（G 带）寻找到探针本应正常定位的染色体。如果找到该染色体而无杂交信号，判断为探针涵盖 DNA 片段缺失；如果未能找到该染色体（3 个以上分裂象），判断为探针所定位的染色体整体缺失，对于间期细胞核中的杂交信号进行计数和比值计算。

初诊标本由两人分别计数 200 个细胞，或由一人随机选取不同杂交区域分别计数 200 个细胞，计算信号异常率。复查标本计数 1 000 个细胞，并与初发标本异常情况对应比较。

检测完成后形成一份完整报告，内容要求见下述"FISH 检测报告单样式"。

（七）检测后标本保存

荧光原位杂交结果应立即照相存档并将制片置于 −20℃保存，建议至少保存 3 个月备查，有条件者可以保存 1 年以上，仍可见清晰信号。检测完成之后剩余染色体悬液可以封口膜封口后保存于深低温冰箱（−20℃）。FISH 检测的玻片应于 −20℃低温避光保存。

五、质量控制

质量控制是指采取不断优化的措施和技术，以及制定实验室制度和工作规范，完善实验室操作流程与步骤，保证荧光原位杂交的染色质量达到最佳结果，并可以作出准确诊断。质量控制贯穿于检测的全流程，荧光原位杂交检测过程中任一步骤的调整及试剂的更换均应记录在案，并进行相应的性能验证。荧光原位杂交质量控制包括室内质控和室间质量评价（简称室间质评）。

（一）室内质控

室内质控指荧光原位杂交实验室内部的质量控制，包括试剂质控、人员质控、设备及场地质控、荧光原位杂交实验流程的质控。

1．人员质控　实验室应具有至少 2 名检验人员，根据主管部门相应法律法规要求，参与荧光原位杂交染色的技术人员应具备分子生物学或相关专业学习背景，由具有相应资质的培训机构进行荧光原位杂交理论岗前学习培训和实际操作培训，并相关培训考核合格方可上岗。对于使用全自动及半自动染色设备的操作人员，同时还应具备染色设备的使用维护上岗资格。已获得上岗资质的人员，每年应进行一次科内能力评审。对新进员工，在最初的 6 个月内应至少进行 2 次能力评审，保存评估记录。当职责变更时，或离岗 6 个月以上再上岗时，或政策、程序、技术有变更时，应对员工进行再培训和再评估，合格后才可继续上岗。实验室应建立人员档案，并制定人员年度培训及定期考核计划。

2．试剂质控　新试剂入院，应遵循医院新试剂入院流程，其中靶向相关指标的检测试剂应按照 2017 年 12 月国家食品药品监督管理总局（现国家药品监督管理局）对相关试剂的要求选择（如 PML/RARA 荧光原位杂交探针，需要具备第三类体外诊断试剂注册号）。新开展的项目应进行性能验证，验证方法参考（美国医学遗传学会技术标准和指南 E9 章节：荧光原位杂交）。首先对 5 个正常男性骨髓样本进行 BCR/ABL1 ES FISH 探针定位、灵敏度和特异度评估。由两名技术人员并行分析至少 20 个中期细胞（4 个 / 样本）。ABL1 探针与 DAPI 显带的 9q34 带水平（红色信号）杂交，BCR 探针与 DAPI 显带的 22q11.2 带水平（绿色信号）杂交，通过 R 显带顺序确认探针定位。

BCR/ABL1 ES FISH 正常截止值的计算：用 20 个常规细胞遗传学检测为二倍体（46, XX 和 46, XY），BCR-ABL1 融合分子检测为阴性的正常骨髓样本计算 BCR/ABL1 ES FISH 的正常截止值。两名技术人员（阅片者）并行分析每个样本，两人对每个样本分别分析并记录 100 个和 250 个核的读取结果。阅片者之间每个记录的信号模式的读取结果差异应小于 10%。否则，将指派第三位阅片者再次分析样品。两位技术人员的读数结果汇总后进行统计分析。使用二项式方法和"均值 ±2 标准差（SD）（95% 置信区间）"来计算截止值。因此，对于在实验室进行的每个骨髓 / 外周血 FISH 检测，对于所有记录的信号模式都获得了两组截止值，一个在 200 细胞水平，另一个在 500 细胞水平。200 细胞水平被视为常规分析，而 500 细胞水平则在需要扩展分析时应用。

试剂性能验证：当已经验证的检测方案出现任何一种变化时，实验室应利用至少 2 例已知阳性标本和 2 例已知阴性标本对检验方案进行性能验证，验证结果一致后，记录在案后方可使用。试剂质控：经过筛选的可靠试剂购入实验室后，应立即进行试剂验收并在最短时间内进行试剂性能验证。

3. 相关设备质控　包括设备使用人员（或人员经验）、设备所处环境条件、设备使用 / 维护等的变化可能会导致检测结果"偏离"在建立正常 / 异常数据库期间获得的值。实验室应该确保以前建立的正常范围临界值仍然适用，或者应该有计划至少每年一次评估数据库的适用性。对照设置：设置对照（包括设置阳性对照、阴性对照）是验证操作步骤是否正确、染色结果是否准确的关键。对于与肿瘤靶向药物治疗相关的检测项目（如 *PML::RARA*），必须设置对照。对照的设立应参照国内检测指南 / 专家共识，对于没有指南 / 共识的项目应设立阴性及阳性对照，以确保结果的可靠性。

（二）室间质评

实验室每年至少参加 2 次在用的每种 FISH 方法的能力验证（proficiency testing，PT）。中期 FISH、使用标准细胞遗传学方法制备的全细胞核的间期 FISH、尿液样本间期 FISH 以及石蜡包埋组织间期 FISH 均作为一种方法，并且需要各自的 PT 程序。如果实验室不参与市面上可提供的 PT 计划，则必须有使用替代方法来评估能力的记录和证明。

市面上可供的 FISH 方法使用的 PT 资源有限。实验室主管人员有责任确保这些 PT 资源足以证明实验室使用的方法的熟练程度，如果当前的 PT 资源不足以达到要求，则应开发替代方法来评估这种熟练程度。

六、结果判读

（一）异常结果判定

中期分裂象中，扩增、易位、分裂等须见到 2 个以上分裂象；缺失须见到 3 个以上分裂象。间期细胞核中异常阈值的判定如下：每个探针在 20 份正常样本中进行检测，每份正常样本检测 200 个间期细胞核，计数显示异常信号的细胞数，计算百分比的均数（$\bar{x}$）及标准差（SD）。异常阈值 $=\bar{x} \pm 3SD$。通常，异常阈值在 3%～5%。如果样本检测结果异常率>5%，可报告为阳性结果；样本检测结果异常率<3%，可报告为阴性结果；样本检测结果异常率为 3%～5% 则需要扩大间期细胞核检测计数至 500～800 个，以判断最后结果。

（二）FISH 结果描述规范及解读

1. 中期分裂象 FISH 技术是核型分析的有力补充，其结果也必须遵循国际人类细胞遗传学命名系统（International System for Human Cytogenetic Nomenclature，ISCN）进行规范化描述。如果已经进行了标准细胞遗传学观察，则可以在标准细胞遗传学结果后面加上句点（.）、原位杂交（*in situ* hybridization，ish）、空格和 ish 的结果。如果尚未进行标准细胞遗传学观察，则仅给出 ish 结果。首先是涉及的染色体，然后是探针所检测的染色体区带，接着是探针名称，位点名称（大写但不是斜体）用逗号分隔，每个位点的状态在位点名称之后立即给出。如果可用，则首选克隆名称。如果克隆名称不可用，则应使用加州大学圣克鲁兹分校（University of California，Santa Cruz，UCSC）或 Ensembl 基因组浏览器指定的基因座，因为它们会出现在所描述染色体上的 pter 到 qter 之间。根据人类基因组组织（Human Genome Organisation，HUGO）批准的命名法，如果没有基因座可用，则可以使用基因名称。尽管基因首字母缩写词通常是斜体，但它们在命名法中不是斜体。因此，根据研究者或实验室主管的判断，可以使用探针名称、克隆名称、登记号、基因名称或 D 号。当使用重叠群探针时，可以列出每个基因座，用单斜线（/）分隔。基因座的条带的名称应基于当前的 UCSC 基因组浏览器。信号数目用"×"表示。染色体物质的扩增和缺失分别用"+"和"−"表示，融合信号用"con"表示。

（1）46, XY[20].ish 9q34 (ABL1 × 2), 22q11.2 (BCR × 2)[20]。结果解读：常规细胞遗传学分析显示正常男性核型，使用 ABL1/BCR 探针的 FISH 显示中期染色体上正常的杂交模式。

（2）ish 5p15.2 (D5S23/D5S721 × 2), 5q31 (EGR1 × 2)。结果解读：用 D5S23/D5S721 和 EGR1 位点探针进行 FISH 检测，显示中期染色体上正常的杂交模式。

（3）ish 5p15.2 (D5S23/D5S721 × 2), 5q31 (EGR1 × 1)。结果解读：用 D5S23/D5S721 和 EGR1 位点探针进行 FISH 检测，检出 5q 缺失。

（4）ish 5p15.2 (D5S23/D5S721 × 1), 5q31 (EGR1 × 1)。结果解读：用 D5S23/D5S721 和 EGR1 位点探针进行 FISH 检测，结果显示为单体 5。

（5）46, XX.ish ins (15; 17) (q22; q21q21) (PML+, RARA+; RARA+)。结果解读：使用 PML 和 RARA 探针检到 17 号染色体长臂片段 17q21 隐匿性插入到 15 号染色体长臂 15q22 带。

（6）46, XX.ish inv (21) (ql1.2q22.1) (ql1.2) (RUNXl+) (q22.1) (RUNXl−)。结果解读：使用 RUNXl 位点探针 ish 检出 21ql1.2 到 21q22.1 片段的隐匿性倒位。倒位断点位于单独的括号中，以 FISH 信息明显。

（7）46, XY, t (9; 22) (q34; q11.2)[20].ish t (9; 22) (ABL1−; BCR+, ABL1+)[20]。结果解读：伴 t (9; 22) 异常男性核型，使用单融合探针 ish 检测。9 号衍生染色体显示 *ABL1* 基因座序列探针缺失，*ABL1* 基因座易位至 22 号衍生染色体末端的 *BCR* 基因座处。

（8）47, XY, t (9; 22) (q34; q11.2), +der (22)t (9; 22)[20].ish t (9; 22) (ABL1−; BCR+, ABL1+), der (22) (BCR+, ABL1+)[20]。结果解读：伴 t (9; 22) 异常男性核型，另有一额外 der (22) 拷贝。使用单融合探针 ish 检出 9 号衍生染色体中缺少 *ABL* 基因座，而易位至 2 条 22 号衍生染色体末端的 *BCR* 基因座处。

（9）46, XX, t (9; 22) (q34; q11.2)[20] .ish t (9; 22) (ABL1+, BCR+; BCR+, ABL1+)[20]。结果解读：伴 t (9; 22) 异常女性核型，使用 BCR 与 ABL1 的双融合探针 ish 在每条衍生染色体上检出各一个拷贝的 *ABL1* 和 *BCR*。

（10）46, XX, t (9; 22) (q34; q11.2)[20].ish der (9)t (9; 22)del (9) (q34q34) (ABL1−, BCR+), der (22) t (9; 22) (BCR+, ABL1+)[20]。结果解读：伴 t (9; 22) 异常女性核型。使用 BCR 与 ABL1 的双融合探针 ish 在 9 号衍生染色体上检出一个包括 *ABL1* 的缺失，使用常规细胞遗传学分析未检测出。

（11）46, XX, t (9; 22) (q34; q11.2)[20].ish der (9)t (9; 22)del (9) (q34q34) (ASS1−, ABL1−, BCR+), der (22)t (9; 22) (BCR+, ABL1+)[20]。结果解读：伴 t (9; 22) 异常女性核型。使用 ASS1、BCR 与 ABL1 的三色双融合探针，在 9 号衍生染色体上检出一个包括 *ASS1* 和 *ABL1* 的缺失，使用常规细胞遗传学分析未检测出。

（12）46, XX, inv (16) (p13.1q22)[20].ish inv (16) (p13.1) (5′CBFB+) (q22) (3′CBFB+)[20]。结果解读：16 号染色体倒位将 *CBFB* 基因座的两个探针分成短臂上的 3' 探针和长臂上的 5' 探针。注意，该例和下一例中，倒位断点使用单独的括号，以使 FISH 信息明显。

（13）46, XX, inv (16) (p13.1q22)[20].ish inv (16) (p13.1) (RP11-620P11+) (q22) (RP11-620P11+) [20]。结果解读：16 号染色体倒位使对应于 BAC 探针 RP11-620P11 区域的信号分离于短臂和长臂上。

（14）46, XX, inv (16) (p13.1q22).ish inv (16) (p13.1) (MYH11+, CBFB+) (q22) (MYH11+, CBFB+)。结果解读：MYH11 和 CBFB 的探针检测到 16p13.1 和 16q22 带发生断裂和重接的臂间倒位。

（15）46, XX, t (16; 16) (p13.1; q22)[20].ish t (16; 16) (3′CBFB+; 3′CBFB−)[20]。结果解读：易位破坏了 *CBFB* 基因座，导致 3' 探针从 16q22 易位到 16p13.1 另一个同源物处。

（16）46, Y, del (X) (p11.2p11.4).ish del (X) (p11.2p11.4) (RP1-112K5 dim, RP11-265P11 dim)。结果解读：X 染色体短臂缺失。在缺失的染色体上，RP1-112K5 (Xp11.2) 和 RP11-265P11 (Xp11.4) 克隆的信号强度始终低于正常同源物，表明它们部分缺失并分别识别近端和远端断点。

（17）46, XX.ish 17p11.2 (RAI1 enh)。结果解读：*RAI1* 基因座探针显示在 17p 11.2 处信号增强。

2．间期细胞核原位杂交（nuclear *in situ* hybridization，nuc ish） 间期原位杂交信息由缩写"nuc ish"作为符号表示，包括信号的数量及其相对于彼此的位置。ISCN 规定在间期 FISH 中使用带名称。现在也提供了一个简短的命名法描述，它不指示染色体条带位置，提示了在没有可识别条带（染色体）的情况下间期细胞核中杂交位置的模糊性。特别是在放大的情况下，建议使用简短的命名法描述。如果使用一组连续的探针来指定基因座，则可以在命名法中使用单一名称，并且在报告中描述组成，或者可列出所有探针并用单斜线分隔。

在符号"nuc ish"后的依次是写在括号中的基因座名称、乘号（×）和所见的信号数。如果使用详细系统，则应在 ish 后面加上一个空格，然后是带名称。

如果在同一杂交中使用了两个或多个基因座的探针，它们应在一组括号中前后跟随，用逗号（,）分隔。如果每个信号的数量相同，在括号外用"×n"；如果杂交信号数量不同，则在括号内各探针后分别写"×n"。如果在同一染色体上使用多个探针，它们按照 pter → qter 顺序列出，中间以逗号分隔。对于用探针对基因 3' 和 5' 端进行可视化的单个基因座，应该以它们在染色体 pter 到 qter 端的顺序列出。检测两条不同染色体上的基因座，结果以字符串形式报告，以逗号分隔，按性染色体到常染色体 1 到 22 的顺序排列。如果在癌症样本上进行分析，记录的细胞数写在方括号中。多次杂交的正常结果可以合并在一组括号中。

（1）nuc ish (ABL1, BCR)×2[400] 或者 nuc ish 9q34 (ABL1×2), 22q11.2 (BCR×2)[400]。结果解读：在 400 个细胞中发现 *ABL1* 和 *BCR* 基因座均有 2 个拷贝。

（2）46, XY[20].nuc ish (TP53×2)[400]。结果解读：用 TP53 位点探针进行 FISH 检测，在 400 个间期细胞核中发现均正常。

（3）nuc ish (D13S319×0)[100/400]。结果解读：用 D13S319 位点探针进行 FISH 检测，在 400 个间期细胞核中发现有 100 个间期细胞存在 D13S319 位点的双等位缺失。

（4）nuc ish (ABL×3), (BCR×3), (ABL con BCR×2)[400]。结果解读：用 BCR 和 ABL 双色双融合探针进行 FISH 检测，400 个间期细胞核中，均可见 3 个 ABL 杂交信号、3 个 BCR 杂交信号，其中 2 对 ABL 和 BCR 信号发生融合。

3．中期和间期 FISH

（1）如果同时做了中期和间期 FISH，则每个都报告，并以句点（.）分隔。癌症患者记录的细胞数显示在方括号中。

46, XY[20]. ish 9q34 (ABL1×2), 22q11.2 (BCR×2)[20]. nuc ish (TP53×2)[400]。结果解读：中期 FISH 染色体 9q34 有 2 拷贝 *ABL1*，染色体 22q11.2 有 2 拷贝 *BCR*；间期 FISH 有 2 拷贝 *TP53*。

（2）间期 FISH 可用于确定供体与受体。

1）nuc ish (DXZ1×2)[400]//。结果解读：400 个细胞都代表受体。

2）//nuc ish (DXZ1, DYZ3)×1[400]。结果解读：400 个细胞都代表供体。

3）nuc ish (DXZ1×2)[50]// (DXZ1, DYZ3)×1[350]。结果解读：使用 X 和 Y 着丝粒探针发现 50 个受体 XX 细胞和 350 个供体 XY 细胞。

（3）当发现正常和异常细胞时，异常细胞的数量列于各异常位点记录的细胞总数之上。正常细胞不列出。共杂交的探针组包含在相同的括号中。首先列出具有最低染色体数的探针组。

nuc ish (ATM, TP53) × 2[200], (D12Z3 × 3, D13S319 × 2, LAMP1 × 2)[100/200]。结果解读：两次单独的杂交。第一次为正常的杂交模式，在所有 200 个细胞中有 2 拷贝 *ATM* 和 *TP53*。第二次杂交，在 200 个细胞中有 100 个细胞中发现 D12Z3 探针有 3 个信号，D13S319 探针和 LAMP1 探针有 2 个信号。

4．信号的相对位置

在正常情况下，预计被检测的两条独立染色体上的基因座在空间上是分开的，结果显示如：

nuc ish (ABL1, BCR) × 2[400]。

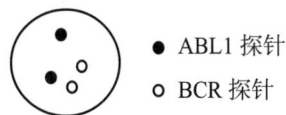

但如果因为 t (9; 22) 易位并置于同一条染色体上，则结果用第一组括号表示信号数量，第二组括号描述信号的相对位置，如：

nuc ish (ABL1, BCR) × 2 (ABL1 con BCR × 1) [400]。

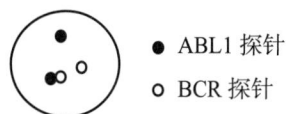

如果使用双融合探针发现它们并置于两条染色体上，结果表示为：

nuc ish (ABL1, BCR) × 3 (ABL1 con BCR × 2) [400]。

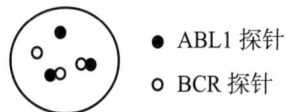

当发生奇怪的重排，导致 1 个 *BCR* 基因座与两个 *ABL1* 基因座并置，结果表示如：

nuc ish (ABL1, BCR) × 3 (ABL1 con BCR × 1) (ABL1 con BCR con ABL1 × 1) [400]。

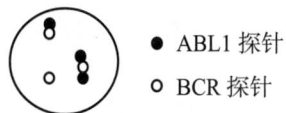

使用双融合探针的其他可能结果如下。

nuc ish (ABL1, BCR) × 2 (ABL1 con BCR × 1) [400]。结果解读：一条衍生染色体上缺失 *ABL1::BCR* 融合基因。

nuc ish (ABL1 × 2, BCR × 3) (ABL1 con BCR × 1) [400]。结果解读：一条衍生染色体上的融合基因缺失 *ABL1*。

nuc ish (ABL1, BCR) × 4 (ABL1 con BCR × 3) [198]。结果解读：通过增加一条衍生染色体增加一个 *BCR::ABL1* 融合基因

当用同一染色体上相邻基因或同一基因的 5' 和 3' 端的双色分离探针（如 MYC 双色分离探针）时，正常杂交信号通常为 2 个融合信号，如：

nuc ish 8q24 (MYC × 2)。

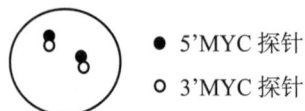

但如果基因座结构发生重排而分离，则融合信号分离，结果表示如：
nuc ish 8q24 (MYC × 2) (5'MYC sep 3'MYC × 1)。

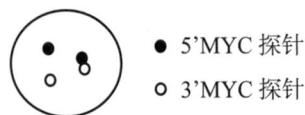

当一个放大的基因座探针与正常信号并置时，表示如：
nuc ish (IGH × 3, BCL2 × 2, BCL2 amp) (IGH con BCL2 × 1) (IGH con BCL2 amp × 1)。

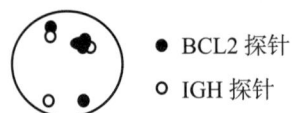

放大的位点探针与正常信号分离且不并置时表示如：
nuc ish (IGH × 3, BCL2 × 2, BCL2 amp) (IGH con BCL2 × 2)。

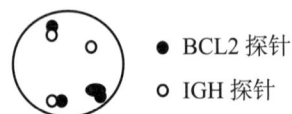

nuc ish (PAX7 × 1, PAX7 amp, FOXO1 × 1, FOXO1 amp) (PAX7 con FOXO1) amp。

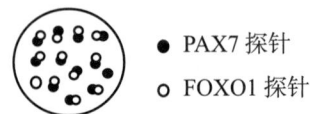

结果解读：*PAX7* 和 *FOXO1* 基因座各一个正常信号，伴在单一染色体上多个 *PAX7* 和 *FOXO1* 融合信号，拷贝数量太多，不能通过间期分析确定。

七、检验结论 / 诊断需要与血常规等临床信息和其他检查共同解读

任何单一项目都有局限性，从检验结论 / 诊断上去考虑，需要多学科信息的整合，正如我们在 2005 年提出的理念——多学科信息整合诊断。

血液肿瘤的细胞遗传学检测，首先进行常规染色体显带分析，并获得全面的细胞遗传学信息。在常规染色体显带分析失败（无中期分裂象）、结果不理想时，结合骨髓细胞形态学检查初步结果选择合适探针进行检测（如 AML-M3 选择 PML/RARA 探针，CML 选做择 BCR/ABL 探针，骨髓增生异常肿瘤选择 5q、7q、20q 探针等）。FISH 结果判读需要结合常规染色体显带结果，尤其是不相符的结果要多学科信息整合评判。核型分析结果可以显示 FISH 探针以外的染色体异常，FISH 也可以揭示核型分析不能分辨的微小异常及复杂异常，但不是未知的。切忌直接做 FISH 而忽视常规核型分析。缺乏核型分析的整体结果，仅靠 FISH 结果有可能导致误判或其他染色体异常的漏检。部分血液肿瘤不适宜直接以骨髓为标本做 FISH，如浆细胞骨髓瘤建议以骨髓细胞分选后的纯化浆细胞为标本进

行检测；淋巴瘤建议以受累的淋巴结活检组织研磨过滤后的单细胞悬液为标本或直接用石蜡切片进行 FISH 检测。

八、检测报告要点

遵循 ISCN 进行规范化描述，结果报告必须详细清晰。将患者最具代表性的 FISH 结果图片打印在报告单上，详细标注，并解释说明。报告至少包含以下信息：①实验室名称；②患者信息；③标本信息；④核型分析结果；⑤FISH 探针信息（供货商、探针名称等）；⑥FISH 结果图（结果正常拍摄 2 个有代表性正常细胞图像，结果异常拍摄至少 2 个代表异常信号模式的细胞图像，既有正常细胞又有异常细胞时不需要正常细胞图像）；⑦结果描述；⑧结论与建议或结论、解释与建议，也可以采用较为简单的"结论与建议"模式；⑨报告日期；⑩检验、报告与审核人员。附注部分可以恰当地表述方法学上可能存在的局限性。

九、检验结论、解释与建议和病例列举

病例 1 患者男性，33 岁，主诉乏力，血常规检查白细胞和血小板增多（WBC 29.4×10⁹/L、幼粒细胞 18.3%、N 77%、E 1.1%、B 0.4%、M 1.3%，Hb 137g/L，PLT 974×10⁹/L）。送检 EDTA 抗凝血 BCR::ABL1 融合基因检查（FISH 方法）。**检测结论**：检测到 BCR/ABL 位点信号异常，阳性率 74%；附检血片幼粒细胞 21%、嗜酸性和嗜碱性粒细胞为 3% 和 1%、原始细胞未见；BCR::ABL1 阳性血液肿瘤，慢性髓细胞白血病（CML）可能性大。**解释与建议**：BCR::ABL1 是 t (9; 22) 易位所致，见于 CML、ALL、AML 和急性混合表型白血病（MPAL）。在慢性髓系肿瘤中，检出 BCR::ABL1 是 CML 的诊断性分子指标。本例患者年轻男性，白细胞和血小板增多，无贫血，来样标本检出 BCR::ABL1，且阳性率较高；结合临床提供的送检单信息和附检血片形态学，有 CML 慢性期诊断的临床意义。建议常规染色体核型等检查，必要时复查。

病例 2 患者男性，29 岁，AML-M2 化疗后染色体核型（FISH 方法）复查。**检验结论**：本方法检测到 RUNX1::RUNX1T1（AML1::ETO）位点信号异常，阳性率 45%；与前次比较阳性率 66% 稍有下降。细胞遗传学（FISH 方法）提示 AML 未达到细胞遗传学缓解。**解释与建议**：RUNX1::RUNX1T1（AML1::ETO）融合基因是急性髓细胞白血病（常见于 AML-M2）的一项诊断性指标，也是用于治疗效果评估的指标。本次患者 RUNX1::RUNX1T1 融合基因 FISH 方法复诊结果仍为阳性，且阳性率下降不显著，提示患者未达到细胞遗传学（FISH 方法）缓解。建议结合细胞形态学等检测结果，进行更全面的评判。

病例 3 患者男性，14 岁，ALL［TCF3（E2A）重排阳性］化疗 2 个疗程后，染色体核型（FISH 方法）复查。**检验结论**：检测到 E2A 位点信号异常（阳性），阳性率 68%，提示细胞遗传学（FISH）未达到缓解象。**解释与建议**：TCF3（E2A）基因重排是 ALL 诊断性指标之一，也是治疗监测的一项指标，在儿童 ALL 中，TCF3（E2A）重排阳性提示预后欠佳。

患者为 ALL 复查患者，*TCF3*（*E2A*）基因重排 FISH 方法检测仍为阳性，且阳性率高，结合同步送检的流式免疫表型检测到原始淋巴细胞占 47.82%（条码×××），均未达到缓解。建议与前次 FISH 和细胞形态学结果相比较。

病例 4　患者女性，56 岁，因嗜酸性粒细胞增多送检骨髓标本，FISH 方法检测 *TP53* 缺失、+8 和 20q-。**检验结论：**采样骨髓标本分别观察 400 个间期细胞，检测到 *TP53* 位点拷贝数缺失（阳性，阈值>5%），阳性率 90%（未检测到 +8 和 20q- 位点信号异常，阴性），考虑血液肿瘤性病变可能。**解释与建议：***TP53* 位点拷贝数缺失具有诊断、疾病进展和预后等评判方面的意义。在诊断方面常可以用于 MDS 等髓系肿瘤的一项辅助性参考指标，在 MDS 伴 *TP53* 双等位基因失活（MDS-bi*TP53*）中，一个 *TP53* 等位基因突变加一个 *TP53* 位点拷贝数缺失是一项诊断性分子关键指标，在预后评判方面也是许多血液肿瘤，如 MDS、AML、成熟 B 细胞白血病/淋巴瘤进展和预后不良的提示指标。本例患者为嗜酸性粒细胞增多，原因待查，尽管送检单尚无其他信息，检测到高阳性率的 *TP53* 缺失，仍具有评判血液肿瘤性病变可能的临床意义，建议进一步结合临床特征和其他检查（如 *BCR::ABL1*，*PDGFRA/PDGFRB*、*FGFR1*、*ABL1*、*JAK2*、*ETV6* 酪氨酸激酶基因重排检查）再行评判/鉴别诊断。

病例 5　患者男性，20 岁，AML-M2（*AML1::ETO* 融合基因阳性）复诊，外周血标本 FISH 检测 *AML1::ETO* 基因融合。**检验结论与建议：**送检的外周血标本观察 400 个间期细胞，检测到 94 个细胞 *AML1::ETO*（现在称为 *RUNX1::RUNX1T1*）位点信号异常（阳性），阳性率 23.5%，临床意义较为明确，提示未达到细胞学遗传学（FISH 方法）缓解或复发，建议与前次检查结果比较并结合其他检查。

十、FISH 检测报告单样式和其他方面探讨

报告结论简明扼要，重点在于诊断与临床意义上的解读。建议的报告单样式见图 6-2。在报告方式上，需要避免部分实验室只报告结果阳性而不报告阳性阈值而造成的临床意义误判。我们在近期整合诊断中遇到一家实验室出具的一份 FISH 检测 *PDGFRA* 基因断裂、*PDGFRB* 基因断裂、*FGFR1* 基因断裂的报告，其中的一个 *FGFR1* 基因断裂阳性，阳性率 9%（36/400 个）。而临床反馈信息为 4 岁男孩，流式检测未见异常细胞，形态学检验除了嗜酸性粒细胞增多（考虑反应性）外未见异常，用激素治疗效果显著（嗜酸性粒细胞快速下降至正常范围），提出复查。复查结果阳性率相同，但解释 *FGFR1* 断裂信号点分得并没有那么远，实际阈值可以提高到 13%（按此标准，结果为阴性）。这反映出除了报告方式需要改进、FISH 信号分离的判断和阈值定义需要可靠、规范外，对于初诊患者检测到的低阳性率报告，需要实在、贴切的临床意义解释与建议，也需要加强实验室人员的学习与培训，并建立起与形态学和/或免疫表型互补与整合的理念。解读一些报告中许多检测结果的符号见图 6-3。结果与报告审核制度、报告后反馈信息的处理机制、其他相关事项（如不符合要求/质量不佳的标本而可能影响检验结果或存在检验方法的局限性因素者，建议报告中予以适当的表述），以及"请结合临床"等有关其他方面探讨，参考第 2 章。

×××血液病整合诊断中心
细胞遗传学 FISH 检验报告单

送检单位：×××××××　　　　　　　　　　　　　　样本条形码：×××××××

姓名：×××　　　　性别：**女**　　　年龄：**45 岁**　　　　标本号：170××××
科室：×××　　　　床号：××　　病案号：××××　　　送检医生：×××
标本采集时间：2019/8/7 14:30　　　签收时间：2019/8/7 16:10　　　实验室接收时间：2019/8/8 7:30

● 送检单临床信息：头昏乏力和皮肤出血半个月，肝脾淋巴结未及肿大，肢体散在瘀斑、下肢局部瘀斑连片并见牙龈出血，无化学药物和放射性接触史。血常规异常（Hb 58g/L，WBC 3.34×10^9/L，血片检出异常早幼粒细胞 21%，PLT 41×10^9/L）一周，疑诊 AML-M3。

1. 送检项目：*PML::RARA* 融合基因（FISH 方法）。
2. 送检标本与信息核对：骨髓，目测：标本量约 3ml，外观未见明显凝块。核对送检单与来样标本信息一致，标本管及标签信息见照片。
3. 检测时间：2019/8/8 9:30。
4. 检测描述与结果：nuc ish（PML，RARA）×3（PML con RARA×2）［380/400］（计数 400 个间期细胞核原位杂交，每个核分别有 3 个拷贝的 PML 和 RARA 信号，其中每个核 2 个 PML 和 RARA 信号呈融合状态）。判断：*PML::RARA* 融合基因阳性。

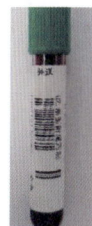

● 阳性信号百分率：95%。阈值：2.1%。参考区间：阴性。

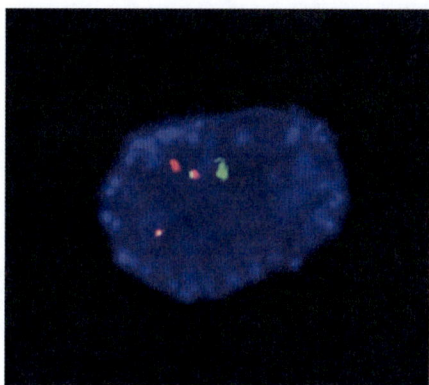　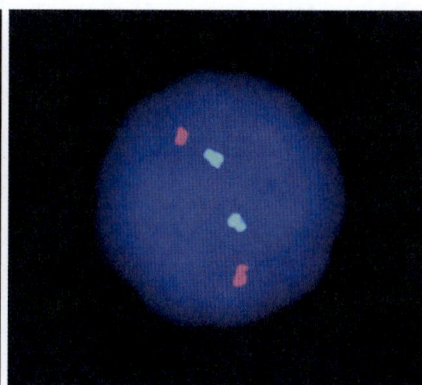

结果图片　　　　　　　　　　　　　　　正常对照

5. 检验结论 / 诊断：骨髓样本检测到 *PML::RARA* 融合基因，整合同步送检的外周血和骨髓细胞学检验（AML-M3）符合特定遗传学异常定义类型——急性早幼粒细胞白血病（APL）伴 *PML::RARA* 融合。

6. 解释与建议：患者出血症状、全血细胞减少和血片检出 21% 异常早幼粒细胞，常是 AML-M3 的特点。本次 FISH 分析 400 个间期细胞，检测到 *PML::RARA* 融合，阳性率高达 95%。*PML::RARA* 是由 t（15；17）易位形成，是 APL 的典型表型；与送检的骨髓形态学（颗粒过多早幼粒细胞占 78% 并见柴棒样 Auer 小体）和流式免疫表型表达 CD33、CD13、CD9、MPO，不表达 CD34 和 HLA-DR 相一致，支持 APL 伴 *PML::RARA* 融合诊断。建议 *PML::RARA*（L、S、V）检查，进一步评判临床相关性。

● 备注：本方法采用 VYSIS 双色双融合 PML/RARA 探针（× 公司产品，批号 ...），RARA（17q21）基因标记为绿色，PML（15q22）基因标记为红色，*PML::RARA* 融合为黄色或红绿叠加信号，正常信号特征为 2R2G，阳性信号特征为 1R1G2F（G 为绿色信号；R 为红色信号；F 为融合信号）。
（本实验室对检测后余量标本按规定保存；如对报告有疑问，请在报告日后 3 个工作日内及时联系）

实验室电话：×××××　　　地址：×××××　　　服务电话：×××××××

检验：×××　　　报告：×××　　　审核：×××　　　　报告时间：2019/8/11 17:30

图 6-2　FISH 细胞遗传学检验报告单

临床医生开单规范的可以不设"送检单临床信息"栏目。

探针名，非斜体
基因之间用"/"

间期细胞核
原位杂交

BCR::ABL1 融合在 22 号
与 9 号染色体上的位点

间期细胞核中
拷贝的探针信号

每个胞核中
2 个探针信号

计数的细胞总数

检测项目及结果：

检测探针	检测位点	结果判读	其他信号及比例	检测阈值
BCR/ABL	22q11/9q34	阴性	-	-

检测结果（ISCN2020）： nuc ish (ABL, BCR) × 2 [400]

人类细胞遗传学
命名系统（2020）

2 个融合信号

融合状态细胞数
（阳性比例）

观察到 1 红 1 绿 2 融合
细胞（阳性）百分比

检测探针	检测位点	结果判读	其他信号及比例	检测阈值
BCR/ABL	22q11/9q34	阳性	1R1G2F 65%	0.72%

检测结果（ISCN2020）： nuc ish (ABL, BCR) × 3 (ABL con BCR × 2) [260/400]

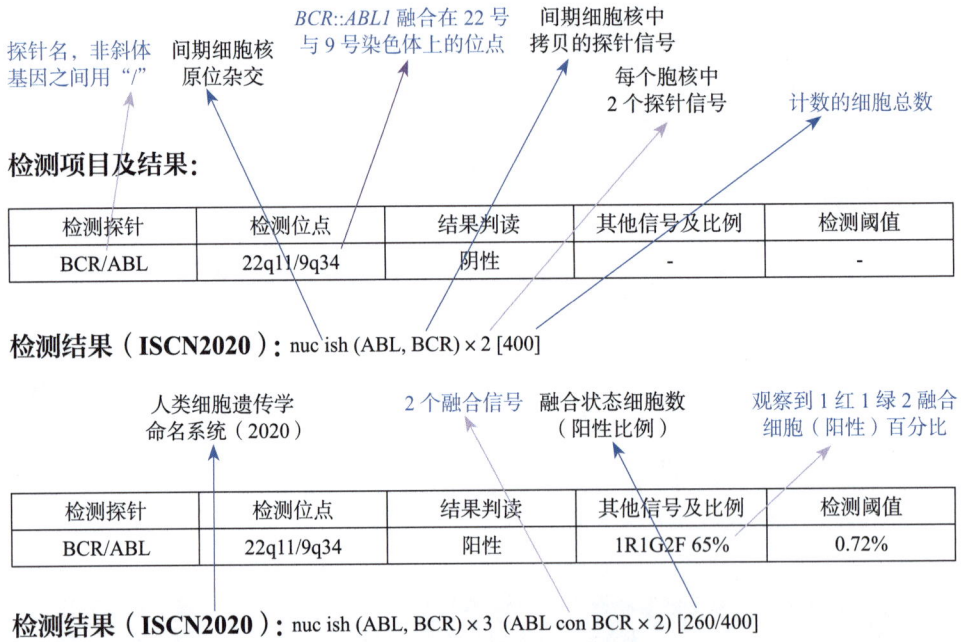

图 6-3　FISH 检测报告单中列表解读

第7章

血液肿瘤融合基因检验诊断与报告

一、定义与概念

融合基因（fusion gene）检验是以 RNA 为材料，常用定量 PCR 方法（也可以用二代测序方法）检测 mRNA 水平上异常剪接生成的嵌合基因，临床实验室可以检测血液肿瘤中数 10 种至 100 余种这类基因。在临床特征和形态学等信息的共同解读下，融合基因检验适用于准确诊断血液肿瘤的特定类型、预后评判，以及提供个体化治疗信息的分子生物学方法，也是定义血液肿瘤的主要指标和了解分子病理机制的重要手段。

融合基因是指两个或多个基因的编码区首尾相连，置于同一套调控序列（包括启动子、增强子、核糖体结合序列、终止子等）控制之下，构成嵌合基因。形成融合的两个基因间用"::"表示，其中写在左边的一个为 5' 端、写在右边的一个为 3' 端（融合）基因。融合基因是血液肿瘤中最早被鉴定且具有明确临床诊疗意义的一类基因异常形式。在世界卫生组织（World Health Organization，WHO）造血淋巴肿瘤分类标准中，明确列出的融合基因有百余种，其中大部分可作为诊断和分类的依据。具有病理意义的融合基因一旦存在，常是该肿瘤发生的驱动因素。常见融合基因新旧名称对照见人民卫生出版社 2023 年出版的《血液肿瘤整合诊断》。基因重排是一个广泛的术语，在血液肿瘤中，常用于某个显性癌基因（如 *NUP98*、*PDGFRB*）因存在多个融合伙伴时的替代术语（如 *NUP98* 重排、*PDGFRB* 重排）并作为定义类型 / 亚型名称的一部分（如 AML 伴 *NUP98* 重排、髓系肿瘤伴 *PDGFRB* 重排），以及 FISH 方法用某基因断裂点分离探针检测到某基因断裂而发生的重排，而与之形成融合的伙伴基因并不清楚。

二、样本要求与保存

疑诊为血液肿瘤的患者，初诊时应留存新鲜骨髓，也可以采集外周血或组织样本。骨髓采集量以 1～3ml 为宜，外周血采集量 3～5ml 为宜。若外周血白细胞计数偏高或偏低，应适当调整采集量，使单个核细胞总数达到 1×10^7 以上。抗凝剂首选 EDTA 抗凝剂或枸橼酸钠抗凝剂，禁止使用肝素抗凝。标本采集后，建议 24 小时内 4℃冷藏运送。实验室收到送检单与来样标本后需要仔细核对和拍照，并参照第 3 ~ 6 章将来样标本图片附在报告单中。样本经检验后，提取的 RNA 需要长期保存于 –80 ~ –40℃冰箱，并有样本保存的记录与登记。

三、检测仪器与融合基因

（一）检测仪器

当前，大部分实验室检测融合基因使用定量 PCR 仪器。定量 PCR 方法学检测融合基因优势突出，具有灵敏度和特异度高，操作方便且出结果时间短等特点，是检测融合基因较佳的技术。近年开始使用数字 PCR 方法，检测灵敏度更高。

（二）检测融合基因

大部分白血病存在着包括缺失、重复、易位等染色体畸变，导致原癌基因或抑癌基因结构变异，原癌基因激活或抑癌基因失活，产生新的融合基因，编码融合蛋白。现有报道的染色体畸变已有五十种以上，累及产生更多数目的融合基因，这些异常已经逐渐成为不同类型白血病的分子生物学特异性标记。

检测血液肿瘤相关融合基因由临床血液肿瘤专家和实验室专家共同制定，主要依据中国抗癌协会、中华医学会、世界卫生组织（WHO）、美国国家综合癌症网络（National Comprehensive Cancer Network，NCCN）等机构发布的血液系统疾病诊疗指南或者专家共识。

四、检验必须仔细阅读检验单信息

临床医生有义务填写送检单上的信息。需要填写的送检单主要内容，包括患者就医中相关检查的信息。患者既往史和现病史的临床特征见第 2 章。送检单中的信息是检验诊断的第一个参考信息，相关信息不全常会影响检验诊断。当发现需要补充的信息时，应主动与临床进行沟通和交流。初步分析送检单上的信息、临床要求检验的目的与鉴别诊断的主要方面，如血细胞减少是否存在融合基因方面的原因。

五、质量控制与样本检验

（一）RNA 质量控制

RNA 质量是融合基因检测成功的关键因素，由于 RNA 易分解，采集后的标本建议在 48 小时内送检，检测前务必对提取的 RNA 的质量进行评估，包括浓度、纯度和完整性分析，并设立明确的合格样本标准。

（二）样本检验

1. RNA 抽提　采用 Trizol 法抽提 RNA。抽提过程需要注意：①在用氯仿分层后取上清时，不能碰到下面有机层，否则会对后面的 PCR 扩增有抑制作用；②异丙醇沉淀核酸后吸取上清时，需要很小心，不能把底部沉淀吸走；③对于血液标本，在开始洗涤时，不能转速太高，一般在 8 000r/min 左右最合适，过高的转速会使血细胞破碎，提前释放 DNA；④同时抽提多个标本时，每吸取一个管中的上清后都需要更换移液器枪头，避免交叉污染；⑤抽提好 RNA 要立刻放在焦碳酸二乙酯（DEPC）水中，防止被降解。

2. PCR 扩增　得到 RNA 后，配制 PCR 反应体系，上机实验。若为两步法，则需要先将 RNA 逆转录成 cDNA。主要分为以下三部分：①扩增试剂的准备；②加样；③PCR 扩增。

以使用某商品试剂为例，融合基因检测的操作流程见表 7-1。

表 7-1　融合基因检测大致流程

检测项目	反应体系配制	PCR 扩增		PCR 扩增后续操作
白血病融合基因检测	8μl 反应液 +2μl 酶 +15μl 模板	**ABI7300、ABI7500、ABI QUANT STUDIO DX：** 42℃，30min；94℃，5min；（94℃，15s；60℃，60s）40 个循环。反应体系为25μl。在 PCR 循环第二步 60℃时收集荧光信号。检测通道为：FAM-TAMRA，参比荧光设为 none	**Stratagene Mx3000P：** 42℃，30min；94℃，5min；（94℃，45sec；60℃，80sec）40 个循环。反应体系为25μl。在 PCR 循环第二步 60℃时收集荧光信号。检测通道为：FAM，参比荧光设为 none	PCR 扩增后，无后续操作，可直接进行结果分析

3. 结果分析　不同的检测项目，结果分析及判定方式不同，可参照表 7-2，详见操作说明书。

表 7-2　结果分析与评判

检测项目	判定标准		判定结果
融合基因定性检测	阴性对照 Ct 值≥38 或显示 Undet；阳性对照 Ct 值≤ 36		实验结果有效，可以判定
	当内参 Ct 值≤ 36 时	样本 Ct 值≤ 36	阳性
		样本 Ct 值≥38 或显示 Undet	阴性
		若 36＜样本 Ct 值＜38	需加大对该样本 RNA 的提取量，重新检测，若 Ct 值≥38 或显示 Undet 为阴性；反之为阳性

续表

检测项目	判定标准		判定结果
融合基因定性检测	当内参 Ct 值>36 或显示 Undet 时		建议重新抽提 RNA 进行检测
	阴性对照 Ct 值≤ 38；阳性对照 Ct 值>36 或显示 Undet		实验结果无效，需重新实验
融合基因定量检测	实验有效性判断	阴性对照 Ct 值≥38 或显示 Undet	实验结果有效，可以判定
		强阳性对照的 Ct 值≤ 30	
		临界阳性对照 Ct 值大于强阳性对照 Ct 值且小于或等于 38	
		四个参考品的 Ct 值应小于 38.0，标准曲线拟合度的绝对值应≥0.990	
	结果判定	标本：目的基因 RNA 拷贝数（即 A）>1×10^7 copies	RNA 浓度不在线性范围内，需酌情适当稀释后重测
		标本：内参基因 RNA 拷贝数（即 B）>1×10^7 copies	
		标本：1×10^2 copies ≤目的基因 RNA 拷贝数（即 A）≤ 1×10^7 copies，且 1×10^2 copies ≤内参基因 RNA 拷贝数（即 B）≤ 1×10^7 copies	报告为目的基因拷贝数（A）和内参基因拷贝数（B）的比值即（A/B）×100%
		标本：0 ≤目的基因 RNA 拷贝数（即 A）<1×10^2 copies，且 0 <内参基因 RNA 拷贝数（即 B）<1×10^6 copies	需对该样本加大取样量，重新进行检测，以使 ABL RNA 拷贝数（即 B）≥1×10^6 copies
		标本：0 ≤目的基因 RNA 拷贝数（即 A）<1×10^2 copies，且内参基因 RNA 拷贝数（即 B）≥1×10^6 copies	报告为低于最低检出极限

六、检测结果与解读

通常情况下，定性检验给出阴性或阳性结果。定量检验给出阴性或阳性目的基因的具体拷贝数或与内参基因的比值。阴性结果为未检出目的基因或低于检测灵敏度。对于阴性结果，需要特别关注样本及提取核酸的质量，通过检查内参基因的表达量来判定结果的真伪，以确保阴性结果是"低于检测下限"，而非质量原因导致扩增受抑制或不能扩增。建议对检测阳性的融合基因临床意义进行必要的解读，应平实客观、清晰易懂。根据疾病诊疗指南、专家共识和既往研究说明融合基因在临床诊断、治疗和预后评估中的意义，简要表述相关药物及正在开展临床研究的信息，必要时附上参考文献。特别需要注意的是低阳性率（高于检测阈值但幅度不明显的阳性）/不典型阳性的评判力度差异，避免临床误判误治。在初诊病例中，融合基因检测的阳性率通常是比较高（典型）的，复查缓

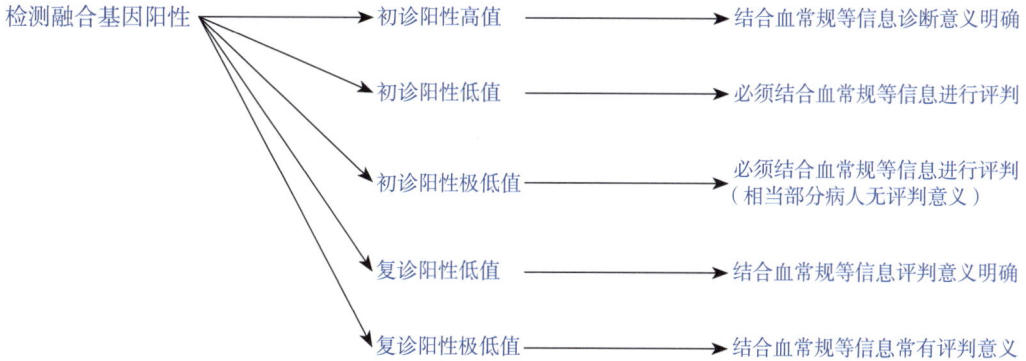

图 7-1　血液肿瘤融合基因检测阳性的不同评判意义

初诊患者融合基因极低值阳性甚至偶见于正常标本，评判务必慎重。只有典型（一定程度）的阳性率的阳性才能评判它是染色体易位的结果，并具有明确的临床意义。

解患者中高于检测阈值的低阳性率则是常见而有意义的。如果在初诊标本中检测到（极）低阳性率，一部分没有评判意义，尤其是没有形态学等证据支持者（图 7-1）。有一家实验室在一个月中报告 2 份 55 种融合基因检测：一份报告 *PML::RARA* 阳性，另一份报告 *TLX3::HOX11* 阳性，而骨髓流式和形态学检验均无支持证据，反馈信息 *PML::RARA* 阳性率为 0.16%（复查结果为阴性）；另一份阳性率仅为 0.31%。这里需要重视四点（特别是初诊患者）：一是需要改变只报告阳性阴性而不报告阳性阈值的不足；二是需要注意检测方法上的差异，并把控好方法之间的互补性；三是报告需要切入的临床意义解释与建议，加强医学背景知识的积累，而不是从文献下载的宽泛表述；四是检验需要与血常规、形态学和 / 或免疫表型或病史整合互补。

七、融合基因检验结论 / 诊断报告

报告单的基本信息，除患者信息、标本信息（包括标本采集、送检与接收日期，独立实验室检测的还需要增加接收的签收时间）、报告署名及日期等一般资料外，还应有临床信息、样本信息与核对保存、检测的融合基因，使用的检测平台与方法、检验结果、检验结论与建议 / 结论与建议等内容（图 7-2）。融合基因定量检测可以适当解释实验室检测方法的局限性、检测灵敏度和准确度等。

融合基因检测具有灵敏度和特异度上独特的优越性，是血液肿瘤诊断、预后判断、靶向位点筛查、微小残留病灶跟踪、细胞克隆演变发现的主要手段，但其检验诊断 / 结论需要与血常规等临床信息、形态学、免疫表型和 / 或细胞遗传学检验结果共同解读（整合诊断）。

结果审核与签发报告前审核、报告发出后反馈信息的处理机制，以及其他相关事项（如不符合要求 / 质量不佳的标本而可能影响检验结果或存在检验方法的局限性因素）的处置等，参考第 2 章。

×××血液病整合诊断中心
血液肿瘤融合基因检验报告单

送检单位：××××××××× 条形码：××××××××××

姓名：×××	性别：**女**	年龄：**26 岁**	标本号：××××××
科室：×××	床号：××	病案号：×××	送检医生：×××
采样时间：××××××	样本签收时间：××××××		实验室接收时间：××××××

◉ **送检单临床信息：** 近半月来乏力和牙龈出血，加重 3 天；既往健康，无相关家族病史，肝脾淋巴结未及肿大，皮肤和黏膜出血与血细胞减少（WBC 2.04×10^9/L，Hb 66.2g/L，PLT 45.9×10^9/L，血片见幼稚细胞），初步诊断急性白血病。

◉ **送检项目：** 白血病 56 种融合基因筛查。

◉ **标本类型与信息核对：** 骨髓。目测：标本量约 2ml，外观未见明显凝块。核对送检单与来样标本信息一致，标本管及标签信息见照片。

◉ **检测方法：** 实时荧光 RT-PCR，使用 ABI7500 荧光定量 PCR 仪和 Taqman 探针法检测送检标本。

◉ **检测时间与试剂批号：** ××××××。

编号	检测项目	检测结果
1-2	*BCR::ABL1*（210，230）	阴性
3	*SIL::TAL1*	阴性
4	*E2A::HLF*	阴性
5	*TEL::AML1*	阴性
6	*MLL::AF4*	阴性
7	*E2A::PBX1*	阴性
8	*AML1::ETO*	阴性
9	*MLL::AF9*	阴性
10	*PML::RARA*（*V*）	阴性
11-12	（*PLZF、STAT5b*）::*RARA*	阴性
13-16	*MLL::*（*AF6、AF10、ELL、ENL*）	阴性
17	*NPM::MLF1*	阴性
18	*TEL::PDGFRB*	阴性
19	*FIP1L1::PDGFRA*	阴性
20-21	*AML1::*（*MDS1/EVI1、MTG16*）	阴性
22	*CBFB::MYH11*	阴性
23	*DEK::CAN*	阴性
☆	内参	Ct≤30
24	*TEL::ABL1*	阴性
25	*ETV6::PDGFRA*	阴性
26-31	*NUP98::*（*HOXA13、HOXC11、HOXD13、HOXA9、HOXA11、PMX1*）	阴性
32	*TEL::JAK2*	阴性
33-37	*MLL::*（*AF17、AF1Q、AF1P、AFX、SEPT6*）	阴性
38-41	（*NPM、FIP1L1、PRKAR1A、NUMA1*）::*RARA*	阴性
42	*CALM::AF10*	阴性
43	*SET::CAN*	阴性
44	*TLS::ERG*	阴性
45	*PML::RARA*（*S*）	阴性
46	*BCR::ABL1*（190）	阴性
47	*MLL::AF5*	阴性
52	*HLXB9::ETV6*	阴性
53	*HOX11L2*	阴性
54	*PML::RARA*（*L*）	阳性
55	*WT1*	阴性
56	*HOX11*	阴性
	内部对照	阳性
	阴性对照	阴性

- **检验结果：** 骨髓标本检测到 *PML::RARA*（L）融合基因（阳性，定量检测显示阳性率 56%）。其余融合基因均为阴性或低于检验阈值。

- **参考值：** 阴性。

- **检验结论 / 诊断：** 符合急性早幼粒细胞白血病（APL）伴 *PML::RARA* 融合类型。

- **解释与建议：** *PML::RARA-L* 型融合基因是 t(15; 17)(q24.1; q21.2) 易位所致，是 APL 伴 *PML::RARA* 融合类型定义和精确诊断的分子指标。本次检测结果阳性且阳性率较高，具有可靠的评判意义，结合患者初诊、血常规等临床特征（送检单信息）以及同步送检的骨髓细胞形态学（编号×××）和流式免疫表型（编号×××）均支持 APL 伴 *PML::RARA* 融合结论。建议 AML 22 种基因突变检验，进一步评判预后，必要时常规染色体核型分析。

- **备注：** 实验室检测后的余量标本按规定保存，如对报告有疑问，请在报告日后 3 个工作日内及时联系。
  实验室电话：××××× 　　地址：×××××× 　　服务电话：×××××

检验：××× 　　　报告：××× 　　　审核：××× 　　　报告时间：××××××

图 7-2　血液肿瘤融合基因检测报告单示例
临床医生开单规范的可以不用"送检单信息"栏目。

八、检验结论 / 诊断、解释与建议和病例列举

病例 1 患者 31 岁，男性，AML 伴成熟型（AML-M2）治疗后复查；血常规示 RBC 2.83×10^{12}/L、Hb 90g/L、MCV 101fl、Ret 7.24%，WBC 2.35×10^9/L、N 52.4%、L 27.2%、M 17.9%、E 2.1%、B 0.4%，PLT 198 $\times 10^9$/L，同步送检骨髓细胞形态学、流式免疫表型、*RUNX1::RUNX1T1*（*AML1::ETO*）和 *WT1* 检测。**检验结论 / 诊断：** AML-M2 治疗后，融合基因检测的分子指标趋于完全缓解（*WT1* 表达正常，*RUNX1::RUNX1T1* 阳性率低，本次 0.4%，上次 0.99%），骨髓细胞学和流式免疫表型检测持续完全缓解（骨髓原始细胞 1%，流式 MRD 阴性）。**解释与建议：** 检测骨髓 *WT1* 基因表达正常，0.51%（前次表达正常，0.92%）；骨髓 *RUNX1::RUNX1T1*（*AML1::ETO*）检测阳性，比值 0.40%（前次阳性，0.99%，条形码×××）。结合同步送检的骨髓涂片，发现有核细胞增生明显活跃，红系造血旺盛（红细胞异形性改变），巨核细胞数量增多，粒系造血欠佳（粒细胞占 22%）并见 1% 原始粒细胞，前次骨髓检查完全缓解（条形码×××，原始粒细胞 0.5%、粒系造血欠佳，粒细胞占 33%）；流式免疫表型检测骨髓中未见明显的 MRD 细胞（阴性，精确度 <0.01%；前次条形码×××，阴性），仍示完全缓解状态，但骨髓粒系造血未完全恢复，*RUNX1::RUNX1T1* 仍有极低阳性率及初诊 *KIT* 突变阳性（突变丰度 36.32%，预后欠佳指标）。建议动态观察与复查（包括 *KIT* 突变）；另外，骨髓细胞学见豪 - 乔小体（Howell-Jolly body）和异形性红细胞，且贫血与网织红细胞（7.2%）增高，建议溶血检查。

病例 2 患者男性，19 岁，牙龈出血伴上腹痛 4 天，血常规异常（Hb 79g/L、WBC 31.3×10^9/L、PLT 12×10^9/L）原因待查，疑似白血病。既往体健，无化疗病史和放射线接触史及相关的家族性血细胞减少史和相关疾病。送检 56 种白血病融合基因和相关基因突变 5 种（*NPM1*、*RUNX1*、*CEBPA*、*FLT3*-ITD、*KIT*）检查。**检验结论 / 诊断：** AML。基本类型 AML-M2（FAB 分类）；WHO 分类考虑 AML 细胞分化定义类别——AML 伴成熟型，伴

核型正常和 *FLT3*-ITD 突变（提示预后欠佳）。**解释与建议**：患者年轻男性，初诊。既往体健，无化疗病史和放射线接触史及相关的家族性血细胞减少史和相关疾病。56 种白血病融合基因检查阴性；5 种相关基因突变检查，有诊断特性的 *NPM1*、*RUNX1* 突变和 *CEBPA* 双等位基因突变均为阴性，而用于预后评判的 *KIT* 突变阴性、*FLT3*-ITD 突变阳性（*FLT3* 突变与患者高白血病细胞数和预后不良相关。核型正常者 *FLT3*-ITD 突变，表现为复发率增加与之后的无事件生存率和总生存率降低；完全缓解率可无影响，但持续时间短）。整合同步送检的骨髓涂片细胞形态学（编号 ×××）符合 FAB 分类的 AML-M2，流式免疫表型和骨髓活检均符合 AML；常规染色体核型分析 14 个中期分裂象为正常核型，支持 AML，细胞分化定义或 NOS 类别中的 AML 伴成熟型诊断。

病例 3　患者男性，36 岁，初诊，血常规示白细胞增高（23×10⁹/L、分类见幼稚粒细胞，Hb 和血小板正常），送检 EDTA 骨髓抗凝标本检测 *BCR*::*ABL1*、*PML*::*RARA* 和 *AML1*::*ETO* 三种融合基因（实时荧光定量 PCR 法），同步送检骨髓活检和流式免疫表型检查。**检验结论与建议**：来样骨髓标本仅检测出 *BCR*::*ABL1*（p210）阳性，比值高达 170.12%。考虑到 *BCR*::*ABL1* 是一项关键的分子指标，在血液肿瘤类型的诊断与鉴别诊断中具有优先评判意义，结合同步检测的骨髓活检粒系增生显著活跃（中晚幼阶段粒细胞为主，原始细胞未见增多）和流式免疫表型检测到嗜碱性粒细胞 5.5%。首先考虑慢性髓细胞白血病（CML）或具有首先评判 CML 的临床意义。建议必要时加做细胞培养染色体核型分析。

病例 4　患者女性，34 岁，初诊。全血细胞减少（WBC 2.69×10⁹/L、单核细胞 74.4%，Hb 88g/L，PLT 15×10⁹/L）、出血、发热，无肝脾淋巴结肿大，无化学药物和放射性物质接触史。送检白血病 56 种融合基因检查（实时荧光定量 PCR 法）。**检验结果**：检出 *PML*::*RARA*（L）和 *WT1* 基因表达阳性。其他均为阴性。**解释与建议**：来样标本检测到 *PML*::*RARA*（L）和 *WT1* 基因表达阳性。*PML*::*RARA* 是 t（15; 17）（q24.1; q21.2）易位所致，是急性早幼粒细胞白血病（APL）特异性重现性遗传学异常；*WT1* 是恶性血液肿瘤的重要标记物。该患者为青年女性，血常规显示红细胞、白细胞、血小板计数和血红蛋白量均减低，单核细胞占比显著增高，具有急性早幼粒细胞白血病（APL）伴 *PML*::*RARA* 融合（WHO，2024）类型分子改变的评判意义，建议进一步整合细胞形态学检查，包括血片标本（血常规自动分析仪提示单核细胞增高可能是仪器识别错误所致）。

九、标本保存与检验其他方面探讨

检测后的来样标本保存见前述。"请结合临床"等有关其他方面探讨，参考第 2 章。

第8章

血液肿瘤基因突变检验诊断与报告

一、定义与基因书写

基因突变（gene mutation，又称基因变异）是某个基因 DNA 分子中的碱基发生了替换、增加、缺失等所致的结构改变。基因突变检验是以 DNA 为诊断材料，常用 PCR 和测序方法检测目标基因在结构上发生的碱基对组成或排列顺序的改变；临床实验室可以对血液肿瘤检测上百种髓系细胞和淋系细胞基因突变，分析髓系肿瘤（如骨髓增殖性肿瘤、骨髓增生异常肿瘤、骨髓增生异常 - 骨髓增殖性肿瘤和急性髓细胞白血病）和淋系肿瘤（急性原始淋巴细胞白血病、成熟 B/T 细胞白血病 / 淋巴瘤）患者有无特定的或相关的基因突变，并在临床特征和形态学等信息的共同解读下，用于血液肿瘤特定类型的准确 /精准诊断（一般所说的"精准"指丝毫不差；"准确"指完全符合实际或事先要求；"正确"为符合实际，没有错误；"精确"为非常准确、正确），并提供预后评判和个体化治疗的信息，是基因诊断（gene diagnosis），也是定义血液肿瘤的主要指标和探索分子病理机制的重要手段。

基因的书写格式有专门的规定。人类基因符号为大写拉丁字母或其他阿拉伯数字的组合，不用罗马数字和希腊字母（如"*RARα*"应为"*RARA*"），以及代表基因（gene）的 G 和人类（human）的 H；基因符号书写时为斜体（在目录中可以不用斜体），非斜体表达基因表达的蛋白质（包括融合蛋白）。基因组名称（如 IDH 基因家族）和抗原受体基因（如 IG、TR）以及 FISH 检测用的探针基因也不以斜体表示。

二、样本要求与保存

疑诊为血液肿瘤的患者，初诊时应留存新鲜骨髓，也可以采集外周血或组织样本。未留存者可使用初诊时的骨髓涂片标本进行检测。骨髓采集量以 1 ~ 3ml 为宜，外周血采集量 3 ~ 5ml 为宜，若白细胞计数偏高或偏低，应适当调整采集量，使单个核细胞总数达到 1×10^7 以上。抗凝剂首选 EDTA 抗凝剂或枸橼酸钠抗凝剂，禁止使用肝素抗凝，推荐 24

小时内 4℃冷藏运送。Bouin 固定液（Bouin's solution；布安固定液）固定后的组织样本须选择肿瘤成分，切片厚度 8 ~ 10μm，5 ~ 10 片为宜，常温运输。不推荐已染色标本进行基因突变检测。条件允许的病例，可从同一患者采取正常组织，例如口腔黏膜细胞、毛发、指甲作为胚系突变对照。样本检验后需要长期保存于 –80 ~ –40℃冰箱，并对保存的样本进行记录或登记。

三、检测仪器与检测基因

（一）检测仪器

目前绝大部分实验室检测基因突变使用仪器有：①荧光定量 PCR 仪，运用扩增阻碍突变系统法（amplification refractory mutation system，ARMS）检测单基因突变热点，如 *JAK2* p.V617F，*BRAF* p.V600E 等。②一代测序仪，以双脱氧链终止法检测突变基因外显子区域的热点突变，如 *FLT3*-ITD、*FLT3*-TKD、*JAK2* exon 12，移植系列基因判断如短串联重复序列（short tandem repeat，STR）检测等；淋巴瘤辅助诊断基因如 IG 基因和 TCR 基因重排。③二代测序（仪）（next generation sequencing，NGS），采用电位检测和光学检测两种基本原理，可筛查多个基因，是目前检测血液肿瘤基因突变最常用的方法，目前有几百个基因突变可筛查，它们组成了髓系肿瘤套餐、淋系肿瘤组套等。下面介绍的实验方法及注意事项都以 NGS 方法为例。NGS 对样本进行的检测可以覆盖目标基因捕获外显子及 +/–20bp 范围内的单核苷酸变异（single nucleotide variant，SNV），短片段插入或缺失变异（ins/del），染色体数目不稳定性中的拷贝数变异（基因组区段的缺失、插入、重复和多点变异），即基因拷贝数变异（copy number variation，CNV），拷贝数中性杂合性丢失（copy neutral loss of heterozygosity，cn-LOH），以及断点发生在产品捕获范围内的基因重排。NGS 与其他遗传学检测方法学优势的比较见表 8-1。

表 8-1 NGS 与其他遗传学检测方法学优势比较 *

比较项目	NGS	CMA	常规核型分析	FISH
分辨率	10 ~ 50kb	10 ~ 50kb	5 ~ 10Mb	80 ~ 200kb
灵敏度	++++	++++	+	++++（仅对已知探针位点）
特异度	++++	++++	++	++++（仅对已知探针位点）
增加 / 缺失	可以检测	可以检测	可以检测	可以检测
获得性 LOH	可以检测	可以检测	不能检测	不能检测
平衡易位	RNA 测序可以检测	常不能检测	可以检测	针对已知易位检测
多倍体	不能检测偶数倍多倍体	不能检测偶数倍多倍体	可以检测	不能检测

比较项目	NGS	CMA	常规核型分析	FISH
应用	通量高；可同时检测SNV、indels、CNV、cn-LOH、平衡易位	全基因组拷贝数变异的筛查	全基因组水平结构低分辨率的扫描	针对已知位点的验证方法
局限性	不可检测偶数倍多倍体	不可检测平衡易位	培养中可造成结果偏差，分辨率低	通量低，仅针对特定的位点

注：*. 各种方法互有长处与不足，常需要互补和验证。NGS. 二代测序；CMA. 分子核型分析；FISH 荧光原位杂交；LOH. 杂合性丢失；SNV. 单核苷酸变异；indels. 插入缺失；CNV. 基因拷贝数变异；cn-LOH. 拷贝数正常的杂合性丢失。

（二）检测基因

检测血液肿瘤相关基因由临床血液肿瘤专家和实验室专家共同制定。主要依据中国抗癌协会、中华医学会、世界卫生组织（World Health Organization，WHO）、美国国家综合癌症网络（National Comprehensive Cancer Network，NCCN）等机构发布的血液系统疾病诊疗指南或者专家共识。对于其他权威文献报道的重要基因，可在验证之后纳入基因列表 8-2。血液肿瘤易感的胚系突变基因，根据检测需求可以纳入，例如 *CEBPA*、*DDX41*、*RUNX1*、*ETV6*、*GATA2*，除了可发生体细胞突变外，发生胚系突变可以导致髓系肿瘤的易感。检测基因的数量应在满足临床需求的基础上，综合疾病类型、实验技术、样本数量及检测成本达到最优化的设计。随着基础及临床研究的不断深入，检测的基因种类亦需要随之更新。目前，检测的血液肿瘤基因突变组套通常在几十种至数百种之间。

表 8-2　血液肿瘤相关突变基因的种类

血液肿瘤	诊断及鉴别诊断	预后判断	治疗参考	建议检测其他基因
AML	*NPM1*、*CEBPA*、*RUNX1*、*TP53*、*ASXL1*、*BCOR*、*EZH2*、*RUNX1*、*SF3B1*、*SRSF2*、*STAG2*、*U2AF1*、*ZRSR2*	*KIT*、*FLT3*、*NPM1*、*CEBPA*、*IDH1/2*、*TP53*、*RUNX1*、*ASXL1*、*DNMT3A*、*SF3B1*、*U2AF1*、*SRSF2*、*ZRSR2*、*EZH2*、*BCOR*、*STAG2*	*FLT3*、*IDH1/2*、*NPM1*、*KIT*	*NRAS*、*KRAS*、*PHF6*、*WT1*、*CSF3R*、*PTPN11*、*ZBTB7A*、*KDM6A*、*DHX15*、*TET2*、*ASXL2*、*DDX41*、*ANKRD26*、*ETV6*、*GATA1*、*GATA2*、*SRP72*、*KMT2A*、*RAD21*、*SMC1A*、*SMC3*
ALL	*IKZF1*、*PAX5*、*ZEB2*	*IKZF1*、*TP53*、*NOTCH1*、*FBXW7*	*ABL1*、*JAK3*、*JAK1*	*NRAS*、*KRAS*、*FLT3*、*IL7R*、*SH2B3*、*BRAF*、*GATA3*、*ETV6*、*RUNX1*、*EP300*、*PAX5*、*RB1*、*JAK2*、*CDKN2A/B*
MPN	*JAK2*、*CALR*、*MPL*、*CSF3R*、*ASXL1*、*EZH2*、*TET2*、*IDH1/2*、*SRSF2*、*SF3B1*	*JAK2*、*CALR*、*MPL*、*ASXL1*、*EZH2*、*IDH1/2*、*SRSF2*、*TP53*、*SH2B3*、*SF3B1*、*U2AF1*、*ABL1*	*JAK2*、*CSF3R*、*ABL1*	*DNMT3A*、*CBL*

血液肿瘤	诊断及鉴别诊断	预后判断	治疗参考	建议检测其他基因
MDS	SF3B1、TET2、TP53、ASXL1、DNMT3A、SRSF2、RUNX1、U2AF1、EZH2、ZRSR2、STAG2、CBL、NRAS、JAK2、SETBP1、IDH1/2、ETV6	ASXL1、EZH2、SF3B1、SRSF2、U2AF1、ZRSR2、RUNX1、TP53、STAG2、NRAS、ETV6、SETBP1、BCOR、FLT3、WT1、STAT3	TET2、STAT3、TP53	KRAS、PPM1D、GATA2、DDX41、PHF6
MDS/MPN	TET2、SRSF2、ASXL1、RUNX1、NRAS、CBL、SETBP1、ETNK1、PTPN11、NF1、KRAS、JAK2、JAK3、SF3B1、MPL、CALR	ASXL1、EZH2、SRSF2、SETBP1、BCOR、JAK3	JAK2	U2AF1、ZRSR2、TP53、ETV6
成熟 B 细胞淋巴瘤	TP53、MYD88、BRAF、MAPK1、CXCR4、TCF3、ID3、BCL6、MAP2K1、NOTCH2、KMT2D、PTPRD、KLF2、SPEN	TP53、SF3B1、ATM、BIRC3、NOTCH1/2、KLF2、BCL6	TP53、BTK、PLCG2、NOTCH1、SF3B1、BIRC3、MYD88、CXCR4、BCL6、BCL2	TNFAIP3、CD79A/B、EZH2、ARID1A、MEF2B、PTEN、GNA13、B2M、CD58、CREBBP、EP300、FOXO1、KMT2C、CCND1、CARD11、PTPRD
成熟 T/NK 细胞淋巴瘤	STAT3、STAT5B、ATM、JAK1	STAT5B		BRAF、KMT2D、KDM6A、ARID1B、DNMT3A、CREBBP、KMT2A、ARID2、TNFAIP3、APC、CHD8、ZAP70、NF1、TNFRSF14、TRAF3、TP53、FOXO1、BCORL1、TET2、IDH2、RHOA、CD28
胚系突变伴血液肿瘤易感	CEBPA、DDX41、ATG2B、GSKIP、ANKRD26、TP53、ETV6、GATA2、RUNX1、SAMD9、SAMD9L、SRP72、NF1、PAX5			EPCAM、MLH1、MSH2、MSH6、PMS2、BRCA1、BRCA2、TP53、CBL、KRAS、NF1、PTPN11、BLM

四、检验必须仔细阅读检验单信息

临床医生有义务填写送检单上的信息。需要填写的送检单主要内容包括患者就医中相关检查的信息。送检单中的信息是检验诊断的第一个参考信息。相关信息不全常会影响检验诊断，当发现尚需要补充的信息时，实验室应主动与临床进行沟通与交流。初步分析送检单上的信息、临床要求检验的目的与鉴别诊断的主要方面，如血细胞减少是否存在突变基因方面的原因。近年来越来越多的伴遗传易感性相关血液肿瘤被识别。如文献报告亚二倍体 ALL 儿童，约一半携带隐匿性胚系 *TP53* 突变；7% 的 MDS 儿童和年轻成人、72% 的 7 单体或 7 号染色体异常且年龄 <40 岁的 MDS 患者携带胚系 *GATA2* 突变；一部分伴 *CEBPA*、*RUNX1* 突变的 AML 存在胚系突变。因此，有血细胞减少相关的家族史或血液肿瘤相关倾向的家族史者，以及与一种或多种疾病相关者，例如骨髓增生低下（再生障碍性贫血、低增生 MDS）、对细胞动员剂反应差、原因不明血细胞减少或大红细胞增多、急性白血病或 MDS，以及化疗或放疗有过度毒性反应者，都需要引起实验室和临床上的重视。

五、样本 DNA 质量评判

DNA 质量是突变基因检测成功的关键因素，同一患者的不同病灶组织、不同组织切片应分别单独进行 DNA 提取，并对 DNA 质量进行评判，包括浓度、纯度和完整性分析。由于甲醛固定石蜡包埋（FFPE）组织标本及骨髓涂片所提取的 DNA 易片段化，且因保存环境及保存时间不同，导致 DNA 片段化的程度参差不齐，因此各实验室应具有相应的方法检测 DNA 的完整性或降解程度，并设立明确的合格样本标准。

六、样本检验与数据分析

（一）文库制备

文库制备用于目标区域的富集，主要有杂交捕获法和扩增子建库法，无论采用何种方法制备文库，均须使用已验证过的建库试剂。多标本同时测序应有相应的样本标签（barcode，也叫 index）用于区分不同的测序标本，明确不同的检测标本和分子标签的一一对应关系；必要时，可对加标签的方法及试剂进行说明。文库浓度过高会导致多克隆数据的产生，降低有效测序数据量；过低会导致整体测序数据的减少。因此在测序之前推荐使用实时定量 PCR 或其他方法对文库进行定量，将文库浓度调整至合适的水平。每个检测项目应设定其文库质量的要求，并设立明确的合格文库标准。

（二）上机检测

目前测序主要有电位检测和光学检测两种基本原理，检测 DNA 合成过程中释放的氢离子或荧光信号。为保证测序质量、检测区域覆盖深度及报告时效性，需要根据样本数量和质量选取适当的测序平台和芯片。

（三）数据分析流程

1. 质控分析　由测序平台产生的原始数据通常会存在碱基召回错误、插入删除错误、低质量读段（reads）及接头污染等问题，会在一定程度上影响下游的分析过程。因此，在对测序结果进行具体的生物信息学分析之前，要先对下机数据进行质量评估，制定有效的质量控制标准，包括碱基的质量 Q30、目标区域平均测序深度、均一性等评价参数。血液肿瘤的基因突变检测，测序深度应≥1 000×、平均测序覆盖度≥99%、均一性≥90%、在靶率≥65%。

2．数据过滤 低质量读段会影响下游的序列处理和分析，因此需要对测序数据进行过滤处理。数据过滤所针对的读段主要有四种：测序质量低的读段（low quality reads）、重复读段（duplicate reads），含有核苷酸的插入、删除和替换等错误的读段（insertion/deletion/mismatch）和带有人工污染的读段（adaptor 等）。常用的数据过滤软件有 Trimmomatic、Fastx_toolkit、NGS QC Toolkit 等。

3．序列比对 当读段经过质控与过滤等步骤达到一定的质量标准之后，需要将其比对到参考基因组序列上。目前普遍参考的人类基因组参考序列为 GRCh37（hg19）或 GRCh38（hg38）。不同的比对方法根据不同的比对策略设计了不同的算法，常用的比对程序软件有 MAQ、BWA、Bowtie/Bowtie2、SOAP/SOAP2、mrFAST 和 Stampy 等，实验室应当选取合适的比对软件，建立完善的实验室比对流程。

4．突变位点注释 突变位点识别常借助于 Samtools、GATK 等识别工具。对突变位点的注释内容包括功能信息、频率信息、软件预测结果信息及疾病数据库信息，常用的数据库包括 Ensembl、RefSeq、GENCODE、dbSNP、1000genomes、gnom AD、ESP、ExAC、COSMIC、HGMD、Clinvar、PolyPhen 和 SIFT 等。

5．突变位点筛选 筛选与鉴别疾病相关突变位点需要经过严格的筛选流程，至少需要排除低质量变异、未有明确意义的非编码区变异、同义 SNV 及已知健康人群中的基因多态性位点。

七、检验结果评判

（一）突变比例（等位基因变异频率）判读

体细胞突变的分析流程见图 8-1。体细胞突变分为 4 级，一般报告前 3 级。一级突变有明确的临床评判意义，最受关注。每级基因突变的高低用等位基因变异频率（variant allele frequency，VAF）表示。为某个基因位点中突变等位基因占所有等位基因的相对比例，即突变型 /（突变型＋野生型）。

当前国际大数据统计分析及临床试验中基因突变检测评判，大部分为 2%。一般认为 VAF ≥2% 可以作为造血系统疾病诊断或预后评估的（阳性）指标，如 VAF <10% 而临床和其他实验室检查无明显的血液肿瘤时，需要考虑意义未明克隆性造血（clonal haematopoiesis，CH）相关突变；≥10% 时可以作为 MDS 等血液肿瘤基因突变（驱动基因）评判指标。VAF <2% 阳性时，评判意义未明克隆性造血相关基因突变的可能性也存在。

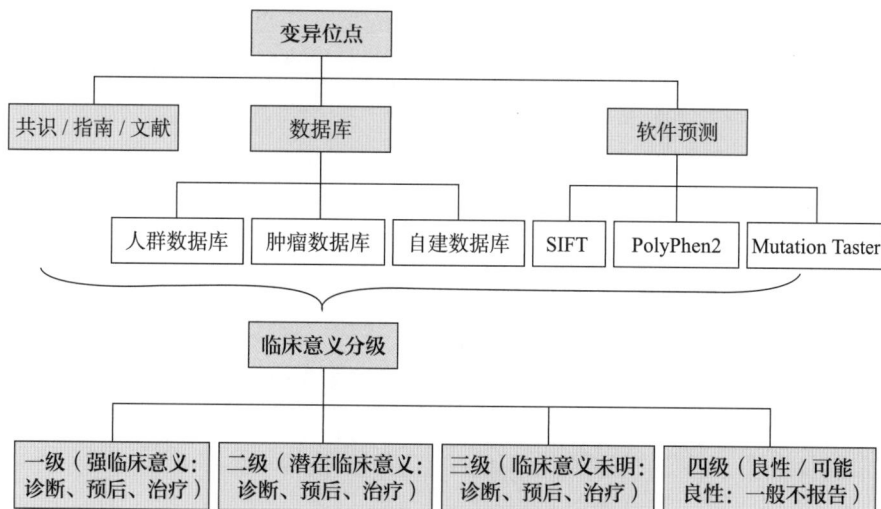

图 8-1　基因变异位点临床意义分析流程

（二）AR 值

出现 *FLT3*-ITD 突变时会附上相应的 AR 值，AR 值是指等位基因比率（allelic ratio，AR），特指采用毛细管电泳法检测到的突变型峰面积与野生型峰面积的比值。NCCN 指南、欧洲白血病网络（ELN）指南明确提出将 AR 值作为 AML 的预后评判指标。当 *FLT3*-ITD AR ≥0.5 属高比例突变，AR <0.5 属低比例突变，结合 *NPM1* 基因突变，可以对 AML 的低危组、中危组、高危组进行危险度分层。NCCN 指南（2023）取消对 *FLT3*-ITD AR 值的要求，只要检测到 *FLT3*-ITD 阳性，就归到中等预后组（不用考虑 *NPM1* 是否突变）。

（三）意义不明确的变异

虽然某些基因属于指南中具有临床意义或者预后提示的基因，但是没有足够的循证医学来验证该基因的某些突变位点可以作为诊断或预后评判的指标。例如 2021 NCCN 的 MDS 指南明确提出，*SF3B1* 基因只有 p.E622，p.Y623，R625，p.N626，p.H662，p.T663，p.K666，p.K700E，p.I704，p.G740，p.G742，p.D781 这些位点发生突变才能作为疾病诊断标准，如果出现其他突变位点，需要进一步收集临床资料进行分析或进行前瞻性的临床试验才能明确临床意义。*MYD88*、*JAK2*、*BRAF* 等血液肿瘤基因突变的位点也是（重视位点）。

（四）胚系突变评判

血液肿瘤中，常见相关的胚系突变有 *RUNX1*、*CEBPA*、*DDX41*、*GATA2*、*ETV6*、*NF1*、*PTPN11*、*TP53*、*ANKRD26*、*PAX5* 突变，这些基因 VAF 的特点见前述。鉴定体细胞突变还是胚系突变，通常是肿瘤组织与正常组织（如口腔拭子）同时测序，结果为同时存在突变支持胚系突变的判读。基于当前证据，胚系突变致病性分为 5 个级：仅 5 级为致病，

4 级为可能致病（致病性 VAF 通常在 40% 以上）；3 级意义不明，1 级、2 级无致病性。体细胞突变（somatic mutation）>50% 的较少见；而胚系突变（germline mutation）者 VAF 高，杂合者为 50%、纯合者为 100%。

八、报告内容与要求

报告中除患者信息、标本信息、送检日期、报告署名及报告日期等一般资料外，还应包括：检测基因列表、检测区域及突变类型；使用的检测平台、目标区域的富集方法、平均测序深度、数据分析软件名称及版本号；对相关专业术语进行解释说明，包括本实验室报告突变位点的规则、检测方法的局限性、检测灵敏度和准确度，是否通过其他方法补充了 NGS 未覆盖或覆盖不佳的检测区域等情况。建议的报告单见图 8-2。

×××血液病整合诊断中心
血液肿瘤基因突变检测报告

送检单位：×××××××××　　　　　　　　　　　　　样本条形码：×××××××××

| 姓名：××× | 性别：**女** | 年龄：**26 岁** | 标本号：×××××× |
| 科室：××× | 床号：×× | 病案号：×××××× | 送检医生：××× |

标本采集时间：×××××××　标本签收时间：××××××　实验室接收时间：××××××

1. 送检单临床信息：患者年轻女性，发现白细胞增高和贫血（WBC 70.79×10^9/L、幼稚细胞 56%，Hb 93g/L、RBC 2.52×10^{12}/L，MCV 112.5fl，PLT 174×10^9/L）一周（9 个月前体检未见全血细胞计数异常，既往无肿瘤性疾病，家族中无相关疾病），脾肋下 2cm、浅表淋巴结未及肿大，疑似急性白血病。

2. 送检项目：AML/MDS/MPN 38 种基因变异筛查。

3. 标本类型与信息核对：骨髓。目测：标本量约 2ml，外观未见明显凝块。核对送检单与送检标本信息一致，标本管及标签信息见照片。

4. 检测方法与仪器：高通量测序 + 生物信息学。检测仪器：Hiseq X Ten、Novaseq。

5. 检测时间与试剂批号：××××××

6. 样本质控信息

质控项目	质控参数	评价	评价标准
核酸（DNA/RNA）质量评估	核酸总量	合格	total DNA ≥ 100ng，total cfDNA ≥ 7ng
	核酸纯度	合格	OD260/OD280 在 1.6～1.8 之间，低于此范围表明蛋白质含量超标，高于此范围表明样品中含有 RNA
	核酸完整度	合格	合格的样本电泳为单一条带；如果出现条带拖尾或弥散，则说明 DNA 样本有降解，完整性不佳；如果在其他位置有杂带，说明含有其他杂质（点样孔位置有条带可能为蛋白质或多糖，更远位置有条带可能为 RNA）
测序质控评估	平均测序深度（average depth）	合格	≥ 1 000
	测序上靶率（on target ratio）	合格	30%～80%，视样本情况而定
	文库复杂度（mapped ratio）	合格	60%～80%，视样本情况而定
	文库均一性（uniformity）	合格	≥ 90%
	上靶覆盖度（ontarget coverage）	合格	≥ 99%

7. 检测结果

参照 NCCN 指南、WHO 以及其他权威文献。检测到患者 *ASXL1* 基因一级变异（突变），变异频率（VAF）47.85%；*PH6* 基因三级变异（突变），VAF 5.25%。其他基因均未检测到一级至三级变异。

7.1. 检测的基因变异（阳性）与未突变（阴性）列表

突变基因	结果	突变基因	结果	突变基因	结果	突变基因	结果
ASXL1	+	*NF1*	–	*CBL*	–	*SF3B1*	–
CSF3R	–	*PPM1D*	–	*EZH2*	–	*TP53*	–
IDH1	–	*STAG2*	–	*KIT*	–	*CALR*	–
MPL	–	*ZRSR2*	–	*NRAS*	–	*GATA2*	–
PHF6	+	*BCORL1*	–	*SETBP1*	–	*KMT2A*	–
SRSF2	–	*ETV6*	–	*TET2*	–	*PIGA*	–
WT1	–	*JAK2*	–	*CEBPA*	–	*SH2B3*（*LNK*）	–
BCOR	–	*NPM1*	–	*FLT3*	–	*U2AF1*	–
DNMT3A	–	*RUNX1*	–	*KRAS*	–		
IDH2	–	*STAT3*	–	*PDGFRA*	–		

注："–"代表未检出相应突变基因，"+"代表检出相应突变基因，参考基因组使用 HG19 数据

7.2. 检测到基因变异位点、类型、VAF 及其意义解读

变异等级	核心突变基因	转录本 ID	突变位置	核苷酸改变	氨基酸改变	db SNP	变异类型	变异频率
一级变异	*ASXL1*	NM_015338.6	exon13	c.2077C > T	p.R693*	rs373221034	无义变异	47.85%
三级变异	*PHF6*	NM_001015877.2	exon9	c.941T > C	p.I314T	-	错义突变	5.25%

变异等级	突变基因	位点信息	临床意义
一级变异	*ASXL1*	NM_015338.6:c.2077C > T:p.R693*	*ASXL1* 基因编码一种染色质结合蛋白，是 trithorax 和 Polycomb 的增强子，具有抑制和激活的双重活性，在维持基因表达稳态中发挥着重要作用。*ASXL1* 基因突变以移码和无义突变为主。*ASXL1* 基因突变的广泛性表明它可能在髓系肿瘤的发病机制和恶性转化中发挥着重要作用。该样本检测到无义突变 p.R693*，可导致氨基酸编码提前终止。*ASXL1* 基因突变存在于大多数髓系肿瘤中，包括骨髓增殖性肿瘤（MPN）、急性髓系白血病（AML）、MDS/MPN、JMML 等。*ASXL1* 基因突变在 AML、MDS、CMML 患者中均提示预后不良（NCCN-AML，NCCN-MDS，PMID：24695057）。在 MDS 中，*ASXL1* 突变发生的频率约为 14%，与患者的不良预后关系显著。*ASXL1* 基因突变在 HCT 治疗后的 PMF 患者中与较差的 OS、PFS 和无白血病生存期独立相关；在 PV 患者中与较差的 OS 独立相关，且影响无骨髓纤维化生存期（NCCN-MPN）。*ASXL1* 突变与克隆性造血相关，常见于意义未明的克隆造血（CHIP）和意义未明的克隆性血细胞减少（CCUS）。
三级变异	*PHF6*	NM_001015877.2:c.941T > C:p.I314T	*PHF6* 基因位于 X 染色体，PHF6 蛋白与 PAF1 复合物关联并调控大脑皮层神经元的迁移。PHF6 蛋白在核仁中通过与 UBF1 相互作用调控细胞周期和 rRNA 的合成。PHF6 在生物体发育过程中起着非常重要的作用，与血液疾病相关。该样本检测到错义突变 p.I314T，该突变在正常人群数据库无收录，在 COSMIC 数据库中有收录（COSM4385517），该突变与疾病的关系尚不明确。

7.3. 基因变异（突变）等级说明

	临床诊疗参考性	变异的临床价值受专家共识或指南认可	变异的临床价值在临床研究或药物实验中得到验证	变异在公共肿瘤数据库中提示有疾病相关的致病性	人群数据库分布频率较高（介于 1/10 000 ~ 1/1 000）
一级变异	强	●	●	●	/
二级变异	中	○	●	●	/
三级变异	弱	○	○	○	/
其他变异	弱	○	○	○	●

注：●代表阳性；○代表阴性；/ 代表不考虑该因素。参考区间，一级变异阴性。

8. 检验结论 / 诊断、解释与建议：（见报告病例列举）。

● 备注：实验室对检测后的余量标本已按规定保存，如对报告有疑问，请在报告日后 3 个工作日内及时联系。

实验室电话：×××××× 　　　地址：××××× 　　　服务电话：××××××

检验：×××　　　报告：×××　　　审核：×××　　　报告时间：××××××××

图 8-2　血液肿瘤基因突变检测报告单示例

临床医生开单规范的可以不设"送检单临床信息"栏目。

（一）突变位点的报告描述与解释

突变位点信息应该包括基因名称、突变的物理坐标（coordinate）、cDNA 的转录本号、外显子位置、符合人类基因组变异协会（Human Genome Variation Society，HGVS）书写规范的突变类型、氨基酸突变类型、变异等位基因频率及该突变位点的测序深度等。参考序列推荐使用美国国立生物技术信息中心（National Center of Biotechnology Information，NCBI）收录的参考序列。当使用各基因编码 DNA 参考序列描述突变时，推荐最常使用的经典转录本。

1. 基因突变和氨基酸变异的报告描述　基因突变是某一个基因 DNA 分子中的碱基发生了替换、增加或者缺失等所致的基因结构改变。突变类型中，同义突变不会引起表型改变（多肽链结构和功能正常，但可引起蛋白质和酶的合成速率降低）；错义突变为某碱基对的改变，使编码一种氨基酸的密码子变成编码另外一种氨基酸的密码子，蛋白质活性可改变。无义突变为产生截短的、远端片段缺失的无功能蛋白质；移码突变为非 3 的整数倍碱基的插入或缺失，往往比碱基替换突变更严重。错义、无义和移码突变是血液肿瘤常见的突变形式。

检测报告中描述的一个碱基替换（突变）的符号为"＞"，如"G＞A"。基因突变产生的蛋白则是氨基酸序列的改变。国际纯化学和应用化学联合会 - 国际生化联合会（International Union of Pure and Applied Chemistry-International Union Biochemistry，IUPAC-IUB）生物化学命名委员会所推荐的氨基酸单字编码和英文名（缩写）与中文名对照见表 8-3，用于蛋白质一级结构氨基酸序列和基因突变（氨基酸）的表示。如报告中描述的氨基酸变异 p.G245S，即为蛋白第 245（位）氨基酸残基 G 甘氨酸被丝氨酸（S）替代。现在在书写基因突变报告中使用氨基酸缩写名在增多。

表 8-3　IUPAC-IUB 推荐的单字编码表示的氨基酸、英文名（缩写）与中文名

单字编码	英文名与缩写	中文名	单字编码	英文名与缩写	中文名
A	Alanine（Ala）	丙氨酸	M	Methionine（Met）	蛋（甲硫）氨酸
C	Cysteine（Cys）	半胱氨酸	N	Asparagine（Asn）	天冬酰胺
D	Aspartic Acid（Asp）	天冬氨酸	P	Proline（Pro）	脯氨酸
E	Glutamic Acid（Glu）	谷氨酸	Q	Glutamine（Gln）	谷氨酰胺
F	Phenylalanine（Phe）	苯丙氨酸	R	Arginine（Arg）	精氨酸
G	Glycine（Gly）	甘氨酸	S	Serine（Ser）	丝氨酸
H	Histidine（His）	组氨酸	T	Threonine（Thr）	苏氨酸
I	Isoleucine（Ile）	异亮氨酸	W	Tryptophan（Trp）	色氨酸
L	Leucine（Leu）	亮氨酸	Y	Tyrosine（Tyr）	酪氨酸
K	Lysine（Lys）	赖氨酸	V	Valine（Val）	缬氨酸

2．突变位点分级报告　由于每个基因有不同的功能域，其突变的位点、形式不同，对蛋白功能影响不同，致病性与对预后及治疗影响亦不同，在分析测序结果的时候，需要根据已有指南、文献、数据库等标准来判断突变的等级划分（图 8-1）。总之，突变位点根据临床意义的明确性进行分级报告，良性或可能良性突变不在报告中表述：①一级变异为具有明确临床意义的突变，包括国家药品监督管理局（National Medical Products Administration，NMPA）、美国食品药品监督管理局（Food and Drug Administration，FDA）等机构批准的用药治疗靶点，血液肿瘤诊疗指南或专家共识中有明确诊断、治疗、预后意义的突变（表 8-1），尚未进入诊疗指南或专家共识但有权威文献或大规模报道在血液肿瘤中具有诊疗意义的突变。②二级变异为具有潜在临床意义的突变，包括基于多个小规模研究报道在血液肿瘤中具有诊断、治疗或预后意义但尚未达成共识的突变，新发现的疾病相关基因重要结构域的体细胞突变。③三级变异为临床意义未明的突变。对于尚有争议的突变位点，实验室必须制定相关规则，可以发现突变即报告，并附上说明和意义；也可以不报告或只报告小部分突变结果，并附上说明、参考文献及数据库。

3．报告中基因突变列表内容与说明　基因突变中，每级突变报告单中的列表内容（图 8-3）包括变异类型（如错义突变、无义突变、移码缺失与插入突变）；表示变异用的符号为替换"＞"、插入"ins"、缺失"del"、重复"dup"、移码"fs"、框内"inframe"、终止密码"Ter 或 *"等；转录本 ID（如 *TP53* 错义突变的 NM_000546.5，NM 表示 mRNA，"_"之后为 ID 号，"."后的 5 为版本号），核苷酸变异［如 *TP53* 错义突变的 c.733G＞A，c 表示编码 DNA，733 为第 733 位碱基，G＞A 指碱基鸟嘌呤（G）被腺嘌呤（A）替代］，氨基酸变异［如 *TP53* 错义突变的 p.G245S，p 表示蛋白，245 为氨基酸序列号，245 两端的 G 和 S 表示第 245 位甘氨酸（G）被丝氨酸（S）替代］，单核苷酸多态性数据库 dbSNP（如 *TP53* 错义突变的 rs28934575，rs 为参考 SNP），移码缺失型突变［如 *CEBPA* 的 p.c.247delC 与 p.Gln83fs 为编码 DNA 第 247 位碱基胞嘧啶（C）缺失（del）与蛋白氨

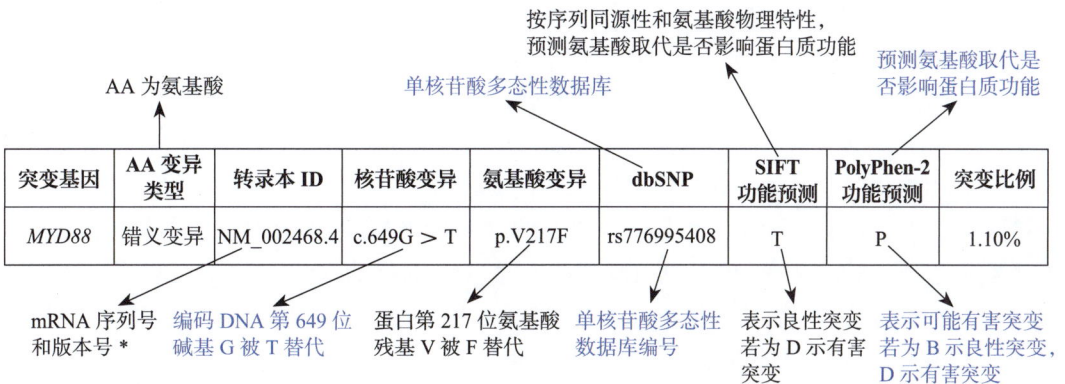

图 8-3　检测基因突变报告单中的列表解读

*. 参考序列码由美国国家生物技术信息中心（NCBI）收录，具有权威性和唯一性。除了前缀"NM_"，还有"NP_"表示多肽序列（ID 号），"NG_"表示基因组序列（ID 号）。SIFT 和 PolyPhen-2 软件的功能均是针对基因突变对蛋白功能的影响预测。

基酸第 83 位谷氨酰胺（Gln）移码缺失（fs）]，以及测序深度等。有的在报告列表中还表述突变基因的染色体号及其坐标（如 chr 12: 49425477）和外显子号（如 exon 12，外显子为基因的功能区，是两个内显子之间的编码序列）等。

测序深度（sequencing depth，SD）一般指测序得到的碱基总量（bp）与基因组（转录组或测序目标区域）大小的比值，也可理解为基因组中每个碱基被测序到的平均次数，是评价测序量的指标之一。测序覆盖度（sequencing coverage）是指测序获得的序列占整个基因组的比例（%）。由于基因组中的高 GC、重复序列等复杂结构的存在，测序最终拼接组装获得的序列往往无法覆盖所有的区域，这部分未覆盖的区域称为 Gap。测序深度与基因组覆盖度之间是一个正相关的关系，测序带来的错误率或假阳性结果会随着测序深度的提升而下降。二者一定程度上决定了特定碱基位置发现的变异是否具有某种水平的可信度，如果有较高的测序深度和覆盖度，每个碱基被较多的读段（reads）覆盖，碱基的测序结果也因此有着较高的可信度。通常血液肿瘤基因突变测序深度至少在 1 000×，覆盖度达 99%，以保证基因组覆盖度并控制测序错误率。

（二）报告中临床意义解读与要求

突变位点的临床意义解读，应平实客观、清晰易懂。推荐写明突变位点的人群突变频率、蛋白功能危险性预测和疾病数据库的记录，根据疾病诊疗指南、专家共识和既往研究，说明突变位点在临床诊断、治疗和预后评估中的意义，注明相关药物及正在开展的临床研究的状态信息，并附上数据库和参考文献来源。对于胚系突变，除了疾病诊疗指南及重要参考文献外，推荐参考人类孟德尔遗传数据库（Online Mendelian Inheritance in Man，OMIM），人类基因突变数据库（Human Gene Mutation Database）和美国医学遗传学会（American College of Medical Genetics）等数据库或学术机构中遗传疾病变异的分类指导解释 / 注释，通俗易懂地解释突变的临床意义，并附上数据库和参考文献来源。阴性结果并不能完全排除患者不存在基因突变，可能是因检出灵敏度或检测区域局限性所致，报告中也应以医师可以理解的方式，予以解释 / 说明。

1. 阅读报告要点 一看是否为一级变异，一般实验室报告的基因突变有三级，最重要和最有意义的是一级突变。二看 VAF 高低，体细胞突变 VAF 高低反映突变克隆的大小，VAF 越高反映肿瘤克隆越大。当初诊患者中检出≥2 个一级突变时，VAF 更高的那个突变往往出现更早，可能是肿瘤的早期突变，如表观遗传学改变的基因 *TET2*、*DNMT3A*、*ASXL1*。三看特定的突变状态：比如突变区域（功能区突变常是致病的驱动突变，而非功能区突变不一定致病）、单等位与双等位方面，AML 检测到 *CEBPA* 突变位于碱基亮氨酸拉链结构域（bZIP，标准为突变是否在 *CEBPA* 基因 C 端第 278～358 位氨基酸区域内）者预后良好，*CEBPA* 双等位突变则是一个突变位于 N 端，另一个位于 C 端；又如突变数方面，检测到突变的驱动基因越多提示预后越差。四看标本类型与肿瘤的关系，如肿瘤细胞少的骨髓血液标本检测淋巴瘤组套基因，因分离提取淋巴细胞或髓细胞的技术还不成熟，一些检测到的突变可能不是淋巴瘤特异的，比如 *TET2*，尤其是在流式检出低比例克隆淋巴细胞而无病理学证据和其他血液学异常的中老年患者评判中。五看是否存在与靶向药物治疗明显相关的基因突变，在首先判断有决定性诊断意义的基因突变后，需要简明地关注突变与靶向治疗和预后之间的关系。六看是否有胚系突变，如 *RUNX1*、*CEBPA*、*DDX41*、*GATA2*、*ETV6*、*NF1*、*PTPN11*、*TP53*、*ANKRD26* 突变（VAF 高，疾病缓解时VAF 维持不变，尤其是接近 50% 或 100% 突变时）。临床上，胚系易感性相关髓系肿瘤有3 种情况：①不伴血小板障碍或器官功能障碍的，如 *CEBPA*、*DDX41*、*TP53* 胚系突变；②有血小板疾病的，如 *RUNX1*、*ANKRD26*、*ETV6* 胚系突变；③有胚系易感因素和潜在器官功能障碍的，如骨髓衰竭综合征、RAS 病、范可尼贫血。

2. 用于血液肿瘤诊断分类或类别诊断 血液肿瘤是多信号通路、多基因突变逐渐积累的结果，目前的检测手段能检测到的只是一部分，且不同血液肿瘤之间的基因突变谱具有"共享"及"独有"的特点，患者在特定时间（初诊、缓解、复发等）检测到的基因突变谱也有不同，所以判断一个基因突变的意义一定要放在疾病中并与其他信息整合。基因突变的检测在急性髓系白血病（acute myeloid leukemia，AML）伴重现性遗传学异常、骨髓增殖性肿瘤（myeloproliferative neoplasm，MPN）、骨髓增生异常肿瘤伴环形铁粒幼红细胞（MDS with ringed sideroblasts，MDS-RS）、多毛细胞白血病（hairy cell leukemia，HCL）和淋巴浆细胞性淋巴瘤 / 华氏巨球蛋白血症（lymphoplasmacytic lymphoma/Waldenström macroglobulinemia，LPL/WM）的诊断中具有关键性的作用（表 8-4）。这些有诊断意义的突变还可与血液肿瘤的基因融合 / 重排共存。一般，基因突变的归类诊断在融合基因之后，需要注意。伴胚系突变遗传易感性髓系肿瘤（包括 AML、MDS 等）诊断依据于胚系突变的检出，并具有诊断优先性，详见 2020 年人民卫生出版社出版的《骨髓细胞与组织病理诊断学》第二十八章。

表 8-4　用于血液肿瘤分类诊断的常见基因突变

肿瘤类别	基因突变	诊断的特定类型	限制条件
AML	*CEBPA* 双等位突变和 bZIP 结构域突变	AML 伴 *CEBPA* 双等位突变 AML 伴 bZIP 结构域突变	无细胞毒治疗史、无特定的平衡易位或倒位遗传学异常、无 MDS 或 MDS/MPN 病史，无胚系突变遗传易感性髓系肿瘤
	NPM1	AML 伴 *NMP1* 突变	无细胞毒治疗史、无特定的平衡易位或倒位性遗传学异常、无 MDS 或 MDS/MPN 病史
MPN	*JAK2* p.V617F	PV、ET、PMF	无 *BCR::ABL1*、无 MF，Hb 绝对增高值诊断为 PV，Hb 正常范围而血小板增多者为 ET
	JAK2 exon 12	PV	无 *BCR::ABL 1*，Hb 高达 PV 诊断值
	CALR	ET、PMF（纤维化期）	无 *BCR::ABL1*，无 MF 者结合形态诊断为 ET，有 MF 诊断为 PMF（明显纤维化期）
	MPL	ET、PMF（纤维化期）	无 *BCR::ABL1*，无 MF 者结合形态诊断为 ET，有 MF 诊断为 PMF（明显纤维化期）
	CSF3R	CNL	无 *BCR::ABL1*
MDS	*SF3B1*	MDS-SF3B1	RS＞5%，原始细胞外周血＜2%、骨髓＜5%、无奥氏小体，无 del（5q）

肿瘤类别	基因突变	诊断的特定类型	限制条件
HCL	*BRAF* p.V600E、*MAP2K1*	HCL	*BRAF* p.V600E 突变见于绝大多数 HCL，*MAP2K1* 突变见于无 *BRAF* p.V600E 突变者
LPL/WM	*MYD88* p.L256P *CXCR4*	WM、LPL	骨髓病变并任何浓度 IgM 血症者诊断为 WM，以淋巴结肿大起病或骨髓病变非 IgM 血症者诊断为 LPL
CLL	IGHV	未突变 CLL（U-CLL）或 M-CLL	U-CLL 比突变 CLL（M-CLL）预后差
B-ALL	*PAX5* p.P80R、*ZEB2* p.H1038R、*IKZF1* p.N159Y	B-ALL 伴 *PAX5* p.P80R 突变 B-ALL 伴 *ZEB2* 突变 B-ALL/LL 伴 *IKZF1* p.N159Y 突变	基因结构定义的独特类型或暂定类型

检测到其他突变基因，在血液肿瘤中可起到辅助诊断的作用，如辅助三阴性 MPN（ET、PMF）诊断的 *ASXL1*，*EZH2*、*TET2*、*IDH1/IDH2*、*SRSF2*、*SF3B1*；辅助慢性粒单细胞白血病（chronic myelomonocytic leukemia，CMML）的 *TET2*、*SRSF2*、*ASXL1*、*SETBP1*；辅助不典型慢性粒细胞性白血病（atypical chronic myelogenous leukemia，aCML）的 *SETBP1*、*ETNK1*；辅助幼年型粒单细胞白血病（juvenile myelomonocytic leukemia，JMML）的 *PTPN11*、*KRAS*、*NRAS*、*CBL* 或 *NF1*。

在 MDS 中，除了 *SF3B1* 外，可以提供克隆性造血证据的一级基因突变有 *TET2*、*SRSF2*、*ASXL1*、*DNMT3A*、*RUNX1*、*U2AF1*、*TP53* 和 *EZH2*；突变发生率见《骨髓细胞与组织病理诊断学》。CMML 中最常见的基因突变（发生率）是 *TET2*（58%）、*SRSF2*（42%）、*ASXL1*（40%），其次为 *KRAS/NRAS*（19%）、*RUNX1*（15%）、*CBL* 与 *STAG2*（均为 10%）、*JAK2* 与 *ZRSR2* 和 *UTX*（均为 8%）、*SF3B1* 与 *IDH1/2*（6%）、*SETBP1*（6%~15%）、*CEBPA*（4%~20%）、*KIT* 与 *SUZ12*（>5%）、*U2AF1* 与 *EZH2*（5%）、*DNMT3A*（2%）、*NPM1*（1%~6%）、*FLT3*（1%~3%）、*PTPN11* 与 *TP53*（<1%）。aCML 中，最常见的是 *ASXL1*（69%）、*SETBP1*（48%）、*KRAS/NRAS*（35%）、*TET2*（30%），其次为 *EZT2*（13%）、*CSF3R*（<10%）、*CBL*（8%）、*RUNX1*（6%）、*KIT*（>5%）、*FLT3*（5%）、*JAK2*（4%~8%）、*CEBPA*（4%）、*NPM1*（1%）。

3．克隆性造血的评判　克隆性造血（clonal haematopoiesis，CH）是近年关注比较多的通过基因突变检测进行评判的髓系肿瘤前期改变（与病因或疾病状态无关），是在衰老（40 岁以下很少，65 岁后逐渐增加，70 岁老人中约占 10%）背景下发生的，是在没有不能解释的血细胞减少、血液肿瘤或其他克隆性疾病的人群中，存在来自突变多能干细胞/祖细胞的具有选择性生长优势的细胞群。这些亚克隆所携带的变异一般丰度较低，可以通过白细胞等深度测序对照及生物信息学算法（部分）进行过滤。年龄相关克隆性造血（age-related clonal haematopoiesis，ARCH）、意义不明/不确定潜能的克隆性造血（clonal haematopoiesis of indeterminate potential，CHIP）为同义术语。通过鉴定具有一种或多种白血病相关体细胞驱动突变（表 8-5）的克隆性血细胞群，可以在血细胞计数正常的个体中诊断 CHIP。诊断的基本标准：①血液或骨髓细胞 DNA 中检测到一个或多个体细胞突变，VAF ≥2%（男性 X 连锁基因突变≥4%）；②无不明原因的血细胞减少；③不符合定义的髓系肿瘤的诊断标准。获得性 Y 染色体缺失也可用于 CHIP 诊断。意义未明克隆性血细胞减少（clonal cytopenia of undetermined significance，CCUS）为不能通过血液学或非血液学疾病解释的≥1 系血细胞持续性减少状态下检测到 CHIP 的突变（标准同 CHIP）或髓细胞中检出克隆性染色体异常，并不符合定义的髓系肿瘤的诊断标准。不符合 CCUS 的部分患者或无克隆性造血证据（血细胞减少继续 4 个月以上）者，称为意义未明特发性血细胞减少症（idiopathic cytopenias of unknown significance，ICUS）。CHIP 与 ICUS、CCUS 和 MDS 之间的关系见表 8-6。

表 8-5　常见临床意义克隆性造血驱动的基因突变

基因名称	CH 驱动突变的标准	参考转录本
DNMT3A	移码 / 无义 / 剪切位点突变；p.292 ~ 350，482 ~ 614 和 634 ~ 912 范围错义突变	NM_022552
TET2	移码 / 无义 / 剪切位点突变；p.1104 ~ 1481 和 1843 ~ 2002 范围错义突变	NM_001127208
ASXL1	exon 11 ~ 12 移码 / 无义 / 剪切位点突变	NM_015338
JAK2	p.V617F；p.536 ~ 547 范围错义突变 / 缺失	NM_004972
TP53	移码 / 无义 / 剪切位点突变；p.72，95 ~ 288 和 p.337 错义突变	NM_001126112
SF3B1	末端 HEAT 结构域（p.529 ~ 1201）错义突变	NM_012433
PPM1D	exon 5/6 移码 / 无义 / 剪切位点突变	NM_003620
SRSF2	涉及 P95 错义 / 框内缺失	NM_003016
ZBTB33	涉及功能域错义突变	NM_001184742
IDH1	p.R132 错义突变	NM_005896
IDH2	p.R140/p.R172 错义突变	NM_002168
U2AF1	p.S34/p.R156/p.Q157 错义突变	NM_006758
KRAS	p.G12/p.G13/p.Q61/p.A146 错义突变	NM_033360
NRAS	p.G12/p.G13/p.Q61 错义突变	NM_002524
CTCF	p.R377C，p.R377H，p.P378A，p.P378L 移码 / 无义 / 剪切位点突变	NM_006565
CBL	linker/RING finger 结构域（p.345-434）错义突变	NM_005188
GNB1	p.K57/p.G53/p.I81 错义突变	NM_002074
BRCC3	移码 / 无义 / 剪切位点突变	NM_024332
PTPN11	p.58 ~ 76 和 p.491 ~ 510 范围错义突变	NM_002834
GNAS	p.R201 错义突变	NM_016592
BCOR	移码 / 无义 / 剪切位点突变	NM_001123385
BCORL1	移码 / 无义 / 剪切位点突变	NM_021946

续表

基因名称	CH 驱动突变的标准	参考转录本
其他突变		
BRAF	p.590~615 错义突变；p.G469 错义突变	NM_004333
CALR	exon 9 移码突变	NM_004343
CEBPA	移码/无义/剪切位点突变	NM_004364
CREBBP	移码/无义/剪切位点突变	NM_004380
CSF1R	p.L301/p.Y969 错义突变	NM_005211
CSF3R	T615A，T618I，c.741~791 截短突变	NM_000760
CUX1	移码/无义/剪切位点突变	NM_181552
ETV6	移码/无义/剪切位点突变	NM_001987
EZH2	移码/无义/剪切位点突变；SET 结构域（p.617~732）错义突变	NM_001203247
GATA2	移码/无义/剪切位点突变，p.R293Q, p.N317H, p.A318T, p.A318V, p.A318G, p.G320D, p.L321P, p.L321F, p.L321V, p.Q328P, p.R330Q, p.R361L, p.L359V, p.A372T, p.R384G, p.R384K	NM_001145661
JAK3	p.M511T, p.M511I, p.A572V, p.A572T, p.A573V, p.R657Q, p.V715I, p.V715A	NM_000215
KDM6A	移码/无义/剪切位点突变	NM_021140
KIT	ins503, p.V559A, p.V559D, p.V559G, p.V559I, p.V560D, p.V560A, p.V560G, p.V560E, p.del560, p.E561K, del579, p.P627L, p.P627T, p.R634W, p.K642E, p.K642Q, p.V654A, p.V654E, p.H697Y, p.H697D, p.E761D, p.K807R, p.D816H, p.D816Y, p.D816F, p.D816I, p.D816V, p.D816H, del551~559	NM_000222
KMT2A	移码/无义/剪切位点突变	NM_005933
MPL	p.S505G, p.S505N, p.S505C, p.L510P, del513, p.W515A, p.W515R, p.W515K, p.W515S, p.W515L, p.A519T, p.A519V, p.Y591D, p.W515~518KT	NM_005373
MYD88	p.L265P	NM_002468
NOTCH1	exon 26-34 移码/无义/剪切位点突变/错义突变	NM_017617
PHF6	移码/无义/剪切位点突变	NM_001015877
PIGA	移码/无义/剪切位点突变	NM_002641
PRPF40B	移码/无义/剪切位点突变	NM_001031698
PTEN	移码/无义/剪切位点突变	NM_000314
RAD21	移码/无义/剪切位点突变	NM_006265
RUNX1	移码/无义/剪切位点突变，p.S73F, p.H78Q, p.H78L, p.R80C, p.R80P, p.R80H, p.L85Q, p.P86L, p.P86H, p.S114L, p.D133Y, p.L134P, p.R135G, p.R135K, p.R135S, p.R139Q, p.R142S, p.A165V, p.R174Q, p.R177L, p.R177Q, p.A224T, p.D171G, p.D171V, p.D171N, p.R205W, p.R223C	NM_001001890

基因名称	CH 驱动突变的标准	参考转录本
SETBP1	p.D868N, p.D868T, p.S869N, p.G870S, p.I871T, p.D880N, p.D880Q	NM_015559
SF1	移码 / 无义 / 剪切位点突变	NM_004630
SF3A1	移码 / 无义 / 剪切位点突变	NM_005877
SMC1A	R96/R586 错义突变	NM_006306
SMC3	移码 / 无义 / 剪切位点突变	NM_005445
STAG2	移码 / 无义 / 剪切位点突变	NM_006603
STAT3	SH2 结构域 /p.580 ~ 670 错义突变	NM_139276
U2AF2	RNA 识别基序域中（p.149 ~ 231, p.259 ~ 337, p.381 ~ 462）错义突变	NM_007279
WT1	移码 / 无义 / 剪切位点突变	NM_024426
ZRSR2	移码 / 无义 / 剪切位点突变	NM_005089

表 8-6　CHIP 与 ICUS、CCUS、CMUS、MDS 的关系

项目	ICUS	CHIP	CCUS	CMUS	MDS（低危）
不明原因血细胞减少	+	−	+	−/+	+
外周血单核细胞≥10% 和绝对值≥1×10⁹/L	−	−	−	+	−
克隆性造血	−	+	+	+	+
VAF	−	≥2%$^{\#}$	≥2%	≥2%	>10%
骨髓原始细胞	<5%	<5%	<5%	<5%	<5%
病态造血	−*	−	− 或轻微	−	+
整体风险	极低	极低	低（可疑）**	有	低 ***

注：#. 常见体细胞突变 *DNMT3A*、*TET2*、*ASXL1*、*SRSF2*、*TP53*；*. 可有轻微病态造血；**. 5 年进展 MDS 为 10%；***. 为进展 AML 的风险。CMUS. 意义未明克隆性单核细胞增多。

4. 用于预后判定　评判预后需要结合患者的疾病类型、其他检查并根据指南优先等级整合考虑。目前 NCCN 指南已提出了基于基因突变的 AML 预后分层体系，如现行的 NCCN 及 ELN 指南认为，AML 伴 *RUNX1::RUNX1T1* 融合伴随 *ASXL1*、*RUNX1* 等预后不良的基因突变依旧属于低危组；如 AML 伴 *RUNX1::RUNX1T1* 融合有 *NPM1* 突变和 *FLT3*-ITD 低比例突变也是低危组；在 AML 中，最早 NCCN 指南将 AML 伴 *RUNX1::RUNX1T1* 融合伴随 *KIT* 突变列为中危组，但是随着治疗方案的改进及大数据的积累，*KIT* 突变对预后无影响。在 MDS、MPN、MDS/MPN、急性原始淋巴细胞白血病（acute lymphoblastic leukemia，ALL）、慢性淋巴细胞白血病 / 小淋巴细胞淋巴瘤（chronic lymphocytic leukemia/ small lymphocytic lymphoma，CLL/SLL）、LPL/WM、大颗粒淋巴细胞白血病（large granular lymphocytic leukemia，LGLL）中，已经证实了一些具有明确预后意义的突变基因（表8-1）。如在 MDS 方面，*TP53*、*EZH2*、*RUNX1*、*ASLX1*、*ETV6* 被认为是 MDS 预后不良

的独立危险因素；在弥漫大 B 细胞淋巴瘤（diffuse large B-cell lymphoma，DLBCL）分为 BN2 型（*BCL6* 重排和 *NOTCH2* 突变）、EZB 型（*EZH2* 突变和 *BCL2* 重排）、MCD 型（*MYD88* p.L265P 突变和 *CD79B* 突变）、N1 型（*NOTCH1* 突变）。其中，BN2 型与 EZB 型肿瘤反应较好，5 年总生存（overall survival，OS）率分别为 68% 和 65%；MCD 型和 N1 疗效不佳，5 年 OS 率分别为 26% 和 26%。当预后不良和预后良好或预后中等的基因同时存在时，侧重预后不良基因突变的意义，比如 *FLT3*-ITD 与 *TP53* 突变，侧重 *TP53* 突变的意义。在疾病危险度方面，不良预后基因的 VAF 越高，危险度越大。在这些突变中，*TP53* 异常（缺失或突变）尤受重视，共性特点是与疾病进展和预后不佳相关（少数或一部分是克隆性造血的指标）。*TP53* 缺失是从父母遗传来的 2 个等位基因（17 号 2 条染色体中各 1 个）中的 1 个或 2 个丢失，可以通过 FISH 方法予以识别；*TP53* 突变是组成基因的碱基对（1 个 *TP53* 由 1 179 个碱基对组成）发生了变化。

需要注意的是，有的基因突变是有明确疾病对象的，如在 MPN 中，*DNMT3A* 突变在 PMF 中是有预后评估意义的，在 PV 中就没有评判意义；又如突变位点不同，临床解读意义也不一样（如 *SF3B1*、*TP53*），具体需要查询前述的数据库。总之，疾病越明确，预后评判和分类越精准。但是，也需要注意的是，预后是一种预测的可能性并受许多不确定因素的影响，治疗是临床学科的主体，实验室在解读时须把握分寸，避免超出本学科范围。

5. 提供治疗参考信息 一方面，一些基因突变检测可作为分子靶点治疗的参考，对应的靶向药物见表 8-7。其他的分子靶点与抗肿瘤新药见 2020 年人民卫生出版社出版的《骨髓细胞与组织病理诊断学》第二章。

表 8-7 靶基因与靶向药物

靶基因	靶向药物
ATM	ATM/ATR 抑制剂 AZD6738（CLL）
BCL2	维奈克拉
BRAF	维莫非尼、达拉非尼
CREBBP/EP300	组蛋白脱乙酰化酶抑制剂
DNMT3A	西罗莫司（mTOR 抑制剂）、阿扎胞苷、地西他滨（脱乙酰化药物，AML/MDS）
EZH2	他泽司他（EZH2 抑制剂）
FGFR1/2/3	泊那替尼
FLT3	舒尼替尼、midostaurin、索拉非尼、lestaurtinib 新一代抑制剂：quizartinib/crenolanib/gilteritinb
IDH1	艾伏尼布
IDH2	enasidenib
JAK	芦可替尼
KIT	伊马替尼
KMT2A	DOT1L 抑制剂

续表

靶基因	靶向药物
KRAS	MAPK-ERK 激酶抑制剂、PI3 抑制剂
NRAS	MEK 抑制剂
PDGFR	伊马替尼
PTPN11	西罗莫司（治疗 JMML）
SF3B1	FD-895 和 pladienolide-B（CLL）

另一方面，基因突变可以导致对某些药物的敏感或者耐受，及时检测有助于治疗方案的调整。例如，*TP53* 突变的 CLL/SLL 患者对常规化疗反应差，*MYD88* 和 *CXCR4* 基因不同的突变状态可影响伊布替尼在 LPL/WM 中的治疗效果，*ABL1* 激酶区突变是慢性髓细胞白血病（chronic myeloid leukemia，CML）和 Ph 阳性 ALL 酪氨酸激酶抑制剂（tyrosine kinase inhibitor，TKI）耐药的主要机制之一。CML 患者 *BCR::ABL1* 融合基因 *ABL1* 激酶区突变类型很多。伊马替尼、尼洛替尼、达沙替尼等 TKI 治疗与 *ABL1* 激酶区突变的基本关系见表 8-8。

表 8-8　CML 患者融合基因 *ABL1* 激酶区突变与 TKI 耐药

TKI	*ABL1* 激酶区突变位点	提示耐药
伊马替尼（imatinib）	M237V、I242T、M244V、K247R、L248R、G250E/R、Q252R/H、Y253F/H、E255K/V、E258D、W261L、L273M、E275K/Q、D276G、T277A、E279K、Y280A/L、E292Q/V、I293V、L298V、F311L/I、T315I、F317L/V/C、Y320 C、L324Q、Y324H、M343T、A344V、A350V、M351T、E355D/G/A、F359V/C/L、D363Y、L364I、A365V、A366G、L370P、V371A、E373K、V379I、A380T、F382I、L384M、L387V/F、M388I、Y393C、H396R/P、A397P、S417F/Y、I418S/V、A433T、S438C、F450G/K/A、E453G/A/K/V/Q、E459K/V/Q、M472I、P480L、F486S	若出现相关耐药突变，提示伊马替尼耐药，需要更换其他 TKI
博舒替尼（bosutinib）	T315I、Y299L、G250E、F317L	若出现相关耐药突变，提示博舒替尼耐药，需要更换其他 TKI
达沙替尼（dasatinib）	T315I/A、F317L/V/I/C、Y299L	若出现相关耐药突变，提示达沙替尼耐药，需要更换其他 TKI
尼洛替尼（nilotinib）	T315I、Y253F/H、E255K/V、F359V/C/I、G250E	若出现相关耐药突变，提示尼洛替尼耐药，需要更换其他 TKI
泊那替尼（ponatinib）	T315 合并其他突变，T315M/L	若出现相关耐药突变，提示泊那替尼耐药，需要更换其他 TKI
奥雷巴替尼（olverembatinib）		若出现相关耐药突变，提示奥雷巴替尼耐药，需要更换其他 TKI

也需要注意的是，有时同一个基因，在上述三个方面的变异等级可能是不一样的。比如 *IDH1* 在 AML 中的预后意义争议是很多的，在预后评估的证据等级是三级变异；但是它在靶向治疗中的指导意义则是明确的，在指导用药方面的证据等级是一级变异。

6. 微小 / 可检测残留病监测　基因突变是微小 / 可检测残留病（minimal/measurable residual disease，MRD）监测的分子标志物之一。虽然实时定量 PCR 方法和流式细胞学是目前主流的 MRD 监测方法，但是由于 NGS 灵敏度随测序深度加深可进一步提高，在 MRD 监测方面具有更大的潜力。

7. 监测克隆演变　血液肿瘤在发展过程中会伴随动态的克隆演变，或是基因突变的改变，或是新的突变基因的出现，及时监测基因改变，有助于了解疾病进展并调整治疗方案。

（三）建议增加 CNV 和 cn-LOH 结果报告

对检测到个别 CNV 和 cn-LOH，需要逐条分级并解释临床意义，在报告中列出基因拷贝数检测栏目的检查结果。如果检测到的拷贝数异常较为复杂，符合复杂核型、亚二倍体或超二倍体等核型标准，临床意义较为明显，需要进行整体分析解释，在报告中列出 DNA 倍性部分。临床意义中，如在 AML 中 1p/2p/4q/6p/7q/9p/11p/11q/13q/17p/19q/21q cn-LOH、3p/4q/5q/7q/12p/16q/17p/17q/20q/21q 拷贝数缺失和 8q/11q/21q 拷贝数增多具有重现性，对 AML 诊断有一定意义。在 MPN 中，chr9p cn-LOH 与 PV 向 MF 进展相关；在 MDS 中，chr1p cn-LOH 可能与 MDS 向 AML 进展相关，都可以提示疾病进展。在 AML 中，7 号染色体缺失为预后不良指标；在 ALL 中，超二倍体（特别是 4、10、17 号染色体的三倍体核型）是预后良好的指标。增加 CNV 和 cn-LOH 报告也是常规染色体核型分析和 FISH 方法不足的补充，可以更全面了解患者的遗传学异常，而且具有性价比。

九、检验结论 / 诊断、解释与建议和病例列举

（一）基本原则

基因突变检测灵敏度和特异度上虽有独特的优越性，但其检验诊断还需要与血常规等临床特征、细胞形态学、流式免疫表型和细胞遗传学检测相互补充、共同解读；并对预后判断及靶向位点筛查、微小残留病灶跟踪、细胞克隆演变的发现作出准确而可靠的评判。检验诊断 / 结论，重点在于给出基因突变对疾病的诊断价值，简要解释基因突变与预后、缓解率、无病生存率方面的信息。其他要求见前述。

（二）病例列举

病例1　患者 80 岁，男性，血小板增多 2 个月。近次血常规：血小板 524×10^9/L、Hb 116g/L、RBC 4.16×10^{12}/L、WBC 7.24×10^9/L、E 5.40%。肝脾淋巴结未及肿大，无肿瘤性疾病史与化学药物和放射线接触史，血细胞异常原因待查。送检 MPN 四项基因（*JAK2* p.V617F、*JAK2* exon 12、*CALR*、*MPL*）突变。**检验结论 / 诊断**：符合骨髓增殖性肿瘤（MPN），首先考虑原发性血小板增多症（*JAK2* p.V617F 突变阳性）。**解释与建议**：患者为老年人，检

测 MPN 四项基因突变为 *JAK2* p.V617F 突变阳性（其余阴性），阳性比值 27.23%。*JAK2* p.V617F 突变是 *BCR::ABL1* 阴性疾病的驱动基因，具有诊断性意义；整合血常规血小板计数增高、Hb 不增高，支持原发性血小板增多症（ET）的分子病变。*JAK2* p.V617F 突变 ET 有较高的血栓发生率，进展为骨髓纤维化和 AML 相对少见。建议结合骨髓形态学检查，必要时进行其他髓系细胞基因突变和细胞遗传学检查，进一步了解遗传学异常的其他特征并评判预后。

病例 2　患者男性，44 岁，初诊。血小板和白细胞升高。近次血常规：PLT 960×10^9/L，WBC 17.77×10^9/L（N 78.7%、E 3.9%、B 0.3%、M 5.6%、L11.5%），Hb 132g/L，RBC 4.22×10^{12}/L，MCV 100fl。肝脾淋巴结未及肿大、无出血和发热，无化学药物和放射线接触史，疑诊原发性血小板增多症。送检 MPN 五项（*BCR::ABL1* 融合基因，*JAK2* p.V167F、*JAK2* exon 12、*MPL* 和 *CALR* 突变）遗传学检查。**检验结论 / 诊断：** 原发性血小板增多症（*CALR* 突变阳性）。**解释与建议：** 初诊中年患者，血小板明显增高、白细胞（中性粒细胞）轻度增高。分子检测到 *CALR* exon 9 突变阳性（突变比值 31%），是 MPN 的克隆性指标，尤其在 *BCR::ABL1* 阴性 ET 与 PV 的诊断与鉴别诊断中具有评判意义。整合血常规等临床信息，考虑原发性血小板增多症（ET）。同步送检的其他指标 *BCR::ABL1*（p210、p190 和 p230）融合阴性，在鉴别诊断方面排除 CML；*JAK2* exon 12 突变（主要是 PV 诊断指标）检测阴性，该指标一般不见于 ET 和 PMF。整合同步送检的骨髓染色体核型分析为正常核型；骨髓和血片示血小板片状分布；骨髓活检为骨髓脂肪化，偶见中等偏大巨核细胞，尽管如此，ET 仍需要考虑；建议多部位取材骨髓活检。

病例 3　患者 44 岁，女性，血常规：WBC 70.79×10^9/L、幼稚细胞 56%，Hb 93g/L、RBC 2.52×10^{12}/L、MCV 112.5fl，PLT 174×10^9/L，发现白细胞增高和贫血一周。9 个月前体检未见全血细胞计数异常，既往无肿瘤性疾病，家族中无相关疾病；脾肋下 2cm、浅表淋巴结未触及肿大，疑似急性白血病。送检 20 种髓系细胞基因突变（AML 组套），常规染色体核型和白血病融合基因（49 种）筛查。**整合结论 / 诊断：** AML 伴 *KMT2A* 重排；伴 4 种基因一级变异（*NPM1*、*EZH2*、*FLT3*-ITD、*IDH2*）。**解释与建议：** NGS 检测 20 种髓系细胞突变，发现 *NPM1*、*EZH2*、*FLT3*-ITD、*IDH2* 一级突变，突变频率分别为 67.42%、45.33%、72.67% 和 38.41%。其中 *NPM1* 突变是非平衡易位重现性遗传学异常（特定基因突变）的 AML 伴 *NPM1* 类型（WHO），但是否属于这一特定的诊断类型取决于患者有无细胞毒治疗史、有无特定的平衡易位的重现性遗传学异常。本例患者细胞形态学（编号 ×××）基础诊断为 AML-M4，在 9 个月前体检无血细胞异常，也无肿瘤性疾病和家族史，可以排除细胞毒治疗史相关 AML 和 MDS 病史相关 AML 等特定类型。49 种白血病融合基因（编号 ×××）筛查到具有特定的诊断性的 *KMT2A::MLLT3*，以及常规染色体核型分析 20 个中期分裂象有 8 个为 t (9; 11) (p21.3; q23.3) 克隆，符合 AML 伴 *KMT2A* 重排 [WHO-HAEM5 病名，WHO-HAEM4R 称为 AML 伴 t (9; 11) (p21.3; q23.3); *KMT2A::MLLT3*]。按诊断规则的优先顺序，AML 患者中，检测到的 *NPM1* 突变和 *KMT2A* 重排，包括 t (9; 11) (p21.3; q23.3) 指标，*NPM1* 突变排序在 *KMT2A* 重排和 / 或 t (9; 11) (p21.3; q23.3) 之后。故本例也不符合 AML 伴 *NPM1* 类型，但 *NPM1* 作为一级突变具有预后评判意义，尤其是同时存在 *EZH2* 与 *FLT3* 突变时，提示预后不良，建议治疗中加强监测与复查。

病例4　患者67岁，女性，因血小板增高［波动在（540～769）×10⁹/L］和白细胞稍高［波动在（9.2～11.7）×10⁹/L］5个月，Hb在128～134g/L之间，疑似原发性血小板增多症（ET），送检 MPN 四个突变（*JAK2* V617F、*JAK2* exon、*CALR*、*MPL*）和 *BCR::ABL1* 融合检查。**检验结论/诊断**：*JAK2* p.V617F 突变检测（荧光定量 PCR）、*JAK2* exon 12 突变与 *CALR* 和 *MPL* 突变检测（Sanger 测序）和 *BCR::ABL1* 融合（p210、p190、p230）均未检测到阳性。整合临床和形态学检查，不能排除三阴性 ET，建议髓系细胞其他基因突变（组套）等检查，再行评判/鉴别诊断。**解释与建议**：本例患者 MPN 四种基因突变和 *BCR::ABL1* 融合检测结果全为阴性，从分子指标看，不支持 ET，也不支持 PMF、PV 和 CML 的诊断。同步送检的骨髓涂片（编号×××）和骨髓切片（活检，编号×××）检验示造血基本正常，巨核细胞中度增多伴部分胞体偏大和核叶增多，未见骨髓纤维化和原始细胞增多等其他病理特征（骨髓象提示 ET），且有血小板增多病史5个月，不能排除三阴性（*JAK2* p.V617F、*CALR* 和 *MPL* 突变阴性）ET。建议检测髓系细胞基因（大组套）突变，若发现髓系肿瘤相关的其他克隆性突变仍可以明确原发性血小板增多（ET），同时进一步结合临床特征与其他检查排查继发性因素。

病例5　患者男性，63岁，初诊。发现贫血半个月，无肝脾淋巴结肿大和化学药物与放射线接触史。血常规：Hb 64g/L，WBC 4.59×10⁹/L，PLT 27×10⁹/L。送检 EDTA 抗凝血 B 系淋巴瘤相关62种基因突变和 IG 基因克隆性重排检测。**检验结论/诊断**：检测 B 系淋巴瘤基因突变，发现四个一级突变，分别为 *IGHV3-23* 突变比例>2%，*MYD88* p.L265P 突变（VAF 19.5%），*CXCR4* 移码突变（VAF 18.6%），*TP53* 错义突变（VAF 8.8%），前2个基因突变常与华氏巨球蛋白血症相关；IG 基因克隆性重排阳性。结合临床和形态学检查，符合成熟 B 细胞肿瘤骨髓白血病性病变，考虑华氏巨球蛋白血症（WM），建议血清免疫固定电泳和血清 IgM 定量检测。**解释与建议**：患者老年男性，初诊。贫血和血小板减少，无肝脾淋巴结肿大和化学药物与放射线接触史。分子/基因组学检测的异常特征：样本通过提取基因组 DNA（genomic DNA，gDNA）进行多重 PCR 扩增技术和高通量测序等方法，检测到 *IGHV3-23* 突变比例>2%，*MYD88* p.L265P 突变和 *CXCR4* 移码突变，从分子检测证据分析，具有支持 WM 诊断的分子依据。考虑 *MYD88* 突变也见于少数 MZL，尽管可能性极小仍需要排除；另考虑到缺失 WM 的另一关键性诊断指标——克隆性 IgM，建议血清免疫固定电泳和血清 IgM 定量，以及常规染色体核型（40% 的 WM 患者可见 6q-）分析，进行鉴别诊断。IG 基因克隆性重排（用多重 PCR 方法）检测到多管阳性（IGVH、IGDH 和 *IGK* 基因克隆性重排）是克隆性评判指标，而不具有肿瘤类型的诊断特征性。检测到的 *TP53* 突变可以提示疾病有进展性并提示预后欠佳。

同步送检的骨髓细胞学检查（编号×××）示有核细胞少见，检出淋巴样异常细胞占8.5%（细胞中等大小、胞质较丰富、嗜碱性，附检血片淋巴细胞占65%）并在骨髓涂片尾部见簇状分布的淋巴细胞；流式免疫表型组套（36个 CD，编号×××）检测到35.12% 克隆性 B 淋巴细胞（表达 CD19、CD20、CD22、CD79a、FMC7、sIgM、skappa，不表达其他检测的抗原）；骨髓活检（编号 ×××）示有核细胞增生极度活跃（约占 95%），淋巴细胞弥漫性浸润（粒红两系增生受抑，巨核细胞未见），免疫组织化学示 CD20、CD79a 和 BCL2 弥漫阳性，Ki-67 30%+，不表达 BCL6、MYC、SOX11、cyclin D1、CD10、CD23、CD5、LEF1、CD3 和 MUM1，整合免疫表型证据排除大细胞淋巴瘤、滤泡淋巴瘤、套细胞淋巴瘤、小淋巴细胞淋巴瘤骨髓侵犯和慢性淋巴细胞白血病。

病例 6　患者女性，65 岁，初诊。大细胞性贫血半年，叶酸和维生素 B_{12} 增高。血常规：Hb 78g/L，RBC 2.24×10^{12}/L、MCV 100fl、WBC 2.39×10^9/L（N 59%、L 36.4%、M 3.8%），PLT 166×10^9/L。无肝脾淋巴结肿大，无化学药物和放射线接触史，既往体健，也无血细胞异常相关家族史。送检髓系血液疾病 67 种基因突变检测和血液肿瘤全基因组芯片筛查。**检验结论／诊断：**考虑 AML 伴 *NPM1* 突变，建议白血病融合基因（组套）检查，除外染色体平衡易位／倒位所致的特定融合基因类型 AML。**解释与建议：**患者为初诊老年女性，大细胞性贫血半年，叶酸和维生素 B_{12} 增高，无肝脾淋巴结肿大，无化学药物和放射线接触史以及相关疾病家族史。基因突变检测到：一级突变 2 个（*GATA2*、*NPM1*）和二级突变 1 个（*EZH2*），均是预后不佳指标，其中 *NPM1* 突变是 WHO 第五版定义的 AML 遗传学异常类型的诊断性指标，且该类型原始细胞可以 <20%；血液肿瘤全基因组芯片筛查发现 3p 缺失，但与 AML 或 MDS 的关系尚不确切。结合同步送检的骨髓细胞形态学原始细胞增多（占 12%、血片 1%），中幼粒细胞为主幼粒细胞增生和成熟欠佳伴部分浅紫红色颗粒增多、部分嗜苯胺蓝颗粒缺少（病态形态），嗜碱性粒细胞易见及红巨两系病态造血；流式免疫表型检测到 9.58% 髓系原始幼稚细胞和 CD16/CD13 和 CD16/CD11b 图形，示粒细胞成熟分化曲线异常；骨髓活检示有核细胞增生活跃（有核细胞约占 60%），原始细胞散在易见，并见胞体小、分叶少的单圆核巨核细胞；分析染色体 5 个中期分裂象，为正常核型；FISH 检测 MDS 五项（-5/5q-、-7/7q-、20q-、+8、*TP53* 缺失）未见异常，有支持 AML 伴 *NPM1* 突变和排除其他的诊断证据；另考虑骨髓幼粒细胞成熟不佳和病态造血，建议 AML 融合基因组套检查，排除融合基因（如 *PML::RARA*、*RUNX1::RUNX1T1*）遗传学异常特征 AML。

病例 7　患者男性，70 岁。临床信息不详，送检 EDTA 抗凝血 *JAK* p.V617F 突变检查（荧光定量 PCR 法）。**检测结论：**检测到 *JAK2* p.V617F 突变（阳性），突变比例为 34.21%，具有评判髓系细胞克隆性增殖的意义，提示髓系肿瘤（骨髓增殖性肿瘤可能）。**解释与建议：***JAK2* p.V617F 突变是 *BCR::ABL1*（Ph）阴性骨髓增殖性肿瘤（MPN）驱动的重要分子，其他髓系肿瘤少见或偶见。本例患者为老年男性，来样标本检出 *JAK2* p.V617F 突变，且突变率较高；结合同步送检的 *PML::RARA*、*BCR::ABL1*（p190、p210、p230）、*AML1::ETO* 融合，以及 *CALR* exon 9、*MPL* p.W515 突变检测均为阴性，是支持 Ph 阴性慢性髓系肿瘤（MPN 可能性大）诊断的主要证据。建议结合血常规等临床信息和骨髓形态学（送检单无信息），必要时复查。

病例 8　患者女性，54 岁，发现血小板和白细胞增多半年，血小板计数波动在（371～567）$\times 10^9$/L 之间，白细胞计数波动在（9～13）$\times 10^9$/L 之间。无肝脾肿大、无化学药物和放射性物质接触史。送检 EDTA 抗凝外周血检测 MPN 四项突变和 *BCR::ABL1* 融合基因。**检验结论与建议**：来样标本检测到 *MPL* 突变阳性，突变比例为 47.93%，其他常规项目检测均为阴性，结合血常规等临床信息，需要考虑髓系肿瘤的克隆性病变（主要见于原发性血小板增多症和原发性骨髓纤维化，原发性血小板增多症可能性大）。*MPL* 突变者发生骨髓纤维化风险较高，建议骨髓活检排除原发性骨髓纤维化并加强监测。

十、标本保存与检验其他方面探讨

检测后的来样标本保存见前述。"请结合临床"等有关其他方面探讨，参考第 2 章。

第9章

急性髓细胞白血病基本类型和细胞分化
定义类型检验诊断与报告

一、定义与概念

急性髓细胞白血病（acute myeloid leukemia，AML）基本类型是指初诊时通过血液/骨髓（细胞）形态学检验，常与流式免疫表型检测一起，最先做出的 AML 分类，亦即 FAB 分类或相当于 FAB 分类诊断的最基本类型（基础类型），可以用 WHO 分类中的细胞分化定义类型或非特定类型的方法进行，但其含义不同。形态学上诊断的原始细胞基数（有的类型包括等同原始细胞意义的细胞，简称等同意义细胞）为≥20%。

AML 细胞分化定义类型（WHO-HAEM5），亦即 WHO-HAEM4R（2017）中定义的 AML 非特定类型/不另做分类［AML，NOS（not otherwise specified）］，是在前述的 AML 基本类型中，经过染色体核型、白血病融合基因（组套）、热点基因（组套）突变等检查，并结合有无相关疾病家族史、既往细胞毒治疗史、骨髓增生异常肿瘤（myelodysplastic neoplasm，MDS）与骨髓增生异常 - 骨髓增殖性肿瘤（myelodysplastic/myeloproliferative neoplasm，MDS/MPN）病史等情况，将有临床病理特征的分类出细胞毒治疗后 AML（AML post cytotoxic therapy，AML-pCT；见第 10 章和第 12 章）、AML 伴特定的遗传学异常定义类型（见第 11 章）、混合表型急性白血病以及伴胚系突变等特殊类型后，而剩下的 AML（图 9-1）。

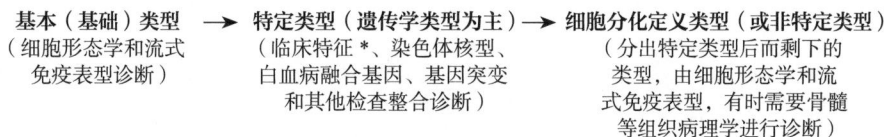

基本（基础）类型	→	特定类型（遗传学类型为主）	→	细胞分化定义类型（或非特定类型）
（细胞形态学和流式免疫表型诊断）		（临床特征 *、染色体核型、白血病融合基因、基因突变和其他检查整合诊断）		（分出特定类型后而剩下的类型，由细胞形态学和流式免疫表型，有时需要骨髓等组织病理学进行诊断）

图 9-1　AML 基本类型和细胞分化定义类型与诊断指标

AML 基本类型和细胞分化定义类型大体类型相同而含义不同，根据我国实验室的分布、水平现状和临床关联性，需要同时使用。*. 包括有无细胞毒治疗史、相关疾病家族史、MDS 与 MDS/MPN 病史，以及现病史中有无特征性症状与体征和全血细胞计数等常规检查的异常特征。

AML 细胞分化定义类型尚缺乏明确的遗传学异常，是根据原始细胞≥20% 及其细胞分化方面的证据进行的分类，提供了一种长期存在的分类范式，具有实用、预后甚至治疗意义（WHO-HAEM5）。

国际共识分类（ICC）认为 MDS 和 AML 之间存在生物学连续性，将骨髓或外周血原始细胞≥10% 的成人 MDS-EB2 更名为 MDS/AML，亦即 WHO 的髓系肿瘤。WHO 分类中早已取消了 FAB 分类（细胞形态学和流式免疫表型，一般报告 AML），但考虑到我国国情，比如实验室设置方面，细胞形态学诊断大多在检验科；而病理科进行的骨髓活检又大多与细胞形态学分离；遗传学检测与报告又各自行之，这就决定了诊断的层次和整合报告的难度。因此，目前我国还常使用 FAB 分类，这是特定情况下进行的最基本诊断，有其存在的合理性和可取性。我们认为需要既符合国情又要符合 WHO 分类与诊断的规则，可以采取分步的诊断模式（详见《血液肿瘤整合诊断》），并尽可能与第三方实验室实行资源共享，实现 WHO 设计的"准确或精准"和"理想标准"等分类与诊断，并提供可靠的预后评判和治疗参考信息。

二、检验与诊断必须了解的临床信息

临床特征包括家族史、既往史、现病史、体格检查，以及患者就医中相关检查的信息。这些可以获得的信息是实验室需要"结合临床"的真正体现。病史是一项重要的内容，是检验诊断与鉴别诊断中的重要依据。诸如现在发现的血液骨髓细胞异常，需要仔细了解既往有无血细胞异常的病史与持续的时间、MDS、MDS/MPN 病史、细胞毒治疗史、家族性血细胞异常或血液肿瘤易感疾病。现病史中，尤其应了解与 AML 相关的临床表现，如一般血液学检查结果异常的程度，以及有无伴随的肝脾淋巴结肿大，有无髓外组织肿块（髓系肉瘤）。

临床开具的送检单中，医生有义务填写送检单中的相关信息。实验室对接收的送检单，需要检查送检单信息是否完整，包括性别、年龄，以及（疑似）白血病相关的临床表现与血常规等常规检查的结果，并认真仔细阅读与分析这些信息。对相关信息不完善者，需要与临床医生交流或直接向患者了解病况。

三、检验

包括全血细胞计数（complete blood count，CBC），血片、骨髓涂片、骨髓印片、骨髓切片（活检），以及用血液和 / 或骨髓标本的流式免疫表型检测。流式免疫表型检测（流式细胞仪至少 6 色）也属于基本类型诊断项目，详见《血液肿瘤整合诊断》。以血液和 / 或骨髓液为标本的染色体核型和融合基因等遗传学检测属于诊断性检验项目。骨髓涂片细胞形态学（包括细胞化学染色）既是 AML 基本分类与诊断的最初常规检查，又是最后的诊断性分类（AML，NOS；亦即细胞分化定义类型诊断）的检查项目。

CBC 中，白血病细胞出现于外周血常致白细胞计数增高（也可以减低），又因造血衰竭或受抑致血红蛋白浓度、中性粒细胞绝对值和血小板计数减低。血片检出原始细胞，≥20% 者结合临床和 CBC 可以作出急性白血病（AL）的诊断，>10% 者也需要高度怀疑。同时进行的细胞化学染色可以同骨髓标本一样对一部分患者作出明确的基本类型诊断。在这部分病例中，血细胞形态学加细胞免疫化学染色（见第 2 章）或血液标本流式免疫表型检测更可以作出明确的基本类型诊断，甚至部分特定类型，如急性早幼粒细胞白血病（acute promyelocytic leukemia，APL），这样做出的诊断具有时间上的优势，有利于临床及时地对患者采取治疗措施。也可以用这部分患者的血液标本，通过 FISH 和 PCR 检测白血病融合基因，得到诊断性的分子学证据。

骨髓涂片细胞形态学检查是 AML 基本类型诊断的最重要项目，用于分析骨髓细胞的组成、比例和形态。对于原始细胞比例，血片应分类 200 个白细胞，骨髓涂片应分类 200 个有核细胞。建议标本中原始细胞在 20% 左右时，分类 500 个有核细胞，计数比例。确认是急性单核系细胞白血病，还需要对白血病细胞进行单核系细胞分类。与其他非髓系肿瘤合并时，有核细胞分类中还需要除去非髓系肿瘤细胞。

等同原始细胞意义细胞是部分 AML 类型中规定的具有与原始细胞一样意义的细胞，在 AML-M3 中的颗粒过多的早幼粒细胞、急性（原始）单核细胞白血病中的幼单核细胞，最后与原始细胞一起计入比例进行评判。急性红血病 / 红系白血病有核红细胞中的原始红细胞视为原始细胞等同意义细胞进行评判。

细胞化学染色的常规项目包括髓过氧化物酶（myeloperoxidase，MPO）、苏丹黑 B（Sudan black B，SBB）、氯乙酸酯酶（chloroacetate esterase，CE）和非特异性酯酶（non specific esterase，NSE）或酯酶双染。急性红血病需要过碘酸希夫染色（periodic acid Schiff stain，PAS）。NSE、酯酶双染对鉴定单核系细胞很重要，多数幼单核细胞和单核细胞 NSE 阳性并能被 NaF 抑制，酯酶双染中的 NSE 染色阳性。流式免疫表型是鉴定单核系细胞的另一方法，部分表型典型者可以作出评判。

流式免疫表型检测是与细胞形态学同步检验的项目。除了对样本中有核细胞相关抗原进行检测外，建议标本检测前进行涂片、染色与形态观察，进行互补检验与诊断。CD34、HLA-DR、CD117、CD33、CD13、CD36、CD41、CD61、CD71、CD64、CD14、MPO 等是重要的髓系标记物，可以鉴定白血病原始细胞是粒系、单核系和粒单系细胞混合，以及红系与巨核细胞系原始细胞。流式免疫表型检测鉴定粒系比单核系细胞容易，而单核系细胞的一部分与粒系混淆在一起，有时形态学也一样，需要两者的共同解读（小整合）。外周血与骨髓细胞形态学和酯酶染色仍被认为是鉴定单核系细胞的最佳方法。一部分急性（原始）单核细胞白血病、AML 伴成熟型、急性粒单细胞白血病的免疫表型与 APL 免疫表型也有相似，没有细胞形态学和分子学的密切结合，流式细胞术也常不易进行鉴别诊断。在选择的标记中，应同时选择淋系等系列的重要标记，分析有无 AML 的跨系表达、双系表达等异常。在跨系共表达中，常见 CD19 与 AML 伴 *RUNX1::RUNX1T1*，CD2 与缺少颗粒的变异型 APL、AML 伴 inv (16) (p13.1q22); *CBFB::MYH11* 有关，CD56 与 AML 预后有一定关系。表达 TdT 可见于 AML 伴微分化型甚至不伴成熟型，但其强度与阳性率低于 ALL。

骨髓切片（活检）病理学检验对常见的 AML 基本类型诊断不是很重要。骨髓切片检验需要结合外周血与骨髓细胞形态学检查，必要时加做组织化学染色和免疫组织化学。髓系肉瘤等类型需要骨髓等组织病理学检查。

遗传学检验结果是特定遗传学异常定义类型与细胞分化定义类型（非特定类型）诊断与鉴别诊断的关键指标，并是评判预后、提供靶向治疗参考和疗效监测的指标。变异等位基因频率（VAF）和融合转录本定量等检验可以估计遗传学改变的克隆大小；计算标准化还将有助于定义某些 AML 类型的最佳下限基线。

四、诊断／结论

（一）AML 基本类型诊断

AML 及其基本类型诊断都需要具有明确的证据，必须符合相关类型细胞形态学（包括细胞化学染色）特点与细胞学诊断标准，以及流式免疫表型检测的依据。

1. AML 与具有等同原始细胞意义细胞类型的诊断 不管血片还是骨髓，原始细胞比例≥20%，尤其是原始细胞比例高达 30%～40% 时，MPO 和 SBB ＞3% 阳性，或有明显的髓系原始粒（单）细胞特征或检出奥氏小体，包括流式免疫表型特征者，结合血常规等检查，诊断 AML 成立。在针对性的其他类型中，细胞形态学加流式免疫表型检查，原始细胞加等同原始细胞意义细胞（颗粒过多的早幼粒细胞）比例≥20% 可以考虑为 AML-M3，原始细胞加等同原始细胞意义细胞（幼单核细胞）比例≥20% 可以考虑为 AML-M5 或 M4，有核红细胞（红系前体细胞）比例≥80%、原始红细胞比例≥30% 诊断为急性红血病。需要注意的是，罕见的特殊情况，如重症感染（中老年患者）与使用集落刺激因子患者，原始细胞和／或幼单核细胞比例会达到 20%。

AML 的部分患者，通过外周血细胞形态学检验，原始细胞或原始细胞加幼单核细胞≥20%，可以作出 AML 诊断。如果有细胞化学染色证据，还可以对部分类型作出明确的评判。AML-M3 常具有明显的细胞形态学特点，允许以危急值方式向临床报告初诊诊断，为患者维 A 酸治疗和避免高出血风险获得有利时间；如果经进一步检查证实为非 APL，改用其他方案即可。

2. 基本类型 AML-M1 与 M2（FAB 分类）的诊断 AML-M1 与 M2（相当于 WHO 分类细胞分化定义中的 AML 不伴成熟与伴成熟型，但含义与本质不同）除了原始（粒）细胞≥20% 外，AML 不伴成熟型为高原始细胞比例及早幼粒细胞及其后期粒细胞＜10%；AML 伴成熟型需要符合早幼粒细胞及其后期粒细胞≥10%（成熟阶段粒细胞明显增加）；MPO（SBB）＞3% 阳性、CE 阳性和／或有明显的髓系原始粒细胞特征（可见奥氏小体、胞质少许颗粒和发育异常的高尔基体，以及明显的伴随原始细胞分化成熟特点的后期细胞）。AML-M1 与 M2 基本类型诊断及其与进一步细分 WHO 特定类型的关系见图 9-2。

3. 基本类型 AML-M3 的诊断 AML-M3（FAB 分类）需要颗粒过多早幼粒细胞和原始细胞比例≥20%。白血病性早幼粒细胞常见特点是异形性、颗粒密集性并易见异常奥氏小体。检出多条的柴棒状奥氏小体是具特征的形态指标（图 9-3）。MPO 和 SBB 强阳性，阳性率极高，CE 阳性。对不典型的形态学变异病例，需要更仔细地形态学检查并参考现

临床特征

| 无细胞毒治疗史和 MDS 与 MDS/MPN 病史 | 有 MDS 或 MDS/MPN 病史 |
| 有细胞毒治疗史 |

形态学和流式免疫表型检查

血液和 / 或骨髓原始（粒）细胞 ≥ 20%（POX 阳性 > 3%，CE 阳性、NSE 阴性）

| 骨髓高原始细胞比例，早幼粒细胞及其后期阶段粒细胞 < 10% | 骨髓早幼粒细胞及其后期细胞 ≥ 10%，单核系细胞 < 20% |

AML-M1　　AML-M2

有或无多系病态造血

细胞遗传学和分子学检查

t(6;9)(p23;q34) 和 / 或 *DEK::NUP214*

| t(9;22)(q34;q11) 和 / 或 *BCR::ABL1* | t(8;21)(q22;q22) 和 / 或 *RUNX1::RUNX1T1* | 有定义 AML-MR 的染色体核型异常和体细胞突变 | 有或无重现性遗传学异常 | 无平衡易位或倒位所致的重现性遗传学异常 |

| WHO 分类特定类型：AML 伴 *BCR::ABL1* 融合（预后不良） | WHO 分类特定类型：AML 伴 *DEK::MUP* 214 融合 *（预后不良） | WHO 分类特定类型：AML 伴 *RUNX1::RUNX1T1* 融合 *（预后良好） | WHO 分类特定类型：AML-MR（预后不良） | WHO 分类特定类型：细胞毒治疗后 AML**（预后不良） | WHO 分类特定类型：AML-MR（预后不良） |

形态学和流式免疫表型评判

分出特定类型（包括其他少见 / 罕见情况）而剩下的类型——WHO 细胞分化类型或非特定类型（AML，NOS）

AML 不伴成熟型　　AML 伴成熟型

尚未发现明确的病理与临床之间的特征性

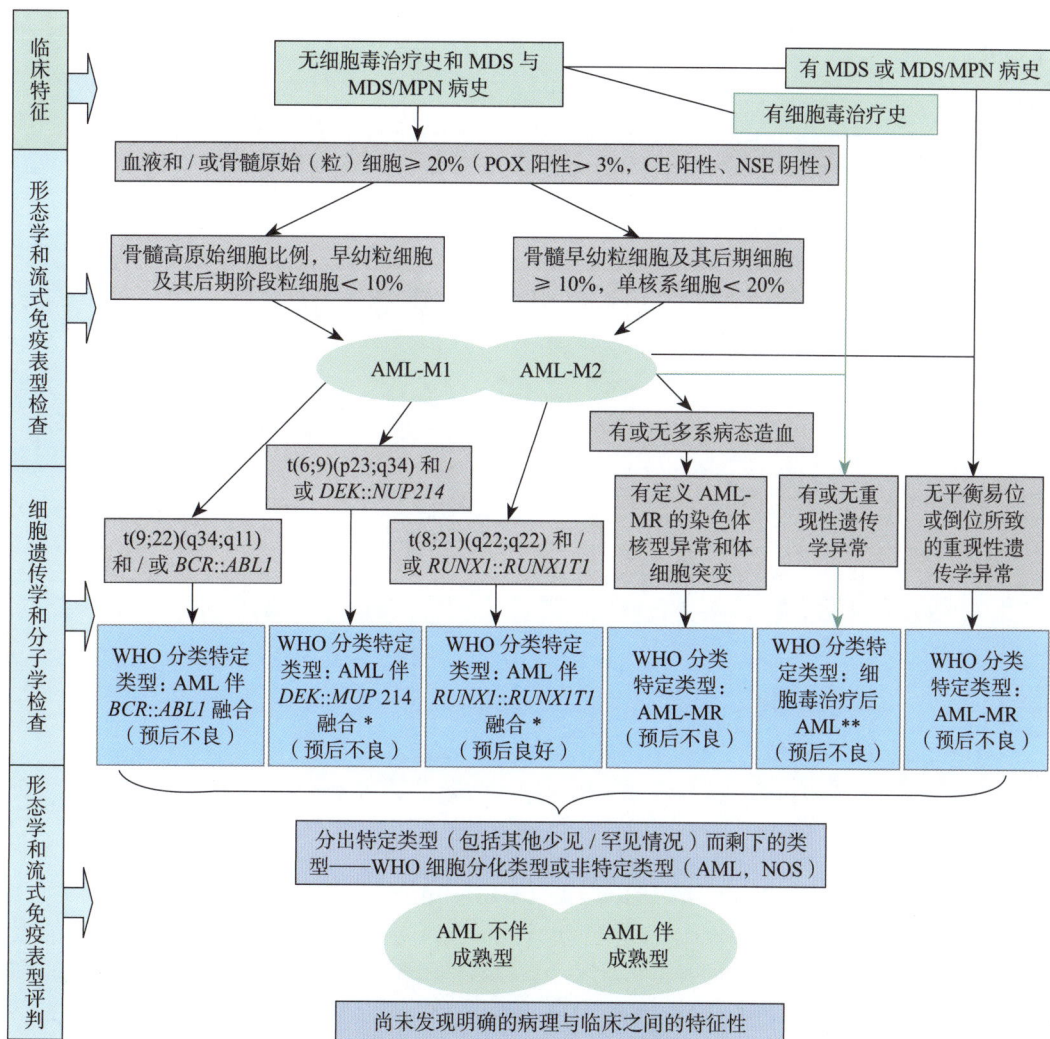

图 9-2　AML-M1 和 M2 及细分主要遗传学定义类型和细胞分化定义类型路径与诊断

基本类型 AML-M1 和 M2（FAB 分类）检查与诊断条件以及进一步分出主要的特定类型（还可见于其他特定类型，如 AML 伴 *CEBPA* 突变）与非特定类型的路径与诊断。形态学检查为四片联检诊断模式。临床特征包括有无细胞毒治疗史、相关疾病家族史、MDS 与 MDS/MPN 病史，以及现病史中有无特征性症状与体征和全血细胞计数等常规检查的异常。WHO 第 5 版中遗传学定义类型与修订第 4 版（2017）中特定类型含义一致，后者包括特定的重现性遗传学、细胞毒治疗相关和骨髓增生异常相关改变类型；细胞分化定义类型与修订第 4 版中的非特定类型（NOS）大体相同。* 原始细胞可以 <20%。** 也可以用"类型加限定词"方式表述，如"AML-NOS，细胞毒治疗后"。MR 为骨髓增生异常相关。

有的其他信息可以疑似诊断，建议结合流式免疫表型和 *RARA* 基因重排等检查。类似的细胞形态学有 AML 伴 *NPM1* 和 / 或 *FLT3* 突变等类型。

4. 基本类型 AML-M4（急性粒单细胞白血病）的诊断　AML-M4（FAB 分类）需要原始细胞（包括幼单核细胞）≥20%，可见奥氏小体，有粒系和单核系细胞分化（成熟）的特点。骨髓或外周血有核细胞分类中，中性粒细胞和单核细胞及它们的前体细胞各

临床特征

形态学和流式免疫表型检查

细胞遗传学和分子检查

维A酸治疗

无细胞毒治疗史　　　　　　　　有细胞毒治疗史

颗粒过多早幼粒细胞 ≥ 20%（大多数 > 60%）

典型形态（粗颗粒、细颗粒、胞核与胞质异常和 / 或柴棒状 Auer 小体等）

不典型（细颗粒或着色浅红一片胞质和胞核异常等）

WHO 分类特定类型：细胞毒治疗后 AML*

AML-M3 或疑似 AML-M3

t(15;17) 和 / 或 *PML::RARA*

APL 伴 *PML::RARA*

t(11;17) 和 / 或 *NUMA1::RARA*

t(5;17) 和 / 或 *NPM1::RARA*

t(11;17) 和 / 或 *ZBTB16::RARA*

dup(17) 和 / 或 *STAT5B::RARA*

无 APL 及其变异型遗传学

其他 AML

反应敏感　　　　　　反应不敏感

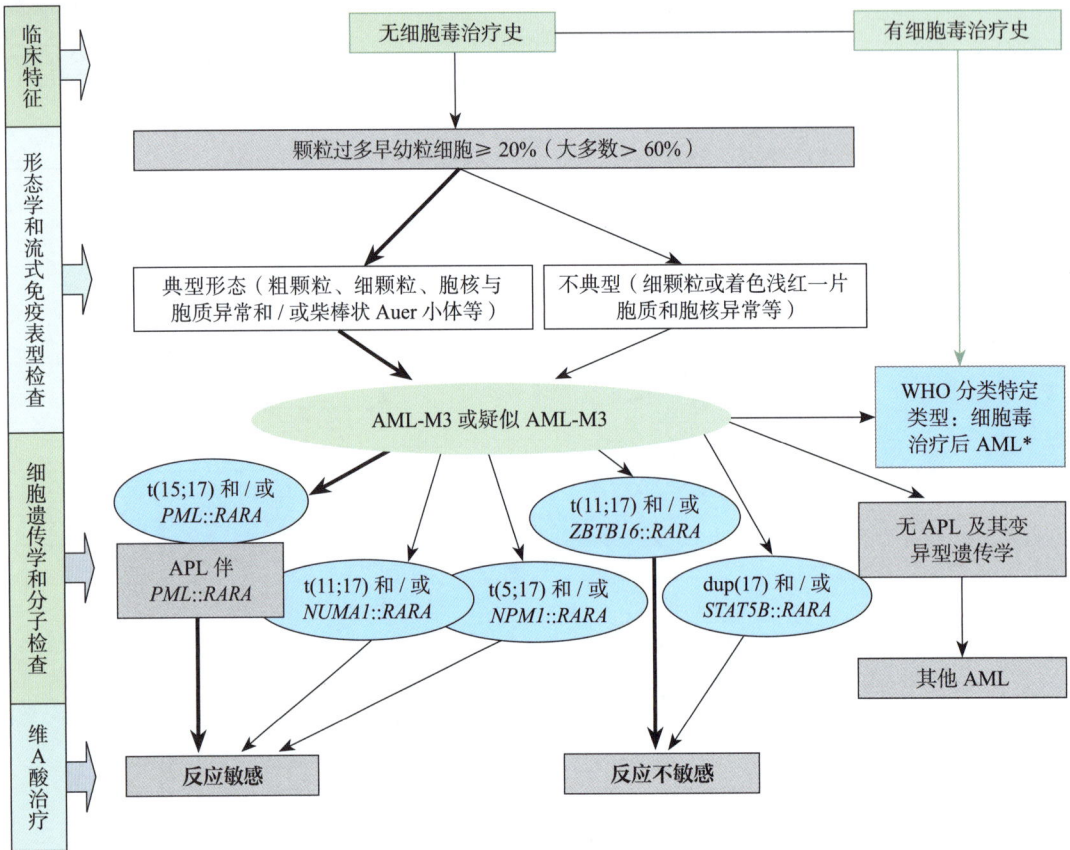

图 9-3　AML-M3（FAB）与细分主要类型（WHO）路径与诊断以及对维 A 酸的敏感性

基本类型 AML-M3（FAB 分类）检查与诊断条件以及进一步分出主要的遗传学定义类型（APL 伴 *PML::RARA*，颗粒过多早幼粒细胞可以 < 20%）与变异易位急性白血病的路径与诊断；形态学检查为四片联检诊断模式；临床特征包括有无细胞毒治疗史、MDS 与 MDS/MPN 病史，现病史中有无特征的症状与体征及全血细胞计数等常规检查的异常特征；*. 可以具有同 APL 一样的遗传学异常，需要在报告中加以表述，也可以用"类型加限定词"方式表述（见图 9-2）；除了这些类型外，还有多种罕见 *RARA* 变异易位 APL（详见《血液肿瘤整合诊断》）。

≥ 20%（单核系细胞 20% 是 M4 与 M2、M1 的界定线）。MPO（SBB）> 3% 阳性，并常有 CE 与 NSE 阳性的双重特点。伴有异常嗜酸性粒细胞（细胞幼稚或单个核常见、颗粒双染性）增多者，可能存在特定的 *CBFB::MYH11* 融合，需要进一步检查（图 9-4）。

5. 基本类型 AML-M5（急性原始单核细胞白血病与急性单核细胞白血病）的诊断

骨髓或外周血中，原始细胞加等同原始细胞意义细胞（幼单核细胞）≥ 20%。原始细胞（包括幼单核细胞）中，≥ 80% 的白血病细胞是单核系细胞，可见少量中性粒细胞及其前期细胞（< 20%），这一标准主要用于区分急性粒单细胞白血病，对 M5 不一定适用。在单核系细胞分类中，原始单核细胞 ≥ 80% 为急性原始单核细胞白血病；< 80%（以幼单核细胞和 / 或单核细胞为主）为急性单核细胞白血病（图 9-4）。MPO 常见阴性，尤其是急性原始单核细胞白血病；SBB 常见阳性，α- 丁酸萘酚酯酶染色（α-naphthol butyrate esterase stain，NBE）阳性；NSE 多为阳性并被氟化钠所抑制。对 AML-M5 的诊断需要结合流式免疫表型检测。

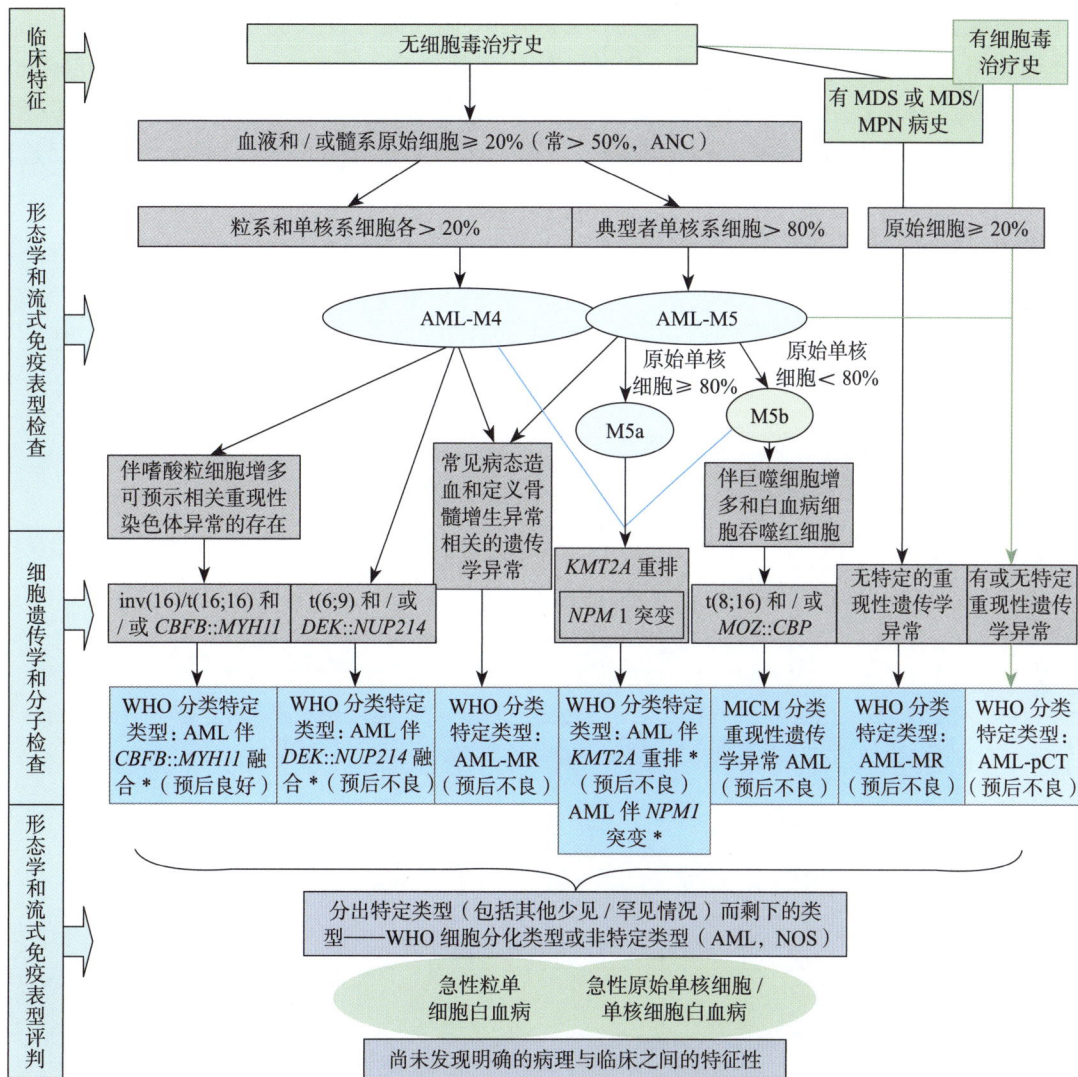

图 9-4　AML-M4 和 M5 及细分主要遗传学定义类型与细胞分化定义类型（WHO）检查路径与诊断

基本类型 AML-M4、M5（FAB 分类）检查与诊断条件，以及进一步分出主要的特定类型与非特定类型的路径与诊断。形态学检查为四片联检诊断模式。临床特征包括有无细胞毒治疗史、血细胞减少相关家族史、MDS 与 MDS/MPN 病史，以及现病史中有无特征性的症状与体征和全血细胞计数等常规检查的异常特征。WHO 第 5 版中遗传学定义类型，与修订第 4 版（2017）中特定类型含义相同，细胞分化定义类型基本上与修订第 4 中非特定类型（NOS）大体相同。*.原始细胞可以<20%。

6. 基本类型急性红血病的诊断　急性红血病 / 红系白血病（acute erythoid leukaemia，AEL）需要有核红细胞（红系前体细胞）比例常>80%，原始红细胞≥30%，原始细胞无明显增加（<20%），以及 PAS 染色原始早幼红细胞胞质颗粒状或块状阳性，中晚幼红细胞胞质弥散性阳性。

7. 基本类型 AML-M0 与 AML-M7（AML 伴微分化型与急性原始巨核细胞白血病）的诊断　AML-M0 原始细胞常类似原始淋巴细胞，MPO 和 / 或 SBB、CE 阴性，或者<3% 阳

性，血液骨髓（细胞）形态学不能识别此类型，由流式免疫表型检测提供诊断依据并结合细胞形态学给出明确诊断。M7，即急性原始巨核细胞白血病（acute megakaryoblastic leukaemia，AMKL），原始巨核细胞部分有细胞形态学特点，部分缺乏，被列入髓系原始细胞范围。原始细胞≥20%，有形态特点者占一半左右或一部分者，MPO、SBB 阴性，PAS 阳性，可以疑似 AMKL（图 9-5），由流式免疫表型检测提供证据并结合细胞形态学作出明确诊断。

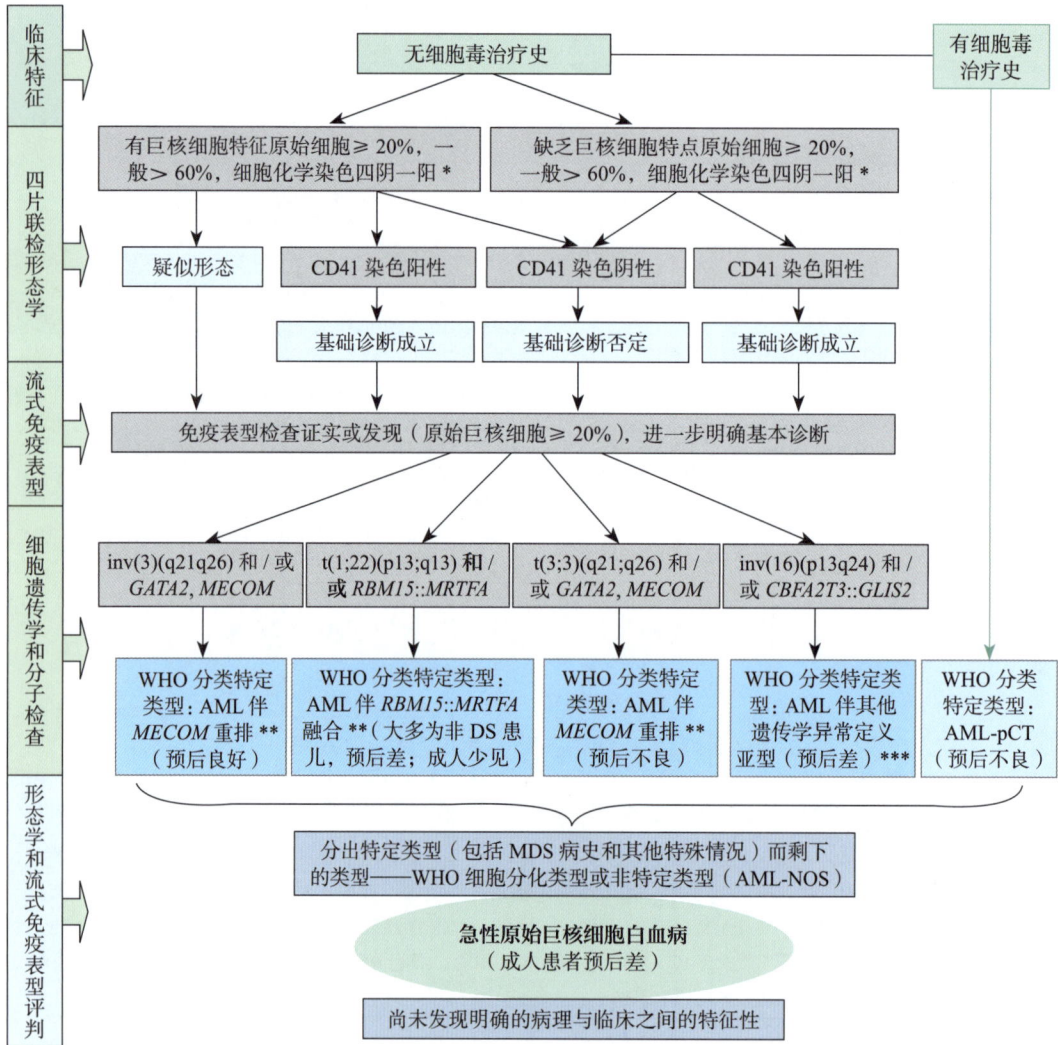

图 9-5　急性巨核细胞白血病（FAB）与细分主要特定类型与细胞分化定义类型（WHO）诊断路径

基本类型 AML-M7（FAB 分类）检查与诊断条件，以及进一步分出主要特定类型与细胞分化类型路径与诊断。形态学检查为四片联检诊断模式。临床特征包括有无细胞毒治疗史、相关疾病家族史、MDS 与 MDS/MPN 病史，以及现病史中有无特征性症状与体征和全血细胞计数等常规检查的异常特征。*. POX、SBB、CE 和 NBE 阴性而 PAS 阳性。WHO 第 5 版中遗传学定义类型与修订第 4 版（2017）特定类型含义相同，细胞分化定义类型与修订第 4 版的非特定类型（NOS）基本相同。* 为 POX、SBB、CE 和 NBE 阴性而 PAS 阳性。** 原始细胞可以<20%；*** 见于<5 岁且常为非唐氏综合征（DS）的儿童。

8. 特定类型 AML 的提示诊断 结合临床特征，对有明确的既往细胞毒治疗史患者发生的 AML，可以提示或诊断治疗相关 AML（therapy related AML，t-AML），WHO-HAEM5 将此更名为细胞毒治疗后 AML（AML post cytotoxic therapy，AML-pCT）；对有明确的 MDS 或 MDS/MPN 病史而发生的 AML，可以诊断为 AML 伴骨髓增生异常相关改变（AML with myelodysplastia related changes，AML-MRC），WHO-HAEM5 将 AML-MRC 更名为 AML 伴骨髓增生异常相关（AML-MR）。原发 AML 易见病态造血，当 ≥2 系病态造血细胞占 50% 时，也可以提示或不能除外原发 AML 伴多系病态造血（WHO-HAEM5 则取消了这一类型），建议相关基因（如 *NPM1*、*CEBPA*）突变、染色体核型和白血病融合基因等检查，进一步评判。

（二）AML 细胞分化定义类型或非特定类型（AML-NOS）的诊断

AML 细胞分化定义类型是 WHO-HAEM5 使用的术语，与 WHO-HAEM4R 的非特定类型（AML-NOS）定义一致，类型大体相同，不过更加强调细胞分化（形态学和免疫表型）证据，是经多学科技术检查并结合临床排除相关病史和家族史而进行的整合诊断。细胞分化定义类型包括 AML 微分化型、AML 不伴成熟型、AML 伴成熟型、急性粒单细胞白血病、急性单核细胞白血病、急性红血病、急性巨核细胞白血病、急性嗜碱性粒细胞白血病。诊断主要由细胞形态学（包括细胞化学和免疫化学染色）和流式免疫表型及骨髓组织形态学评判而作出。诊断的共性标准有 5 项指标（一确定四排除）：①骨髓和 / 或血液中原始细胞 ≥20%（AEL 例外）；②不符合 AML 伴遗传学异常定义中的类型标准；③不符合混合表型急性白血病标准；④不符合细胞毒治疗后髓系肿瘤诊断标准；⑤无骨髓增殖性肿瘤既往史。诊断标准与 FAB 分类的基本标准有类同性，不过定义、指标细化与类型实质（内涵）是不同的（详见附录三图 4）。

1. WHO-HAEM5 与 WHO-HAEM4R 的主要不同 包括：①AML 伴微分化型、不伴成熟型和伴成熟型中，明确将 ≥2 种髓系表达抗原列入标准。②AML 不伴和伴成熟型中，明确将免疫表型写入标准之一，是形态学 + 免疫表型"细胞分化"术语的体现。③急性嗜碱性粒细胞白血病，明确免疫表型区分肥大细胞白血病，免疫表型中的理想标记是 CD9 和 / 或 CD203c 阳性，HLA-DR 阴性；可能存在一种罕见亚型，见于男婴，特征是 t (X; 6) (p11; q23) 及 *MYB::GATA1* 融合，融合产物诱导白细胞介素（IL）33 和神经生长因子（NGF）的表达、IL-1 受体样 1（IL1RL1）和神经营养受体酪氨酸激酶 1（NTRK1）的表达，促进嗜碱性粒细胞分化。也有报道急性嗜碱性粒细胞白血病伴 t (16; 21) (p11; q22) 和 *FUS::ERG* 融合。细胞化学染色中，CE 阴性可以将嗜碱性原始细胞与肥大细胞加以区分。④急性粒单细胞白血病和急性单核细胞白血病中"成熟特征粒细胞 ≥20% 与 <20%"，在 WHO-HAEM4R 中为"粒细胞及其前体细胞"。WHO-HAEM5 将急性原始单核细胞白血病改为可接受的病名，包含在急性单核细胞白血病术语中。单核系细胞 NSE 通常阳性，也可以弱阳性或阴性。⑤急性红血病（AEL），即之前的"纯红系细胞白血病"，明确是以成熟停滞（原始红细胞增殖）和高频 *TP53* 双等位改变为特征的侵袭性疾病，是原发和 MDS 或 MDS/MPN 后发生的都有独特的形态学，是治疗抵抗和不良预后的重要因素。

⑥急性原始巨核细胞白血病（AMKL）由几种分子驱动，见于三种临床情况：唐氏综合征患儿（大多数）、无唐氏综合征儿童（一部分）和成人（少见）患者；诊断为原始细胞≥20%并有巨核细胞免疫表型。

2. 细胞分化定义类型诊断基本标准和遗传学所见（WHO-HAEM5）

（1）AML 伴微分化型：①骨髓和/或外周血缺乏髓系分化形态和细胞化学证据的原始细胞≥20%；②有2个及以上的髓系相关标记的阳性（如 CD13，CD33，CD117）；③不符合特定遗传学异常定义 AML 类型的标准；④不符合混合表型急性白血病标准；⑤不符合细胞毒治疗后骨髓肿瘤（AML）诊断标准。约40%有异常核型，包括三体（如13）和其他结构异常；并可见 *RUNX1*、*ASXL1*、*DNMT3A*、*IDH1/2*、*FLT3-ITD*、*STAG2* 和剪接体基因（包括 *SRSF2*）突变。*BCL11B* 在14q32染色体上的重排近年比较重视，约见于30%的 AML 伴微分化型患者，并与（T 与髓）混合表型急性白血病、T前体原始淋巴细胞白血病和急性未分化细胞白血病相关，形成的融合有 *ZEB2::BCL11B*、*CCDC26::BCL11B*、*ARID1B::BCL11B* 和 *CDK6::BCL11B*；还常与 *FLT3*-ITD 突变和表观遗传调节基因（最常见为 *DNMT3A*、*TET2* 和 *WT1*）突变相关。

（2）AML 不伴成熟型：①骨髓和/或外周血原始细胞≥20%，有髓系分化细胞化学（染色）证据的原始细胞≥3%；②成熟形态特征的粒细胞比例<10%；③有2个及以上的髓系标记阳性（如 MPO、CD13、CD33、CD117）；④不符合特定遗传学异常定义 AML 类型的标准；⑤不符合细胞毒治疗后骨髓肿瘤（AML）诊断标准。核型和突变基因同 AML 伴成熟型。

（3）AML 伴成熟型：①骨髓和/或外周血原始细胞≥20%；②有髓系分化的细胞化学证据和成熟形态特征的粒细胞≥10%；③有2个及以上的髓系标记阳性（如 MPO、CD13、CD33、CD117）；④单核系细胞<20%（骨髓有核细胞分类）；⑤不符合遗传学异常定义的 AML 类型；⑥不符合细胞毒治疗后髓系肿瘤（AML）诊断标准。约2/3为正常核型，可见单一的三体（如8、11、13、21）。易见 *DNMT3A*、*RUNX1*、*ASXL1*、*IDH2*、*IDH1* 突变，*TET2*、*STAG2*、*NRAS*、*SRSF2*、*U2AF1*、*SF3B1*、*ZRSR2*、*FLT3*-ITD、*FLT*-TKD 突变较少见，需要注意的是这些突变在 AML-MR 中存在，需要鉴别。

（4）急性嗜碱性粒细胞白血病：①原始细胞≥20%伴幼稚和成熟嗜碱性粒细胞增多；②原始细胞或嗜碱性粒细胞甲苯胺蓝染色阳性、MPO 或 SBB、CE 和 NSE 阴性；③原始细胞至少≥2个髓系相关标记阳性，如 MPO、CD13、CD33、CD117（若非强表达 CD117 与其他同类标记需要排除肥大细胞白血病，在 WHO-HAEM5 中没有提及）；④不符合特定遗传学异常定义的 AML 类型标准；⑤不符合细胞毒治疗后骨髓肿瘤（AML）诊断标准。诊断的理想标准：原始细胞 CD9 和/或 CD203c 阳性，HLA-DR 阴性。

（5）急性粒单细胞白血病：①骨髓和/或外周血原始细胞（包括幼单核细胞）≥20%；②髓系相关标记阳性（如 MPO、CD13、CD33、CD117）；③成熟特征粒细胞≥20%；④单核系细胞比例≥20%；⑤不符合特定遗传学定义的 AML 类型标准；⑥不符合细胞毒治疗后骨髓肿瘤（AML）诊断标准。约2/3为正常核型，1/3为孤立8三体和其他结构异常。常见 *TET2*、*RUNX1* 和 *ASXL1* 突变，少见 *DNMT3A*、*STAG2*、*NRAS*、

IDH2、*SRSF2*、*U2AF1*、*SF3B1*、*ZRSR2* 突变，以及 *FLT3*-TID、*FLT*-TKD 突变。

（6）**急性单核细胞白血病**：①骨髓或外周血原始细胞（包括幼单核细胞）≥20%；②≥80% 的白血病细胞为单核细胞系（原始单核、幼单核和单核细胞）；③成熟形态特征粒细胞<20%；④不符合特定遗传学异常定义 AML 类型标准；⑤不符合细胞毒治疗后骨髓肿瘤（AML）诊断标准。核型多为正常，部分患者常见单一三体，或伴 dup *KMT2A*（*MLL*）者预后欠佳。

（7）**急性红血病（AEL）**：①骨髓红系为主明显增殖；②通常有核红细胞有核细胞分类的≥80%；③原始红细胞≥30%。理想标准为检测到 *TP53* 突变证据。AEL 可见复杂核型，容易与 AML-MR 混淆，尤其是原始红细胞≥30% 或有核红细胞<80% 和原始粒细胞≥20% 时，WHO 强调了双等位基因 *TP53* 突变在 AEL 诊断中的作用。双等位基因（多重打击）*TP53* 功能丧失是 AEL 的特征，通常表现为一个等位基因突变和另一个等位基因缺失，或在没有 *TP53* 缺失病例中出现两个或两个以上的 *TP53* 突变（最常见的是错义突变，其次无义突变），*TP53* 异常与复杂核型相关，常伴有 17/17p、5/5q 和 7/7q 的缺失。

（8）**急性原始巨核细胞白血病（AMKL）**：①骨髓和/或外周血中伴巨核细胞分化的原始细胞≥20%；②原始细胞表达≥1 种血小板糖蛋白 CD41、CD61 或 CD42b；③不符合其他条件定义的 AML 类型标准；④无骨髓增殖性肿瘤病史。理想标准为评估可能存在的唐氏综合征（DS）。AMKL 由几种分子驱动而发生。AMKL 见于三个临床组：DS 患儿（预后良好）、无 DS 儿童和成人患者。大多数非唐氏综合征患儿（>75%）存在染色体易位，包括驱动白血病发生的融合基因，如 *CBFA2T3::GLIS2*（*ETO::GLIS2*）、*RBM15::MRTFA*（*MKL1*）、*NUP98::KDM5A* 和 *KMT2A* 重排。一些融合基因还与其他突变同时发生（如 *RB1* 突变与 *NUP98::KDM5A*，RAS 突变与 *KMT2A* 重排，*MPL* 突变与 *HOX* 融合）。没有融合蛋白的患儿常与 DS 病例相似，21 号染色体唐氏综合征关键区域局部扩增，包括累及巨核细胞生成基因 *RUNX1*、*ERG* 和 *ETS2*，以及 *GATA1*（50%）和内聚蛋白基因/*CTCF*。成人病例常为 *TP53*、*RB1*、内聚蛋白复合体、剪接因子、*ASXL1* 和 *DNMT3A* 突变。AMKL 的预后取决于分子驱动因素。DS 相关的 AMKL 预后良好，非 DS-AMKL 异质性大，有融合基因者预后较差。有 RAM 免疫表型患者诱导失败率高，预后极差。成人患者预后极差。细胞化学，原始巨核细胞 MPO、苏丹黑 B 和氯乙酸 AS-D 萘酚酯酶染色（CE）阴性。PAS 可见弥漫性阳性，非特异性酯酶局灶性阳性。AMKL 的诊断与鉴别诊断需要检测巨核细胞分化标记物，以及新描述的伴其他遗传学改变定义的分子标记（包括 *NUP98::KDM5A* 和 *KMT2A* 重排等）。如检测到"*CBFA2T3::GLIS2*"（小的隐蔽易位，常规染色体核型分析易于遗漏）相关的"RAM 免疫表型（CD56 强表达，CD45、CD38 弱表达或不表达，HLA-DR 不表达）"AML 者（常与非 DS 相关），需要归类为 AML 伴其他遗传学异常定义中的亚型。需要注意的是，细胞分化定义的 AMKL 是不包括前面提到的有特定遗传学异常者，还有 inv (3) (q21.3q26.2) 或 t (3; 3) (q21.3; q26.2) 或由细胞分化定义的其他 AML 类型。一般通过巨核细胞分化标记和遗传学等检查予以区分。CML 或其他类型的 MPN 转化的类似形态学表现者，则归类为 MPN 进展的原始细胞期（急变期）。与 DS 相关髓系白血病的鉴别在于明确的遗传性 21 三体，髓系原始细胞可以<20% 且不全

部限定于原始巨核细胞，按照 WHO-HAEM5 的严格要求还需要具有 *GATA1* 突变。

（9）**髓系肉瘤**：髓系肉瘤因组织学特征甚至部分病例的骨髓形态学、生物学行为与 AML 相关，故在这里做一介绍。①髓系原始细胞组成的肿块组织结构破坏，伴或不伴细胞成熟；②具有粒细胞和 / 或单核细胞标记的免疫表型（阳性）。髓系肉瘤是一种除骨髓以外任何部位发生的肿瘤瘤块，60% ~ 80% 患者的遗传学改变与 AML 一致。建议对初诊髓系肉瘤患者进行完整检查：流式免疫表型、常规细胞遗传学和分子 / 基因组学检查。这些检查对诊断虽不是必要，但对预测疾病发展和靶向治疗是必要的。

3．细胞分化定义类型诊断与条件不允许时的诊断　细胞分化定义类型诊断与 WHO 之前版本一样，在诊断中限于遗传学检查基本完善之后。因为 WHO 取消了 FAB 分类，AML 诊断规则是遗传学异常特征分类在先（诊断优先性），而细胞分化特征分类在后。也就是说，细胞分化定义与诊断的 AML 类型必须通过遗传学检查有无异常特征评判后才能进行。WHO-HAEM5 中，考虑资源问题，提出了诊断的最低的基本标准。但是这一最低的基本标准大多数依然需要分子等检查，而且很多是最高诊断级别的，如 MDS 和急性白血病，这样就限制了最基础、最重要、最先报告的形态学检查与诊断报告的重要性，特别是对于 AML、MDS 等髓系肿瘤。最终导致形态学变成了过度的被动性诊断，而且这一滞后性诊断的特性定位与最先检验诊断的临床需求矛盾过大。因此，形态学加免疫表型的基本类型诊断仍然是很重要的。

五、报告（结论、解释、建议）与病例列举

（一）AML 基本类型报告

1．细胞形态学诊断报告　根据实际情况，在分析送检单血常规等临床信息和 / 或骨髓细胞形态学检验或通过联系得到信息的前提下，对有明确的细胞形态学特征（包括细胞化学和 / 或免疫化学染色）并符合各基本类型的细胞学（尤其是原始细胞）标准者，即可发出诊断报告，除了 AML-M3 和 AML-M4 伴异常嗜酸性粒细胞增多外，一般不需要再提出结合临床和其他项目（免疫表型除外）进一步检查的建议。临床上，在 AML 正规治疗前，都会进一步检查并进行 WHO 分类或多学科信息整合诊断，还与其他检查进行全身状况、肿瘤负荷与预后评估。对于经细胞形态学检查仍不能明确的 AML 或其类型者，需要提出结合其他检查或完善检查的针对性建议。报告内容包括结论、解释与建议。结论内容包括骨髓有核细胞增生程度、原始细胞及其分化细胞所占的比例与原始细胞的细胞化学和 / 或免疫化学证据，正常造血受抑制的程度，以及 AML 及其基本类型的诊断。检验诊断 / 结论、解释与建议（也可采用较为简单的"结论与建议"模式）病例报告列举如下。

　病例 1　**检验结论**：有核细胞增生明显活跃，髓系原始细胞占 78%（MPO 阳性 34%，酯酶双染 CE 阳性 44%，NSE 阳性 56% 并被氟化钠抑制），嗜酸性粒细胞占 6%（粒红巨三系造血明显受抑），符合急性粒单细胞白血病伴嗜酸性粒细胞增多（AML-M4Eo）骨髓象（建议进一步检查与 WHO 分类）。**解释与建议**：细胞形态学诊断的 AML 类型是基本类型，它包括了 WHO 分类中遗传学定义类型与细胞分化定义类型（相当于 WHO-

HAEM4R 中的特定类型与非特定类型）。本例 AML-M4 伴嗜酸性粒细胞增多，可能伴有预后较好的 inv (16) (p13.1q22) 或 t (16; 16) (p13.1; q22); *CBFB::MYH11*，流式免疫表型检测常伴有 CD2 表达，建议进一步检查、评判与再分类。

病例 2 **检验结论 / 诊断：** 有核细胞增生明显活跃，髓系原始细胞占 81%（MPO 阳性 31%，酯酶双染 CE 阳性 25%，NSE 阴性）、早幼及其后期粒细胞占 7%，正常造血明显受抑，符合 AML 不伴成熟型（AML-M1，FAB 分类）骨髓象。**解释与建议：** 细胞形态学诊断的 AML 类型是基本类型，它包括了 WHO-HAEM4R 分类中的特定类型与非特定类型，按常规要求需要通过流式免疫表型、细胞遗传学、白血病融合基因、相关的基因突变等方法，并结合有无细胞毒治疗史、MDS 或 MDS/MPN 病史等情况，进行多学科信息整合的精细分类，建议进一步检查。

病例 3 **检验结论 / 诊断：** 有核细胞增生活跃，原始单核细胞占 59.0%（占单核系细胞 36%，MPO 阴性，酯酶双染：CE 阴性、NSE 阳性），骨髓印片有核细胞增生明显活跃，原幼单核细胞弥漫性增生，粒红巨三系造血明显受抑。细胞形态学（包括细胞化学染色）符合急性单核细胞白血病（AML-M5b）骨髓象，建议进一步检查与 WHO 分类。

病例 4 患者女性，59 岁，确诊 AML-M5 1 个月余，2021 年 11 月 11 日行 DA 方案治疗，复诊入院后出现发热。同步送检骨髓涂片和血片细胞形态学、骨髓流式免疫表型、骨髓 *CEBPA*、*IDH1* 突变和 *WT1* 定量。**整合结论 / 诊断：** AML-M5 化疗后复查，与前次比较白血病性原幼细胞分别为 33% 比 67.0%、38% 比 76.70%，检验 *IDH1* 仍为阳性和 *WT1* 表达仍高，疾病未获缓解。**解释与建议：** 骨髓涂片示有核细胞增生活跃，白血病性原幼细胞占 33.0%（前次检查原始细胞 67.0%），粒系造血仍受抑制，有核红细胞比例增高并见病态形态（巨核细胞数量正常，血片未见白血病细胞）；流式免疫表型检测到 38.74% MRD 细胞（表达 CD13、CD33、CD117、CD38，不表达 CD34、CD15、CD64），与前次检测（条形码 ×××）到的白血病细胞 76.70%（抗原表达无变化）比较，原始细胞比例下降约 50%，但未达到部分缓解。基因突变检测 *IDH1* 仍为阳性，*WT1* 表达仍高（本次基因拷贝数 15.03%，上次 29.33%），*CEBPA* 突变阴性（上次阳性，为移码插入）；染色体核型未复查，上次示 47, XX, +11, i (17) (q10)[4]。这些结果均提示疾病未获缓解。建议进一步检查是否伴有其他基因突变。

病例 5 患者女性，57 岁，乏力、纳差和血细胞减少 10 余天，肝脾淋巴结未及肿大，疑似 MDS。送检骨髓涂片 8 张细胞形态学检查（附血片 2 张）。**检验结论与建议：** 红系增生显著活跃，有核红细胞占 43%，原始红细胞占 34%，原始（粒）细胞占 1.5%（粒系造血受抑）和巨核细胞增生伴病态造血（附检血片未见原始细胞和幼粒细胞，有核红细胞 6%）；结合血常规等临床信息，考虑急性红血病骨髓象，建议髓系肿瘤基因突变组套（尤其注意 *TP53*、*NPM1*）和细胞遗传学检查，必要时多部位骨髓穿刺涂片复查、活检加免疫组织化学或流式免疫表型检测。

报告（疑似）AML-MR 类型者，建议结合临床特征和染色体核型、白血病融合基因与相关的特定基因突变等检查，排除 AML-pCT 和 AML 伴重现性遗传学异常类型，详见第 12 章。

对于基本类型诊断尚需要结合其他信息或检查者，同时建议以解释或标注形式对相关类型鉴别诊断进行适当地解读，尤其是少数初诊患者为白细胞计数轻中度增高的幼单核细胞和单核细胞为主的急性单核细胞白血病，有时与感染性疾病不易鉴别，需要提出进一步结合临床特征和其他检查除外继发性原因。

2．骨髓切片（活检）形态学诊断报告 骨髓切片检查获得的原始细胞比例等结果是大致数值，准确性较低。通常，骨髓切片检验必须结合血液和骨髓涂片和骨髓印片细胞形态学检查，才可以做出明确的 AML 基本类型的诊断。否则，只可以发出大类诊断报告，如 AML 或 AML，非 APL。由于在骨髓切片检验与诊断报告时，可以参考的信息还常有流式免疫表型检测的信息，诊断证据增加，诊断报告需要比骨髓细胞形态学诊断更进一步。报告内容包括结论、解释与建议；结论内容包括有核细胞增生程度，原始细胞所占比例及其浸润性结构和免疫组织化学的特点，正常造血受抑制的程度，AML 的诊断，以及结合骨髓细胞形态学证据的符合性基本类型的诊断。

3．流式免疫表型检测诊断报告 前面已述，一部分 AML 外周血中有高比例的白血病细胞，通过血液标本流式免疫表型检测，即可对原始细胞的系列特性、比例及抗原表达异常状况做出评判，这些特征是流式细胞术最具意义的鲜明亮点，是流式免疫表型检测报告的主要方面，包括（异常）原始细胞达到 20% 时结合临床和血常规或骨髓细胞形态学，可以明确诊断为 AML。流式免疫表型检测获得原始细胞及其后期细胞的比例结果可靠性有所不足，如不结合血液骨髓细胞形态学，一般不对 AML-M1、M2、M4 与 M5 等基本类型做出评判，因此需要加强流式免疫表型与细胞形态学的同步检验与优势互补报告，必要时以解释形式对相关类型鉴别诊断进行适当解读。不建议单一的流式免疫表型检测明确报告以上基本类型。

有免疫表型特征的 APL 可以提示诊断，或结合临床特征和细胞形态明确的特征，做出诊断。但 AML 伴 *NPM1*、急性嗜碱性粒细胞白血病等类型免疫表型和形态学常与 APL 相似，不易明确鉴别诊断时，必须在报告中提出进一步鉴别检查（染色体核型、白血病融合基因和相关的特定基因突变等检测）的建议与解释。AML 伴微分化型、混合表型或双系列型急性白血病及急性原始巨核细胞白血病，结合形态学（包括细胞化学染色）的特点和流式免疫表型检测到的证据可以做出基本诊断。

（二）AML 细胞分化定义类型［非特定类型（NOS）］报告

已如前述，这一类 AML 是经多学科信息详细评判应该优先分出特定类型，而剩余者按细胞形态学和流式免疫表型的特点与标准进行的再归类（详见《血液肿瘤整合诊断学》），证据明确者需要报告具体类型，如 AML 伴成熟型、急性（原始）单核细胞白血病、急性嗜碱性粒细胞白血病。在报告中一般不需要提出进一步检查的建议。对于诊断证据尚有不足或检查不全的，首先通过仔细的细胞形态学观察和细胞化学染色的完善进行补充与评判。涉及其他项目的需要在报告中提出补充检查的针对性建议，并以解释形式对相关类型鉴别诊断进行适当解读。对于临床病史（细胞毒治疗史或 MDS 病史等）不详而不能明确除外相关 AML 类型而其他条件符合者，需要提出"进一步结合临床特征进行评判或排除某类型的建议"。报告内容同前述，病例列举如下。

病例1　患者 31 岁，男性，确诊 AML,NOS（AML 伴成熟型）3 个月，近次血常规（Hb 90g/L、MCV 101fl、Ret 7.24%，WBC 2.35×10^9/L、N 52.4%、L 27.2%、M 17.9%、E 2.1%、B 0.4%，PLT 192 $\times 10^9$/L），复查骨髓细胞形态学。**检验结论/诊断**：有核细胞增多明显，红系造血旺盛（红细胞异形性改变），巨核细胞数量增多，粒系造血欠佳并见 1% 原始粒细胞，与前次骨髓检查（编号 ×××，造血良好，原始粒细胞 6.5%）比较，示完全缓解骨髓象。**解释与建议**：患者骨髓红巨两系造血恢复良好，易见豪 - 乔小体（Howell-Jolly body）和异形性红细胞，提示红细胞破坏过多或存在其他原因；粒系造血尚未完全恢复，并见 1.0% 原始粒细胞，建议结合流式免疫表型 MRD 检测，并定期复查骨髓；患者贫血与网织红细胞比例增高（7.2%），建议进行监测，必要时进行溶血项目检查。

病例2　患者 73 岁，女性，初诊，白细胞增高（WBC 170.79×10^9/L，Hb 93g/L，PLT 112.5×10^9/L）原因待查。送检骨髓涂片和血片细胞形态学，另送检常规染色体核型、流式免疫表型和 56 种白血病融合基因检测。**整合结论/诊断**：AML 基本类型为急性单核细胞白血病。细胞遗传学和白血病融合基因表型检测评判为正常核型 AML，无平衡易位和倒位所致的特定重现性遗传学异常类型。**解释与建议**：初诊老年女性患者，骨髓涂片和血片细胞学分别见原幼单核细胞占 56% 和 38%，幼单核细胞和单核细胞为主，细胞化学染色粒细胞酯酶阴性、单核细胞酯酶阳性，流式免疫表型检测到幼单核细胞 41.07%，符合 AML 的基本类型——急性单核细胞白血病。进一步的白血病融合基因检测全为阴性、染色体核型正常，排除了平衡易位和倒位所致的重现性遗传学异常类型 AML。在 WHO 分类中，按照诊断规则，还需要排除特定基因突变（属于重现性遗传学异常一类异常）AML、AML-pCT 和 AML-MR，建议 AML 热点基因突变检测并结合有无细胞毒治疗史、MDS 病史和相关家族史予以排除。这些类型排除后归类为 AML 细胞分化定义类型中的急性单核细胞白血病。

病例3　患者女性，68 岁，初诊。发热 4 天，牙龈出血 2 天。肝脾淋巴结未及肿大，无化学药物和放射线接触史，既往体健，无相关的家族性疾病。血常规：Hb 109g/L，RBC 4.05×10^{12}/L，WBC 24.46×10^9/L（血片见多量幼稚细胞），血小板 27×10^9/L。送检骨髓涂片（附检血片）、骨髓活检、骨髓流式免疫表型、骨髓染色体核型、白血病 56 种融合基因和 AML 22 种基因突变检查。**整合诊断**：考虑 AML 细胞分化定义类型，AML 不伴成熟型。**解释与建议**：患者老年女性，初诊，血常规示白细胞增高，血小板减低和轻度贫血；既往体健，急性起病；无特殊体征和相关病史。细胞形态学检验示骨髓原始细胞异常增生（占 84%、MPO 阳性，早幼粒细胞及其后期阶段粒细胞占 4.5%；血片原始细胞占 90%）；流式免疫表型检测到 88.27% 原始细胞，表达 CD34、CD117、HLA-DR、CD33、CD13 和 MPO；骨髓活检示分化差的原始细胞弥漫性增生，细胞大小和形态较一致。检测白血病 56 种融合基因为阴性，*WT1* 为表达增加（阳性）；骨髓常规染色体核型分析为正常核型；22 种基因突变，检测到 *CEBPA* 基因 2 处突变，从转录本、突变位置、核苷酸改变和氨基酸改变，考虑为连在一起的复杂性单等位基因突变而缺乏诊断性意义（提示预后比 *CEBPA* 双等位基因突变差），具有类型诊断意义的 *NPM1* 突变阴性（检出的

DNMT3A、*IDH1* 和 *PHF6* 一级突变的预后评判意义尚不一致）。整合以上信息，可以排除 WHO-HAEM5（2024）中遗传学定义的 AML 类型，也可以排除其他需要考虑的特定类型，支持 AML 细胞分化定义类型中 AML 不伴成熟型（WHO 分类）的诊断。

病例 4 患者男性，41 岁，初诊；既往体健，近一周出现低热和血细胞减少（血片复检偶见原始细胞），肝、脾、淋巴结未及肿大，无化学药物和放射线接触史，疑似急性白血病。送检骨髓涂片 6 张细胞形态学检查，附血片 2 张；另送骨髓流式免疫表型和 56 种白血病融合基因检查。**结论与建议**：骨髓有核细胞增生活跃，原始细胞 54%（约一半形态类似原始巨核细胞，MPO 阴性、PAS 块状阳性）、巨核细胞增生（胞体偏小）和粒红两系造血受抑；结合同步送检的流式免疫表型检测到 CD61 阳性细胞占 32% 和 CD36 阳性细胞占 23%，具有评判为原始巨核细胞的免疫表型特征；进一步整合白血病融合基因（包括原始巨核细胞白血病的 *RBM15::MRTFA* 融合）全为阴性。以及血常规等临床信息，考虑 AML 细胞分化定义类型（非特定类型）——急性巨核细胞白血病可能，建议染色体核型分析排除 t (1; 22) (p13.3; q13.1) 易位。若检出 t (1; 22) (p13.3; q13.1) 易位（最可靠的急性原始巨核细胞白血病的诊断性指标），则归类为特定的 AML 伴 *RBM15::MRTFA* 融合类型。

六、结果复核、报告审核、反馈信息处理与其他方面探讨

结果复核、报告审核制度，报告后反馈信息的处理机制，"请结合临床"等其他方面探讨，参考第 2 章。

第10章

细胞毒治疗后髓系肿瘤检验诊断与报告

一、定义与概念

细胞毒治疗后髓系肿瘤（myeloid neoplasm post cytotoxic therapy，MN-pCT），即 WHO 修订第四版中的治疗相关髓系肿瘤（therapy related m yeloid neoplasm，t-MN），是既往因实体瘤或非肿瘤性疾病经过细胞毒治疗或放疗（表 10-1）后而发生的严重并发症——髓系肿瘤。这组髓系肿瘤相似的生物行为与原始细胞数关系虽不是很大，但在发展为急性髓细胞白血病（acute myeloid leukemia，AML）前常有一个血细胞减少的骨髓增生异常肿瘤（myelodysplastic neoplasm，MDS）过程和 MDS 相关的细胞遗传学异常，故也可以按原始细胞比例分为三种类型：AML（血液和 / 或骨髓原始细胞≥20%）、MDS，以及骨髓增生异常 - 骨髓增殖性肿瘤（myelodysplastic/myeloproliferative neoplasm，MDS/MPN）（血液和 / 或骨髓原始细胞均<20%），分别称为细胞毒治疗后 AML（AML-pCT）、细胞毒治疗后 MDS（MDS post cytotoxic therapy，MDS-pCT）和细胞毒治疗后 MDS/MPN（myelodysplastic/myeloproliferative neoplasm post cytotoxic therapy，MDS/MPN-pCT）。WHO-HAEMR（2017）分别称为治疗相关 AML（acute myeloid leukemia，therapy related，t-AML）、治疗相关 MDS（myelodysplastic syndromes，therapy related，t-MDS）和治疗相关 MDS/MPN（myelodysplastic/myeloproliferative neoplasm，t-MDS/MPN）。

表 10-1　与治疗相关血液肿瘤有关的细胞毒药物和电离辐射

分类	药物与治疗方式
烷化剂	美法仑，环磷酰胺，氮芥，苯丁酸氮芥，白消安，卡铂，顺铂，达卡巴嗪，丙卡巴肼，卡莫司汀，丝裂霉素 C，塞替派，洛莫司汀
电离辐射治疗	覆盖活性骨髓的大野照射
拓扑异构酶Ⅱ抑制剂	依托泊苷，替尼泊苷，多柔比星，柔红霉素，米托蒽醌，安吖啶，放线菌素（拓扑异构酶Ⅱ抑制剂可与治疗相关急性淋巴细胞白血病相关）
其他	抗代谢药：硫嘌呤，吗替麦考酚酯，氟达拉滨 抗微管蛋白药物（通常与其他药物联合使用）：长春新碱，长春碱，长春地辛，紫杉醇，多西他赛 多腺苷二磷酸核糖聚合酶 -1（PARP1）抑制剂

国际共识分类（International Consensus Classification，ICC）则使用了在血液肿瘤病名后加限制词的形式，包括 MDS 病史和胚系突变发生的血液肿瘤，如 AML 伴骨髓增生异常相关细胞遗传学异常，治疗相关；AML 伴骨髓增生异常相关基因突变，MDS 进展；AML 伴骨髓增生异常相关基因突变，胚系 *RUNX1* 突变。急性淋巴细胞白血病 / 淋巴瘤也可能与治疗相关，在诊断中也应注意这种关联。

WHO-HAEM5 中，细胞毒治疗后髓系肿瘤和胚系易感性髓系肿瘤两个类别被重新定义而归类为继发性髓系肿瘤大类，并在细胞毒药物中新增了多腺苷二磷酸核糖聚合酶 -1（PARP-1）抑制剂具有明确增加肿瘤风险，也是诊断 MN-pCT 基本标准中的条件之一（表 10-1）。

二、检验与诊断必须了解的临床信息

临床表现（特征）包括既往史、现病史、体格检查及患者就医中检查的相关信息。既往史是很重要的一项内容，是检验诊断与鉴别诊断的重要依据。诸如现在发现的血细胞异常，需要仔细了解有无既往血细胞异常的病史与持续的时间，有无 MDS、MDS/MPN 病史、细胞毒 / 放疗治疗史、家族性血细胞异常或血液肿瘤易感疾病。现病史中，尤其与 AML 和 MDS 相关的临床表现，如血液骨髓细胞异常的程度及有无伴随的肝、脾、淋巴结肿大，有无髓外组织肿块（髓系肉瘤）。

临床开具的送检单，医生有义务填写送检单中的相关信息。实验室对接收的送检单，需要检查送检单信息填写是否完整，包括性别、年龄，以及（疑似）白血病和 MDS 相关的临床表现及血常规等常规检查，必须认真仔细阅读与分析。对相关信息不完善者需要与临床医生交流或直接向患者了解病况。

三、检验

包括全血细胞计数（complete blood count，CBC）在内，血片、骨髓涂片、骨髓印片、骨髓切片（活检）形态学检验。MN-pCT 患者的血液和骨髓形态与原发 AML、MDS 和 MDS/MPN 重叠，外周血通常为持续性血细胞减少和红细胞体积增大，偶见单核细胞增多。骨髓增生异常是一个比较一致的特征，准确计数骨髓原始细胞百分比对区分 MDS-pCT 和 AML-pCT（≥20% 原始细胞）仍然重要，p53 免疫组织化学染色可以评估 *TP53* 突变状态。血液和 / 或骨髓标本的流式免疫表型检测也属于诊断的基本项目。免疫表型常见异质性，可见混合表型急性白血病或急性未分化白血病的免疫表型，这种情况下仍需归类 MN-pCT。临床特征（既往化疗 / 放疗治疗病史）指标，以及以血液和 / 或骨髓液为标本的免疫表型、染色体核型和融合基因检测，属于可靠的准确分类诊断性项目。在 MN-pCT 中，染色体异常比例高（约见于 70% ~ 90% 患者）。复杂核型为主，如 5q、7q、17p、12p、13q、18q 和 20q 的缺失以及 1q 和 21q+。IPSS-R 评估中，患者的高风险和极高风险比例高。在大多数 MN-pCT 中常规检测常见体细胞突变，如 *TP53* 多是多重打击（≥2 个

TP53 突变），或伴 *TP53* 缺失或拷贝中性杂合性损失等。由于多等位基因的改变，MDS-pCT 中变异等位基因的频率往往更高。其他基因突变包括 *PPM1D* 和 DNA 损伤反应基因的截断突变，特别是在顺铂治疗后。*SRSF2*、*SF3B1*、*U2AF1*、*ZRSR2*、*ASXL1*、*EZH2*、*BCOR*、*STAG2* 基因突变被认为是有一定特异性的促进 MDS 发展至 AML 的突变，也是 AML-pCT 的重要证据。

四、诊断 / 结论

需要多学科技术检查并结合临床特征进行整合诊断。临床特征（细胞毒 / 放疗治疗史）和 CBC 与细胞形态学是检验诊断的重要证据（图 10-1）。有原发肿瘤或非肿瘤性疾病细胞毒化疗和 / 或放疗史的患者，出现血细胞减少时，需要怀疑 MDS-pCT；当不能以一般治疗因素解释，并经仔细细胞形态学检查发现明显病态造血细胞者，可以作出 MDS-pCT 的基本诊断。当外周血或骨髓髓系原始细胞增多，≥20% 时，符合 AML-pCT（可以为淋系）的细胞学诊断；并按细胞化学染色的结果，对白血病的基本类型作出评判。细胞遗传学、白血病融合基因等检查作为进一步评判的证据，在最终诊断前应完成，并可用于评判治疗和预后。较多的 MN-pCT 病例有癌症易感性基因中的胚系突变，还需要仔细调查家族史并予以排除。

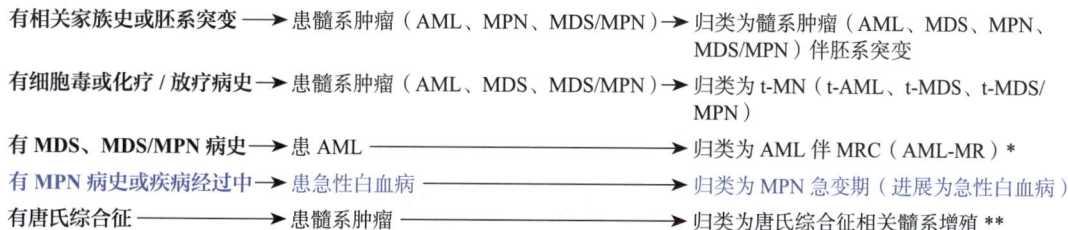

有相关家族史或胚系突变 ⟶ 患髓系肿瘤（AML、MPN、MDS/MPN）⟶ 归类为髓系肿瘤（AML、MDS、MPN、MDS/MPN）伴胚系突变

有细胞毒或化疗 / 放疗病史 ⟶ 患髓系肿瘤（AML、MDS、MDS/MPN）⟶ 归类为 t-MN（t-AML、t-MDS、t-MDS/MPN）

有 MDS、MDS/MPN 病史 ⟶ 患 AML ⟶ 归类为 AML 伴 MRC（AML-MR）*

有 MPN 病史或疾病经过中 ⟶ 患急性白血病 ⟶ 归类为 MPN 急变期（进展为急性白血病）

有唐氏综合征 ⟶ 患髓系肿瘤 ⟶ 归类为唐氏综合征相关髓系增殖**

图 10-1 特定的临床特征对髓系肿瘤类型诊断的影响

*. 经遗传学检查无特定的重现性遗传学异常，诊断优先性排在细胞毒治疗史和 WHO 修订第 4 版的重现性遗传学异常之后。**. 常见于 5 岁以下儿童，按 WHO 第 5 版的严格标准还需要 *GATA* 突变。

诱变剂有两个主要相关类型：烷化剂 / 放疗相关和拓扑异构酶 II 抑制剂相关。烷化剂 / 放疗相关的 t-MN 发生在使用诱变剂 5～6 年后，报告范围在 10～192 个月，一般认为末次用药治疗 10 年或更久后，再发生的髓系肿瘤可能与治疗的关系不大。烷化剂致髓系肿瘤的危险度与使用的烷化剂总剂量及患者的年龄有关。给予拓扑异构酶 II 抑制剂后发生相关的 AML 潜伏期比烷化剂 / 放疗相关短，约为 12～130 个月，中位数为 33～34 个月。WHO 第 5 版中，新发现的 PARP1 抑制剂被认为是 MN-pCT 的标准细胞毒药物，而甲氨蝶呤则被排除。

临床经过中，烷化剂 / 放疗相关类型在初诊时常见骨髓衰竭的 MDS 证据：常先出现一系（孤立的）血细胞减少或全血细胞减少的 MDS 病变（一部分患者无血细胞减少的 MDS 过程）；随后出现明显的多系细胞病态造血特征，骨髓原始细胞通常 <5%。MDS 期

的 2/3 病例符合 MDS 伴多系病态造血（MDS with multilineage dysplasia，MDS-MLD）细胞学标准，其中约 1/3 病例环形铁粒幼细胞＞15%；约 1/4 符合 MDS 伴原始细胞增多 -1/2（MDS with excess blasts-1/2，MDS-EB-1/2）标准。MDS 期向 AML 或高危 MDS 发展中，部分患者在疾病进展中死亡，少数患者发展成急性白血病（原始细胞≥20%）。进展为 AML 的类型有 M2、M4、M5b、M7，也可以是 APL。约 70% 有隐蔽的原发的不平衡易位或缺失，最常见累及染色体 5 号和 / 或 7 号长臂部分或全部缺失，5 号染色体常发生在 q22 至 q32 区带，且常伴有 1 ~ 2 个额外的异常，如 13q–、20q–、11q–、3p–、17p 或 17、18、21 染色体的丢失、+8。约 80% 患者 5q– 有 17p 异常所致的 *TP53* 突变或丢失，复合染色体异常较常见，均提示预后差。大多数细胞毒治疗后 AML（AML post cytotoxic therapy，AML-pCT）和 MDS（MDS post cytotoxic therapy，MDS-pCT）与 *TP53* 突变有关。此类患者常因 *TP53* 双等位基因改变（多次打击），如≥2 种 *TP53* 突变或伴随 17p/*TP53* 缺失或拷贝中性 LOH，预后更差。不太常见的突变，如 *PPM1D* 基因和 DNA 损伤反应基因等，可能需要另外检查有无胚系突变的易感性。

拓扑异构酶Ⅱ抑制剂相关 t-AML 常无 MDS 过程，也无明显病态造血，一开始便为急性白血病表现，细胞学类型以单核系细胞或粒系单核系细胞混合型为主，常累及 11q23 及其 *KMT2A (MLL)* 或 21q22.3 及其 *RUNX1* 基因重排，也可以为 AML 伴成熟型和 APL，偶见 MDS、巨核细胞白血病或 ALL。ALL 相关者常有 t (4; 11) (q21; q22) 易位。细胞遗传学最明显的异常是累及 11q23 (*MLL*) 的平衡易位，常见有 t (9; 11)、t (11; 19) 和 t (6; 11)；部分累及 21q22.3 (*RUNX1*)，如 t (8; 21)，t (3; 21)；也可见 inv (16)，t (8; 16)，t (6; 9) 和 t (15; 17)。

上述两个类型的诊断与鉴别诊断见图 10-2。

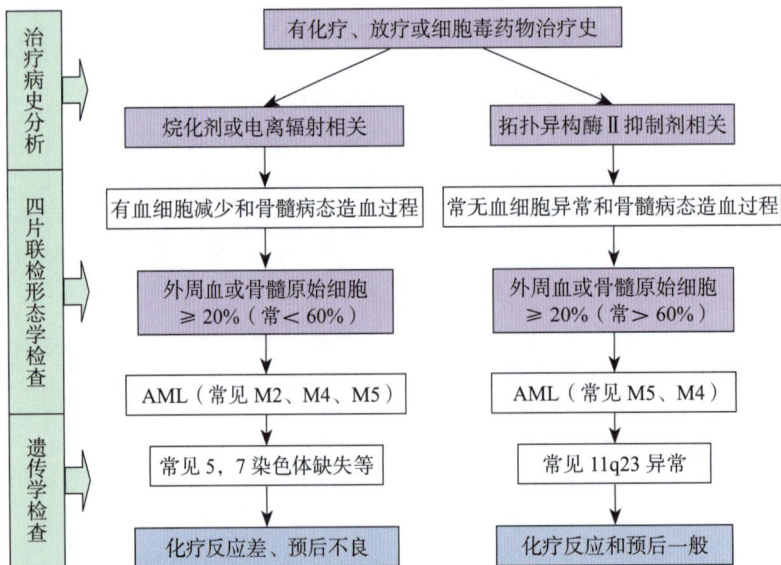

图 10-2　AML-pCT（t-AML）两个类型进展中细胞学变化和诊断路径

AML-pCT 是细胞毒治疗后髓系肿瘤（MN-pCT）的一个类型，都可以用"类型加限定词"方式表示（如图 9-2）。

MN-pCT 诊断的基本标准为符合骨髓增生异常肿瘤、骨髓增生异常 - 骨髓增殖性肿瘤（缺乏增生异常的体细胞遗传改变为意义不明的克隆性细胞减少症）或急性髓细胞白血病的诊断标准，先前有不相关疾病的细胞毒治疗和 / 或大面积放射治疗史（前表 10-1），而不符合骨髓增殖性肿瘤的诊断标准。理想标准为检测到克隆分子和 / 或染色体改变。MN-pCT 不同类型的临床特征和遗传学特征见表 10-2。

表 10-2　MN-pCT 不同类型的临床和遗传学特征

特征	AML-pCT 1 型	AML-pCT 2 型	MDS-pCT	其他
发生率	60%～70%	20%～30%		
细胞毒药物	烷基化剂和 / 或电离辐射	DNA 拓扑异构酶 Ⅱ 抑制剂	烷基化剂和 / 或电离辐射	抗代谢物硫唑嘌呤和氟达拉滨、PARP1 抑制剂
末次治疗距发病时间	5～7 年	1～3 年		
经过与诊断	AML，有 MDS 过程	AML，无 MDS 过程	MDS，根据 IPSS-R*，主要是高风险和极高风险	
典型的遗传学异常	不平衡易位，通常是复杂核型：5q、7q、17p 缺失，3p、11q、12p、13q、18q、21q 缺失，8 和 11 三体，*TP53* 缺失 + *TP53* 突变	平衡易位：*KMT2A* 融合，t (15; 17) (q24; q21), inv (16) (p13q22), t (8; 21) (q22; q22), t (3; 21) (q26; q22)	不平衡易位，5q、7q、17p 缺失，12p、13q、18q、20q 缺失，1q、21q 拷贝增多，*TP53* 缺失和 *TP53* 突变	
预后	不良	良好。如果各自治疗方法可以应用，疗效与原发 AML 相当	不良；低风险至中度风险 IPSS-R* 亚组预后也比原发 MDS 差	

注：*. IPSS-R 适用于 t-MDS 预测 AML 转化和总生存率。

五、报告（结论、解释、建议）与病例列举

报告内容包括外周血和骨髓原始细胞比例（细胞形态学基本分类），有核细胞增生程度，病态造血和造血受抑程度，AML 及其类型，还有细胞遗传学和分子学检查的证据，并符合 MN-pCT 的类型特征。报告方式有 2 种：一是 MN-pCT，尤其是 AML-pCT，在完善检查后，检出特定的重现性遗传学异常者需要在报告中予以说明或标注，以提供有益于治疗方面的信息；二是在明确的 AML 类型后加限定词，如 AML 伴 *KMT2A* 重排，细胞毒治疗后（这一报告方式可能更便于操作和接受）。对于诊断证据尚有不足或检查不全的，需要在报告中提出补充检查的针对性建议，并建议对相关疾病鉴别诊断进行适当解读。

病例 1　患者 56 岁，女性，6 年前患宫颈癌长期接受化疗和放疗，近一年来血细胞减低并不能予以升血细胞药物治疗而恢复，近次血常规 RBC 2.31×10^{12}/L、Hb 77g/L、MCV

112fl、MCH 31pg、Ret 0.4%，WBC 3.0×10^9/L、N 41%、L 46%、M 13%，血小板 45×10^9/L，初步诊断 MDS。送检骨髓涂片 8 张（附血片 2 张）和骨髓流式免疫表型。**检验结论**：骨髓有核细胞增生明显活跃，原始细胞占 54.5%（MPO、SBB、CE 和 NSE 均为阴性，附检血片未见幼稚细胞），粒红巨三系造血不同程度受抑，巨核细胞和红系前体细胞病态造血，考虑急性淋巴细胞白血病（ALL）；同步送检的流式免疫表型（编号 ×××）检测到原始 B 淋巴细胞占 31%，符合 B-ALL 免疫表型象。**解释与建议**：患者有癌症化疗与放疗史，化疗与放疗后出现的血细胞减少提示继发性 MDS，检查骨髓原始细胞比例达 20% 以上确诊急性白血病，治疗相关大多为 AML。本例患者细胞化学染色和流式免疫表型表明为少见类型的 ALL，细胞毒治疗后急性白血病是以临床病史和病理学上的特征为证据诊断的，细胞毒治疗史具有最终归类的优先性，但也需要了解有无特定的重现性遗传学异常等信息，便于治疗前评估与治疗上参考，建议完善检查（染色体核型、白血病融合基因、相关突变基因等）。

病例 2 患者女性，42 岁。10 年前诊断霍奇金淋巴瘤，化疗 3 次后缓解，近半年出现严重白细胞减少和贫血，WBC 1.32×10^9/L，L 43.7%，Hb 59g/L，PLT 102×10^9/L。发热、胸闷，B 超示肝门及腹膜后多发性淋巴结肿大。细胞形态学检查提示骨髓有核细胞增生明显活跃，原始单核细胞占 70.0%（占单核系细胞的 82.4%）和幼单核细胞占 11.5%（MPO 阳性细胞 8%，酯酶双染 CE 阴性、NSE 阳性；附检血片原始单核细胞占 56.0%，幼单核细胞占 16.0%），并见杯口状原幼单核细胞 23%；粒红两系造血明显受抑制。**检验结论**：形态学基本诊断符合急性（原始）单核细胞白血病（AML-M5a），结合病史考虑细胞毒治疗相关可能。**解释与建议**：患者有化疗史，形态学确诊 AML-M5a，虽然末次化疗时间间隔久远（约 10 年），仍应予以考虑。形态学观察到杯口样细胞常与 *NPM1* 基因突变相关，如在遗传学检查中发现典型基因改变，则进一步支持 AML-pCT 诊断。

六、结果复核、报告审核、反馈信息处理与其他方面探讨

结果复核、报告审核与签发制度，报告后反馈信息的处理机制，"请结合临床"等有关其他方面问题，参见第 2 章。

第11章

急性髓细胞白血病伴遗传学异常定义类型检验诊断与报告

一、定义与概念

WHO-HAEM4R 界定的急性髓细胞白血病（acute myeloid leukemia，AML）伴重现性遗传学异常类型，是在 AML 分类的基本类型中，经过染色体核型和 / 或白血病融合基因、相关的特定基因（*NPM1*、*CEBPA*、*RUNX1*）突变检查，并结合有无既往细胞毒 / 放疗治疗等相关病史，排除治疗相关等特殊类型后，而具有特定的染色体平衡易位或倒位所致的基因重排（融合或表达），以及具有特定的 *NPM1* 突变和 *CEBPA* 双等位基因突变〔是指位于 19q13.1 上的一对（一条来源于父亲另一条来源于母亲）同源染色体相同位置上控制同一性状的基因都发生了突变〕者。

WHO-HAEM5 对 WHO-HAEM4R 界定的重现性遗传学异常类型，重新定义为 AML 伴特定的遗传学异常定义类型，在病名命名上强调分子 / 基因组学特征而隐去了染色体核型，并在 13 个类型中的 9 个不再强调原始细胞（包括界定的等同原始细胞意义细胞）比例是否要求达到 20% 的基数（表 11-1）。同时，强调遗传学特征将 WHO-HAEM4R 中的 AML-MRC 纳入遗传学定义类型，并将此更名为 AML 伴骨髓异常相关（AML，myelodysplasia-related，AML-MR）；因缺乏足够特异性而取消了 AML 伴 *RUNX1* 突变的暂定类型；还增加一个 AML 伴其他遗传学定义类型。这些遗传学异常定义的类型中，除了 AML 伴 *BCR::ABL1* 融合（避免与 CML 进展重叠）、AML-MR（与 MDS 和 / 或 MDS/MPN 病史有关）和 AML 伴 *CEBPA* 突变（没有证据表明需要减低原始细胞比例）和 AML 伴其他遗传学异常定义类型外，均取消了原始细胞 20% 基数的要求。更新了 AML 伴 *CEBPA* 突变的定义，包括双等位基因突变（biallelic CEBPA，bi*CEBPA*），以及限制于碱性亮氨酸拉链（basic leucine zipper，bZIP）区域的单突变（single mutations bZIP-*CEBPA*，smbZIP-*CEBPA*）为良好预后的亚型。这与 WHO-HAEM4R 仅限于 *CEBPA* 双等位基因突变有所不同。

表 11-1　AML 伴遗传学异常定义类型原始细胞比例（WHO）

类型	原始细胞比例	
	WHO-HAEM5	WHO-HAEM4R
APL 伴 *PML::RARA* 融合	可以<20%	可以<20%
AML 伴 *RUNX1::RUNX1T1* 融合	可以<20%	可以<20%
AML 伴 *CBFB::MYH11* 融合	可以<20%	可以<20%
AML 伴 *DEK::NUP214* 融合	可以<20%	≥20%
AML 伴 *RBM15::MRTFA* 融合	可以<20%	≥20%
AML 伴 *BCR::ABL1* 融合	≥20%	≥20%
AML 伴 *KMT2A* 重排	可以<20%	≥20%
AML 伴 *MECOM* 重排	可以<20%	≥20%
AML 伴 *NUP98* 重排	可以<20%	≥20%
AML 伴 *NPM1* 突变	可以<20%	≥20%
AML 伴 *CEBPA* 突变	≥20%	≥20%
AML-MR	≥20%	≥20%
AML 伴其他遗传学异常定义类型	≥20%	

考虑 AML-MR 遗传学异常和临床病史的特殊性，将在第 12 章中讨论。除了 AML-MR 和另增加的其他遗传学定义类型外，WHO-HAEM5 遗传学定义的特定类型可以细分为四个类型：①平衡易位（细胞遗传学异常特征）和 / 或倒位所致的基因融合（分子异常特征）类型；②平衡易位（细胞遗传学异常特征）和 / 或倒位所致基因重排类型，因融合的伙伴基因过多或因基因异位表达的一种折中名称；③特定的基因突变（分子 / 基因组学异常特征）类型；④其他遗传学异常定义的类型。WHO-HAEM4R 与 WHO-HAEM5 在 AML 分类结构上和其他方面变化详见《血液肿瘤整合诊断》。国际共识分类（ICC）仍保留了染色体核型，对原始细胞比例除了与 WHO 相同的三个类型和伴其他遗传学异常定义类型≥20% 外，其他类型降低至≥10%。

二、检验与诊断必须了解的临床信息

临床表现（特征）包括既往史、现病史、体格检查及可以获得的信息（就医中的相关检查）。既往史是很重要的一项内容，是检验诊断与鉴别诊断中的重要依据。诸如现在发现的血液骨髓细胞异常，需要仔细了解有无既往血细胞异常的病史与持续的时间，有无骨髓增生异常肿瘤（myelodysplastic neoplasm，MDS）、骨髓增生异常 - 骨髓增殖性肿瘤（myelodysplastic/myeloproliferative neoplasm，MDS/MPN）病史、细胞毒治疗史、血细胞减少相关家族史。现病史中，包括性别、年龄，以及疑似 AML 相关的临床表现，如血液骨髓细胞异常的程度及有无伴随的肝脾淋巴结肿大，有无髓外组织肿块（髓系肉瘤）。

临床开具的送检单，医生有义务填写送检单中的相关信息。实验室对接收的送检单，需要检查送检单信息填写是否完整，尤其是与（疑似）白血病相关的临床表现及血常规等常规检查，必须认真仔细阅读与分析。对相关信息不完善者需要与临床医生交流或直接向患者了解病况。

三、检验

包括全血细胞计数（complete blood count，CBC），血片、骨髓涂片、骨髓印片、骨髓切片（活检）形态学和免疫表型，属于基本诊断性项目。除了原始细胞比例外，形态学与分子类型之间的有若干关系，如形态学典型的 CML、AML-M3、AML-M2 与各自特定的遗传学类型的有高相关性，杯口状原始细胞与 *NPM1* 突变，原始细胞胞质空泡（常数个、珍珠状分布）、Hb 相对偏高、血小板较低与 *CEBPA* 突变有若干关系。WHO-HAEM5 中，免疫表型检测的重要性在提高。①AML 伴 *RUNX1::RUNX1T1* 融合白血病细胞常表达的特征包括 CD34 强表达和 CD19、cCD79a 异常表达，部分 CD56 异常表达（甚至表达于中性粒细胞），中性粒细胞成熟模式常为异常，CD33 表达常较弱或阴性，还可见原始细胞成熟不同步性表型（如 CD34 和 CD15 共表达）。②APL 伴 *PML::RARA* 融合，颗粒过多早幼粒细胞除了 CD34 和 HLA-DR 不表达外，具有特征性的高侧向散射和前向散射，CD64 常为阳性，CD15、CD65、CD66b 和 CD66c 常为阴性，约 10% 表达 CD56，整合素如 CD11a、CD11b 和 CD18 常为阴性，单核细胞标记 CD14 与 CD36 表达很少表达，可有 cCD3 或 TdT 弱表达。微颗粒原始细胞常位于 CD45 与侧向散点图上的传统原始细胞门中，可见例外表达 CD2（与 *FLT3*-ITD 突变有关）和 CD34，并与 BCR3 表达相关。③AML 伴 *CBFB::MYH11* 融合常见粒系和单核 2 个系原始细胞群的免疫表型。④AML 伴 *RBM15::MRTFA* 融合的原始细胞和巨核细胞表达一种或多种血小板糖蛋白：CD41、CD61 和 / 或 CD42b，cCD41 或 cCD61 表达更有特异性和敏感性，CD36 常阳性但缺乏特异性，CD34、CD45、HLA-DR、MPO、TdT 和淋系标记阴性。⑤AML 伴 *KMT2A* 重排，免疫表型因细胞系列而异，常见白血病细胞表达 NG2（也称硫酸软骨素蛋白多糖）。特别在儿童患者中，*KMT2A::MLLT3* 和 *KMT2A::MLLT10* 重排可见原始巨核细胞增加，骨髓活检标本免疫组织化学检测则很重要。⑥AML 伴 *MECOM* 重排，髓系标记，常见 CD7 异常表达和 CD34 高表达，一部分病例表达巨核细胞 CD41 和 CD61 标记。⑦AML 伴 *NUP98* 重排，原始细胞常表达干细胞和髓系标记，还表达如 CD123、CD11b、CD11c、CD14、CD36、CD7、CD15 和 CD64，以及与形态学相关的巨核细胞和红系前体细胞标记。⑧AML 伴 *NPM1* 突变，免疫表型不定，多不表达 CD34，CD13 表达常较低，可以表达不伴成熟的原始细胞型（CD34+/CD117+ 或 CD34−/CD117+/HLA−DR+），也可以表达 APL 样表型特征（CD34−/HLA-DR−/CD117+/MPO+）及单核细胞分化特征（CD14+/CD36+/CD64+）或白血病干细胞表型（CD34+、CD38−、CD123+）；异常 CD34+ 骨髓祖细胞可能会在 *NPM1* 突变克隆分子缓解后持续存在，似乎与持续性 CH 相关，不应被解释为可测量残留；免疫组织化学 cNPM1 是 *NPM1* 突变的替代标记。⑨AML 伴 *CEBPA* 突变，白血病细胞常表达 CD7、CD13、CD15、CD33、CD34 和 HLA-DR，很少表达 CD56 或 CD14。

进一步分类的诊断性与预后评判性检验项目包括：血液和 / 或骨髓标本的染色体核型分析、融合基因检测、相关的特定基因（*NPM1*、*CEBPA*、*RUNX1*、*KIT*、*FLT3*-ITD、*IDH1/2*）突变或更多的热点基因突变（组套）检测，包括定义骨髓增生异常相关的基因突变（*SRSF2*、*SF3B1*、*U2AF1*、*ZRSR2*、*ASXL1*、*EZH2*、*BCOR*、*STAG2*）检测，以及临床特征（既往细胞毒治疗史、MDS 病史、血细胞减少家族史）。染色体核型分析一般采用常规的血液或骨髓细胞培养方法。根据细胞形态学（如 AML-M3、M2、M4Eo）可能具有的异常核型可以选用 FISH 方法，如检测 t (15; 17) 易位所致的 *PML::RARA*、t (8; 21) 易位所致的 *RUNX1::RUNX1T1* 及 inv16 或 t (16) 倒位或易位所致的 *CBFB::MYH11* 融合基因。

WHO-HAEM5 进一步突出了分子 / 基因组学检测的异常特征在定义遗传学分类中的优先性，并强调在治疗过程中 MRD 等是监测最重要的分子指标。①APL 的典型遗传标记是染色体平衡易位 t (15; 17) (q24; q21) 及其 *PML::RARA* 融合，除了染色体核型分析，强调分子检测融合基因的重要性，约 5% 患者可以检测到 *RARA* 变异易位，10% ~ 15% 患者还可见如 +8 和 del (7q) 额外异常和体细胞突变（见《血液肿瘤整合诊断》）。② AML 伴 *RUNX1::RUNX1T1* 融合，最重要的是检出 t (8; 21) (q22; q22.1) 和 / 或 *RUNX1::RUNX1T1*，可以使用染色体显带分析、FISH 和各种分子技术；与具有正常核型的 AML 相比，体细胞突变的数量较少，但 85% ~ 90% 患者中至少可以鉴定出一种突变 [如 *KIT* 突变（12% ~ 40%）、*NRAS*（13% ~ 23%）、*ASXL2*（9% ~ 29%）、*ZBTB7A*（7% ~ 23%）、*RAD21*（3% ~ 14%）、*ASXL1*（3% ~ 14%）、*CCND2*（4% ~ 12%）、*FLT3*（4% ~ 10%）、*SMC3*、*SMC1A*、*DHX15*、*FLT3*、*EZH2*、*KDM6A*、*KRAS*]，≥2 种突变为高突变。③ AML 伴 *CBFB::MYH11* 融合，最重要的是检出 *CBFB::MYH11* 和 / 或 inv (16) (p13.1q22.1) 或 t (16; 16) (p13.1; q22.1)，可以使用染色体条带分析、FISH 和各种分子技术。最常见的（见于约 95% 患者）细胞遗传学异常是 inv (16) (p13.1q22.1)，但一部分患者在常规核型分析中未见此异常；inv (16) (p13.1q22.1) 或 t (16; 16) (p13.1; q22.1) 阴性而形态学特征较为明显的病例，需要 FISH 或分子诊断方法进行确认；近一半患者有 +8、+21、+22 及 del (7q) 等继发性染色体畸变；分子检测还可以识别 *CBFB::MYH11* 的不同融合转录本，其中多为转录本类型 A，少数为转录本 D、E 等；在 >90% 病例中存在体细胞突变，包括 *NRAS*、*KRAS* 以 及 *KIT*、*ASXL2*、*ASXL1*、*NF1*、*TET2*、*EZH2*、*FLT3*-TKD 和 *FLT3*-ITD。④ AML 伴 *DEK::NUP214* 融合的诊断证据是 t (6; 9) (p22.3; q34.1) 和 / 或 *DEK::NUP214* 融合，除了染色体核型分析外，可以通过 FISH 和 / 或分子诊断技术检测 *DEK::NUP214*；此外，一半以上患者可以检出 *FLT3*-ITD 突变，但 *FLT3*-TKD 突变常不存在；RAS 通路基因突变较为常见。⑤ AML 伴 *RBM15::MRTFA* 融合，最重要的是检出 t (1; 22) (p13.3; q13.1) 和 / 或 *RBM15::MRTFA* 融合，在较大的婴儿（>6 个月）患者中，可以检出少见的 t (1; 22) 和 +der (1) t (1; 22) 超二倍体核型。⑥ AML 伴 *BCR::ABL1* 融合，最重要的是检出 t (9; 22) (q34.1; q11.2) 和 / 或 *BCR::ABL1*。除了染色体核型分析外，分子方法检测 *BCR::ABL1* 及用于识别所有常见断点变异的引物 / 探针，包括双色双融合 FISH、RT-PCR、qPCR 和 RNA 或

DNA 测序方法检测断点变异，检验评判的基本方向见图 11-1。⑦AML 伴 *KMT2A* 重排，可以用常规核型分析检测 *KMT2A* 重排，但一些 *KMT2A* 重排因隐蔽易位而难以被检出，需要 FISH 或 RNA 测序方法。⑧AML 伴 *MECOM* 重排，最常见是 inv (3) (q21.3q26.2) 或 t (3; 3) (q21.3; q26.2) 及 *GATA2::MECOM*；伙伴基因超过 30 个，常见是 2p21 的 *THADA*、3p24.3 与 6q25.3 的 *ARID1B*、7q21.2 的 *CDK6*、8q24.21 的 *MYC*、12p13 的 *ETV6*、21q11 的 *NRIP* 和 21q22 的 *RUNX1*；大多数 3q26.2 的 *MECOM* 重排可通过染色体显带分析检测到，因可能存在少见的隐蔽易位，一些指南建议使用 *MECOM* 断点两侧的断裂探针进行荧光原位杂交；其他染色体异常很常见，如 −7 或 del (7q)、del (5q) 和复杂核型；可以用定量 RT-PCR 检测表达增加的 *EVI1*，虽不特异但是一个标记，*EVI1* 在无 *MDS1::EVI1* 转录的情况下高表达。几乎所有病例可以检测到基因突变，如 RAS 信号转导通路基因突变，最常见是 *NRAS* 和 *PTPN11* 突变及 *FLT3*、*KRAS*、*NF1*、*CBL* 和 *KIT* 突变。其他有 *SF3B1* 且常与 *GATA2* 共同突变，以及 *ASXL1*、*GATA2*、*SRSF2*、*RUNX1*、*DNMT3A*、*TP53* 突变。⑨AML 伴 *NUP98* 重排。*NUP98* 基因位于染色体 11p15.4，可以检出 +8 和 +13，实际上大多数患者为正常核型，使用 *NUP98* 分离探针荧光原位杂交、RT-PCR 和 RNA 测序检出 *NUP98::NSD1* [t (5; 11) (q35.2; p15.4)] 是诊断的证据；在核型正常和 *FLT3*-ITD 突变和 / 或 *WT1* 突变的 AML 也需要检测 *NUP98* 重排。大多数 *NUP98::NSD1* 病例存在 *FLT3*-ITD。与 *NUP98* 重排同时发生的其他重现性异常有 *NBPF14*、*BCR*、*ODF1*、NRAS、*KRAS*、*MYC*、*KIT*、*ASXL1* 和 *CEBPA* 突变；*RB1* 丢失（13q14）与 *NUP98::KDM5A* 特别相关。⑩AML 伴 *NPM1* 突变。*NPM1* 突变总是杂合的，主要限于外显子 12（罕见为其他外显子）；约 85% 病例白血病细胞核型正常，如果存在，常见 +8、+4 和 del (9q)。常见单核细胞样分化，原始细胞易见杯口形，约 20% ~ 25% 存在多系病态造血。最常见的突变是 *FLT3* 和 RAS 信号转导通路基因（*KRAS*、*NRAS*、*PTPN11*）、表观遗传调节因子基因（*DNMT3A*、*TET2*、*IDH1/IDH2*）和黏连蛋白复合物基因（*STAG2*），与 *CEBPA* 突变相互排斥。*TET2* 和 *SRSF2* 共突变在老年人中更为常见。*NPM1* 突变也是白血病发生的后期事件，常继发于表观遗传修饰物的突变（提示有 CH 背景），因此，这些突变可能在 *NPM1* 突变白血病克隆缓解后持续存在。通过敏感分子技术监测可测量残留病可为治疗决策提供有用信息。*NPM1* 突变的 AML 有广泛的形态谱，可与多种髓系肿瘤重叠，如骨髓增生异常相关（AML-MR）和几种遗传学异常定义的 AML 类型。具有骨髓增生异常肿瘤（MDS）或骨髓增生异常 - 骨髓增生性肿瘤（MDS/MPN），特别是慢性粒单核细胞白血病，检测到 *NPM1* 突变时，宜归类为 AML 伴 *NPM1* 突变，与其他遗传学异常定义（以上类型）重叠的 AML 则以这些特定的遗传学异常类型为归类优先。⑪AML 伴 *CEBPA* 突变。*CEBPA* 是位于染色体 19.q13.1 上的单外显子基因，编码一个 42kDa 和一个 30kDa 的 DNA 结合蛋白，调节骨髓分化和干 / 祖细胞功能。碱性亮氨酸拉链（basic leucine zipper，bZIP）区域是该蛋白质二聚化和 DNA 结合所必需。突变可以是双等位基因或单等位基因，最常见的是 N 端移码突变，其他突变通常在 C 端 bZIP 区域的框内插入或缺失，后者称为 bZIP 结构域单突变（single mutations located in bZIP region of the gene，smbZIP-*CEBPA*），从而干扰 DNA 结合和二聚化。突变可以通过各种分子技术（包括片段分析 PCR 和二代测序）检测，可以明确突变位置。国际共识分类（ICC）认为不管是双等位基因还是单等位基因突变，发生在 bZIP 结构域内的突变者预后良好，其他突变与预后无关而不被认为是独特的类型。*CEBPA* 突变常见于 FAB 分类的 AML-M1 和 M2，易见粒细胞和巨核细胞病态造血，原始细胞比例较高且高表达 CD34。若检测到 N 端 *CEBPA* 突变需要进一步检查排除胚系突变相关的 AML。

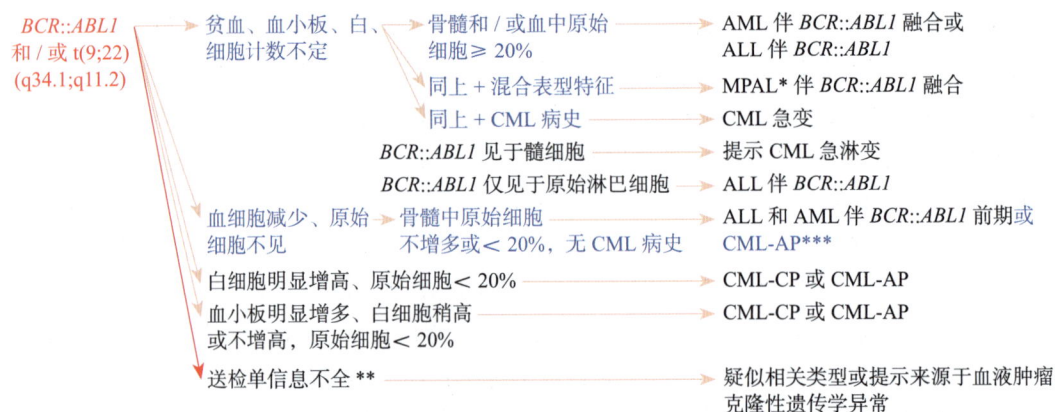

图 11-1　检测到 *BCR::ABL1* 和 / 或 Ph 染色体的评判

*.混合表型急性白血病。**.包括无相关信息和不易得到信息，检测到可靠的典型的阳性结果仍可以评判，它们是血液肿瘤克隆性遗传学的关键证据，给予提示（包括治疗后缓解或复发），建议结合其他检查，必要时复查。尤其在慢性髓系肿瘤（MPN、MDS、MDS/MPN 等疾病）鉴别诊断中，*BCR::ABL1* 和 / 或 Ph 染色体阳性可以明确为 CML，反之排除 CML。***.如果患者白细胞计数正常甚至减低和贫血，细胞形态学检查无原始细胞和幼粒细胞的外周血标本，用 FISH 方法检测到 *BCR::ABL1* 融合且比例偏高者，也需要考虑为 CML-AP。

四、诊断 / 结论

　　遗传学异常定义的 AML 类型是需要经多学科技术检查并结合血常规等临床特征而最终得出的整合诊断，也是讨论的 AML 伴重现性遗传学异常（遗传学检查证据见表 11-1）类型。梳理 WHO-HAEM4R（2017）和 WHO-HAEM5（2024）的概念已如前述，遗传学定义类型除了 AML-MR 外，可以细分为 4 个类型，它们的特点与诊断的主要条件见表 11-2。诊断的基本原则是有细胞毒治疗史的归类在先，其次特定的平衡易位 / 倒位及所致的基因融合或重排、特定的基因突变、特定的 AML-MR 遗传学异常、特定的混合表型（在基因融合 / 重排的 *BCR::ABL1* 和 *KMT2A* 类型中存在混合表型特征的则归类于 MPAL 伴 *BCR::ABL1* 融合或 *KMT2A* 重排；在 *MECOM* 重排类型中存在 MPN 病史则归类于 MPN 进展），最后仍以形态学或细胞分化定义指标评判。诊断的基本标准与理想标准见《血液肿瘤整合诊断》。

表 11-2　**AML 伴遗传学异常定义类型的特点与诊断的主要条件**

类型	特点	归类诊断的主要条件 *
AML 伴特定染色体易位 / 倒位所致基因融合		
APL 伴 *PML::RARA* 融合#	大多有典型细胞形态学——颗粒过多早幼粒细胞，骨髓原始细胞（包括颗粒过多早幼粒细胞）增多，可以＜20%。少数患者为 t (15; 17) 隐蔽易位，分子检测 *PML::RARA* 阳性，维 A 酸治疗敏感	①检出 *PML::RARA* 融合和 / 或 t (15; 17) (q24.1; q21.2)；②无细胞毒治疗史
AML 伴 *RUNX1::RUNX1T1* 融合	多见于 FAB 的 AML-M2，髓系原始细胞增多，可以＜20%，化疗完全缓解率高，强化巩固治疗可长期无病生存	①检出 *RUNX1::RUNX1T1* 和 / 或 t (8; 21) (q22; q22.1)；②无细胞毒治疗史
AML 伴 *CBFB::MYH11* 融合	大多见于 FAB 的 AML-M4Eo，骨髓原始细胞增多，可以＜20%。化疗疗效常好，预后良好	①检出 *CBFB::MYH11* 融合和 / 或 inv (16) (p13.1q22) 或 t (16; 16) (p13.1; q22)；②无细胞毒治疗史
AML 伴 *DEK::NUP214* 融合	血液和 / 或骨髓髓系原始细胞≥20%（可以＜20%），多见于 FAB 的 AML-M2 与 M4，嗜碱性粒细胞轻度增多并易见病态造血细胞	①检出 *DEK::NUP214* 和 / 或 t (6; 9) (p22; q34.1)；②无细胞毒治疗史
AML 伴 *RBM15::MRTFA*（*RBM15::MKL1*）融合	血液和 / 或骨髓髓系原始细胞≥20%，多见于无唐氏综合征的婴幼儿 AML，肝、脾肿大明显，预后中等或差	检出 *RBM15::MRTFA* 和 / 或 t (1; 22) (p13.3; q13.3)
AML 伴 *BCR::ABL1* 融合	罕见类型，在原发 AML 中约＜1%，主要见于成人男性。血液和 / 或骨髓髓系原始细胞≥20%，肝脾肿大，嗜碱性粒细胞和微小巨核细胞易见。用酪氨酸激酶抑制剂治疗有效	①检出 *BCR::ABL1* 和 / 或 Ph 染色体；②无既往和近期治疗 CML 证据；③不符合诊断标准的混合表型急性白血病
AML 伴特定染色体易位 / 倒位所致基因重排		
AML 伴 *KMT2A* 重排	血液和 / 或骨髓原始细胞可以＜20%（表达髓系免疫表型），多见于 FAB 分类的成人 AML-M4 与 M5。*KMT2A* 伙伴基因有 80 个以上（见表 11-3、表 11-4），*MLLT3*、*AFDN*、*ELL* 和 *MLLT10* 最为常见。鉴定伙伴基因有预后评判意义并可影响疾病监测。*KMT2A::MLLT3* 和 *KMT2A::MLLT10* 者，骨髓涂片可有巨核细胞分化和 / 或低原始细胞的特点，尤其儿童患者中。预后常差	①检出 *KMT2A* 重排和 / 或 11q23 重排或 t (9; 11) (p21.3; q22.3) 等相关的细胞遗传学异常；②无细胞毒治疗史；③不符合混合表型白血病标准
AML 伴 *MECOM* 重排	血液和 / 或骨髓髓系原始细胞增多，可以＜20%，多见于 FAB 的 AML-M7、M2、M4 与 M5 的成人患者，常见血小板增多并易见病态（小圆核和双小圆核）的微小和小巨核细胞以及低核叶小巨核细胞，几乎所有病例有 RAS 通路基因突变，预后差	①检出 *MECOM* 重排和 / 或 inv (3) (q21.3q26.2) 或 t (3; 3) (q21.3; q26.2)；②无细胞毒治疗史；③无 MPN 病史
AML 伴 *NUP98* 重排	血液和 / 或骨髓髓系原始细胞增多，可以＜20%，外周血白细胞常增高，但 *NUP98::KDM5A* 者则常较低并多见于儿童，而 *NUP98::NSD1* 更常见于男性。在成人中约占 AML 的 2.3%。与 *NUP98* 形成融合的伙伴基因见表 1-5	检出 NUP98** 重排和 / 或特定融合产物，如 *NUP98:: NSD1*

续表

类型	特点	归类诊断的主要条件 *
AML 伴特定基因突变		
AML 伴 *NPM1* 突变	血液和 / 或骨髓髓系原始细胞增多，可以 <20%，常见于 FAB 的 M4、M5（典型者为核型正常的成人），部分患者原始细胞胞核形态为杯口状或类似 APL 形态学和免疫表型，预后良好，合并 *FLT3* 突变者预后不良	①检出 *NPM1* 突变；②无细胞毒治疗史；③无特定平衡易位 / 倒位或其所致基因融合或重排
AML 伴 *CEBPA* 基因突变	血液和 / 或骨髓髓系原始细胞≥20%，主要见于 FAB 的 AML-M1、M2，M4 与 M5a 少见，不见于急性红血病和巨核细胞白血病。一部分可见病态造血特征。常见核型正常。bi*CEBPA* 和 smbZIP *CEBPA* 与 N 端反式激活结构域中单突变相比，患者更年轻且 WBC 更高。预后良好。合并 FLT3 突变者的预后不确定	①检出 *CEBPA* 双等位基因突变或碱性亮氨酸拉链结构域单突变（smbZIP-*CEBPA*）；②无细胞毒治疗史；③无特定平衡易位 / 倒位或其所致基因融合或重排
AML 伴其他遗传学异常定义类型（罕见）	血液和 / 或骨髓髓系免疫表型原始细胞≥20%。亚型，伴 *CBFA2T3::GLIS2*，inv (16) (p13q24)，是隐蔽倒置 / 融合，见于 5 岁以下，常为非唐氏综合征急性巨核细胞白血病，RAM 免疫表型，预后差；伴 *KAT6A::CREBBP*，t (8; 16) (p11.2; p13.3)，多见于新生儿，常为急性单核细胞白血病易见吞噬红细胞、皮肤白血病和 DIC；伴 *FUS::ERG*，t (16; 21) (p11; q22)，主要见于年轻人，预后差；伴 *NPM1::MLF1*，t (3; 5) (q25; q35)，见于儿童和成人，男性居多，可见多系病态造血，一部分可能有 MDS 病史，预后差	①检出≥1 项细胞遗传学异常或分子异常；②不符合 AML 特定遗传学异常定义的其他类型、AML-MR、AML-pCT 和 MPAL 的诊断标准

注：*. 诊断中的细胞学条件见表中特点；#. 具有 APL 临床特征、细胞形态学，细胞遗传学或分子检测到 t (11; 17) (11q23; q12)/*PLZF::RARA*、t (5; 17) (5q35; q12)/*NPM1::RARA*、t (11; 17) (q13; q21)/*NUMA1::RARA*、der (17)/*STAT5b::RARA*、t (17; 17) (q24; q12)/*PRKAR1A::RARA*、t (4; 17) (q12; q21)/*FIP1L1::RARA*、t (X; 17) (p11; q21)/*BCOR::RARA*、t (2; 17) (q32; q21)/*OBFC2A::RARA*、t (3; 17) (q26; q21)/*TBLR1::RARA*、t (7; 17) (q11; q21)/*GTF2I::RARA*、t (1; 17) (q42; q21)/*IRF2BP2::RARA*、t (17; 17) (17q21; q12)/*STAT3::RARA* 者归类为 APL 变异型或急性白血病伴 *RARA* 变异易位。

表 11-3 AML 伴 *KMT2A* 重排与之发生融合的伙伴基因

ABI1	*CASP8P2*	*FOXO3*	*MYH11*	*SEPTIN2*
ABI2	*CCNJL*	*FOXO4*	*MYO18A*	*SEPTIN5*
ACACA	*CBL*	*FRYL*	*MYO1F*	*SEPTIN6*
ACTN4	*C2CD3*	*GAS7*	*NCBP1*	*SEPTIN9*
AFDN	*CENPK*	*GMPS*	*NCKIPSD*	*SH3GL1*
AFF1	*CEP170B*	*GPHN*	*NEBL*	*SMAP1*
AFF3	*CIP2A*	*KNL1*	*NOX4*	*SORBS2*
AFF4	*CLTC*	*LAMC3*	*NRIP3*	*SUGP2*
AKAP13	*CREBBP*	*LASP1*	*NT5C2*	*CF12*
AP2A2	*CT45A2*	*LPP*	*NUP98*	*TET1*

ARAP1	*DAB2IP*	*LYN*	*PDS5A*	*TIRAP*
ARHGAP26	*DCPS*	*MAML2*	*PICALM*	*TOP3A*
ARHGEF12	*DOCK11*	*ME2*	*PRPF19*	*USO1*
ARHGEF17	*EDC4*	*MEF2C*	*PRRC1*	*USP10*
ARHGEF37	*ELL*	*MLLT1*	*RARA*	*SP2*
BTBD18	*EP300*	*MLLT10*	*RNF214*	*VAV1*
BTK	*EPS15*	*MLLT11*	*SARNP*	*YJU2*
BTN3A1	*FLNA*	*MLLT3*	*SEPTIN11*	*ZFYVE19*
BUD13	*FNBP1*	*MLLT6*	*SEPTIN14*	

表 11-4　AML 伴 *KMT2A* 重排中与伙伴基因发生融合的频率

与 *KMT2A* 形成融合的伙伴基因	染色体易位	AML 伴 *KMT2A* 重排中的比例 /%	
		儿童患者	成人患者
MLLT3（*AF9*）	t（9; 11）(p21.3; q23.3)	33 ~ 43	24 ~ 57
AFDN（*AF6*、*MLLT4*）	t（6; 11）(q27; q23.3)	4.6 ~ 14	5 ~ 17
ELL	t（11; 19）(q23.3; p13.11)	4.5 ~ 11	8 ~ 15
MLLT1（*AF10*）	t（10; 11）(p12.31; q23.3)	13 ~ 19	2 ~ 8.8
MLLT1（*ENL*）	t（11; 19）(q23.3; p13.3)	3.3 ~ 6.2	2.5 ~ 14
SEPTIN9（*SEPT9*）	t（11; 17）(q23.3; q25.3)	1.5	1.6 ~ 3
EPS15（*MLLT5*）	t（1; 11）(p32.3; q23.3)	1.5 ~ 3	1.3
AFF1（*AF4*、*MLLT2*）	t（4; 11）(q21.3; q23.3)	0.9 ~ 1.7	0.8 ~ 1

表 11-5　AML 伴 *NUP98* 重排与之发生融合的伙伴基因

ADD3	*GSX2*	*HOXC13*	*KDM5A*	*PHF23*	*RARG*
ANKRD28	*HHEX*	*HOXD11*	*KMT2A*	*POU1F1*	*SET*
BPTF	*HMGB3*	*HOXD13*	*LNP1*	*PRRX1*	*SETBP1*
BRWD3	*HOXA11*	*IQCG*	*MLLT10*	*PRRX2*	*TOP1*
CADM1	*HOXA13*	*JADE2*	*NSD1*	*PSIP1*	*TOP2B*
CCDC28A	*HOXA9*	*JARID1A*	*NSD3*	*RAP1GDS1*	*VRK1*
DDX10	*HOXC11*	*KAT7*	*PHF15*	*RARA*	*ZNF91*

五、报告（结论、解释、建议）与病例列举

AML 伴遗传学特征定义类型都是多学科信息（CMICMO）的整合诊断报告，按诊断指标的重要性进行分析与评判。

（一）报告内容与解释建议

报告内容包括外周血和骨髓原始细胞比例（细胞形态学基本分类）、骨髓有核细胞增生程度、造血受抑程度、遗传学检查的证据，对于符合 AML 伴遗传学定义的特征者（表11-2）应报告具体类型。对于少见的重现性遗传学异常类型，可以给予适当的类型特征与预后方面的解释。对于诊断证据尚有不足或检查不全的，需要在报告中提出补充检查或进一步检查的针对性建议，并建议以解释形式对相关类型鉴别诊断进行适当解读。对于细胞毒治疗史不详而不能明确除外 AML-pCT 者，需要提出进一步结合临床特征（有无相关病史等特殊情况）进行评判或排除的建议。

（二）整合诊断病例列举

病例1　患者 64 岁，男性，因乏力，血常规异常（Hb 94g/L，PLT 22×10⁹/L，WBC 7.4×10⁹/L）就诊，肝脾淋巴结未及肿大，无化学药物和放射性接触史，既往体健，无血细胞减少等相关家族性疾病。血片异常原幼细胞占 71%，近一半细胞有较多细小颗粒，疑似 AML-M3。送检骨髓的涂片形态学、流式免疫表型、常规染色体核型、白血病融合基因和相关基因突变（*FLT3-ITD*、*KIT*、*NPM1*、*CEBPA*）检验。**检验结论/诊断**（按报告顺序）：骨髓涂片高细胞量，异常原幼细胞占 92%，细胞形态与血片相同，MPO 和 SBB 染色强阳性，提示 AML-M3（FAB 分类）。流式免疫表型检查 40 种抗原，强表达 CD33，表达CD56、CD117、MPO，部分细胞表达 CD11c，不表达 CD34、HLA-DR、CD38、CD64、CD11b、CD61、cCD3 和 CD19 等抗原，提示 AML-M3 免疫表型象。分子检测 49 种白血病融合基因，仅原癌基因 *HOX11* 阳性；检测 AML 四项突变基因，仅为 *NPM1*（exon 12）突变阳性；常规染色体核型分析为正常核型。整合以上信息，首先考虑 AML 伴遗传学定义类型——AML 伴 *NPM1* 突变和 *HOX11* 阳性（表达增加）。**解释与建议**：AML 伴 *NPM1*突变是 WHO 分类中伴特定基因突变的遗传学异常定义的一种类型，诊断由 *NPM1* 突变而无其他特定遗传学定义的融合或重排以及无细胞毒治疗史决定的。此型病例，相当多具有类似 AML-M3（基本类型）细胞形态学和免疫表型，因此凭这两项检查常不易与急性早幼粒细胞白血病（APL）作出明确的鉴别。本例还见 *HOX11* 阳性，可能与类似 AML-M3形态学和免疫表型有关（*HOX11* 阳性一般见于 T-ALL，预后较差）。白血病融合基因中，*PML::RARA* 及其主要变异型阴性，常规染色体核型分析阴性，并结合临床特征（无相关病史），有支持 AML 伴 *NPM1* 类型证据并提示预后尚可。

病例2　患者 23 岁，女性。因右小腿肿痛 4 天，自觉乏力而就诊，检查血常规：WBC175.6×10⁹/L、Hb 52g/L、PLT 45×10⁹/L，原始细胞 44.0%，既往体健，家族成员中无相关疾病，无化学药物和放射性接触史，初诊急性白血病。同步送检骨髓涂片和血片、骨髓

流式免疫表型、49 种白血病融合基因和 *FLT3*-ITD、*KIT*、*NPM1*、*IDH1*、*IDH2*、*CEBPA*、*JAK2* V617F 共 7 种基因突变，骨髓染色体核型分析。**整合诊断/结论：** 基本类型为 AML-M4（细胞形态学＋流式免疫表型整合）；特定类型为 AML 伴 t (11; 19) (q23; p13.1) 平衡易位，*KMT2A*::*ELL* 融合和 *MECOM* 重排。**解释与建议：** 骨髓涂片、血片细胞形态学和流式免疫表型，分别检出原始细胞 21%、44% 和 10%，细胞化学 MPO、SBB 强阳性，血片和骨髓涂片单核细胞分别占 16% 和 8%，病态粒细胞占 24%（骨髓涂片）；原始细胞强表达 CD33、MPO，表达 CD117，CD38，CD13 和 CD64，部分表达 CD34、HLA-DR，整合细胞形态学和免疫表型支持 AML-M4 基本类型诊断。常规检测 49 种白血病融合基因，除了 *KMT2A*::*ELL* 融合和 *MECOM*（*EVI1*）重排阳性外，均为阴性；检测 *FLT3*-ITD、*KIT*、*NPM1*、*IDH1*、*IDH2*、*CEBPA*、*JAK2* V617F 基因突变全部阴性；染色体核型分析为 46, XX, t (11; 19) (q23; p13.1) [12]/46, XX[1]。细胞遗传学和分子学整合细胞形态学与免疫表型，包括临床特征，符合 WHO 遗传学异常定义的特定类型——AML 伴 t (11; 19) (q23; p13.1) 平衡易位，*KMT2A*::*ELL* 融合和 *MECOM* 重排，并提示预后不良（粒细胞病态造血、染色体核型、融合基因表型和 *MECOM* 重排阳性都是预后欠佳指标），建议治疗中加强监测和复查。

病例 3　患者男性，19 岁，唐氏综合征。反复发热 20 余天，发现白细胞减少 1 天。3 月 7 日血常规示 Hb 102g/L，WBC $0.85×10^9$/L，PLT $89×10^9$/L。肝脾淋巴结未及肿大，无化疗药物接触史和放射线接触史。临床诊断：①白细胞减少查因；②唐氏综合征。送检骨髓涂片 6 张（附血片 4 张）、骨髓流式免疫表型、骨髓活检、骨髓常规染色体核型、EDTA 抗凝血白血病 56 种融合基因。**整合诊断/结论：** AML 伴 t (9; 11) (p22; q23) 平衡易位，*KMT2A*::*MLLT3*（*MLL*::*AF9*）融合（WHO-HAEM5 称为 AML 伴 *KMT2A* 重排），提示与唐氏综合征相关。**解释与建议：** 患者年轻男性，唐氏综合征。骨髓涂片（附血片）细胞形态学检出幼单核细胞为主异常增生，骨髓流式免疫表型检测到幼单核细胞 25.26%，骨髓活检示幼稚单核细胞弥漫增生。骨髓细胞形态学、骨髓活检病理学和流式免疫表型检测均支持急性单核细胞白血病（基本类型）的诊断。白血病 56 种融合基因检测到 *KMT2A*::*MLLT3*（*MLL*::*AF9*）阳性（其余阴性），该融合基因阳性为 WHO 分类中一种特定的遗传学定义类型，结合前面三种基本项目检验，诊断符合 AML 伴 *KMT2A*::*MLLT3*（*MLL*::*AF9*）融合。染色体核型分析 30 个中期分裂象，检出 9 号染色体与 11 号染色平衡易位，此易位在 AML 归类中的意义与前面检测到的阳性融合基因相同，即符合 AML 伴 t (9; 11) (p22; q23) 平衡易位，*KMT2A*::*MLLT3*（*MLL*::*AF9*）融合。常规染色体核型中，除了 21 三体，还检出 8 三体克隆细胞，它们都是促发 AML 的相关因素，并与唐氏综合征有一定关系。唐氏综合征相关的 AML 一般发生于 5 岁以前，成人少见。本例患者在发生急性白血病前常有血细胞减少的病史，并与一些基因突变有关。建议询问病史和相关基因（GATA1、GATA2、KIT、*MYC*、TP53、FLT3、JAK1-3、MPL）突变检查，进一步评判相关性与预后。

病例 4　患者女性，58 岁，初诊，发现白细胞减低和贫血，原因待查。血常规示 WBC $1.48×10^9$/L，Hb 91g/L，RBC $3.27×10^{12}$/L，PLT $115×10^9$/L。送检骨髓涂片（附检血片）细胞形态学、骨髓活检病理学、骨髓染色体核型、骨髓流式免疫表型以及 AML/MDS/

MPN 38 种热点基因突变筛查。**整合诊断**：急性髓细胞白血病伴 t (6; 9) (q23; q34) 易位。

解释与建议：患者中年女性，初诊，白细胞减少和贫血。骨髓细胞形态学检验示有核红细胞增生减低，原始细胞增多（占 11%）和粒红巨三系轻度病态造血；骨髓活检示有核细胞增生活跃，原始细胞增多（约占 15%）和巨核细胞病态造血；骨髓流式免疫表型检测到髓系原始细胞 11.6% 伴 CD56 异常表达；骨髓染色体核型分析 30 个中期分裂象分析，发现 28 个核型为 t (6; 9) (p23; q34)；检测 AML/MDS/MPN 38 种热点基因示 *WT1* 一级突变，等位基因变异频率（VAF）为 31.62%。整合以上信息，血液骨髓形态学和免疫表型符合髓系肿瘤，染色体核型分析，28/30 个中期分裂象中存在 t (6; 9) (p23; q34)，这一平衡易位是既是诊断性指标又是预后评判指标，尽管骨髓原始细胞<20%，按诊断规则，仍需要归类为遗传学异常定义的特定类型——AML 伴 t (6; 9) (p23; q34) 易位类型，并提示预后不良。38 种热点基因突变检测到 *WT1* 一级突变，这一突变约见于 AML 的 10% 患者，在诊断上缺乏意义，可以作为治疗和监测的辅助参考。建议检测 *DEK::NUP214* 融合基因（FISH 方法）。

六、结果复核、报告审核、反馈信息处理与其他方面探讨

结果复核、报告审核制度，报告后反馈信息的处理机制，"请结合临床"等有关检验其他方面问题，参考第 2 章。

第12章

急性髓细胞白血病伴骨髓增生异常相关类型检验诊断与报告

一、定义与概念

在 WHO-HAEM4R 中，急性髓细胞白血病（acute myeloid leukemia，AML）伴骨髓增生异常相关改变（AML with myelodysplasia related changes，AML-MRC）是血液和 / 或骨髓原始细胞≥20%，有骨髓增生异常综合征（myelodysplastic syndromes，MDS）、骨髓增生异常 - 骨髓增殖性肿瘤（myelodysplastic/myeloproliferative neoplasm，MDS/MPN）病史或有 MDS 相关细胞遗传学异常者，无细胞毒治疗相关等特殊情况和无平衡易位 / 倒位或其所致重现性遗传学异常，或者为无 MDS、MDS/MPN 病史或无 MDS 相关细胞遗传学异常，且无治疗相关和无重现性遗传学异常而有多系病态造血（≥2 系病态细胞>50%），预后不良。

WHO-HAEM5 将 AML-MRC 称为 AML 伴骨髓增生异常相关（AML-MR），MDS 后 AML 和 MDS/MPN 后 AML 为可接受的术语。定义为表达髓系免疫表型的原始细胞≥20% 并具有与 MDS 相关的特定细胞遗传学和 / 或分子异常（表 12-1），以及原发或继发于 MDS 或 MDS/MPN 之后的髓系肿瘤。主要变化包括：①取消形态学单独作为 AML-MR 的诊断前提；②更新定义细胞遗传学标准，取消了平衡易位；③引入一组 8 个基因突变作为定义，涉及染色质修饰物基因（*ASXL1*、*BCOR*、*EZH2*）、剪接复合物基因（*SF3B1*、*SRSF2*、*U2AF1* 和 *ZRSR2*）和黏着蛋白复合物基因（*STAG2*），这些突变在 MDS 或 MDS/MPN 后发生的 AML 中有>95% 的特异度，与 MDS 背景中出现的 AML 高度相关，反映了 MDS、MDS/MPN 和继发性 AML 共有的致病因素，构成 AML-MR 生物学基础的细胞机制。AML-MR 中，高频率 *TP53* 突变可能反映了与复杂核型的关系，相反 *FLT3* 和 *DNMT3A* 突变则不常见。国际共识分类（International Consensus Classification，ICC）将 AML-MR 分为四个类型：AML 伴 MDS 相关基因突变（还多了一个 *RUNX1* 突变）、AML 伴 MDS 相关细胞遗传学异常、AML 不另分类型 / 非特定类型（NOS）和 AML 伴 *TP53* 突变。AML 伴 *TP53* 突变涉及 *TP53* 位点的复杂改变，包括基因缺失和杂合性丢失及单核苷酸和插入 / 缺失突变，且都涉及 DNA 结合域（DNA binding domain，DBD）的错义突变（包括其他肿瘤）。突变过早终止密码子和移码突变导致 p53 功能的显著破坏，而突变导致单个氨基酸替换或缺失的影响取决于它们在 DBD 中的位置。在初诊 AML 患者中，至少有 10% 存在 *TP53* 突变，在某些亚群中高达 30%，如继发性 AML、治疗相关 AML 或急性红血病（大多数急性红血病至少两个 *TP53* 异常：突变和染色体 17p 缺失）。*TP53* 突变 AML 预后差，即使集中治疗，2 年总生存率中位数仅为 12.8%。

表 12-1　定义 AML-MR 细胞遗传学和分子学异常（WHO-HAEM5，2022）

定义的细胞遗传学异常 *	定义的体细胞突变 **
复杂核型（≥3 种异常）***	*ASXL1*
5q 缺失或不平衡易位导致 5q 丢失	*BCOR*
单体 7、7q 缺失或不平衡易位导致 7q 丢失	*EZH2*
11q 缺失	*SF3B1*
12p 缺失或不平衡易位导致 12p 丢失	*SRSF2*
单体 13 或 13q 缺失	*STAG2*
17p 缺失或不平衡易位导致 17p 丢失	*U2AF1*
等臂染色体 17q	*ZRSR2*
idic (X) (q13)	

注：*. 除了新增等臂染色体 17q 外，其他与 WHO-HAEM4R 相同，平衡易位不再被认为是 AML-MR 的定义指标而被删除。**. 定义的体细胞突变，在 WHO-HAEM4R 中没有。***. 采用国际人类细胞基因组命名常设委员会的国际人类细胞基因组命名系统（ISCN，2020），以满足复杂核型所需标准的染色体异常数量：①只计算克隆性异常；仅 1 个中期分裂象出现的异常忽略不计；②染色体数目的增加与缺失、简单与复杂的平衡易位、涉及一条染色体的不平衡畸变及一个完整染色体的倍增，均被视为一种异常；③涉及两条或多条染色体的不平衡畸变、同一染色体的四体、三倍或四倍染色体及等臂衍生染色体均被视为 2 种异常；④体质性（先天性）异常不计算在内；⑤如果是多个克隆（亚克隆或独立克隆），则分别统计每个克隆 / 亚克隆的染色体异常情况，以异常数量最多的克隆为染色体异常的数量；⑥对于复合核型，在异常数量最多的中期分裂相计数克隆性染色体畸变。

二、检验与诊断必须了解的临床信息

临床表现（特征），包括既往史、现病史、体格检查及可以获得的信息。既往史是很重要的一项内容，是检验诊断与鉴别诊断中的重要依据。诸如现在发现的血液骨髓细胞异常，需要仔细了解有无既往血细胞异常的病史与持续的时间，有无 MDS、MDS/MPN 病史、细胞毒治疗史、家族性血细胞异常或血液肿瘤易感疾病。现病史中，尤其与 AML 相关的临床表现，如血液骨髓细胞异常的程度及有无伴随的肝脾淋巴结肿大，有无髓外组织肿块（髓系肉瘤）。

临床开具的送检单，医生有义务填写送检单中的相关信息。实验室对接收的送检单需要检查送检单信息填写是否完整，包括性别、年龄，以及（疑似）白血病相关的临床表现和血常规等常规检查的结果，必须认真仔细阅读与分析。对相关信息不完善者需要与临床医生沟通或直接向患者了解病况。

三、检验

包括全血细胞计数（complete blood count，CBC），血片、骨髓涂片、骨髓印片、骨髓切片（活检）形态学和免疫表型，属于基本检验项目。形态学最重要的检验项目是原始细胞比例（≥20%）和病态造血。进一步分类的诊断性检验项目包括：血液和／或骨髓标本的染色体核型、融合基因检测、相关的特定基因组套突变检测，以及临床特征（既往化疗／放疗治疗病史等）指标。染色体核型分析常用常规的血液骨髓细胞培养方法。AML-MR 染色体异常通常涉及某些染色体主要片段的扩增或丢失，最常见是复杂核型、染色体 7 和 5 的不平衡易位，需要根据细胞形态学结合血常规等临床信息，将可能具有的异常核型通过 FISH 或分子核型分析方法识别，检测不平衡易位，如 −7/del (7q)，del (5q)/t (5q)，i (17q)/t (17p)，−13/del (13q)，del (11q)。也可以用全基因组结构及拷贝数变异的技术予以识别。检测到 *SRSF2*、*SF3B1*、*U2AF1*、*ZRSR2*、*ASXL1*、*EZH2*、*BCOR* 或 *STAG2* 中的体细胞突变被认为是 AML-MR 定义与诊断的另一指标。

四、诊断／结论

需要多学科技术检查并结合血常规等临床特征而进行的整合诊断。临床特征包括无细胞毒治疗史等特殊情况，以及无平衡易位及其所致的重现性细胞遗传学异常，而有 MDS 或 MDS/MPN 病史（指标）和 CBC 与细胞形态学检查（髓系原始细胞≥20%）尤其重要，是诊断中的重要证据。WHO-HAEM5 诊断 AML-MR 的要求，需要符合表 12-1 中列出的 ≥1 种细胞遗传学或分子异常标准和／或 MDS 或 MDS/MPN 病史的证据（图 12-1），同时不符合遗传学异常定义的其他 AML 类型标准，不符合细胞毒治疗后骨髓肿瘤和胚系易感性髓系肿瘤诊断标准。AML-MR 类型的特点与诊断条件见表 12-2。在儿科患者 AML-MR 的鉴别诊断中，应考虑是否为胚系易感性相关髓系肿瘤。

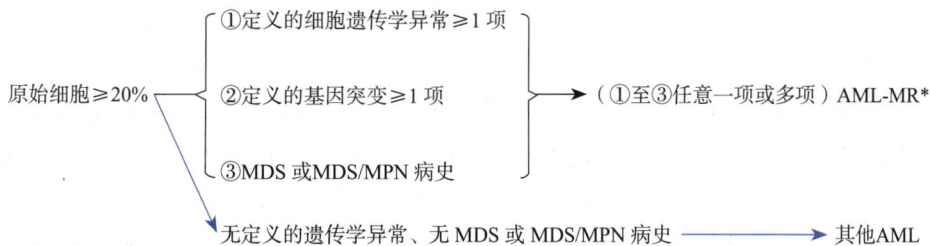

图 12-1　AML-MR 的诊断证据

定义的细胞遗传学和基因突变见表 12-1。有 MDS 或 MDS/MPN 病史者为继发类型，无病史者为原发类型。*. 同时排除遗传学定义的其他 AML 类型、AML-pCT、MPN 病史和胚系易感性髓系肿瘤。

表 12-2　AML-MR 类型、特点与诊断条件

指标	有 MDS 或 MDS/MPN 病史 AML	无 MDS、MDS/MPN 病史而有相关遗传学异常 AML	无 MDS、MDS/MPN 病史或无 MDS 细胞遗传学异常而多系病态造血 AML**
髓系原始细胞 *	血液和 / 或骨髓中≥20%	血液和 / 或骨髓中≥20%	血液和 / 或骨髓中≥20%
病态造血 *	有	有或无	多系病态造血，至少 2 系病态造血细胞分别占＞50%
原发 / 继发类型	继发	原发	原发
定义的相关细胞遗传学异常 *	常见或无	有	无
定义的相关体细胞突变 *	绝大多数存在	有或无	无
细胞毒 / 放疗治疗史 *	无	无	无
特定的平衡易位或倒位所致重现性遗传学异常 *	无	无	无
NPM1 突变或 CBEPA 突变 *	无 NPM1 突变	无 ***	无 ***
预后	差	差	差

注：*. 诊断的条件，相关细胞遗传学异常和特定的平衡易位所致的基因融合、重排，或者特定基因突变所致的重现性遗传学异常；**. WHO-HAEM4R 类型，在 WHO-HAEM5 中取消了此类型，列于本表中便于衔接和理解；***. 若有 NPM1 或 CBEPA 突变者归类为 AML 遗传学定义的伴 NPM1 或 CEBPA 突变类型。

五、报告（结论、解释、建议）与病例列举

报告内容包括外周血和骨髓原始细胞比例（细胞形态学基本分类），骨髓有核细胞增生程度，造血受抑程度，遗传学检查的证据，并符合 AML-MR 类型的要求（图 12-1 和表 12-2），报告具体类型，并可予以适当的解释。对于诊断证据尚有不足或检查不全的，需要在报告中提出补充检查的针对性建议，并建议对相关疾病鉴别诊断进行适当解读。对于病史不详而疑似 AML-MR 者，需要提出结合临床特征（有无 MDS 病史）和其他检查的建议，再行评判或排除。

病例：患者 74 岁，女性，3 年前因头晕乏力、血细胞减少并经骨髓检查而被诊断为 MDS 伴多系病态造血。近半月来自感症状加重并发热 4 天，检查血常规异常（WBC 18.91×10⁹/L、幼稚细胞 16%，Hb 77.2g/L，PLT 45.1×10⁹/L），肝脾淋巴结未及肿大，询问病史确诊 MDS 前无器质性疾病，无化学药物和放射性接触史，也无相关的家族性疾病，初步诊断急性白血病。送检骨髓涂片 8 张附骨髓印片、血片各 2 张，同时送检骨髓常规染色体核型、流式免疫表型、白血病融合基因和相关髓系细胞基因（NPM1、CEBPA、FLT3-TID、KIT 和 RUNX1）突变（检测）。**整合诊断 / 结论：**AML 伴骨髓增生异常相关（AML-MR，继发 MDS 类型）。**解释与建议：**患者 MDS 3 年余，近来症状加重。细胞形态学示骨髓有核细胞增生明显活跃，原始细胞占 31.5%（MPO、SBB 和 CE 阳性，NBE 阴性），粒红两系造血轻度受抑并伴有明显的两系病态造血，全片巨核细胞 135 个，分散

的小圆核巨核细胞易见（附检骨髓印片有核细胞增多、原始细胞 29%，粒红巨三系病态造血细胞易见；附检血片原始细胞 7%、幼粒细胞 12%，见核分叶过少和过多中性粒细胞）；流式免疫表型检测到髓系原始细胞占 17.22% 伴粒细胞表达模式异常；49 种白血病融合基因阴性；相关五种基因检测到 *FLT3*-ITD 突变阳性（其他阴性），常规染色体核型正常。整合以上信息，可以排除细胞毒治疗后 AML 和特定遗传学异常定义的染色体平衡易位 / 倒位所致的重现性遗传学异常类型，细胞遗传学检测也无 AML-MR 定义的异常，但确切的 MDS 病史仍符合 AML-MR 的诊断条件，检出的病态造血和 *FLT3*-ITD 突变，提示患者预后不佳，建议治疗中加强监测和复查。

六、结果复核、报告审核、反馈信息处理与其他方面探讨

结果复核、报告审核制度，报告后反馈信息的处理机制，"请结合临床"等有关检验其他方面问题探讨，参见第 2 章。

第13章

骨髓增生异常肿瘤检验诊断与报告

一、定义与概念

骨髓增生异常肿瘤（myelodysplastic neoplasm，缩写仍沿用 MDS）是一组以血细胞减少（无效造血和造血衰竭的结果）、骨髓原始细胞增多和 / 或病态造血（无效造血）、重现性遗传学异常为特征，并具有向急性髓细胞白血病（acute myeloid leukemia，AML）进展高风险的慢性髓系肿瘤。

MDS 是以 ≥1 系以上的主要髓系细胞增生异常（dysplasia）和无效造血（ineffective hematopoiesis）所致的外周血血细胞持续性减少（血红蛋白<100g/L、中性粒细胞计数<1.8×10⁹/L 和血小板计数<100×10⁹/L）为特征。WHO-HAEM5 对意义未明克隆性血细胞减少（clonal cytopenia of undetermined significance，CCUS）、MDS 和 MDS/MPN 血细胞减少症的定义统一为：贫血，男性 Hb <130g/L 女性<120g/L；白细胞减少症，中性粒细胞绝对计数<1.8×10⁹/L；血小板减少为<150×10⁹/L。偶见有急性淋巴细胞白血病（acute lymphoblastic leukemia，ALL）前期的低原始淋巴细胞增生异常阶段。所谓骨髓增生异常（myelodysplasia）是描述有形态学异常的髓系有核细胞，包括既有形态（质量）异常又有数量（增生）异常。简言之，造血细胞的数量异常与部分明显的形态异常和 / 或原始细胞增加是骨髓增生异常的表现。

当前，对病态造血细胞百分比（10%）的界定已被认同，但对病态造血细胞形态学的把握仍需要努力。其实对形态学上的适度性把握或认同比百分比的界定更为重要。对正在使用细胞因子的血细胞减少患者不能进行病态造血评判或 MDS 诊断，对正在使用细胞因子（包括红细胞生成素）治疗的 MDS 也不能进行评估。对无原始细胞增多和病态造血的血细胞减少患者，无其他条件符合不能诊断为 MDS。

原始细胞增多和 / 或病态造血是诊断 MDS 最核心的两个指标，原始细胞增多具有诊断优势性。原始细胞包括原始粒细胞、原始单核细胞和形态学不能辨认的原始巨核细胞（幼单核细胞是否作为原始细胞的等同意义细胞尚有争议）。故从诊断看，可把 MDS 分为原始细胞增多型和非原始细胞增多型。需要注意的是，骨髓增生低下时的原始细胞增多需要排除毒素、感染或自身免疫性疾病所致的急性骨髓损伤（WHO-HAEM4R）。

原始细胞增多型 MDS 的定义是临床不能解释的血细胞减少，骨髓原始细胞比例 ≥5%、<20% 和 / 或外周血原始细胞比例 ≥ 2%、<20%，伴或不伴病态造血并无特定的遗传学异常者。原始细胞不增多型 MDS 的定义是当临床无法解释的血细胞减少，原始细胞比例低于 5%（通常低于 2%），同时有明显病态造血和 / 或特定的遗传学异常者。

WHO-HAEM5（2022，2024）对 HAEM4R 中 MDS 进行了重新定义与分类，强调遗传学定义的重要性而放弃先前对"基于风险"分类的原始百分比、环形铁粒幼细胞和增生异常系列的数量，以提高分类的严谨性。通过纳入更多的相关变量风险的方案，例如年龄、血细胞减少严重程度和细胞遗传学，可将 MDS 分类为遗传学定义和细胞分化定义的两大类别，类型结构框架，以及国际共识分类（International Consensus Classification，ICC）MDS 分类见《血液肿瘤整合诊断》。

二、检验与诊断必须了解的临床信息

临床表现（特征）包括既往史、现病史、体格检查及可以获得的其他信息（包括家族史）。既往史是很重要的一项内容，是检验诊断与鉴别诊断中的一项重要依据，诸如发现的血细胞减少，需要仔细了解有无既往血细胞异常的病史与持续的时间，有无细胞毒 / 放疗治疗史和相关疾病家族史。现病史中，不能解释临床的一系或多系血细胞减少及一般抗贫血等治疗无效者，尤其是老年患者，是 MDS 常见的临床特征。在考虑 MDS 因素中，还需要注意某些药物（如给予细胞因子）、感染、代谢缺陷和免疫紊乱等继发性原因会导致血细胞减少和病态造血。

临床开具的送检单，医生有义务填写送检单中的相关信息（包括就医中相关常规性检查）。实验室对接收的送检单，需要检查送检单信息填写是否完整，尤其是与 MDS 相关的临床表现，必须认真仔细阅读与分析。对相关信息不完善者需要与临床医生交流或直接向患者了解病况与治疗。

三、检验

全血细胞计数（complete blood count，CBC），血液、骨髓细胞学检查，骨髓组织病理学（包括免疫组织化学）和染色体核型检查，是必需的检查项目。血液和 / 或骨髓液标本的流式免疫表型，以及相关基因突变等检查，都是不同层面的有助于诊断与鉴别诊断的检验。

（一）全血细胞计数（CBC）

通过连续的 CBC 以确认血细胞减少及其程度，分析持续性血细胞减少和 / 或渐进性血细胞减少的病史。尽管修订版国际预后积分系统（International prognostic scoring system revised，IPSS-R）中把中性粒细胞减少的预后阈值降到 $0.8 \times 10^9/L$，但 WHO（2017）定义的血细胞减少仍为原来国际预后积分系统（International prognostic scoring system，IPSS）的阈值（血红蛋白 $<100g/L$，血小板 $<100 \times 10^9/L$，中性粒细胞绝对数 $<1.8 \times 10^9/L$），WHO 第 5 版还把血红蛋白浓度和血小板计数值提高（见前述），但在确定是否血细胞减少时，需要了解每个实验室的参考区间，并考虑条件变量，包括种族和性别。极少数 MDS 病例的血细胞减少水平较轻微，但至少存在一种血细胞减少。在 MDS 的发病过程中，常有一个红细胞指数变化的参考性指标，即 MCV 逐渐增加而 Hb 逐渐下降。血细胞减少和骨髓增生异常患者的持续性中性粒细胞增多、单核细胞增多、红细胞增多或血小板增多，一般需要归类为 MDS/MPN 或 MPN。MDS 伴低原始细胞和 5q 缺失（MDS-5q）则可以血小板增多。

外周血中，检出原始细胞 2%~19%（骨髓原始细胞 5%~19%）。有时血片原始细胞高于骨髓涂片，此时血片的原始细胞百分比对诊断有重要影响。当发现原始细胞 ≤ 1% 时，重复血常规以确认是否有原始细胞。WHO-HAEM4R（2017）认为外周血 1% 原始细胞、骨髓 <5% 原始细胞的患者，是 MDS 不能分类型（myelodysplastic syndrome，unclassifiable，MDS-U）的特征。由于单次检测的 1% 原始细胞可能不具有可重复性，规定至少应在两个不同时间点获得此结果。骨髓原始细胞 <5% 而外周血原始细胞 2%~4% 为骨髓增生异常综合征伴原始细胞增多 -1（myelodysplastic syndrome with excess blast-1，MDS-EB-1 或 MDS-EB1）的特点。对血细胞严重减少患者，需要确定外周血原始细胞百分比时，最好取外周血白细胞层涂片。另外，涂片和染色的质量在评估病态造血中很重要，标本质量差可能会导致病态造血的误判。如果抗凝标本放置 2 小时以上而制备的涂片常有细胞形态的改变。检出明显的病态粒细胞是疑似 MDS 的一个重要的形态学特征。同时，除了血液单核细胞比例 <10%，还要关注血液单核细胞绝对数，需要 $<1.0 \times 10^9/L$。

WHO-HAEM5（2022，2024）中，细胞形态学定义的 MDS，包括遗传学异常定义者，其诊断都涉及外周血和骨髓的原始细胞比例，可见原始细胞分类计数在分类与诊断中的重要性。此外，诊断也保留了长期以来要求的原始细胞基数。定义与诊断的三项指标：原始细胞、细胞遗传学和基因突变检测，是评判 MDS 类型限制性与优先性的标准（表 13-1）。

表 13-1　骨髓增生异常肿瘤（MDS）类型和定义特征

类型	原始细胞	细胞遗传学	基因突变
MDS 伴遗传学异常定义			
MDS 伴低原始细胞和孤立 5q 缺失（MDS-5q）	骨髓<5% 和外周血<2%	仅 del（5q），或伴有 1 个除 -7 或 del（7q）以外的其他异常	可有除了 biTP53 外的其他突变
MDS 伴低原始细胞和 SF3B1 突变（MDS-SF3B1）*	骨髓<5% 和外周血<2%	无 del（5q）、−7 或复杂核型	SF3B1 突变
MDS 伴 TP53 双等位基因失活突变（MDS-biTP53）	骨髓和外周血<20% 或原始红细胞<30%	通常复杂核型	≥1 个 TP53 突变或 1 个突变伴 TP53 拷贝丢失或 cnLOH**

类型	原始细胞	细胞遗传学	基因突变
MDS，形态学定义			
MDS 伴低原始细胞（MDS-LB）	骨髓<5% 和外周血<2%	无孤立 5q 缺失，可有其他异常核型	无 *SF3B1* 突变或 bi*TP53*（可有其他突变）
低增生 MDS（MDS-h）***	同上	同上	同上
MDS 伴原始细胞增多（MDS-IB）			
MDS-IB1	骨髓 5%～9% 和／或外周血 2%～4%	任何细胞遗传学异常#	除了 bi*TP53* 外的任何突变#
MDS-IB2	骨髓 10%～19% 和／或外周血 5%～19% 或有奥氏小体	任何细胞遗传学异常#	除了 bi*TP53* 外的任何突变#
MDS 伴纤维化（MF 2～3 级）	骨髓 5%～19% 和／或外周血 2%～19%	任何细胞遗传学异常#	除了 bi*TP53* 外的任何突变#

注：*. 环形铁粒幼细胞≥15% 可替代 *SF3B1* 突变；**. cnLOH 为拷贝中性杂合性丢失；***. 根据定义，明显低于年龄调整后骨髓细胞量；#. 需要排除定义的 AML 细胞遗传学异常，包括这些患者中检测到 *NPM1* 突变，有时诊断会有挑战性；WHO-HAEM5（2024）出版的蓝皮书列表中可有任何其他核型，还在基因突变栏中除了无 bi*TP53*，还有无 *SF3B1*。

（二）骨髓形态学

形态学检验中的四大指标是骨髓涂片原始细胞、病态（造血）细胞、环形铁粒幼细胞和骨髓切片（骨髓活检）。首先是骨髓原始细胞的确认与比例，≥5%、≥10% 是 MDS-IB（MDS-EB）检验中最重要和最主要的数值指标。原始细胞增多及其程度也是评判髓系肿瘤（白血病）细胞直接的实质性原则。制备良好的骨髓涂片和／或印片（WHO-HAEM5 中也有介绍）、外周血涂片得到原始（粒）细胞比例，对定义和 MDS 类型的确认常有标准性。

原始细胞增多界定为骨髓原始细胞 5%～9% 和外周血原始细胞 2%～4%，以及骨髓原始细胞 10%～19% 或外周血原始细胞 5%～19% 或有奥氏小体等两个等级（表 13-1），分别是 MDS-EB 和 MDS-EB2 的检验证据。MDS-EB 和 MDS-EB2 是 WHO-HAEM4R（2017）分类中的病名，在 WHOHAEM5 中则更名为 MDS 伴低原始细胞（MDS with low blasts，MDS-LB）和 MDS 伴原始细胞增多（MDS with increased blasts，MDS-IB）。为了提高骨髓和血液中原始细胞百分比的可靠性，需要对骨髓涂片或骨髓印片分类 500 个有核细胞和外周血 200 个白细胞分类中的计数（见第二章）。

骨髓病态造血是原始细胞不增多型 MDS 常见而最重要的形态学检验，它是除原始细胞外提供骨髓异常增生（形态学标记）的另一诊断证据，推荐的三系造血系列病态造血的阈值为 10%。检验病态造血需要记录系列，是单系还是多系。但是，病态造血不是

MDS 分类的主要指标，WHO-HAEM5 认为病态造血的系列通常是动态的，常代表克隆进化的临床和表型的表现，而不是本身定义 MDS 特定的类型。环形铁粒幼细胞（ringed sideroblast，RS）既是诊断指标又是病态造血指标，在原始细胞非增多型 MDS 中，RS 比例＞15% 是归类为 MDS 伴 RS（myelodysplastic syndromes with ringed sideroblasts，MDS-RS）型的指标。分子指标中，只有 *SF3B1* 突变有诊断意义，其他作为参考。*SF3B1* 突变即使 RS 在 5%~15%（甚至<5%）也应归类为 MDS-*SF3B1*。MDS-RS 现在更名为 MDS 伴低原始细胞和 *SF3B1* 突变（MDS with low blasts and *SF3B1* mutation，MDS-*SF3B1*）。

骨髓切片（骨髓活检）对怀疑 MDS 的病例都是需要的。在诊断性指标中，骨髓低增生是评判 MDS 低增生型的指标，骨髓纤维化是评判 MDS-MF 的指标；形态学和免疫组织化学则容易评判原始细胞增多和巨核细胞病态造血及组织结构的变化，但粒红两系病态造血细胞不易检验或评判。在鉴别诊断中，骨髓切片则容易对 MDS 伴骨髓纤维化与原发性骨髓纤维化、再生障碍性贫血等疾病作出评判。

（三）流式免疫表型检测

在 MDS 中常见多种免疫表型异常，可以提高诊断的灵敏度和特异度。流式免疫表型检测通过检测到细胞与正常抗原表达模式相偏离而识别增生异常。多种特征性异常的发现有赖于多色组合的多种抗体。模式和髓系的组合异常，可以区分 MDS 与其他疾病。包括抗原不同步成熟，抗原表达强度异常，粒细胞的 SSC 异常低（由于颗粒过少），正常抗原缺失和髓系前体细胞出现非髓系抗原。

通常，检测 CD13、CD33、CD16、CD11b、CD34、CD117 和 HLA-DR 的关系和模式来发现抗原不同步成熟。抗原表达水平异常：有核红细胞的 CD45、H- 铁蛋白、L- 铁蛋白及 CD105 表达增加，但 CD71 表达降低；粒细胞的 CD10 和 CD45 表达降低；髓系的 CD64、CD13、CD11c、CD34 和 CD117 表达水平异常。粒细胞 CD15 与 CD16 表达不同步，粒细胞和单核细胞反常表达 CD56 和 CD71。正常抗原缺失或出现异常抗原也有意义。在红系前体细胞中，线粒体铁蛋白的表达与 MDS 的环形铁粒幼细胞有一定关系。

红系特异性血型糖蛋白 A（CD235a）阳性的有核红细胞异常表达 H- 铁蛋白、CD71 和 CD105，可以提示形态学上的病态造血。检测到粒系成熟模式异常的病例，约 90% 有形态学异常及细胞遗传学改变。形态学病态造血不明显且无细胞遗传学改变的患者中，流式检测到 1 个或多个髓系细胞（红系、粒系、单核系）成熟中的异常特征时，可以疑似 MDS；检测到单一的异常无意义。对形态学和细胞遗传学所见不确定者而流式检测到≥3 个异常特征者，需要经数个月的观察后予以重新检验评判。检测到 CD34⁺ 细胞的异常表型很有意义，是原始细胞增生异常的辅助证据。低危 MDS 中出现 CD34 或 CD117 表达的细胞群，提示疾病有进展。通常情况下，评判原始细胞的比例仍以涂片为准。

骨髓切片免疫组织化学检验有时比流式检测重要，如伴骨髓纤维化时，原始细胞不易观察也不易确定大致比例，CD34 阳性细胞则是一项很好的指标；尽管原始细胞不一定 CD34 都呈阳性反应，但 CD117 阳性在一定程度上可以弥补；p53 标记阳性可以预示 *TP53* 突变（预后差的指标）。

（四）细胞遗传学检查

MDS 与 AML 相似，定义 MDS 相关改变的细胞遗传学异常及频率见表 13-2。血细胞减少病例若有这些细胞遗传学异常，可以在无诊断性形态学特征（原始细胞和 / 或病态造血）情况下提示性诊断 MDS。当常规染色体核型不能获得足够细胞分裂象（一般需要 20 个中期分裂象）时，FISH 检测（组套至少包括 5q31、CEP7、7q31、CEP8、20q、CEPY、TP53 等探针）可以作为常规核型分析的补充，尤其是核型分析的中期细胞数少和标本质量不佳情况下。

表 13-2　MDS 诊断时重现性细胞遗传学异常及其频率（WHO，2017）

染色体不平衡异常	全部 MDS 中频率 /%	治疗相关 MDS 中频率 /%	染色体平衡异常	全部 MDS 中频率 /%	治疗相关 MDS 中频率 /%
+8*	10		t (11; 16) (q22.3; p13.3)		3
−7/del (7q)	10	50	t (3; 21) (q26.2; q22.1)		2
del (5q)	10	40	t (1; 3) (p36.3; q21.2)	1	
del (20q)*	5 ~ 8		t (2; 11) (p21; q23.3)	1	
−Y*	5		inv (3) (q21.3; q26.2)/t (3; 3) (q21.3; q26.2)**	1	
i (17q)/t (17p)	3 ~ 5	25 ~ 30			
−13/del (13q)	3		t (6; 9) (p23; q34.1)**	1	
del (11q)	3				
del (12p)/t (12p)	3				
del (9q)	1 ~ 2				
idic (X) (q13)	1 ~ 2				

注：*. 这 3 种核型异常之一，而无诊断性形态学特征，均不能诊断为 MDS。**. WHO 第 5 版中取消了平衡易位并将有此核型者归类为 AML 伴遗传学定义类型。

MDS 的 40% ~ 50% 病例有重现性细胞遗传学异常。最常见核型变化是 5q−，其次是 −7、+8。在无 MDS 诊断性形态学特征时，仅存在 +8，−Y，或 del (20q) 不能判断为 MDS。细胞遗传学检验异常还与预后强烈相关，对于新诊断病例都需要有一个完整的骨髓染色体核型作为基数。复杂核型（≥3 个）为预后最差，−7、inv (3)、t (3q) 或 3q−、−7 或 7q− 加上其他 1 个异常核型、3 个复杂核型者为预后差，−7、+8、+19、i (17q)、1 个或 2 个非特征性异常等为中等预后，正常核型、5q−、12p−、20q−、5q− 加 1 个其他异常为预后良好，−Y、11q− 为预后最佳。

（五）分子 / 基因组学检验

与其他髓系肿瘤一样，在 MDS 诊断的病例中有大量获得性重现性突变的数据，同细胞遗传学一起可以提供克隆性造血的依据。基因突变中，最常见的是 *SF3B1*、*TET2*、

SRSF2、*ASXL1*、*DNMT3A*、*RUNX1*、*U2AF1*、*TP53* 和 *EZH2*，其中，*SF3B1* 是必检的指标，其他的及胚系来源基因突变为推荐项目。染色体微阵列核型分析（chromosomal microarray analysis，CMA）技术，能够在全基因组水平进行扫描，检测染色体不平衡的拷贝数变异（copy number variant，CNV），尤其是对于检测染色体组微小缺失、微小重复等非平衡重排具有突出优势。根据芯片设计与检测原理的不同，CMA 技术可分为两大类：基于微阵列比较基因组杂交（array based comparative genomic hybridization，aCGH）和单核苷酸多态性微阵列分析（array single nucleotide polymorphism，aSNP）。通过 aCGH 技术能够很好地检出 CNV，而 SNP array 除了能够检出 CNV 外，还能够检测杂合性丢失（loss of heterozygosity，LOH）、单亲二倍体（uniparental disomy，UPD）等，这些指标也可以作为常规染色体核型分析的有益补充。

对于基因突变，在健康老年个体造血细胞中也可见获得性克隆性突变（高于 70 岁老年人群中约 10% 以上可以检出突变），并称之为"潜质未明（意义未明）克隆性造血"（clonal hematopoiesis of indeterminate potential，CHIP）。此外，在不明原因血细胞减少患者中，这些突变也较常见。因此，单独的 MDS 相关体细胞突变，不被认为是 MDS 的诊断性检验指标，但需要对这些突变者进行随访或进一步检查。罕见的家族性 MDS 病例与基因胚系突变相关，可以通过对家族中的非 MDS 者组织测序进行调查。

在 MDS 中，检验到特定基因突变的数量和类型与预后有关。*TP53* 突变与 MDS 侵袭性相关，在 7%～11% 的 MDS 患者中检测到某种致病性 *TP53* 改变（序列变异、节段缺失和拷贝中性杂合性丢失）。其中，约 2/3 患者有 *TP53* 多重打击，与双等位基因 *TP53* 改变一致。*TP53* 双等位基因（biallelic *TP53*，bi*TP53*）改变可包括多重突变或者突变同时伴另一个等位基因的缺失。这种"多重打击"突变状态导致肿瘤克隆缺乏任何残留的野生型 p53 蛋白。*TP53* 双等位基因改变需要测序分析（至少覆盖外显子 4～11 个），常与检测拷贝数状态的技术相结合，通常用 17p13.1 上 *TP53* 基因座特异性探针组进行荧光原位杂交和 / 或阵列技术（例如比较基因组杂交或单核苷酸多态性阵列）。用染色体条带分析仅检测到 17p13.1 缺失还不足以确定 *TP53* 拷贝数丢失。也可以通过二代测序推断 *TP53* 基因座遗传物质的丢失。当 *TP53* 基因变异频率（variant allele action，VAF）≥50% 时，排除体质性 *TP53* 变异，视为反式等位基因拷贝丢失或拷贝中性杂合性丢失的推定证据。当检测到两个或多个 *TP53* 突变时，它们通常影响两个等位基因，并且可以认为是多重打击状态。超过 90% 的 MDS-bi*TP53* 患者具有复杂的、大多数非常复杂（≥3）的核型，因此在 IPSS-R 中被认为是极高风险。

伴 del (5q) 患者中可见非多重打击的 *TP53* 突变，这类患者对来那度胺的反应较差。剪接体基因 *SF3B1* 的重现性突变常见于 MDS，并与 RS 有关。*SF3B1* 突变可能是 MDS 发病机制的早期事件，并与预后良好相关。无 *SF3B1* 突变 MDS 患者预后比 *SF3B1* 突变者差，检测到 *TP53* 突变、5q- 的检验评判见图 13-1、图 13-2。检测到 *SF3B1* 突变的诊断评判相似。

TP53 突变

- TP53 多重突变*、血中和 / 或骨髓原始细胞 < 20%、贫血、白细胞减少或正常、血小板减少或正常 —→ MDS 伴 TP53 双等位基因失活（MDS-bi TP53）
- TP53 多重突变、骨髓原始红细胞 ≥ 30%、有核红细胞常 ≥ 80% —→ 急性红血病（AEL）或 AML 伴 TP53 突变（ICC）
- TP53 单突变、骨髓和 / 或血中原始细胞 0% ～ 9%，血细胞减少 —→ MDS 伴 TP53 突变（ICC）
- TP53 单突变、骨髓和 / 或血中原始细胞 10% ～ 19% —→ MDS/AML 伴 TP53 突变（ICC）
- TP53 单突变、血中或骨髓原始细胞 ≥ 20% —→ AML 伴 TP53 突变（ICC）
- 同上 + 细胞毒治疗后病史 —→ 细胞毒治疗后髓系肿瘤**
- 骨髓和其他体细胞（如皮肤）共突变（VAF 高），可有血细胞减少家族史 —→ 伴胚系突变易感性髓系肿瘤
- TP53 移码 / 无义 / 剪切位点突变；p.72, 95-288 和 p.337 错义突变；无不明原因血细胞减少 —→ 克隆性造血（CH）
- 送检单信息不全*** —→ 疑似相关类型或提示来源于血液肿瘤疾病的克隆性突变

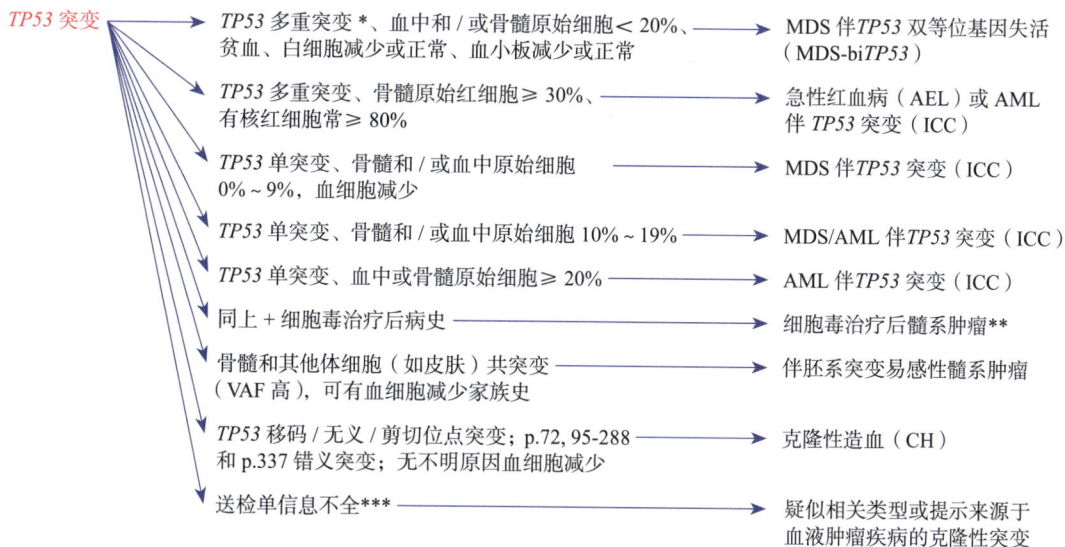

图 13-1　检测到 TP53 突变的评判

*. TP53 多重突变定义为 2 个不同的 TP53 突变或者单个 TP53 突变 + 细胞遗传学 17p 缺失或 VAF >50% 或 17p TP53 基因座处 LOH；定义多重突变或 TP53 突变的 VAF 均 >10%。**. WHO-HAEM5 类型，之前称为治疗相关髓系肿瘤，可以参考国际共识分类（ICC）在诊断的 MDS 类型后加限定词（治疗相关），如 MDS，治疗相关。***. 包括无相关信息和不易得到信息，可靠的典型的阳性结果仍可以评判，它是髓系细胞克隆性证据之一，给予提示（包括治疗后变化），建议结合其他检查，必要时复查。

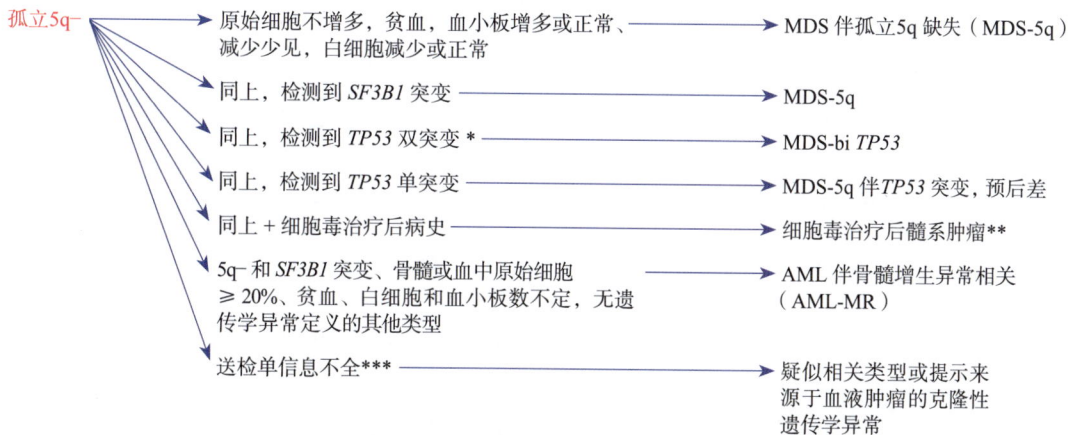

孤立 5q-

- 原始细胞不增多，贫血，血小板增多或正常、减少少见，白细胞减少或正常 —→ MDS 伴孤立 5q 缺失（MDS-5q）
- 同上，检测到 SF3B1 突变 —→ MDS-5q
- 同上，检测到 TP53 双突变* —→ MDS-bi TP53
- 同上，检测到 TP53 单突变 —→ MDS-5q 伴 TP53 突变，预后差
- 同上 + 细胞毒治疗后病史 —→ 细胞毒治疗后髓系肿瘤**
- 5q- 和 SF3B1 突变、骨髓或血中原始细胞 ≥ 20%、贫血、白细胞和血小板数不定，无遗传学异常定义的其他类型 —→ AML 伴骨髓增生异常相关（AML-MR）
- 送检单信息不全*** —→ 疑似相关类型或提示来源于血液肿瘤的克隆性遗传学异常

图 13-2　检测到（孤立）5q- 的评判

*. 可能极少见。**. WHO-HAEM5 类型，之前称为治疗相关髓系肿瘤，可以参考国际共识分类（ICC，2022）在诊断的 MDS 类型后加限定词（治疗相关），如 MDS-5q，治疗相关。***. 包括无相关信息和不易得到信息，可靠的典型的阳性结果仍可以评判，它是髓系肿瘤的克隆性证据之一，给予提示（包括治疗后变化），建议结合其他检查，必要时复查。

（六）排除性检验

血清铁、铁蛋白、总铁结合力检查可排除铁缺乏和可疑的慢性病贫血。血清维生素 B_{12}、叶酸、甲基丙二酸检查可排除巨幼细胞贫血。血清铜、锌、铜蓝蛋白检查可排除铜缺乏（可能由锌诱导）。网织红细胞计数结合珠蛋白、胆红素检查可排除溶血。肾功能检查可排除肾衰竭相关性血细胞减少。自身免疫性疾病和慢性感染性疾病检查可排除潜在的相应疾病。

四、诊断与鉴别诊断

（一）诊断思路

基本思路是慢性起病的 2 系或 3 系（1 系少见）血细胞减少，尤其是中重度减少和网织红细胞不增加的中老年患者，并不能用一般原因解释时，应疑及 MDS。骨髓检查有核细胞丰富，铁染色增加（尤其是病理性铁粒幼细胞），病态造血细胞可见时，可能就具有 MDS 等无效造血的基本要素。此时结合计数原始细胞增多，≥5%（血片≥2%）而<20% 并不能解释其他异常时，诊断为 MDS-IB；原始细胞不增加（<3%，WHO 规定<5%）而有明显病态造血（病态造血细胞≥10%）时，可以诊断为原始细胞不增加的 MDS。在这些类型中，若同时检出 RS 达 15% 且原始细胞不增多时归类为 MDS-RS，如上述病例中外周血单核细胞增多（比例>10% 和绝对计数>1×10^9/L），则需要考虑慢性粒单细胞白血病（chronic myelomonocytic leukemia，CMML）。既往细胞形态学原始细胞比例<20% 诊断的 MDS 与 WHO-HAEM5 类型诊断之间的关系见图 13-3。

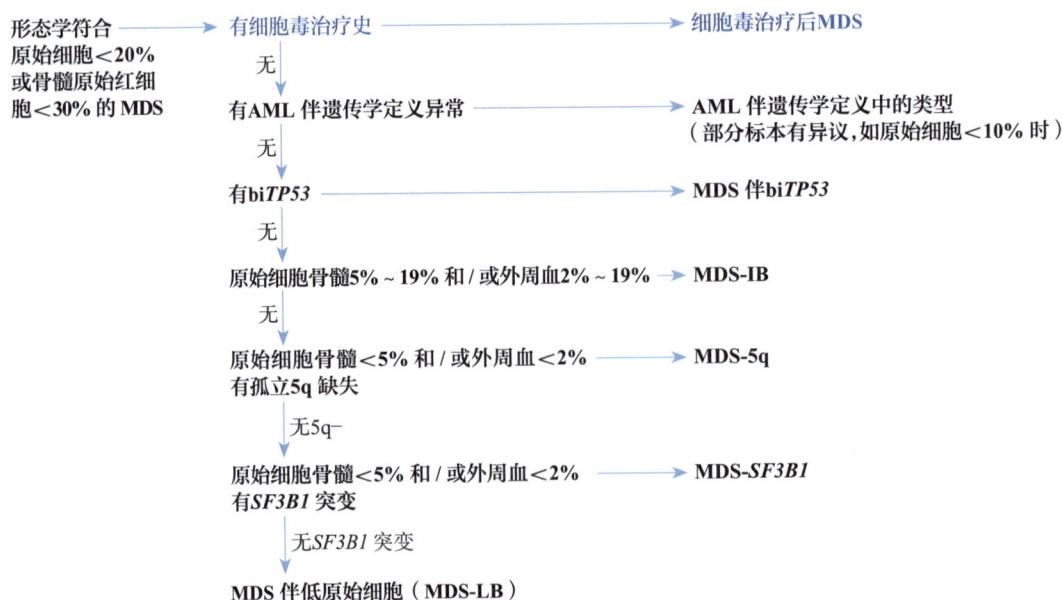

图 13-3　形态学符合原始细胞<20%MDS 与 WHO-HAEM5 类型诊断的关系

（二）MDS 类型的特征及其诊断

1. MDS-5q 被定义为低原始细胞和 5q 缺失（5q32-5q33.1 处约 1.5Mb 的缺失区）伴有血细胞减少和增生异常（病态造血）的髓系肿瘤。其特征常是多见于女性的大红细胞性贫血并有输血依赖性、约 1/3 的患者血小板增多（$>450 \times 10^9$/L，少数患者同时存在 *JAK2* p.V617F 或 *MPL* p.W515L 突变），染色体 5q 缺失单独发生或伴有除 −7/ 或 del（7q）外的其他细胞遗传学异常。患者预后良好，免疫调节药物来那度胺通过靶向酪蛋白激酶 1A，使其通过泛素介导的途径被降解，使 2/3 患者可以不依赖输血。男性患者、年龄较大、输血依赖、低中性粒细胞和血小板计数及 *TP53* 突变（非多重打击，与转化 AML 风险增加）、*SF3B1* 突变，都与较差的预后相关。存在 *TP53* 和 *SF3B1* 突变不影响 MDS-5q 诊断。MDS-5q 诊断的基本标准：①贫血，伴有或不伴有其他血细胞减少和 / 或血小板增多症；②巨核细胞病态造血伴有或不伴其他系列病态造血；③骨髓中原始细胞 <5%，外周血中 <2%；④检测到 5q 缺失、孤立的或与单体 7 或 7q 缺失（可能还包括 3q26 的任何易位）以外的其他一种细胞遗传学异常；⑤不符合双等位基因 *TP53* 失活的 MDS、原始细胞增加 MDS 或 MDS/MPN 的诊断标准。

2. MDS-*SF3B1* 被定义为以低原始细胞和 *SF3B1* 突变和环状铁粒幼细胞（ringed sideroblast，RS）为特征的血细胞减少和增生异常（病态造血）的髓系肿瘤，是 MDS 的一种独特类型，包括了 90% 以上 RS ≥5% 的 MDS。MDS 伴低原始细胞和 RS 这一术语作为可接受的替代名称，用于 RS ≥15% 的野生型 *SF3B1*（未突变）或不能检测 *SF3B1* 的病例（图 13-4），还包括其他 RNA 剪接组件中隐蔽驱动突变的罕见 MDS。

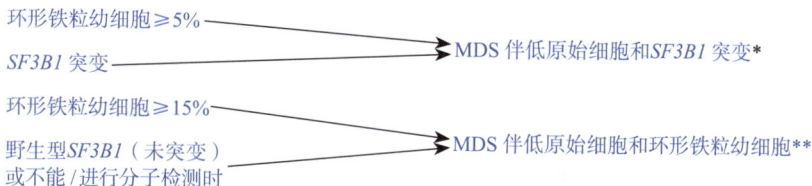

图 13-4 环形铁粒幼细胞和 *SF3B1* 突变与 MDS 类型和病名的关系

*.少数患者的环形铁粒幼细胞比例可以低于 5%；**.也用于罕见 RNA 剪接组件突变病例。

非肿瘤性原因所致的 RS 需要排除，如酒精、铅和苯中毒，药物（如异烟肼），铜缺乏（可能由锌给药引起）和先天性铁粒幼细胞贫血。MDS-*SF3B1* 为低风险类型，红细胞刺激剂和罗特西普（luspatercept-aamt）被广泛用于治疗，在 MDS 中是疗效好的类型；无复杂核型。表观遗传调节因子的基因突变，如 *DNMT3A*、*TET2* 或 *ASXL1*，不会影响疾病结果，而 *TP53*、*RUNX1*、*EZH2* 突变则提示较差的预后。多系病态造血不影响本型预后。诊断需要鉴定典型的杂合 *SF3B1* 突变（约 50% 影响密码子 700，以及密码子 666、662、622 和 625 的其他热点），且常有较高变异等位基因频率（variant allele frequency/action，VAF），当 VAF <5% 时一般不可以诊断。MDS-*SF3B1* 诊断的基本标准：①≥1 系血细胞减少，无血小板增多；②有核红细胞增生异常，骨髓中原始细胞 <5%，外周血中 <2%；

③检测到 *SF3B1* 突变，如果不能检测 *SF3B1* 突变，则需要检出 RS ≥15%；④不符合 MDS-5q、MDS-bi*TP53*、MDS-IB 或 MDS/MPN 任何类型的诊断标准。

3．MDS-bi*TP53* WHO-HAEM5 定义为血细胞减少、病态造血和原始细胞<20% 或有核红细胞>30% 的髓系肿瘤，并有≥2 个 *TP53* 突变或 1 个 *TP53* 突变的同时存在 *TP53* 拷贝丢失或杂合性拷贝中性丢失的证据。*TP53* 是人类癌症中最常改变的肿瘤抑制基因，p53 蛋白为防止非整倍体细胞通过 G_2 检查点所必需，故在髓系肿瘤和其他癌症中，双等位基因 *TP53* 改变与广泛的非整倍体、基因组不稳定性和复杂核型有关。*TP53* 单等位基因和双等位基因突变可通过不同机制驱动髓系肿瘤。与单等位基因 *TP53* 改变 MDS 相比，MDS-bi*TP53* 额外驱动突变明显少见，而拷贝数异常和细胞遗传学异常的数量较常见，并推测第二个 *TP53* 的失活可能在数年甚至数十年后发生，是遗传不稳定克隆进展的结果。复杂核型有 5q 缺失、17p LOH 伴或不伴拷贝数改变、−7/7q−、单体 18、13、3q、9、21 和 21q 扩增。大部分 *TP53* 改变是错义突变，具有跨不同癌症类型的热点和显性负功能效应。MDS-bi*TP53* 与高风险的形态学异常有关，如较高的原始细胞比例和骨髓纤维化。骨髓切片（活检）免疫组织化学 p53 蛋白阳性可以作为筛选 *TP53* 突变的参考指标，几项研究表明，核染色强阳性与 *TP53* 突变相关。CD34 标记有助于评判纤维化中的原始细胞数。红系前体细胞标记如 E- 钙黏蛋白（E-cad）可以评判有核红细胞的数量。MDS-bi*TP53* 在 MDS 类型诊断中属于最高级别，可以有其他类型的所有病理参数异常，但需要与遗传学异常定义的 AML 类型加以区分。还应将原始早幼红细胞占有核细胞≥30% 的病例应归类为急性红血病。MDS-bi*TP53* 诊断的基本标准见前表 13-1，此外还要求骨髓涂片和切片中≥1 系病态造血。患者白血病转化风险和死亡风险高，如果不能获得多重打击 *TP53* 分析的资料，检测到 *TP53* 突变和 VAF ≥40% 和 / 或复杂核型者都有类似的不良预后。

4．MDS-h 骨髓低增生 MDS（hypoplastic MDS，MDS-h）是血细胞减少、病态造血和骨髓切片（活检）有核细胞量明显低于经年龄调整后的髓系肿瘤。根据定义，70 岁以下患者，骨髓细胞量低于正常的 30%，70 岁以上患者低于正常的 20%。本型被认为具有独有的特征，它与 T 细胞介导的对造血干细胞和祖细胞的免疫攻击及过度产生 IFNγ 和 / 或 TNFα 的 CD8⁺ 细胞毒性 T 细胞的寡克隆扩增有关。MDS-h、阵发性睡眠性血红蛋白尿（paroxysmal nocturnal haemoglobinuria，PNH）和再生障碍性贫血（aplastic anaemia，AA）有几个特征重叠，包括与 CH 的关联。许多 MDS-h 患者对 AA 患者使用的药物，抗胸腺细胞球蛋白（anti-human thymocyte globulin，ATG）具有持续反应。因此，重点应放在仔细的形态学评估上，除了评估骨髓涂片和印片，以及检测突变和 / 或克隆细胞遗传学异常外，通常需要骨髓活检病理学评估。*GATA2*、*DDX41*、范科尼贫血的胚系变异遗传易感个体骨髓增生也可减低，并可以演变为 MDS 和 / 或 AML，且对免疫抑制治疗无反应。检测到 X 连锁 *PIGA* 基因体细胞突变考虑 PNH 诊断。骨髓低增生常是弥漫性，也可以为片状，检出≥1 系病态造血特征是诊断与鉴别 AA 的证据，原始细胞比例不定，可见局部聚集，但<5%。CD34 或 CD117 染色有助于识别，CD61 和 / 或 CD42b 有助于识别巨核细胞。检验血片和骨髓涂片可见粒细胞形态异常，铁染色有助于识别环形铁粒幼细胞（RS）。如果 RS >15%，则应归类 MDS 伴低原始细胞和 *SF3B1* 突变。部分患者血片和骨髓涂片可见大颗粒淋巴细胞增加。检测到非定义的遗传学特定异常（包括低 VAF）也是区分于 AA 的指标。诊断的基本标准为：①≥1 系血细胞减少；②无药物 / 毒物接触或相关营养缺乏所致的骨髓低增生（通过骨髓活检，根据患者年龄调整）；③粒细胞和 / 或巨核细胞病态造血，无 PMF 特征；④原始细胞骨髓＜5%、外周血＜2% 或＜1%；⑤不符合遗传学异常定义的 MDS，骨髓染色体核型分析排除 del（5）；骨髓或外周血用 SNP 阵列、核型分析和 / 或测序方法检测，排除 SF3B1 和双打击 TP53 突变或 MDS 伴原始细胞增多类型诊断的标准。理想标准为遗传学检测到克隆细胞遗传学和 / 或分子异常的证据。如果骨髓染色体核型分析细胞数少或标本质量不佳，需要额外的 FISH 检测。

5. MDS-LB　被定义为原始细胞骨髓原始细胞＜5% 和外周血＜2%，有血细胞减少和增生异常（病态造血）而没有定义的遗传学异常特征的髓系肿瘤。MDS 伴单系增生异常（病态造血）和多系增生异常（病态造血）为 WHO-HAEM5 中可以接受的类型名称。MDS 伴低原始细胞和单系病态造血（MDS with low blasts and single lineage dysplasia，MDS-LB-SLD）和 MDS 伴低原始细胞和多系病态造血（MDS with low blasts and multilineage dysplasia，MDS-LB-MLD）为 MDS-LB 亚型。大多数患者有贫血，并对红细胞生成刺激剂有反应，血小板减少症和中性粒细胞减少症不常见。多数患者核型正常，可以检测到 TET2、SRSF2、ASXL1、DNMT3A 和 U2AF1 突变。MDS-LB-MLD 更常见 RUNX1、ASXL1 和 SRSF2 突变。诊断的基本标准：①≥1 系血细胞减少；②≥1 系病态造血（占 10% 以上）；③原始细胞骨髓＜5%、外周血＜2%；④排除叶酸和维生素 B$_{12}$ 缺乏；⑤不符合定义的遗传学异常 MDS 或低增生性 MDS 的诊断标准。理想标准为与年龄因素无明显关系的骨髓细胞量增加，检测到克隆细胞遗传学和 / 或分子异常。

6. MDS-IB　定义为血细胞减少、增生异常（病态造血）、原始细胞骨髓 5% ~ 19% 和 / 或外周血 2% ~ 19% 并无定义 MDS 和 AML 特定遗传学异常的髓系肿瘤。包括 MDS-IB1（定义为骨髓中原始细胞 5% ~ 9% 和 / 或外周血中原始细胞 2% ~ 4% 或 1% ~ 4%，无明显网状纤维化）、MDS-IB2（定义为骨髓中原始细胞 10% ~ 19% 和 / 或外周血中原始细胞 5% ~ 19%，无明显网状纤维化；或者有奥氏小体）和 MDS 伴原始细胞增多和纤维化（MDS-F）。骨髓常示细胞过多，红系前体细胞和巨核细胞常移向小梁旁区。小核叶、分离的多核巨核细胞和微小巨核细胞聚集是巨核细胞异常生成的特点。原始细胞也倾向于形成簇（3 ~ 5 个细胞或＞5 个细胞）。常见粒红两系病态造血。2/3 的患者存在染色体核型异常，大多数可以检测到高风险的突变，如 ASXL1、RUNX1、EZH2、N-/KRAS 和 TP53。基因突变类型和数量有助于预测 AML 进展的存活率和时间，纤维化的存在和 CD7 表达者预后更差。MDS-IB 诊断的基本标准：①≥1 系血细胞减少；②≥1 系病态造血，病态造血细胞≥10%；③原始细胞骨髓 5% ~ 19% 和 / 或外周血 2% ~ 19%；④不符合 MDS-biTP53 和 AML 伴遗传学异常定义类型的诊断标准。骨髓标本细胞遗传学检测排除 [inv (16)（p13q22）、t (16；16)（p13；q22）、t (8；21)（q22；q22）、t (15；17)（q22；q12）]，骨髓或外周血标本分子检测排除 NPM1 和胚系易感白血病突变，用 SNP 阵列、核型分析和 / 或序列方法排除双打击 TP53 突变。理想标准为检测到克隆细胞遗传学（如果骨髓染色体核型分析细胞数少或标本质量不佳，需要额外的 FISH 检测）和 / 或分子异常。

7．MDS-F MDS 伴原始细胞增多和纤维化（MDS with increased blasts and fibrosis，MDS-F）被定义为骨髓中原始细胞 5%～19% 和 / 或外周血中原始细胞 2%～19%，有明显网状纤维化，MF-2～MF-3 级。MDS-F 是 MDS-BI 的亚型，遗传学异常所见与 MDS-IB 相同。MDS-F 患者预后更差。原始细胞不增多 MDS 伴有骨髓纤维化也可以提示预后不佳。

8．cMDS-LB 诊断的基本标准①≥1 系血细胞减少；②≥1 系病态造血（病态造血细胞≥10%）；③原始细胞骨髓＜5% 和外周血＜2%，并需要满足以下≥1 项标准：检测到克隆细胞遗传学和 / 或分子异常，排除导致血细胞减少的其他原因（非肿瘤性和一些胚系突变）。如果骨髓细胞减少，需要符合 cMDS-LB 亚型 cMDS-LB 低增生型，其形态学要求见表 13-3。其他诊断信息（包括各类型诊断的基本标准与理想标准）详见《血液肿瘤整合诊断》。

表 13-3　cMDS-LB 低增生型与重症 AA 比较

比较项目	cMDS-LB 低增生型	重症 AA
粒系造血	细胞量明显减少，可见幼稚细胞（成熟欠佳，有左移）	明显减少至罕见，细胞成熟
红系造血	斑片状分布；由 20 个有核红细胞组成，有左移；有丝分裂增加	显著减少，组成的小簇（＜10 个细胞），无左移
巨核细胞造血	明显减少或不见，可见病态巨核细胞，包括微小巨核细胞	减少或消失，不见病态巨核细胞

WHO-HAEM5（2022，2024）按遗传学定义和形态学定义的 MDS 类型诊断标准见前表 13-1。国际共识分类（ICC）MDS 诊断标准见人民卫生出版社出版的《血液肿瘤整合诊断》。为方便衔接，WHO-HAEM4R（2017）对 MDS 类型限制的外周血、骨髓细胞学和细胞遗传学条件的标准见《骨髓细胞核组织病理诊断学》第 23 章。

MDS 中国诊断与治疗指南（2019 年版）的诊断标准见表 13-4。确诊 MDS 需要排除可能发展为 MDS 的前驱疾病，包括意义未明特发性血细胞减少症（idiopathic cytopenia of undetermined significance，ICUS）、潜能未定克隆性造血（clonal hematopoiesis of indeterminate potential，CHIP）和意义未明克隆性血细胞减少（clonal cytopenia of unknown significance，CCUS），诊断标准见第 8 章。

表 13-4　骨髓增生异常综合征（MDS）最低诊断标准

MDS 诊断需满足两个必要条件和一个主要标准

（1）必要条件（两条均须满足）

　①持续 4 个月一系或多系血细胞减少（如检出原始细胞增多或 MDS 相关细胞遗传学异常，无须等待可诊断 MDS）

　②排除其他可导致血细胞减少和发育异常的造血及非造血系统疾病

（2）MDS 相关（主要）标准（至少满足一条）

　　①发育异常：骨髓涂片中红细胞系、粒细胞系、巨核细胞系发育异常细胞的比例≥10%

　　②环状铁粒幼红细胞占有核红细胞比例≥15%，或≥5% 且同时伴有 *SF3B1* 突变

　　③原始细胞：骨髓涂片原始细胞达 5%～19%（或外周血涂片 2%～19%）

　　④常规核型分析或 FISH 检出有 MDS 诊断意义的染色体异常

（3）辅助标准（对于符合必要条件、未达主要标准、存在输血依赖的大细胞性贫血等常见 MDS 临床表现的患者，如符合≥2 条辅助标准，诊断为疑似 MDS）

　　①骨髓活检切片的形态学或免疫组织化学结果支持 MDS 诊断

　　②骨髓细胞的流式细胞术检测发现多个 MDS 相关的表型异常，并提示红系和/或髓系存在单克隆细胞群

　　③基因测序检出 MDS 相关基因突变，提示存在髓系细胞的克隆群体

（三）MDS 诊断的总体规则

在 MDS 的总体诊断规则中，首要考虑患者既往有无细胞毒治疗史，若有则需要诊断为细胞毒治疗后 MDS（MDS post cytotoxic therapy，MDS-pCT）。MDS-pCT 的特点是有原发疾病，如实体瘤性恶性肿瘤、自身免疫性疾病，在细胞毒治疗过程中及其后出现的血细胞减少和血液骨髓细胞形态学异常（病态造血细胞和/或原始细胞增加）。其他归类指标依次是基本的原始细胞、病态造血细胞和 RS 等形态学，细胞遗传学和分子/基因组学则是进一步可靠、准确的关键性分类诊断指标。不管诊断为 MDS 大类还是具体类型，都需要符合诊断条件。

（四）鉴别诊断

在鉴别和分类诊断中，一个重要的问题是确定骨髓增生异常（病态造血或发育异常）是克隆性疾病还是其他一些原因所致。增生异常可以是克隆性肿瘤的自身证据之一，但其特异性不强。临床上，轻度病态造血或不典型的病态造血现象比较多见。一些营养性因素（如维生素 B_{12} 和叶酸缺乏）和细胞毒性因素（如重金属和砷）均可引起骨髓增生异常改变；还有一些常用的药物、生物试剂，如复方磺胺甲噁唑可导致中性粒细胞核分叶减少。先天性造血疾病，如先天性红细胞无效生成性贫血也被认为是（红系）病态造血的原因。人类细小病毒 B19 感染可导致幼红细胞减少，并可见巨大的巨幼样幼红细胞和空泡形成有核红细胞，还可见双核多核早幼红细胞及类似巨大核仁的病毒包涵体与骨髓切片标本中早期有核红细胞透明核内的包涵体（又称灯笼细胞）。化疗药物、部分感染和给予粒细胞集落刺激因子可引起明显的中性粒细胞病态形态。这些增生异常是非克隆性的。阵发性睡眠性血红蛋白尿也可出现类似于 MDS 的表现。因此，在评估骨髓增生异常时，特别是疑

难病例，可能需要几个月之后的骨髓标本复查，包括细胞遗传学和流式免疫表型检查。

一些非肿瘤性原因引起的慢性血细胞减少症中，病态造血细胞可以超过10%，且当前对病态造血细胞的形态定义尚有欠缺。因此，MDS诊断之前应仔细考虑有无反应性病因所致的病态造血可能，特别是轻度的病态造血和限制在一个系列的病态造血时。密切结合血常规等临床信息分析的意义极其重要。在没有了解临床和用药史的情况下，不宜轻易诊断。对无病态造血和无原始细胞增多的血细胞减少患者，不应诊断为MDS，如果存在细胞遗传学异常，则可以初步诊断MDS。对既无病态造血和原始细胞增多又无特定细胞遗传学异常的持续性血细胞减少症，宜分类为ICUS。ICUS是不能解释的血细胞持续性减少，并经详细检查（包括骨髓涂片、切片及其细胞或组织化学与免疫化学等）仍不符合MDS最低标准（单系血细胞减少和单系病态造血）者。

再生障碍性贫血、阵发性睡眠性血红蛋白尿、原发性骨髓纤维化和大颗粒淋巴细胞白血病等累及造血干细胞的疾病，也可见类似MDS的基因突变或细胞形态学或细胞遗传学异常，都需要作出鉴别诊断。

五、报告（结论、解释、建议）与病例列举

MDS几乎无一例外存在血细胞减少和一般对症治疗无效，尤其是老年患者，临床可以疑似MDS，但需要实验室提供证据进行诊断。通过血液骨髓形态学和流式免疫表型检验，结合临床可以对多数MDS作出诊断报告，包括MDS-pCT。通常，根据CBC、血液骨髓形态学变化的特点，可作出MDS的类型诊断或方向性报告，并需要作出恰当的解释。对诊断证据尚有不足的，需要进一步提出鉴别诊断性检查的建议。

病例1 患者77岁，女性，发现血细胞减少三年，肝脾淋巴结未及肿大，近次血常规 Hb 76g/L、MCV 109fl、Ret 1.0%，WBC 3.10×10^9/L、N51%、L 47.5%、M3.5%，PLT 46.2×10^9/L，初步诊断再生障碍性贫血（AA），送检骨髓涂片8张（附血片和骨髓印片各2张）。**检验结论/诊断：** 骨髓有核细胞少见，分类以成熟阶段细胞为主，原始细胞2.0%，铁染色见2%环形铁粒幼细胞；附检骨髓印片有核细胞增生活跃，原始细胞占7.5%、幼红细胞占39%、粒细胞占43.5%，并易见病态幼红细胞和粒细胞；附检血片未见原始细胞，偶见幼粒细胞。骨髓象符合髓系肿瘤，骨髓增生异常肿瘤伴原始细胞增多1型（MDS-IB1）可能。**解释与建议：** 老年女性患者，发现血细胞减少三年，肝脾淋巴结未及肿大。骨髓涂片标本未见小粒、粒红巨三系有核细胞少见，所见大多为成熟阶段细胞，而骨髓印片有核细胞增生活跃（表明骨髓穿刺涂片存在稀释），并且骨髓印片原始细胞增多（占7.5%）是整合血常规等临床信息评判髓系肿瘤的关键指标，并可以对MDS作出基本评判，建议完善染色体核型、相关基因突变和骨髓活检等检查，以及了解病史（有无细胞毒治疗史和血细胞减少家族史），排除MDS伴特定的基因突变类型（MDS-bi*TP53*）和细胞毒治疗后髓系肿瘤等类型。

病例2 患者56岁，女性，头昏乏力和皮肤瘀斑1周就诊，查血常规全血细胞减少（WBC 1.97×10^9/L，Hb 65g/L、RBC 1.82×10^{12}/L，PLT 47×10^9/L），脾肋下触及，肝脏和

浅表淋巴结未见肿大，肢体散在分布瘀点和瘀斑，往年体检正常，无血细胞减少相关家族史，疑似 MDS 或再障。同步送检骨髓涂片（附血片 2 张），骨髓流式免疫表型和染色体核型。**整合诊断 / 结论**：髓系肿瘤，考虑 MDS 伴低原始细胞和孤立 5q 缺失（MDS-5q）。**解释与建议**：患者中年女性，初诊，全血细胞减少，大细胞性贫血，既往体健，无血细胞减少相关家族史。细胞形态学，骨髓涂片示有核细胞增生活跃，原始细胞占 2%，早中幼粒细胞成熟欠佳伴嗜苯胺蓝颗粒缺乏（胞质粉红色着色），包括其他病态细胞［假性佩 - 许畸形（pseudo-Pelger-Huët anomaly）、类巨变、异形核、环状核］占粒细胞的 60%；红系增生尚可，巨核细胞浏览全片 36 个，未见明显病态造血；附检骨髓印片细胞形态学与涂片相似；附检血片未见原始细胞和其他幼稚细胞，单核细胞 7% 并可见假性佩 - 许畸形粒细胞和多分叶核粒细胞；流式免疫表型检测到表型异常髓系原始细胞占 1.2%，粒细胞分化和抗原表达异常。通过细胞形态学和免疫表型（细胞分化）检验，支持 MDS-LB 的诊断，但分析染色体核型 20 个中期分裂象，检出 5 个 del（5q）、1 个平衡易位 t（1; 17）（q31; q21），则具备进一步支持 MDS 伴低原始细胞和孤立 5q 缺失（MDS-5q）的诊断证据。MDS-5q 可以伴有另一个除 −7 或 del（7q）以外的其他变异，本例患者 t（1; 17）（q31; q21）属于克隆性而不是诊断性核型，提示预后欠佳。建议必要时检测 MDS 相关基因突变，排除 MDS-bi*TP53*。

病例 3　患者 81 岁，男性，既往体健，近 3 个月发现牙龈出血，肝脾淋巴结未及肿大，无放射线接触史。血常规示全血细胞减少（Hb 53g/L，WBC $3.7×10^9$/L、N 40.10%、L 46.02%、M 12.41%，PLT $60×10^9$/L）原因待查，送检骨髓涂片 6 张血片 3 张。**检验结论 / 诊断**：骨髓有核细胞增生明显活跃，原始细胞占 17.0%，粒红巨三系病态造血（附检血片幼粒细胞占 8.5%，单核细胞占 8%），符合髓系肿瘤，提示骨髓增生异常肿瘤伴原始细胞增多 2 型（MDS-IB2）。**解释与建议**：患者老年男性，以血细胞减少和出血症状为特点，骨髓原始细胞增多（<20%）和病态造血，特别是早幼粒和中幼粒细胞成熟欠佳伴嗜苯胺蓝颗粒缺少（胞质着浅红色）及外周血中性粒细胞胞质颗粒缺少，符合髓系肿瘤，形态学基本评判虽也有支持 MDS-IB2 的证据，但其包含了尚未进一步分类的 AML 和 MDS 伴遗传学定义的类型，所以按新的诊断规则，只有进一步检查排除了伴遗传学异常定义类型后才能最后确定真正的 MDS-IB2。建议完善检查（常规染色体核型、融合基因和髓系细胞基因突变组套检查）后，再行评判 / 鉴别诊断。

病例 4　患者 76 岁，男性，血细胞减少 3 年，近次血常规 WBC $1.2×10^9$/L，Hb 54.21g/L，PLT $17×10^9$/L，疑诊急性白血病。送检骨髓涂片 6 张附骨髓印片与血片各 2 张，骨髓活检，流式免疫表型，常规染色体核型，MDS 34 种基因突变和 43 种白血病融合基因检测。**整合诊断 / 结论**：MDS 伴原始细胞增多（MDS-IB2），复杂核型（示预后不良）。**解释与建议**：患者老年男性，血细胞减少 3 年。骨髓涂片提示有核细胞明显减少，原始细胞 1.5%，粒系有病态造血（颗粒缺乏、核异形和少分叶核等细胞占 13%），有核红细胞和巨核细胞极少见；骨髓印片有核细胞增生活跃，原始细胞增多（占 10%），粒系细胞比例增高并多见病态造血细胞，有核红细胞和巨核细胞造血尚可（附检血片未见幼稚细胞，偶见病态粒细胞），骨髓涂片常因穿刺因素导致有核细胞假性减少，骨髓印片受到的影响因素少而有核细胞常比骨髓涂片丰富，同步互补而有益于髓系肿瘤（提示 MDS）的诊断；骨髓活检造血组织占 80%（评判有核细胞最可靠），原始细胞散在和聚集性分布（见典型的 ALIP 结构，CD3 和 CD117 阳性细胞约占 15%），与骨髓涂片、印片共同解读，形态学更能做出髓系肿瘤（考虑 MDS-IB2）的诊断。检测 34 种基因突变，仅检测到 *ASXL1* 基因一级突变，变异频率 23.24%（没有发现 MDS 定义的 bi*TP53* 突变），进一步支持 MDS 诊断的证据；检验 43 种白血病融合基因全为阴性，可以排除原始细胞低于 20% 的 AML 伴遗传学异常定义的特定类型。常规染色体核型分析检出多个异常核型（分析 16 个核型，其中有 14 个为复杂核型，其异常克隆为 1 号、17 号染色体短臂末端分别被未知来源染色体片段取代；2 号、5 号、22 号染色体均为长臂末端缺失；12 号染色体长臂末端被未知来源染色体片段取代；分别缺失一条 5 号、6 号、7 号、17 号、19 号、20 号染色体；增加一条 15 号染色体；增加一至五条不等的标记染色体）。这些克隆核型均不是特定遗传学异常类型的诊断性指标，但复杂核型预示患者预后差。建议询问相关病史和家族史，除外 MDS 病史、细胞毒治疗史等特殊情况所致的相关疾病。

病例 5 患者女性，51 岁，2 年前发现贫血。近日血常规：Hb 30g/L，RBC 1.05×10^{12}/L，WBC 3.79×10^{9}/L，血小板 10×10^{9}/L。复查和检查骨髓涂片细胞形态学（附检血片），骨髓活检组织病理学，骨髓流式免疫表型（包括外周血 PNH 细胞克隆检查），骨髓常规染色体核型，白血病 56 种融合基因，MDS/MPN 38 种基因突变，FISH -5/del (5q)、-7/del (7q)、del (20q)、+8、*TP53* 缺失检查。**整合诊断：** 骨髓增生异常肿瘤伴低原始细胞和 *SF3B1* 突变（MDS-*SF3B1*）。**解释与建议：** 患者中年女性，贫血 2 年。骨髓细胞形态学示有核细胞增生活跃，原始细胞占 3%、粒红二系病态造血和环形铁粒幼细胞占 23%（外周血片检出 3% 晚幼粒细胞）；骨髓流式免疫表型检测到 1.97% 髓系原始细胞，PNH 细胞克隆检查除了粒细胞 CD55 表达细胞缺失占 1.31% 外均为阴性；骨髓活检示有核细胞增生活跃，有核细胞约占 80%，粒红两系增生活跃，巨核细胞增生减低，可见单圆核巨核细胞，原始细胞稍增多（约占 3%），未见骨髓纤维化；常规染色体核型分析 30 个中期分裂象为 29 个异常克隆，即 del (20)(q11.2) 缺失；基因突变检测到 *SF3B1* 一级突变，基因变异频率（VAF）46.24%；检测 56 种白血病融合基因均为阴性；FISH -5/del (5q)、-7/del (7q)、del (20q)、+8、*TP53* 缺失，仅为 del (20) 阳性，其余阴性。整合以上信息，骨髓形态学检验符合 MDS 伴环形铁粒幼细胞和 2 系病态造血（WHO-HAEM4R，2017），分子检测到 *SF3B1* 突变符合 MDS 伴低原始细胞和 *SF3B1* 突变（MDS-*SF3B1*）。MDS-*SF3B1* 是 WHO-HAEM5MDS 新分类中以遗传学定义的类型，用于符合 MDS 低原始细胞比例（骨髓<5%，外周血<2%）、环形铁粒幼细胞>5%、*SF3B1* 突变和预后相对良好的类型。

病例 6 患者男性，54 岁，因乏力、气促 20 余天，双下肢水肿 1 天入院，全血细胞减少原因待查。血常规示 Hb 62g/L，RBC 1.95×10^{12}/L，WBC 1.93×10^{9}/L，血小板 41×10^{9}/L。送检骨髓涂片细胞形态学、骨髓活检组织病理学、骨髓流式免疫表型、骨髓染色体核型和 MDS/MPN 38 种基因突变检查。**整合诊断：** 骨髓增生异常肿瘤伴 *TP53* 双等位基因失活突变（MDS-bi*TP53*）；复杂核型，示预后不良。**解释与建议：** 患者中年男性，乏力、气促、双下肢水肿、贫血、白细胞和血小板减少原因待查。骨髓涂片细胞形态学检验示有核细胞增生活跃，原始细胞增多（占 11%）和粒红巨三系病态造血，细胞形态学符合髓系肿瘤，考虑 MDS 伴原始细胞 2（MDS-EB2）可能。骨髓流式免疫表型检测到 5.73% 髓系原始细胞，部分异常表达 CD56，支持细胞形态学基本诊断。骨髓活检示有核细胞明显减少，造血成分约占 20%，粒红两系造血细胞少见，巨核细胞未见，原始细胞数量稍增多（3%）。常规染色体核型分析 14 个中期分裂象为复杂核型，有高风险的特征；基因突变检测到 *TP53* 一级突变，基因变异频率（VAF）64.78%；WHO（2022）认为当 VAF ≥50% 时可以推定为反式等位基因拷贝丢失或拷贝中性杂合性丢失，支持双等位失活突变（bi*TP53*）。整合以上信息，该患者符合 MDS-bi*TP53*（WHO，2022）。MDS-bi*TP53* 骨髓原始细胞<20%，大多数存在复杂核型（不良预后），是一个独特的遗传学定义类型，与 AML 关系密切。建议分子核型分析（CMA）或多核苷酸多态性微阵列（SNPa）分析 *TP53* 缺失（进一步提供证据），并询问病史以排除体质性 *TP53* 突变（遗传易感性）和细胞毒治疗史。

病例7　患者男性，76 岁，乏力 1 个月，加重 2 天。血常规：WBC 4.12×10^9/L、N 1.98×10^9/L、M 0.74×10^9/L，Hb 59g/L、MCV 80.4fl、MCHC 24.6pg，PLT 50×10^9/L。无肝脾淋巴结肿大，无化学药物和放射线接触史。全血细胞减少原因待查。送检骨髓涂片（附血片）细胞形态学，骨髓活检，骨髓流式免疫表型（包括 PNH 细胞表型），FISH 组套检测 −5/del（5q）、−7/del（7q）、del（20q）、*TP53* 缺失和 8 号染色体计数与 Y 染色体计数。**整合诊断**：髓系肿瘤（原始细胞增多，12.5%），建议 AML 相关基因突变及融合检测套餐（18 种融合基因和 22 种热点基因突变）后，再行评判 / 鉴别诊断髓系肿瘤类型。**解释与建议**：患者老年男性，乏力 1 个月，加重 2 天和全血细胞减少。骨髓细胞学检查示有核细胞增生活跃、原始细胞增多（12.5%）和粒红巨三系病态造血；骨髓流式免疫表型检测到 5.33% 原始髓系细胞，未检测到 PNH 细胞克隆；骨髓活检有核细胞增生，原始细胞约占 15% 并见 ALIP，巨核细胞病态造血（单小圆核或淋巴样小巨核细胞占 25%）。这三项基本项目检验符合髓系肿瘤。FISH 组套检测到 −5/del（5q）、−7/del（7q）、TP53 缺失和 Y 染色体计数阳性；骨髓染色体核型分析 22 个中期分裂象，检出不平衡易位的复合性克隆性核型，如 −5、−7，提示患者预后不良。考虑到骨髓原始细胞比例<20% 的 MDS 患者中，可能存在 MDS 伴特定的遗传学异常类型（如 MDS 伴 bi*TP53*）和 AML 的特定遗传学异常类型，建议 AML 相关基因突变及融合检测套餐（18 种融合基因和 22 种热点基因突变）检查。

病例8　患者女性，82 岁，初诊。血细胞异常，WBC 4.01×10^9/L，Hb 69g/L，PLT 25×10^9/L，原因待查。送检骨髓涂片（附检血片 4 张）、骨髓活检、骨髓流式免疫表型（白血病组套）和骨髓染色体核型分析。**整合诊断**：骨髓增生异常肿瘤伴原始细胞增多 1 型（MDS-IB1）和红系增生，建议髓细胞基因突变组套检查。**解释与建议**：患者老年女性，贫血、血小板减少。骨髓细胞形态学示原始细胞增多（占 5.5%，血片占 4%）、红系显著增生（幼红细胞占 75.5%，原始红细胞 19.0%）伴病态造血。骨髓活检示有核细胞增生活跃，造血成分约占 80%，红系增生旺盛，粒系增生正常，巨核细胞可见单圆核病态细胞，原始细胞散在分布，个别成簇（ALIP 现象）。流式免疫表型检测到髓系原始细胞占 9.06% 伴部分表达 CD56 异常和有核红细胞增多。骨髓染色体核型分析 26 个中期分裂象检出 12

个复杂核型的异常克隆，但都不是 WHO 分类中具有特定的诊断性异常核型，其中 −13（13 单体）对 MDS 有诊断意义，并提示预后不良。整合以上信息，支持骨髓增生异常肿瘤伴原始细胞增多 1 型（MDS-EB-1）和红系增生，并提示疾病可能存在加速转化阶段，建议髓系细胞热点基因突变检查，排除 MDS-bi *TP53*，并关注 *NPM1* 和 *FLT3* 突变，一旦后 2 个中的 1 个突变提示向 AML 加速转化或已经转化。

六、结果复核、报告审核、反馈信息处理与其他方面探讨

结果复核、报告审核制度，报告后反馈信息的处理机制，"请结合临床"等检验其他方面问题探讨，参考第 2 章。

第**14**章

骨髓增殖性肿瘤常见类型检验诊断与报告

一、定义与概念

骨髓增殖性肿瘤（myeloproliferative neoplasm，MPN）是造血干细胞克隆性病变，使后代细胞中具有 *BCR::ABL1* 融合基因或者激活的 *JAK2*、*CALR*、*MPL* 等突变，导致激酶信号转导通路异常激活，造血增殖控制不良而获得增殖优势，并以"有效"造血导致外周血一系或多系髓系细胞增多为特点的一类慢性髓系肿瘤。慢性髓细胞白血病（chronic myeloid leukemia，CML）、真性红细胞增多症（polycythemia vera，PV）、原发性血小板增多症（essential thrombocythemia，ET）与原发性骨髓纤维化（primary myelofibrosis，PMF）是这组肿瘤的常见类型。WHO-HAEM5（2024）认为幼年型粒单核细胞白血病（juvenile myelomonocytic leukemia，JMML）是儿童早期的骨髓增殖性肿瘤，并没有真正骨髓增生异常肿瘤的特征，而归类于 MPN 大类。

CML 是多潜能骨髓干细胞异常并伴有 *BCR::ABL1* 形成所致的 MPN。PV 是以携带功能获得性 Janus 激酶基因体细胞突变，导致红细胞生成不受正常调节而使血液红细胞增加和其他髓系细胞常同时增殖为特征者。ET 的（绝）大多数是因 *JAK2* p.V617F 或 *CALR* 或 *MPL* 突变，导致骨髓巨核细胞增殖伴胞体增大和核叶增多，外周血血小板持续增加，易并发血栓和 / 或出血为特征者。CML、PV 和 ET 在经过中都可以进展为骨髓纤维化（myelofibrosis，MF）和 / 或原始细胞增加（进展为急性髓细胞白血病）和 / 或病态造血。进展为骨髓增生异常肿瘤（myelodysplastic neoplasm，MDS）和急性髓细胞白血病（acute myeloid leukemia，AML）患者中一部分与羟基脲等细胞毒药物治疗及其耐药有关。近年发现 MPN 患者的一级亲属发生 MPN 的风险增加 5 ~ 7 倍，如某些基因（*JAK2*）胚系突变与 MPN 有关。

PMF 有更多的遗传学异常，髓系细胞基因突变与 ET 相似，而导致以巨核细胞异型性增殖和粒细胞增殖，伴有纤维组织反应性增生和髓外造血为特征。按疾病经过分为骨髓纤维化前期（prefibrotic/early primary myelofibrosis，pre-PMF）和骨髓纤维化期。最初为骨髓纤维化前期，以无或轻度网硬蛋白增多的骨髓高细胞性为特征；随后演变为网状纤维或胶原纤维明显增生并常有骨髓硬化症的纤维化期［primary myelofibrosis, fibrotic（stage）］，习惯上或一般所述的 PMF 多指这一类型。

二、检验与诊断必须了解的临床信息

包括全血细胞计数（complete blood count，CBC）在内的临床表现，尤其是有无血细胞增多的病史、现病史、体格检查，以及可以获得的其他信息。不能解释的血细胞增多病史是 MPN 的重要特征，也是鉴别诊断的重要指标，如 PV、ET 等 MPN 类型诊断后疾病向 MF 进展时与 PMF 的鉴别。

实验室接收的送检单，需要检查填写信息是否完整（包括就医中的相关检查）。尤其是与 MPN 相关的临床表现。如面部和黏膜暗红（多血）常是 PV 显著的外貌改变和每一个多血期患者几乎都有的症状，皮肤瘙痒（典型者在热水浴后加重，约见于 50% 患者）和红斑性肢痛病（用阿司匹林大多有效）也是 PV 有意义的症状。患者出现布 - 加综合征（Budd-Chiari syndrome）表现，也应考虑 PV 的可能性。ET 几乎无这些症状。ET 患病年龄有 2 个高峰，一个为 50 ~ 60 岁之间，无性别差异；另一个为 30 岁左右的女性。ET 初诊时约一半患者无症状，40% 患者有血管收缩症状，包括视觉障碍、头晕头昏、心悸、红斑性肢痛、网状青斑、肢端感觉异常，约 15% 患者有血栓形成和出血。不明原因的白细胞明显增高与脾大常是 CML 的特征，渐进性隐匿性乏力、精神不振、腹部不适与早饱是 CML 常见的一般性症状，部分患者白细胞计数 $>300 \times 10^9$/L 并有头痛、局灶性神经功能缺陷和阴茎异常勃起等白细胞淤滞症。患病年龄上，CML 主要见于成人，儿童罕见。PMF 症状复杂，但脾大与贫血、脾大与血小板减少、脾大与白细胞增多或减少常相伴随，也有脾不肿大和血小板明显增加，以及无明显症状者，常见的主诉有疲劳、头晕、腹部不适、体重减轻等。PMF 纤维化期常见的典型特征是骨髓造血衰竭所致的血细胞减少。血细胞增多和肝脾肿大的病史都是临床怀疑 MPN 的重要指征，是实验室"结合临床"进行诊断的第一个警示性指标（图 14-1）。部分 JMML 还有胚系突变相关的血细胞异常家族史。

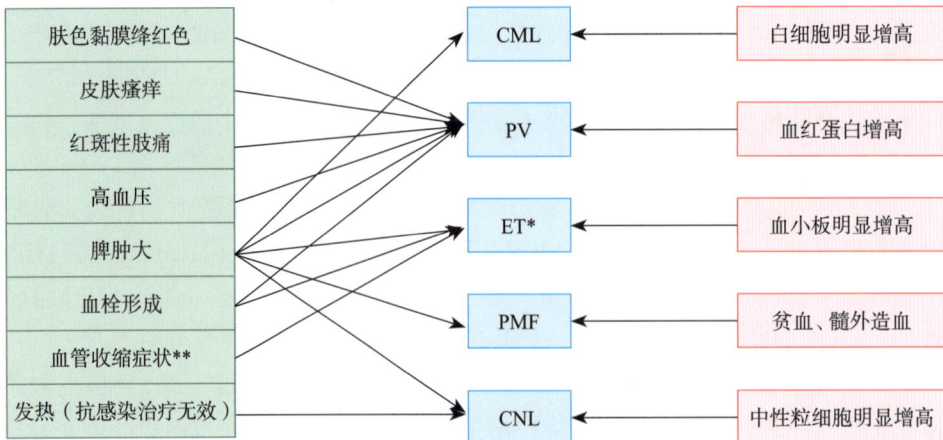

图 14-1 临床特征与 MPN 类型

*. 初诊时一半患者无明显症状；**. 视觉障碍、头晕、头痛、心悸、不典型胸痛、红斑性肢痛、网状青斑和肢端感觉异常。

226

临床开具送检单，医生有义务填写送检单中的相关信息。实验室对接收的送检单，需要检查送检单信息填写是否完整，必须认真仔细阅读与分析。对相关信息不完善者需要与临床医生交流或直接向患者了解病况与相关治疗。

三、检验

包括全血细胞计数（CBC）、血液生化（主要是 LDH 和 EPO 水平），以及外周血、骨髓细胞学检查，骨髓组织病理学（包括免疫组织化学）检查，都是诊断与鉴别诊断的基本项目。以血液和 / 或骨髓液为标本检测的流式免疫表型（初诊和无原始细胞增多的疾病进展，常不需要）、染色体核型、*BCR::ABL1*（FISH、RT-PCR 或 Q-PCR 方法检测）、相关基因（*JAK2* p.V617F、*JAK2* exon 12、*CALR* 与 *MPL* 突变）或髓系细胞 42 种基因突变，是 MPN 及其类型确诊所需的检验分子指标。染色体核型分析发现的克隆演变（如附加染色体异常）还是初诊 CML 分期、风险评估和治疗规划的依据。

（一）全血细胞计数（CBC）

MPN 是"有效造血"，反映在外周血为血细胞增高和无明显形态学异常。不能一般解释的血细胞一系或一系以上增多，尤其是中老年患者，并有嗜碱性粒细胞易见时，常是发现 MPN 的第一个较为明确的证据。检验血细胞增高与分子指标之间的关系，*BCR::ABL1* 与 WBC 增高（CML）相关（极少数例外），*JAK2* 与 PV、ET 和 PMF 相关，*MPL* 和 *CALR* 与 ET 和 PMF 相关（详见《血液肿瘤整合诊断》）。*BCR::ABL1* 阳性，在有血细胞增多的慢性髓系肿瘤中是归类 CML 的指标，在血细胞减少病例中则需要考虑急性白血病前期的信号。

（二）血液生化检验

怀疑 PV 需要检验 EPO 水平是否减低，疑似 PMF 需要检验 LDH 水平是否增高。ET 患者 TPO 水平正常或升高，而 TPOR 水平减低。

（三）骨髓涂片与印片细胞形态学

重要的检验发现是造血细胞增加、细胞成熟尚可、巨核细胞形态变化和原始细胞不增加（PMF 纤维化期和 CML 可以轻度增加）。

CML 细胞量增加最显著，主要是不同阶段粒细胞（常以幼粒细胞为主），巨核细胞增多且以细胞小或偏小型（非小圆核的侏儒型）为特点，有核红细胞不增多。PV 和 ET 细胞量常轻中度增多，一部分病例不增多。PV 红细胞密集分布、巨核细胞和粒细胞部分病例增多并易见巨核细胞多形性和核叶增多。ET 巨核细胞增多且细胞增大而高核叶、血小板大簇大片分布。PMF（纤维化期）细胞量不定，巨核细胞增多伴明显异型性，MF ≥2 级。pre-PMF 期细胞量增加，粒细胞增加、巨核细胞增加伴轻中度异型性，有核红细胞通常减少，MF ≤ 1 级。

一般，除了 PMF 纤维化期，ET、PV 无原始细胞增加，也无（明显）病态造血特点。出现原始细胞增多和 / 或病态造血，指示疾病进展。

（四）骨髓切片（活检）

重要的是检验有核细胞量、细胞成分与形态、纤维组织有无异常增生等。MPN 是骨髓细胞增殖的疾病，尤其是与中老年人年龄不相称的细胞增多时，具有大类诊断的评判意义。

CML 以粒细胞（幼粒细胞为主）和巨核细胞（偏小型）为主增殖；ET 常以大而高核叶的巨核细胞增殖，且易见移位性、松散性聚集性生长（巨核细胞的形态和分布位置特征）；PV 常为红系与巨核细胞或粒系细胞与巨核细胞或粒红巨三系细胞增殖，但增殖程度不及 CML，巨核细胞形态类似 ET 但程度上常不及 ET。当原先无异型性的巨核细胞在病程中出现异型性时，提示疾病向骨髓纤维化发展。PV、ET 等 MPN，甚至非肿瘤性切片标本中，都可见少量深染巨核细胞，一般裸核巨核细胞的胞核染色偏深，需要与 pre-PMF 的巨核细胞轻中度异形伴胞核深染区分开来，不可以将少量巨核细胞胞核深染或核叶减少误认为 pre-PMF 的病理性巨核细胞。

对于检验纤维组织有无异常增生，PMF（明显）纤维化期常为巨核细胞增殖伴异型性与纤维组织交织增生（MF 2～3 级）。CML、ET 和 PV 等 MPN 发生纤维化时，它们的病理异常与 PMF 一样，当原先无明显的纤维组织增生（MF ≤ 1 级）出现明显增生时，同时巨核细胞出现小型化、异形化与裸核化，都指示疾病进展。Pre-PMF 常为 MF 1 级，同时有较多偏小巨核细胞轻中度异形伴核深染（"树根"样或"云朵"样胞核鼓突并失去核膜平滑性），即胞核与胞体异形和密集性聚集分布。

除了 PMF（明显）纤维化期，CML、ET、PV 等 MPN 类型在病情中出现 MF 都提示疾病进展，且进展 MF 的病理与 PMF 相似，共同的最后的常见结果是转化 AML 和 / 或造血衰竭。目前认为 PMF 中的至少部分患者是由先前未被识别的其他 MPN 进展而来的。

出现病态造血和原始细胞增多常提示疾病向 MDS 和 / 或 AML 转变。无 MPN 病史的初诊原发病例原始细胞增多（<20%），应考虑 MPN 非特定类型或不另行指定分类（MPN，not otherwise specified，MPN，NOS），即 WHO-HAEM4R（2017）中的 MPN-U。国际共识分类（ICC，2022）中没有对 MPN-U 更名。

（五）流式免疫表型检验

原则上说，流式免疫表型对初诊 MPN 诊断无明显帮助。在疾病进展中，出现病态造血和 / 或原始细胞增加时，则有一定意义。

（六）遗传学检验异常梳理

遗传学检查提供 MPN 进一步的诊断与鉴别诊断的证据，尤其是形态学表现不典型的 ET、PV、CNL 等类型。细胞遗传学（常规核型方法和 FISH 方法）和分子学方法检测的 *BCR::ABL1*、*JAK2*、*MPL*、*CALR*、*CSF3R* 等基因异常都是常规项目。在分子项目中，诊断意义的重要性不同，如 CML 中的 *BCR::ABL1*，PV 中的 *JAK2* 突变，ET 和 PMF 中的

JAK2 p.V617F 或 *MPL* 或 *CALR* 突变，CNL 中的 *CSF3R* 突变。*BCR::ABL1*、*JAK2*、*MPL* 和 *CALR* 是 MPN 中常见四个类型最重要的分子指标（图 14-2、图 14-3，*BCR::ABL1* 检测阳性的评判见图 11-1）。其中 *BCR::ABL1* 对 CML 具有独特的诊断性意义，其余分子指标有重叠或交叉，但在评估诊断中某一分子指标常有优先考虑性。

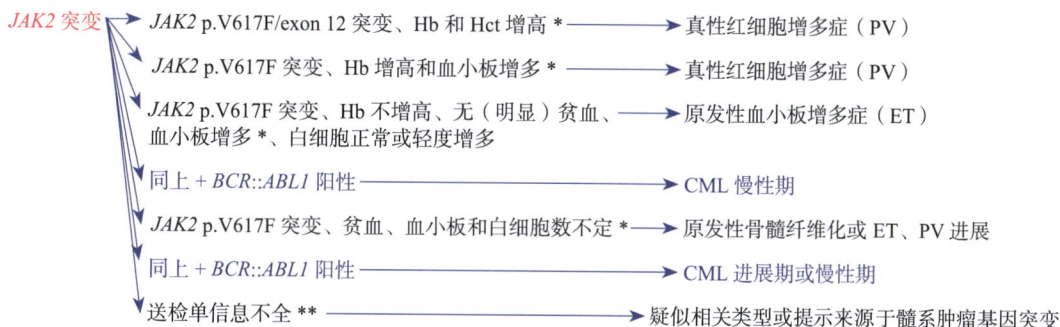

图 14-2　MPN 中检测到 *JAK2* 突变的评判

*. Hb 与血细胞比容（Hct）升高和血小板增多符合诊断标准或无其他髓系肿瘤形态学特征；**. 包括无相关信息和不易得到信息，检测到可靠的典型的阳性结果仍可以评判，它是髓系肿瘤克隆性的一个证据，应在报告中给予提示（包括治疗后变化），并建议结合其他检查，必要时复查。

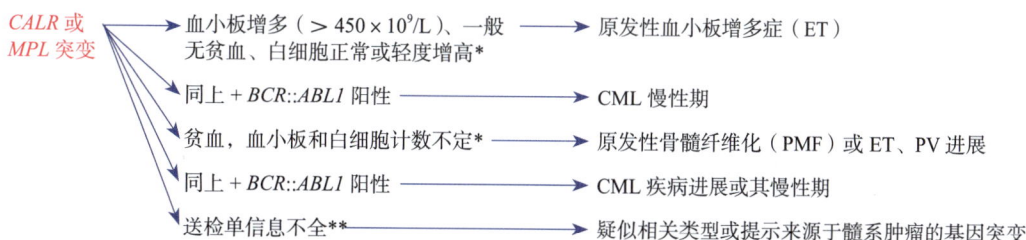

图 14-3　MPN 中检测到 *CALR* 或 *MPL* 突变的评判

*. 无其他髓系肿瘤形态学；**. 包括无相关信息和不易得到信息，检测到可靠的典型的阳性结果仍可以评判，它们是髓系肿瘤克隆性分子证据，应在报告中给予提示（包括治疗后变化），并建议结合其他检查，必要时复查。

JMML 与胚系致病基因变异频繁相关，特别是在 RAS 通路激活分子异常。JMML 的遗传背景在风险分层和治疗方法中也有重要作用，如涉及 *PTPN11* 体细胞突变和 1 型神经纤维瘤病相关胚系致病性变异而发生的病例，最具侵袭性；一些与致病性胚系 *CBL* 变异相关的病例则偶尔会自发缓解。

四、诊断 / 结论

需要多学科技术检查并结合血常规等临床特征进行的整合诊断。不能解释的血细胞增多、不同系列细胞增多的病史，以及相关的临床表现（如肝脾肿大、肤色暗红）和 CBC 与骨髓形态学检查的特征（有核细胞增多程度、巨核细胞形态与骨髓基质成分改变）是诊断的基本依据。常见四种 MPN 类型的任何一种类型在诊断与鉴别诊断中都需要排除其他类型的 MPN 和其他的髓系肿瘤，以及反应性或继发性血细胞增多疾病和反应性骨髓纤维组织增生的疾病（如感染、自身免疫性疾病或其他慢性炎症、多毛细胞白血病或其他淋系肿瘤、转移性恶性肿瘤、中毒性骨髓病变），四种 MPN 类型的特点与诊断指标见表 14-1（包含了 WHO 的诊断条件）。

表 14-1　常见四种 MPN 类型的特点及其诊断指标

观察指标	CML（CP）	PV	ET	PMF
起病方式	缓慢，少数患者在体检中发现	缓慢，患者常诉说不清红细胞增多所致的肤色改变	缓慢，少数患者在体检中发现	早期患者起病缓慢，明显纤维化期常有进展性
全血细胞计数	WBC 增高（常明显增高）、PLT 常增高	Hb 增高（男 >165g/L、女 >160g/L 或 Hct 男 >49%、女 >48%*，WHO），PLT 常增高，WBC 常轻度增高	PLT 明显增高（>450×10⁹/L），WBC 常轻度增高	早期常见贫血，PLT 和 WBC 常增高。明显纤维化期有明显贫血，PLT 和 WBC 高低不一（多为减低）
血细胞分类	常见幼粒细胞，易见嗜碱性嗜酸性粒细胞	红细胞分布密集，部分患者易见嗜碱性粒细胞	血小板大簇和片状分布，部分患者易见嗜碱性粒细胞	可见泪滴状红细胞和幼粒细胞与幼红细胞，可见低比例原始细胞
骨髓细胞增殖	显著（粒细胞或粒巨两系造血细胞）	常明显（红系、粒红两系或粒红巨三系造血细胞），部分患者不明显	部分患者明显，偶见减低（见于老年患者），但巨核细胞总是增加	早期明显（常为粒巨两系造血细胞）。明显纤维化期增殖明显（纤维组织、巨核细胞与粒细胞），疾病中晚期红粒两系造血衰竭
巨核细胞	增多，以发育欠佳胞体偏小（侏儒样）细胞为主	增多，多形性细胞为主	增多，细胞大和核叶增多为主	早期增多，多形性和轻中度异形性；明显纤维化期细胞增多，细胞偏小、异形性和胞核显著
MF 评级	0 级	0~1 级（约20%可达1级）	0~1 级	早期 0~1 级（常见 1 级），明显纤维化期≥2 级
BCR::ABL1 融合基因 **	阳性	阴性	阴性	阴性
JAK2 p.V617F 突变 **	阴性，偶见阳性	95%~97% 阳性	60% 阳性 ***	60% 阳性 ***
JAK2 exon 12 突变 **	阴性，罕见阳性	2%~3% 阳性	阴性，阳性罕见	阴性，阳性罕见
CALR 突变 **	阴性，偶见阳性	阴性，阳性罕见	25%~30% 阳性 ***	25%~30% 阳性 ***
MPL 突变 **	阴性	阴性	1%~5% 阳性 ***	5%~10% 阳性 ***
EPO 水平	无意义	减低或正常范围低值	无意义	无意义

观察指标	CML（CP）	PV	ET	PMF
LDH 水平	无意义，向 MF 进展时增高	无意义，向 MF 进展时增高	无意义，向 MF 进展时增高	增高
骨髓原始细胞	加速期≥10% 急变期≥20%	疾病进展时，可以增多（<20%）#	疾病进展时，可以增多（<20%）#	疾病进展时，可以增多（<20%）#
骨髓病态造血细胞	疾病进展时，可以明显出现，原有巨核细胞胞核出现小圆化。疾病向 MF 发展时原有巨核细胞则出现异形性	疾病进展时，可以明显出现，原有巨核细胞胞核出现小圆化和胞体小型化。疾病向 MF 发展时原有巨核细胞则出现异形性	疾病进展时，可以明显出现，原有巨核细胞核出现小圆化和胞体小型化。疾病向 MF 发展时原有巨核细胞则出现异形性	疾病进展时，可以明显出现，原有巨核细胞核出现小圆化和胞体小型化

注：*. 或者绝对红细胞持续增多（男性 Hb >185g/L，HCT >55.5%；女性 Hb >165g/L，HCT >49.5%）的病例，*JAK2* 突变阳性和血清 EPO 水平低于正常，骨髓活检可以不需要。**. 这几项指标中任何一项阳性都指示骨髓为肿瘤性增殖或克隆性疾病。***. 如果无 *JAK2* 或 *CALR* 和 *MPL* 突变，检出其他髓系克隆性标记物或无反应性血小板增多的证据（也可以诊断 ET）；检出其他髓系克隆性标记物（如 *ASXL1*、*EZH2*、*TET2*、*IDH1/IDH2*、*SRSF2*、*SF3B1*）或无反应性骨髓纤维化轻度增生疾病（也可以诊断 PMF）。#. 原始细胞≥20% 为疾病进展为 AML。在 PMF 诊断中，除了骨髓形态学特征和分子指标证据外，还需要连续 2 次检查有一项异常存在：①非并发症导致的贫血；②白细胞≥11×10⁹/L；③可扪及的脾大；④LDH 高于参考区间上限；⑤外周血出现幼粒幼红细胞。

CML 慢性期诊断的基本标准：高白细胞（粒细胞）计数，外周血和骨髓幼粒细胞增多、嗜酸性嗜碱性粒细胞易见，原始细胞<5%（常<2%，外周血）和<10%（常<5%，骨髓），Ph 染色体或 *BCR::ABL1*（绝大多数 p210，很少为 p190，罕见 p230）阳性。WHO-HAEM5 取消了 CML 加速期（CML-AP），分为慢性期和急变期。WHO 认为在引入靶向酪氨酸激酶抑制剂（tyrosine kinase inhibitors，TKI）之后，"AP" 这一名称在 TKI 时代用处不大，现在被称为 "高危慢性期"，它可在患者接受 TKI 治疗时或疾病过程中识别。在国际共识分类中则没有取消 CML-AP。实践中，不少病例在初诊时即是加速期，WHO-HAEM4R（2017）提出诊断标准（表 14-2）中，形态学和遗传学指标异常还是有评判意义，或者可以说明疾病趋于进展状态。急变期标准为外周血或骨髓原始细胞≥20% 或髓外组织原始细胞瘤或外周血或骨髓检查真正的原始淋巴细胞，即使<10%（ICC 为>5%）也要考虑急淋变。

表 14-2 CML-AP 诊断标准

血液学/细胞遗传学标准[a]

①对治疗不起反应的高白细胞（>10×10⁹/L）持续或逐渐（进行性）增加

②对治疗不起反应的脾脏持续或逐渐（进行性）增大

③对治疗不起反应的血小板持续增多（>1 000×10⁹/L）

④与治疗无关的血小板持续减少（<100×10⁹/L）

⑤外周血嗜碱性粒细胞占≥20%

⑥外周血和/或骨髓中原始细胞占 10%~19%[b, c]

⑦诊断时 Ph⁺ 细胞中出现其他克隆性染色体异常，包括 "主要路径" 异常（第二条 Ph 染色体、8 三体、17q 等臂染色体、19 三体），复杂核型，3q26.2 异常

⑧在治疗期间 Ph⁺ 细胞中出现任何新的克隆性染色体异常

TKI 反应的"暂定"标准

①首次 TKI 治疗发生血液学抵抗（或首次 TKI 治疗未能达到完全血液学缓解[d]）

②连续 2 个 TKI 疗程，血液学、细胞遗传学和分子学检查中，至少有一项显示抵抗

③TKI 治疗过程中发生两种或多种 *BCR::ABL*1 突变

注：a. 骨髓活检标本中大簇或成片小的异常巨核细胞伴明显网状或胶原纤维化可以认为是 AP 的证据，尽管这些所见通常与上面所列的一种或多种标准相关；b. 在血液或骨髓中发现典型原始淋巴细胞，即使不到 10%，也应及时关注，急淋变可以迅速发生，需要临床进一步关注并检查细胞遗传学；c. 血液或骨髓中原始细胞≥20% 或者髓外部位原始细胞浸润性增殖，诊断为 CML-BP；d. 完全血液学缓解定义为白细胞计数<10×10⁹/L，血小板计数<450×10⁹/L，分类无幼稚粒细胞和不触及脾大。

鉴别诊断中，除了常见的 MPN 类型之间鉴别外，PV 与 ET 的一部分患者伴有小红细胞形态，需要排除缺铁（检查血清铁、铁蛋白和运铁蛋白饱和度，确认有缺铁需要通过治疗观察反应）。

少数 ET、PMF 患者，检测的 *JAK2*、*CALR*、*MPL* 全部阴性，称为"三阴性"MPN。确诊"三阴性"MPN 需要检测其他髓系细胞基因突变，进一步寻找髓系肿瘤相关的克隆性证据，并结合临床或随访排除继发性血细胞增多症和罕见的遗传相关血细胞增多症，并建议在报告中对相关疾病鉴别诊断进行适当地解读。

在 WHO-HAEM4R 基础上，WHO-HAEM5 对 JMML 诊断标准更新包括：①排除 *KMT2A* 重排；②取消作为细胞遗传学标准的 7 号染色体单体；③强调诊断性分子的重要性，特别是在 RAS 通路激活分子异常的证据。包括其他类型诊断的基本标准和理想标准详见《血液肿瘤整合诊断》。

五、报告（结论、解释、建议）与病例列举

（一）报告类型

常见的四种 MPN 类型各有特征，骨髓形态学等检验诊断报告的 MPN，需要对其中的类型做出提示诊断或提供类型的可能性。对于诊断证据尚有不足或检查不全的，需要在报告中提出补充检查的针对性建议。CML 还需要报告是慢性期还是急变期。

CML、PV、ET 都是易于发生进展或转化的疾病，凡有明确的临床特征与病史和检查的实验室指标具有进展的证据者，需要报告疾病进展的阶段或发展的方向。CML 除了原始细胞期（急变期）外，还可以进展为 MF 和病态造血的阶段；ET、PV 可以进展为 MF、病态造血、原始细胞增多（<20%，高危转化）和>20%（AML）及混合性进展的阶段。PMF 具有比 ET、PV 更多的遗传学不稳定性（异常），本身隐含了疾病进展，且诊断后更容易进展为原始细胞增多（<20%）的高危转化阶段和>20% 的 AML 阶段，也可以发展为病态造血及其与原始细胞增多（<20%）的混合性进展。

（二）检验结论 / 诊断、解释与建议和病例列举

病例 1 患者 75 岁，男性，脐周痛、呕吐 3 天，血常规发现异常（RBC 3.39×10¹²/L、

Hb 90g/L、MCV 90.0fl、Ret 2.43%，WBC 11.36×10⁹/L、N 78%、B 0.2%、E 1.0%、PLT 796×10⁹/L），原因待查，送检骨髓涂片标本。**检验结论/诊断：**粒系增生较活跃和巨核细胞轻度增多（胞体中等偏大，偶见不典型小圆核巨核细胞）与涂片上簇状血小板增多。血小板增多症，原发性不能除外。**解释与建议：**患者老年人，血小板计数增高；骨髓中等偏大巨核细胞和簇状血小板增多，中性分叶核粒细胞增多和 NAP 活性增高（红系造血尚可，红细胞偏小），骨髓象异常尚缺少诊断性特征，建议进一步检查（骨髓活检、*JAK2* p.V617F、*CALR*、*MPL* 突变）并结合其他检查排除继发性血小板和中性粒细胞增多。

病例2　患者 42 岁，女性，体检发现血小板增多一年余，血小板增多原因待查（原发性血小板增多症可能），送检骨髓涂片 6 张血片 3 张、骨髓流式免疫表型、骨髓常规染色体核型、骨髓活检、MPN 基因四项（*JAK2* p.V617F、*JAK2* exon12、*CALR*、*MPL*）突变和 *BCR::ABL1*（p210、p190、p230）检测。**整合结论/诊断：**原发性血小板增多症（ET），*JAK2* p.V617F 突变阳性。**解释与建议：**患者体检发现血小板增多；骨髓涂片造血良好，巨核细胞产血小板功能旺盛和涂片上大簇血小板增多；骨髓活检示巨核细胞数量稍增多，3～5 个/HPF；骨髓细胞和组织病理学检查未见原始细胞增多、病态造血和纤维组织增生，均支持 ET（慢性期）并可以排除其他血液肿瘤。MPN 基因突变四项中仅为 *JAK2* p.V617F 阳性，检查 *BCR::ABL1* 阴性，关键的分子指标进一步支持 ET 诊断。本例为年轻女性，也是 ET 的一个高发年龄段；*JAK2* p.V617F 阳性 ET，比 *JAK2* 阴性的 *CALR* 或 *MPL* 阳性者有更多见的血栓形成。建议治疗中加强风险管理。

病例3　患者 62 岁，女性，头痛一周，检查血常规（PLT 830×10⁹/L、RBC 3.83×10¹²/L、Hb 115g/L，WBC 4.8×10⁹/L，分类嗜碱性粒细胞比例 2.5%、其他细胞比例正常），发现血小板增多症，疑似原发性血小板增多症（ET）。同步送检骨髓涂片、骨髓活检、骨髓流式免疫表型、骨髓 *BCR::ABL1* 与 *JAK2*、*CALR* 和 *MPL* 突变。**整合结论/诊断：**骨髓涂片巨核细胞增多，胞体偏小，核叶少，发育不佳（粒红两系造血基本正常，疑似 MDS 伴孤立 5q- 可能，建议细胞遗传学检查）；骨髓切片（活检）象与涂片象基本一致，未见网硬蛋白增多；流式免疫表型检验未见原始细胞增多和其他细胞群异常；PCR 检测 *BCR::ABL1*（p210）阳性（*BCR::ABL1/ABL1* 为 42.392%）；常规染色体核型分析为 Ph 染色体阳性；检测 *JAK2* p.V617F、*JAK2* exon12、*CALR*、*MPL* 突变全为阴性。整合以上检验，符合慢性髓细胞白血病（CML），慢性期。**解释与建议：**CML 的极少数患者不是以白细胞增高而是以血小板增高为表现，而且在 MPN（包括其他慢性髓系肿瘤）的诊断规则中，凡检测到 *BCR::ABL1* 阳性因具有独特临床病理相关性而需要归类为 CML。本例患者血片嗜碱性粒细胞轻度增多是一项 CML 的提示性指标（ET 患者常<2%）；骨髓涂片和切片中巨核细胞增多，突出的是多是细胞偏小和核叶少的发育不良者，见于 CML、MDS，正常的幼巨核细胞中也可见类似形态，这种增多的巨核细胞在 CML 中称为侏儒型巨核细胞，也与检测到的 *BCR::ABL1* 和 Ph 染色体阳性，以及 CML 诊断相吻合；ET 巨核细胞是以胞体大和核叶增多为特征，而 PMF 则突显巨核细胞的异形性，这些特点在本例标本中均没有出现，相关基因突变阴性也不支持 PMF 和 ET 的诊断。建议治疗中监测和复查。

病例4　患者 67 岁，女性，体检发现红细胞升高（RBC 5.21×10¹²/L、Hb 159g/L、MCV

90.2fl、Ret 1.66%，WBC 10.95×10⁹/L，PLT 199×10⁹/L）5 天，无肝脾淋巴结肿大，无出血和发热等阳性体征，既往体健，一年前体检全血细胞计数正常，无相关家族性病史，疑诊真性红细胞增多症（PV）。同步送检骨髓涂片和血片细胞形态学、骨髓流式免疫表型、骨髓 *BCR::ABL1*（p210、p190、p230）融合基因和四项基因突变（*JAK2* p.V617F、*JAK2* exon 12、*CALR* 与 *MPL*）。**整合诊断**：①不符合真性红细胞增多症（PV）诊断标准，建议随访，并检测血清铁、铁蛋白和血清 EPO 浓度；②成熟小 B 细胞肿瘤可能（流式免疫表型检测到异常克隆成熟 B 细胞），建议进一步行 IG、TCR 基因克隆性重排和骨髓切片（活检）加免疫组织化学等检查。**解释与建议**：患者老年女性，Hb 159g/L（低于 WHO 标准，也低于国内标准 165g/L）和骨髓储存铁减少，不符合 PV 标准，检查 *BCR::ABL1*、基因突变四项（*JAK2* p.V617F、*JAK2* exon 12、*CALR* 与 *MPL*）均为阴性，通常也不支持 PV 早期或 MPN，NOS 的可能性，建议随访，并检测血细胞比容、血清 EPO 浓度、血清铁与铁蛋白含量。此外，患者骨髓涂片和血片淋巴细胞比例增高（32% 和 44%），流式免疫表型检测到异常表型（表达 skappa、FMC7、CD20、CD19、CD22）B 淋巴细胞占 14.3%，建议 IG、TCR 基因克隆性重排、骨髓切片（活检）加免疫组织化学和影像学检查，并寻找髓外病变淋巴组织活检，进一步提供诊断证据。

病例 5　患者 55 岁，女性，反复头晕 1 周，血常规三系血细胞增多（Hb 199g/L、RBC 7.62×10¹²/L、MCV 80.1fl，WBC 24.27×10⁹/L、N 82.7%、E 2.0%、B 1.3%、L 10%，PLT 874×10⁹/L），初步诊断骨髓增殖性肿瘤（MPN）。送检骨髓涂片 5 张（附骨髓印片和血片），骨髓染色体核型，骨髓流式免疫表型，骨髓 *BCR::ABL1*（p210、p190、p230），抗凝血 *JAK2* p.V617F、*JAK2* exon 12、*CALR* 和 *MPL* 突变。**整合诊断**：骨髓增殖性肿瘤（MPN），首先考虑真性红细胞增多症（PV）。**解释与建议**：患者初诊中年女性，三系血细胞均增多，骨髓印片细胞形态学和血片细胞学、骨髓活检组织病理学检验均支持 MPN（PV、ET、CML 均有可能）；骨髓 *BCR::ABL1*（p210、p190、p230）为阴性，骨髓染色体核型分析为正常核型，则排除了慢性髓细胞白血病（CML）；检测 MPN 四项突变仅为 *JAK2* p.V617F 阳性，按诊断的基本规则，在 Hb（RBC）和血小板同时明显增高情况下，可以首先考虑 PV。患者的临床特征（如有无暗红色肤色）、血清 EPO 水平和血清铁蛋白，以及血细胞系列持续增多的程度与时间等也可以提供几项辅助性指标的信息，建议完善相关检查。

病例 6　患者女性，72 岁，3 天前无明显诱因出现血尿 1 次，当地医院血常规示白细胞增高（53×10⁹/L），未予特殊治疗，血常规示 WBC 36.13×10⁹/L、N 89.60%、M 2.4%、B 1.6%、L 6.1%，Hb 126g/L，血小板 56×10⁹/L，血清免疫固定电泳阴性，无肝脾淋巴结肿大、无化学药物与放射线接触史。送检骨髓涂片 5 张细胞形态学（附检血片 2 张）、骨髓活检组织病理学、骨髓流式免疫表型、骨髓常规染色体核型、PCR 法检查抗凝血 *BCR::ABL1*、测序法检测髓系血液疾病 74 种基因突变。**整合诊断**：骨髓增殖性肿瘤，考虑原发性骨髓纤维化 - 纤维化期（MF 3 级，*JAK2* p.V617F 阳性，VAF 92.5%；*ASXL1* 突变示预后不佳）。**解释与建议**：患者老年女性，血常规检查示白细胞增高和血小板减少，无肝脾淋巴结肿大、无化学药物与放射线接触史。骨髓涂片细胞形态学检验示有核细胞增多，中性粒细胞（部分颗粒增多）为主和 NAP 轻度增高（附检血片检出幼粒细胞 12% 和嗜碱性粒细胞 1%）；骨髓流式免疫表型未检测到原始细胞增多和各群细胞表达异常，检出嗜碱性粒细胞 2.2%；骨髓活检示有核细胞增生极度活跃，有核细胞约占 95%，粒系增生活跃，红系增生受抑，巨核细胞增多伴异形性改变，并可见单圆核巨核细胞，原始细胞未见增多，嗜银染色示纤维化评级 MF 3 级（骨髓纤维化）；骨髓常规染色体核型分析 30 个中期分裂象为正常核型；分子检测 BCR::ABL1 为阴性，基因突变检出 JAK2 p.V6171F 一级突变且变异频率达 92%，ASXL1 突变（变异频率 21%）。整合以上信息，老年患者、白细胞增高、血小板减少、细胞形态学和流式免疫表型均易见嗜碱性粒细胞，血片幼稚粒细胞 12%，与患者年龄不符合的骨髓增生极度活跃和 MF 3 级，需要考虑原发性骨髓纤维化（PMF），纤维化期；后续 BCR::ABL1 检测阴性和骨髓染色体核型分析阴性，排除慢性髓细胞白血病（CML）；JAK2 p.V6171F 突变检测阳性且高变异频率支持 PMF 纤维化期诊断，检测的 ASXL1 突变常见于髓系肿瘤，包括骨髓增殖性肿瘤（MPN），尤其是 PMF 晚期，可以预示患者预后欠佳。建议必要时行腹部 CT 检查（肝脾是否肿大）和血清乳酸脱氢酶水平检测。

六、结果复核、报告审核、反馈信息处理与其他方面探讨

结果复核、报告审核制度，报告后反馈信息的处理机制，"请结合临床"等有关检验职责方面问题，参考第 2 章。

第 15 章

骨髓增生异常 - 骨髓增殖性肿瘤检验诊断与报告

一、定义与概念

骨髓增生异常 - 骨髓增殖性肿瘤（myelodysplastic/myeloproliferative neoplasm，MDS/MPN）是一组既有骨髓增生异常（病态造血），又有骨髓增殖（有效造血，细胞成熟基本良好）导致外周血一系或多系髓系细胞增多同时又有一系或多系血细胞减少（常见白细胞增高、贫血，血小板高低不定，血细胞减少的系列与骨髓病态造血的系列可以不一致）为特征的复合或重叠的 *BCR::ABL1* 阴性慢性髓系肿瘤。

MDS/MPN 包括不典型慢性粒细胞白血病（atypical chronic myelogenous leukemia，aCML）、慢性粒单核细胞白血病（chronic myelomonocytic leukemia，CMML）、幼年型粒单核细胞白血病（juvenile myelomonocytic leukemia，JMML）、MDS/MPN 伴环形铁粒幼细胞和血小板增多症（MDS/MPN with ringed sideroblasts and thrombocytosis，MDS/MPN-RS-T）和骨髓增生异常 - 骨髓增殖性肿瘤，不能分类型（myelodysplastic/myeloproliferative neoplasm，unclassifiable，MDS/MPN-U）五个类型。aCML、CMML、JMML 是 *BCR::ABL1* 阴性慢性髓系肿瘤疾病谱中常见而重要的类型。WHO-HAEM5 将 JMML 归入 MPN 大类；将 aCML 更名为 MDS/MPN 伴中性粒细胞增多（MDS/MPN with neutrophilia，MDS/MPN-N）（ICC 分类中仍使用 aCML 病名）；突出分子指标 *SF3B1* 突变而重新命名"MDS/MPN 伴环形铁粒幼细胞和血小板增多"为"MDS/MPN 伴 *SF3B1* 突变和血小板增多（MDS/MPN with ringed sideroblasts and thrombocytosis，MDS/MPN-RS-T）"，可以保留的"MDS/MPN 伴环形铁粒幼细胞和血小板增多"术语被用于野生型 *SF3B1* 以及未检测或不能检测 *SF3B1* 而环形铁粒幼细胞≥15% 的病例；将不能分类型 MDS/MPN（MDS/MPN-U）改称为 MDS/MPN，非特定类型 / 不另作分类型（MDS/PMN with not otherwise specified，MDS/MPN-NOS）。

MDS/MPN-N 是主要累及中性粒细胞导致粒细胞明显增多伴病态造血（鉴别于 CML 的形态学标记），并因中性粒细胞及其幼粒细胞增多导致外周血白细胞增高的造血干细胞克隆性疾病。具有以下特征：①外周血粒细胞增多而单核细胞不增多（分类中<10%）；

②外周血和骨髓原始细胞常轻度增多；③病态造血累及髓系的一个或多个系列；④无 Ph 染色体和 / 或 *BCR::ABL1*；⑤常见髓系细胞 *SETBP1* 和 / 或 *ASXL1*、*ETNK1* 突变。

CMML 是主要累及粒单两系细胞，致粒单细胞明显增多伴病态造血，并因粒细胞，尤其是单核细胞持续增多（CMML 的形态学标记）使外周血白细胞增高的常见髓系肿瘤，具有以下特征：①外周血单核细胞持续性增多（经典型 $>1 \times 10^9$/L，分类中 $>10\%$）；②外周血和骨髓原始细胞与幼单核细胞常轻度增多；③病态造血累及髓系的一个或多个系列；④无 Ph 染色体和 *BCR::ABL1*；⑤常见髓系细胞 *TET2*、*SRSF2*、*ASXL1*、*SETBP1* 突变。⑥无 *PDGFRA* 或 *PDGFRB* 等基因重排（尤其是伴嗜酸性粒细胞增多病例中）。

二、检验与诊断必须了解的临床信息

临床表现（特征）包括既往史、现病史、体格检查及可以获得的其他信息。既往史是很重要的一项内容，是检验诊断与鉴别诊断中的一项重要依据，诸如发现的血液骨髓细胞异常，需要仔细了解有无既往血细胞异常的病史与持续的时间，有无细胞毒 / 放疗治疗史。现病史中，不能解释的一系或二系血细胞增多（尤其是单核细胞增多）与一系或二系血细胞减少、又有骨髓细胞增殖与病态造血共存是 MDS/MPN 形态学的重要特征，也是鉴别诊断的重要指标。

临床开具的送检单，医生有义务填写送检单中的相关信息。实验室对接收的送检单，需要检查送检单信息填写是否完整，尤其是与 MDS 和 MPN 相关的临床表现，如是否既有 MDS（血细胞减少的临床表现）又有 MPN（血细胞增多的临床表现，如肝、脾肿大）的临床特征，必须认真仔细阅读与分析。对相关信息不完善者需要与临床医生交流或直接向患者了解病况与治疗相关信息。

三、检验

全血细胞计数（complete blood count，CBC），血液、骨髓细胞学检查，骨髓组织病理学（包括免疫组织化学）检查，是最基本的检验项目。血液和 / 或骨髓液标本的流式免疫表型（初诊和无原始细胞增多的疾病进展，常不需要），以及常规染色体核型、*BCR::ABL1*（常用 FISH 检测）、相关基因突变或髓系细胞基因突变组套检查，都是不同层面的诊断与鉴别诊断的检验指标。

（一）全血细胞计数

MDS/MPN 全血细胞计数（CBC）构成的特点是二系或一系血细胞减少（MDS 的血细胞减少）与一系或二系血细胞增加（MPN 的血细胞增加）相伴随。常见的组合是贫血和血小板减少与白细胞增高，贫血和白细胞减少与血小板增加，或贫血和白细胞增加与血小板增加。贫血是几乎所有 MDS/MPN 的血象特点。白细胞（粒细胞）增高和单核细胞增多是确诊 CMML 和 JMML 的首个关键性诊断指标。白细胞（粒细胞）增高而单核细胞不增多

（比例＜10%）则是 MDS/MPN 伴中性粒细胞增多鉴别于 CMML 的一个重要的指标。

常见的白细胞成分改变是中性粒细胞增加（也可正常）和 / 或单核细胞增加；易见的病态造血细胞是核分叶障碍和嗜苯胺蓝颗粒缺乏的发育不良幼粒细胞；可见嗜碱性粒细胞稍多，少数病例见小型裸核或微小巨核细胞。

（二）骨髓形态学

有核细胞量方面，MDS 的骨髓细胞是增生（增加）、MPN 的骨髓细胞增多更明显（常用"增殖"），故这组疾病的骨髓有核细胞是增加或显著增加。MDS/MPN-N 和 CMML 常见于中老年人，故发现与年龄不相称的细胞增多时，有评判意义。

病态造血检验需要评判所有系列。这组造血肿瘤的骨髓细胞绝大多数有一系或二系细胞病态造血，除了骨髓细胞形态学外，骨髓切片容易评判的是巨核细胞。骨髓形态学和全血细胞计数详见《血液肿瘤整合诊断》。

细胞成分检验方面，粒细胞明显增加（幼粒细胞为主，易见嗜苯胺蓝颗粒减少）和巨核细胞增加（病态形态）常是 MDS/MPN 伴中性粒细胞增多的特点。粒细胞和单核细胞（骨髓涂片标本常需要细胞化学染色，骨髓切片需要免疫组织化学鉴定）增加常是 CMML 的特点；外周血血小板明显增加与贫血，骨髓巨核细胞为主造血细胞增加伴病态形态（可见大而高核叶巨核细胞，也易见移位性聚集性生长）常见于 MDS/MPN-NOS 或 MDS/MPN-RS-T。

原始细胞检验方面，MDS/MPN 原始细胞可以轻度增加，有较明显增加时指示疾病进展，但也可以是 MPN 的疾病进展，注意鉴别诊断。CMML 病例原始细胞包括幼单核细胞，骨髓原始细胞和幼单核细胞增加需要进一步分型。

（三）流式免疫表型检测

流式免疫表型检查对评判单核系细胞是否增加有意义，尤其是对于单核细胞和幼单核细胞。经典单核细胞比例（CD14++/CD16-，≥94%）对于判断 CMML 有显著意义，CD163 也被认为是 CMML 阳性的标记。CD11b、CD11c、CD14 和 CD64（可以表达减弱）、CD56（可以强表达）或共表达 CD2 是 CMML 的表型特点，CMML 患者单核细胞常有 2 个以上的免疫表型异常。CD34 和 CD117 阳性细胞比例对 CMML 的分型有一定的参考意义。流式免疫表型检测原始髓系细胞分化或抗原表达异常是原始细胞克隆性的证据，对疾病定性有提示性或辅助性作用。一系或多系细胞免疫表型分化异常可以作为形态学病态造血的补充，相互支持与佐证。

（四）遗传学检验

包括常规染色体核型、FISH 和分子学方法检测。有克隆性细胞遗传学异常是肿瘤性诊断的辅助性指标。检出 *BCR::ABL1*，*PDGFRA/PDGFRAB* 与 *FGFR1* 等酪氨酸激酶基因融合及 inv (16)、t (8; 21)、t (15; 17)、inv (3) 者，即排除本组疾病。

MDS/MPN 基因突变检测的指标包括 *JAK2*、*SRSF2*、*SF3B1*、*SETBP1*、*TET2*、*ASXL1*、

ETNK1 突变，针对 *BCR::ABL1* 阴性的特定类型（MDS/MPN）检测的指标见《骨髓细胞与组织病理诊断学》和《血液肿瘤整合诊断》。CMML 最常见的突变中，*ASXL1* 突变可以提示疾病具有侵袭性特点，约 3%～5% 患者存在 *NPM1* 突变，提示疾病进展或归类为急性粒单细胞白血病。在 CMML 中，突变检查至少应包括已被列入预后积分系统评判的 *AXSL1*、*NRAS*、*RUNX1* 和 *SETBP1*，以及已有靶向小分子药物的基因 *IDH1/2*、*FLT3*、*TP53* 等。在常规染色体核型分析中，对没有获得足够（20 个）中期分裂象时，应采用包括 5q31、cep7、7q31、20q、cep8、cepY 和 TP53 探针加做荧光原位杂交（fluorescence *in situ* hybridization，FISH）检测。采用间期 FISH，*TET2* (4q24)、*NF1* (17q11) 和 *ETV6* (12p13) 等基因的隐匿性缺失检出率约 2%～10%。

四、诊断 / 结论

诊断需要多学科技术检查并结合血常规等临床特征的整合诊断。理想的诊断流程是首先确认有无原发疾病并排除治疗相关髓系肿瘤。不能解释的一系或二系血细胞增多与减少并存，包括 CBC 异常和单核细胞增多的病史（尤其是中老年患者）及骨髓形态学检查的特征，是考虑本组髓系肿瘤或其类型存在或可能性的基本证据。最常见的两个类型，MDS/MPN-N 和经典 CMML 的特点及其诊断指标见表 15-1。MDS/MPN-NOS 是具有 MDS 与 MPN 的临床、实验室、形态学和分子的重叠特征但缺乏任何特定的 MDS/MPN 类型诊断标准者。其他类型的诊断（包括基本标准与理想标准）详见《血液肿瘤整合诊断》。

表 15-1　MDS/MPN-N（aCML）、CMML 的特点及其诊断指标

诊断指标	aCML	CMML
临床 *	较常见，常见于中老年人，男多于女，常见脾大，急变少见	常见，常见于中老年人，常见肝脾大，急变易见
血常规 *	WBC 增高、贫血、PLT 常减少，常见幼粒细胞，可见嗜碱性粒细胞，原始细胞（常<3%），单核细胞（<10%）	WBC 增高、贫血、PLT 常减少，单核细胞增多（比例>10%，绝对计数≥$1×10^9$/L），可见原始细胞和幼单核细胞（常<5%）并按比例予以进一步分型（见图 15-3）
骨髓形态学 *	粒细胞增殖常伴病态形态，巨核细胞增多常伴病态形态，红系造血常见减低，原始细胞常轻度增多（>5% 至 <20% 示疾病进展）	粒巨两系细胞增生常伴病态形态，（幼）单核细胞增多常伴异常形态，红系造血常见减低，原始细胞常轻度增多（<20%）并按比例予以进一步分型（见图 15-3）
BCR::ABL1 和 / 或 Ph 染色体 *	阴性	阴性
常见基因突变 *	见正文	见正文

注：*.诊断指标

需要与 MDS/MPN-N（aCML）相鉴别的疾病有 CML、CMML 和 MDS。与 CML 鉴别最重要的一项是 *BCR::ABL1* 和 / 或 Ph 染色体是否阳性。MDS/MPN-N 与 CMML 鉴别最

重点一项是外周血单核细胞的增多程度。MDS/MPN-N 与 MDS 鉴别的重点是骨髓细胞的增殖并在外周血中至少有一系血细胞增加。

对于骨髓病态造血不明显的 CMML，符合其他条件也可以明确诊断：骨髓细胞中有获得性克隆性细胞遗传学或分子学异常，或者单核细胞增多持续 3 个月以上并排除恶性肿瘤、感染或炎症等原因引起的单核细胞增多。

基因突变检测有助于提供分子诊断的证据，指标包括 *JAK2*、*SRSF2*、*SF3B1*、*SETBP1*、*TET2*、*ASXL1*、*ETNK1* 突变。MDS/MPN 虽常有基因突变，但特异性不如 MPN 的相关基因异常，它多作为诊断的补充或增加诊断或鉴别诊断的证据。如 MDS/MPN-RS-T 病例中，常见 *SF3B1* 合并 *JAK2* p.V617F 或 *CALR* 或 *MPL* p.W515 阳性；CMML 中 *ASXL1*、*TET*、*SRSF2* 突变常为阳性；aCML 病例中极少出现 *CSF3R* 突变，若有突变时需要重新评估并与 CNL 作出鉴别诊断，检出 *BCR::ABL1* 诊断为 CML 或 CML 疾病进展（加速期）。同时需要注意，该大类中不应出现的特定的重现性遗传学异常，如 *BCR::ABL1* 和 *PDGFRA/PDGFRB* 与 *FGFR1* 等酪氨酸激酶基因融合及 inv (16)、t (8; 21)、t (15; 17)、inv (3)。

最后对照当前诊断与 WHO-HAEEM5 的 aCML、CMML 和 MDS/MPN-RS-T 标准诊断（详见《血液肿瘤整合诊断》）是否符合。在 CMML 中，其他标准符合，单核细胞在 (0.5 ~ 0.9) × 10⁹/L 者，可以归类为寡 CMML (oligomonocytic CMML，O-CMML)。

CMML 特征是持续的外周血单核细胞增多和体细胞突变的多种组合。突变涉及表观遗传调控基因（*TET2* 突变最常见，约见于 60% 患者，其他有 *IDH1/2*、*DNMT3A* 等）、剪接体基因（*SRSF2* 最常见，约见于 50% 患者，其他有 *SF3B1*、*U2AF1*、*ZRSR2*）染色体、组蛋白修饰基因（*ASXL1* 最常见，约见于 40% 患者，其他突变有 *EZH2*、*SUZ12*、*EED*）、信号转导基因（*RAS* 最常见，约见于 30% 患者，其他突变有 *CBL*、*JAK2*、*FLT3*、*SH2B3*）、肿瘤抑制基因（*TP53*、*PHF6*）、黏蛋白复合体基因（*STAG2*、*BCOR*、*SMC1A*、*RAD21*）和其他突变（如 *SETBP1*、*RUNX1*）。WHO-HAEM5（2024）修订的诊断标准，包括必要标准和支持标准（表 15-2）。第一个必要标准是外周血单核细胞持续绝对计数增多（≥0.5 × 10⁹/L）和比例 ≥10% 或 <10%。也就是说，单核细胞绝对增多的基值从 1.0 × 10⁹/L 降低到 0.5 × 10⁹/L，以纳入之前称为寡单核细胞 CMML 的病例。为了提高诊断准确性，需要检出一种多克隆细胞遗传学或分子异常和至少一个系列病态造血。外周血单核细胞亚群的异常划分作为新的支持标准。增加的"寡单核细胞 CMML"，诊断标准比单核细胞 ≥1 × 10⁹/L 和 10% 的非"寡单核细胞 CMML"严格，分子检测和病态造血是关键性指标。

另根据外周血白细胞计数，可分为骨髓增生异常型 CMML（myelodysplastic CMML，MD-CMML）（外周血 WBC <13 × 10⁹/L）和骨髓增殖型 CMML（myeloproliferative CMML，MP-CMML）（外周血 WBC >13 × 10⁹/L）。再次确认既往存在的这两个亚型。MP-CMML 常见与激活 RAS 通路的基因突变和不良临床结果相关。WHO-HAEM4R（2017）中的 CMML-0 亚型（血液中原始细胞 <2% 和骨髓中 <5%）因预后评判意义很有限而被取消。

表 15-2　CMML 诊断标准（WHO-HAEM5，2024）

基本标准

1. 外周血单核细胞持续绝对增多（≥0.5×10⁹/L）和相对增多（≥10%）

2. 外周血和骨髓中原始细胞＜20%*

3. 不符合慢性髓细胞白血病或其他骨髓增殖性肿瘤的诊断标准 **

4. 不符合髓系 / 淋系肿瘤伴酪氨酸激酶融合的诊断标准 ***

理想标准

1. ≥1 个髓系病态造血#

2. 获得性克隆性细胞遗传学或分子异常

3. 外周血单核细胞亚群区分##

诊断要求

所有病例必须满足基本标准（必要标准）。若单核细胞增多≥1×10⁹/L 时必须满足 1 项或多项理想标准（支持标准），单核细胞增多≥0.5 且＜1×10⁹/L：必须满足第 1 条和第 2 条支持标准

亚型诊断标准

骨髓增生异常型 CMML（MD-CMML）：WBC＜13×10⁹/L

骨髓增殖型 CMML（MP-CMML）：WBC≥13×10⁹/L

亚组标准（基于原始细胞和幼单核细胞百分比）

CMML-1：外周血＜5% 和骨髓＜10%

CMML-2：外周血 5%～19% 或骨髓 10%～19%

注：*. 原始细胞和原始细胞等同意义细胞包括原始粒细胞、原始单核细胞和幼单核细胞。**. MPN 初诊时或疾病过程中可能与单核细胞增多有关，与 CMML 相似；此时，有 MPN 病史者可排除 CMML；骨髓中存在 MPN 特征和 / 或高负荷的 MPN 相关突变（*JAK2*、*CALR* 或 *MPL*）倾向于支持伴单核细胞增多 MPN 而非 CMML。***. 嗜酸性粒细胞增多病例中，必须排除伴酪氨酸激酶融合的髓系 / 淋系肿瘤。#. 骨髓造血系列中≥10% 细胞存在病态造血。##. 在无活动性自身免疫疾病和 / 或全身性炎症反应综合征患者中，检测到经典单核细胞增多（＞94%）。

五、报告（结论、解释、建议）与病例列举

骨髓形态学等检验诊断报告的 MDS/MPN，一般需要对其中的类型做出提示诊断或提出可能类型诊断。对于诊断证据尚有不足或检查不全的，需要在报告中提出补充检查或进一步检查的针对性建议，如 MDS/MPN 突变（组套）或髓系细胞突变组套检查和常规染色体核型分析；对于考虑的 CMML 高危亚型或急性转化趋向的病例，建议进行染色体核型、*KMT2A*（*MLL*）基因重排、*NPM1* 突变检查。

病例 1　患者 60 岁，男性，痛风 10 年，上腹部不适和胸痛 2 天，检查血常规异常（WBC 47.28×10⁹/L、N 23%、L 26%、M 38%、幼粒细胞 12%，Hb 70.14g/L，PLT 67×10⁹/L），肝脾淋巴结未及肿大、无发热，疑诊白血病，送检骨髓涂片 6 张附印片和血片各 2 张，骨髓活检、流式免疫表型，另送检常规染色体核型、*KMT2A*（*MLL*）重排和 AML 22 种髓系基因突变检验。**整合诊断 / 结论**：①慢性粒单细胞白血病 -2 型，增殖型（CMML-2，MP），伴 *TET2* 突变；②成熟 B 细胞免疫表型异常（流式检出 4.05% 细胞呈克隆性表

达），考虑小 B 细胞小克隆增生，建议随访。**解释与建议**：骨髓有核细胞增生活跃，单核系细胞比例增高（原始单核细胞 1.0%、幼单核细胞 14.5%、单核细胞 28%，NSE 染色阳性、CE 阴性），粒系造血尚可（嗜酸性粒细胞比例 0.5%；红系造血受抑，巨核细胞病态造血），附检骨髓印片有核细胞明显增多，单核细胞增多（血片单核细胞占 33%、幼单核细胞占 4%、幼粒细胞占 4%，嗜酸性粒细胞占 0.5%），细胞形态学符合 CMML 伴原幼单核细胞增多。骨髓切片（活检）有核细胞增多，胞体较大胞质丰富的单核细胞片状浸润（表达溶菌酶、CD163、CD56，CD20、CD3 零星阳性），支持 CMML 伴 CD56 表达（提示预后较差）；流式免疫表型检测到幼单核细胞 4.06%、单核细胞 18.93%（未见原始细胞比例增高），另检测到 4.05% 异常成熟 B 细胞（表达 CD19、CD23、HLA-DR、lambda）；FISH 检查 *KMT2A*（*MLL*）重排阴性、常规染色体核型分析 30 个中期分裂象为正常核型，AML 22 种髓系基因检测到参与表观调节的基因 *TET2* 一级突变（VAF 47.4%），结合骨髓形态学（包括免疫组织化学）和临床特征，进一步支持 CMML-2 诊断，而流式免疫表型检测到 4.05% 异常成熟 B 细胞考虑为小 B 细胞小克隆增生，建议 IG 基因克隆性重排和随访。

病例 2 患者男性，75 岁，发现血小板减少 8 天，脾大，无淋巴结和肝大，无化学药物和放射线接触史。血常规示 WBC 17.8×10^9/L、N 11.4×10^9/L、M 3.1×10^9/L、Hb 118g/L、MCV 72.8 fl，PLT 60×10^9/L。送检骨髓涂片（附血片）细胞形态学、骨髓活检病理学、骨髓流式免疫表型、骨髓常规染色体核型、FISH 方法 *BCR::ABL1* 和 NGS 髓系 67 种基因突变检测。**整合诊断**：①慢性粒单细胞白血病 -1 型和增殖型（CMML-1，MP），伴表观调节功能基因 *ASXL1* 和 *TET2* 一级突变（VAF 分别为 34.2% 和 41%）；②血常规示红细胞为小细胞性轻度贫血，建议血清铁、铁蛋白等检查（寻找原因）。**解释与建议**：患者老年男性，发现白细胞增高、单核细胞增多和血小板减少 8 天，脾大，无淋巴结和肝大，无化学药物和放射线接触史；骨髓细胞学检查示有核细胞增生，单核细胞增多（占 12.5%，附检血片占 31%），原始细胞不增加（骨髓比例为 0.5%、外周血未见），嗜酸性粒细胞不增加（外周血 0.5%，骨髓未见）；骨髓流式免疫表型检测到 19.7% 单核细胞；骨髓活检示有核细胞增生活跃，有核细胞约占 70%，单核样细胞数量增多，呈小簇状或小灶性分布，见单圆核或小巨核细胞；染色体核型分析 25 个中期分裂象为正常核型（46，XY）；FISH 检测 *BCR::ABL1* 阴性；髓系 67 种基因突变检测到 *ASXL1* 和 *TET2* 一级突变，VAF 为 34.2% 和 41%，提示髓系细胞呈肿瘤克隆性。整合以上信息，结合血常规等临床信息，形态学和流式免疫表型特征、细胞遗传学检测正常及分子检出 2 个参与表观调节功能基因一级突变且 VAF 较高，具有支持 CMML 诊断的证据，符合慢性粒单细胞白血病 -1 型（CMML-1），患者白细胞计数 >17.8×10^9/L 又符合 CMML 增殖类型（CMML-1，MP）标准。另考虑患者血常规红细胞指数，示小细胞性和轻度贫血，建议血清铁、铁蛋白等检查寻找原因。

病例 3 患者男性，53 岁，初诊，体征不详。血常规示白细胞增高（WBC 19.07×10^9/L，N 67%、M 13.5%、E 1.6%、B 0.2%）、贫血（RBC 1.84×10^{12}/L、Hb 68g/L）、血小板正常（193×10^9/L）。送检骨髓涂片（附检血片；外单位检验报告），骨髓流式免疫表型、骨髓活检组织病理学（外单位检验报告），骨髓常规染色体核型分析、PCR 检测 *BCR::ABL1* （p210、p190、p230）和髓系38种基因突变筛查。**整合诊断：**髓系肿瘤，首先考虑慢性粒单细胞白血病（CMML）-1型和骨髓增殖型。**解释与建议：**患者中年男性，初诊，白细胞和单核细胞增多、贫血。骨髓涂片细胞形态学检验示有核细胞增生明显活跃，原始细胞占1.5%、单核细胞增多（占13%，附检血片占21%）；骨髓流式免疫表型检测到3.20%异常原始细胞和7.65%单核细胞；骨髓活检示中晚阶段粒细胞增多，单核细胞易见，巨核细胞明显形态异常；骨髓染色体核型分析30个中期分裂象，18个细胞检出9号染色体臂间倒位，即inv (9) (p12q13)，克隆性核型；PCR检测*BCR::ABL1*为阴性；检测髓系38种基因示*ASXL1*、*BCOR*、*CSF3R*、*SETBP1*一级变异，VAF分别为41.86%、21.86%、35.16%和44.73%。整合以上信息，细胞形态学结合血常规有支持CMML的条件，骨髓流式免疫表型检测到异常原始细胞和骨髓活检，有支持髓系肿瘤的部分证据；染色体核型检出克隆性9号染色体臂间倒位支持髓系肿瘤性改变；突变检出四个基因1级突变，且VAF高，支持髓系肿瘤的克隆性质，尤其是*ASXL1*、*SETBP1*突变是CMML诊断的有力证据。根据诊断规则，诊断MDS/MPN（包括CMML）还需要排除少见的髓系/淋系肿瘤伴嗜酸性粒细胞增多和酪氨酸激酶融合（myeloid/lymphoid neoplasm with eosinophilia and tyrosine kinase gene fusion，MLN-TK），本例患者骨髓和附检血片嗜酸性粒细胞比例各为3%。建议检测*PDGFRA*、*PDGFRB*、*FGFR1*、*JAK2*、*FLT3*、*ABL1*重排（可用FISH等检查），如果检出其中一个阳性，则归类为MLN-TK。

病例4　患者男性，69岁，初诊；血细胞异常3个月，脾肋下1.5cm，浅表淋巴结未触及；近次血常规WBC $23×10^9$/L（血片人工镜检N 68%、幼粒细胞10%、E 0.5%、B 0.5%、M 3%），Hb 76g/L、RBC $237×10^{12}$/L、MCV 92fl、MCH 29pg、MCHC 322g/L，PLT $67×10^9$/L。送检骨髓涂片6张细胞形态学检查。**结论与建议：**骨髓有核细胞增生明显活跃，粒系中晚阶段粒细胞为主（原始细胞4.5%、嗜碱性粒细胞1.0%、NAP积分137）伴粒巨两系病态造血（病态细胞各占34%和18%）和红系造血受抑；结合血常规等临床信息，考虑MDS/MPN，不典型慢性粒细胞白血病（WHO-HAEM5称为MDN/MPM-N）可能，建议髓系肿瘤基因突变组套、*BCR::ABL1*和其他酪氨酸激酶基因重排以及染色体核型分析（排除CML等髓系肿瘤其他类型）。

六、结果复核、报告审核、反馈信息处理与其他方面探讨

结果复核、报告审核制度，报告后反馈信息的处理机制，"请结合临床"等检验其他方面问题探讨，参见第2章。

第16章

急性原始淋巴细胞白血病基本类型检验诊断与报告

一、定义与概念

急性原始淋巴细胞白血病（acute lymphoblastic leukemia，ALL），即原始淋巴细胞白血病（lymphoblastic leukemia）与淋巴母细胞（原始淋巴细胞）淋巴瘤（lymphoblastic lymphoma，LBL）是同一疾病的不同起病方式，常有不同的临床和实验室表现。原始淋巴细胞白血病/原始淋巴细胞淋巴瘤（lymphoblastic leukemia/lymphoma，ALL/LBL）是大类病名，两者之间的"/"常用的意思是"或者"，即初诊时不是 ALL 就是 LBL，一部分患者兼有两者的特征。以白血病形式起病且原始淋巴细胞≥20%者归类为 ALL。以瘤块形式起病无血液和/或骨髓累及，或有微小累及（WHO 认为原始淋巴细胞<25%，多认为<20%）者归类为 LBL（由组织病理学做出诊断），有明显血液和/或骨髓侵犯（原始淋巴细胞≥25%，WHO）者归类为 ALL。有 LBL 病史（在疾病经过中）而发生血液和/或骨髓累及者则为 LBL 白血病性或非白血病性侵犯。这与孤立的髓系肉瘤与急性髓系白血病（acute myeloid leukemia，AML）病理进程相似（图 16-1）。

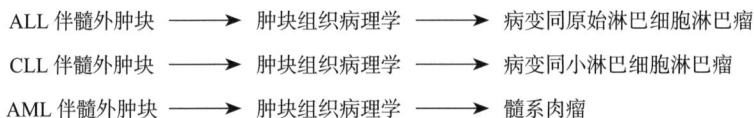

ALL 伴髓外肿块 ⟶ 肿块组织病理学 ⟶ 病变同原始淋巴细胞淋巴瘤

CLL 伴髓外肿块 ⟶ 肿块组织病理学 ⟶ 病变同小淋巴细胞淋巴瘤

AML 伴髓外肿块 ⟶ 肿块组织病理学 ⟶ 髓系肉瘤

图 16-1 白血病伴髓外肿块与组织病理学

ALL 的基本类型是指初诊时通过血液/骨髓（细胞）形态学而最先做出的 ALL 分类，亦即 FAB 分类或相当于 FAB 分类的 ALL（其中 ALL-L3 已经不在 ALL 的定义范围内），还有流式免疫表型检测、细胞免疫化学染色、组织免疫化学染色评判的 B-ALL 与 T-ALL。诊断统一定义为原始淋巴细胞≥20%（血液和/或骨髓涂片标本），有明显瘤块者则需要原始淋巴细胞≥25%（WHO）或骨髓≥20%（NCCN 和国内标准）。WHO 分类中的 ALL，非特定类型（not otherwise specified，NOS）则是经过进一步检查分出特定的类型后而剩下的类型，由细胞形态学和免疫表型定义。WHO-HAEM5 定义的 B-ALL 诊断的基本标准为原始淋巴细胞≥20%，流式免疫表型等检测为 B 系原始淋巴细胞；理想标准为伴有特定重现性遗传学异常的免疫表型谱，鉴定出特定的重现性遗传学异常类型。B-LBL 诊断的基本标准为在组织学上，由单形性原始细胞浸润的淋巴结结构消失或组织弥漫性浸润，免疫组织化学为 B 系表达特征：表达 CD19、CD22、cCD79a 和 / 或 PAX5，且表达不成熟标记（CD34、TdT 和 / 或 CD10），而 sIg 不表达，罕见病例 CD34 和 TdT 不表达（构成诊断挑战）。理想标准为伴有特定重现性遗传学异常的免疫表型谱并鉴定出特定的重现性遗传学异常类型。

二、检验与诊断必须了解的临床信息

临床表现（特征）包括既往史、现病史、体格检查，以及可以获得的其他相关信息。既往史是很重要的一项内容，是检验诊断与鉴别诊断中的一项重要依据，诸如发现的血液骨髓细胞异常，需要仔细了解有无既往血细胞异常的病史与持续的时间，有无细胞毒 / 放疗治疗史、家族性血细胞异常或血液肿瘤易感疾病。现病史中，尤其应关注与 ALL、LBL 相关的临床表现，如血细胞异常的程度及有无伴随肝脾淋巴结肿大。若有器官肿大者需要关注肿大的特征（部位与程度），还应重视对患者年龄、性别的分析。ALL 是儿童易患的白血病，约占全部 ALL 的一半以上，高发年龄是 2 ~ 9 岁，症状和体征几乎都是骨髓原始淋巴细胞扩增引起血细胞异常造成的，肝脾肿大、发热、乏力、淋巴结肿大、出血、骨或关节疼痛是常见表现。T-ALL 最明显的是淋巴结肿大、纵隔肿瘤、胸腔积液和 / 或白细胞过多。

临床开具的送检单，医生有义务填写送检单中的相关信息。实验室对接收的送检单，需要检查送检单信息填写是否完整，与 ALL（急性白血病性症状和全血细胞计数异常）和 LBL（髓外淋巴组织肿块和 B 症状）相关的临床表现及病情经过是从临床角度怀疑 ALL 还是淋巴瘤的重要参考依据，必须认真仔细阅读与分析。对相关信息不完善者需要与临床医生交流或直接向患者了解病况与相关治疗情况。

三、检验

全血细胞计数（complete blood count，CBC）及血片、骨髓涂片、骨髓印片细胞形态学（包括细胞化学染色）检验非常重要。仔细分析 CBC 异常及其特点，观察每种标本的细胞形态学。血片分类 200 个白细胞，骨髓涂片分类 200 个有核细胞。当标本中原始淋巴细胞在 20% 左右时，建议血片分类 200 个白细胞，骨髓涂片分类 500 个有核细胞，并计数比例。细胞化学染色的常规项目包括髓过氧化物酶（myeloperoxidase，MPO）、苏丹黑 B（Sudan black B，SBB）等。血液骨髓细胞形态学是 ALL 及其基本类型诊断的常规项目之一。

ALL 几乎都有 CBC 异常。常见白血病细胞出现于外周血致白细胞计数增高，又因造血衰竭或受抑导致血红蛋白、中性粒细胞绝对值和血小板计数减低。外周血细胞形态学检出原始细胞，且有一定比例，≥20%者即可以作出ALL的诊断，＞10%者也需要高度怀疑ALL。同时进行细胞化学和免疫化学染色可以同骨髓标本一样做出明确的基本类型诊断。在这部分病例中，外周血细胞形态学加血液标本流式免疫表型为主的检测方法（选择标记包括前体细胞类，如CD34、TdT；系列特征类，如CD19、cCD22、cCD79a、cCD3；系列相关类，如CD7、CD10），结合外周血细胞形态学即可以作出明确的ALL及其基本类型诊断，并确认是否淋系，是B-ALL还是T-ALL。也可以用这部分患者的血液标本，通过FISH和PCR检测白血病融合基因，可以得到诊断的分子证据。

骨髓切片（活检）可以不做要求。组织病理学检验需要结合外周血与骨髓细胞学检查，必要时加做组织化学染色和免疫组织化学。除了少数的类型（如ETP-ALL）外，血液和/或骨髓标本的流式免疫表型检测（流式细胞仪至少6色）也属于基本类型诊断项目。以血液和/或骨髓液为标本的染色体核型和白血病融合基因等分子学检测，属于进一步分类可靠、准确诊断的检验指标。

四、诊断/结论

ALL及其基本类型诊断都必须具有细胞形态学（表16-1）和/或免疫表型（表16-2）特点并符合细胞学诊断标准（血液和/或骨髓原始淋巴细胞≥20%），初诊时有明显瘤块患者则需要原始淋巴细胞≥25%或≥20%。ALL与LBL之间的关系及其诊断见前述。

按形态将原始淋巴细胞分为小和大两类原始细胞，并由此特点可分类L1、L2和L3三个类型白血病形态学（表16-1），这是理解和把握原始淋巴细胞极其重要的基础。ALL-L3中，大原始淋巴细胞嗜碱性胞质和蜂窝样或珍珠状空泡，被确定为Burkitt细胞，以急性白血病形式起病者，由于其免疫表型为成熟B细胞，已不再列入通常意义上的B系-ALL（B-ALL）。

表16-1 ALL原始淋巴细胞的形态特征

形态和免疫特点	ALL-L1	ALL-L2	ALL-L3*
细胞大小	小细胞为主	大细胞为主，大小不一	大细胞，大小一致
核染色质	结构均一	不定	细点状，均匀
核形	规则，偶有凹陷或折叠	不规则，常见凹陷或折叠	规则，圆形或卵圆形
核仁	不明显或小而不显眼	1个或2个，常大	明显，1个或多个小泡状
胞质量	少	不定，常较多	较多
胞质嗜碱性	轻或中度	不定，有些较强	很强
胞质空泡	不定	不定	常显著，蜂窝状
免疫属性	多为（早）前B细胞	多为（早）前B细胞	成熟B细胞

注：*.不再列入ALL（B-ALL）中。

表 16-2　ALL 免疫表型一般特征和其他相关特征

ALL 类型	免疫表型的一般特征	相关的其他特征
B 系 ALL	共性表达 CD19 和 / 或 CD79a 和 / 或 CD22	
早前 B-ALL	CD10–、CD34+、TdT+，常无 B 细胞分化抗原表达	高白细胞计数，形态学为 L2 和 L1，常见 KMT2A（MLL）和 BCR 重排，预后差
普通型 ALL	CD10+，TdT+，CD34+（常见）	形态学为 L2 和 L1，常见低二倍体和 BCR 重排，预后较差
前 B-ALL	CD10+/–，cIg+，TdT+，CD34+（常见）	高白细胞计数，形态学为 L1 和 L2，常见 t (1; 19)，可见 t (9; 22)，低二倍体（预后较差）和高二倍体（预后较好）
成熟 B-ALL*（ALL-L3）	cIg–/+，sIg+（κ/λ+），CD10+/–，TdT–，CD34–	男性患者多见，髓外浸润明显，形态学为 L3，遗传学为 MYC 和 IG 基因重排，预后差
T 系 ALL	共性表达 cCD3 和 / 或 mCD3+/–，TdT+	
早 T- 前体 -ALL**	CD7+、CD1a–、CD8–、CD3–/+、CD2–/+、CD4–/+、CD5–/dim、CD117 和 / 或 HLA-DR+/–、CD34+（常见）	男性患者多见，具有 AML 相似的基因突变（DNMT3A，JAK3，RUNX1 和 FLT3），预后差
前 T-ALL	CD2+ 和 / 或 CD5+ 和 / 或 CD8+/–，CD34+/–	男性患者多见，白细胞计数较高，髓外浸润明显，TLX1（HOX11）或 LYL1 致癌转录因子过度表达
T-ALL***	CD2+，CD4+/CD8+，CD34–/+，TCR–/+	男性患者多见，白细胞计数较高，髓外浸润明显，LYL1 致癌转录因子过度表达
原始 NK 细胞白血病#	**CD56+、cCD3 弱阳性、mCD3–**	淋巴结和脾常肿大，骨髓或外周血原始淋巴细胞 ≥20%，胞质有嗜天青颗粒，无 TCR、IG 基因克隆性重排

注："+""–"表达的含义同第四章图 4-4。*. 成熟 B 细胞肿瘤，Burkitt 细胞白血病。**. 若表达 CD5，原始细胞群阳性率<75%，同时可伴有 ≥1 个髓系或干细胞抗原，如 CD117、CD34、HLA-DR、CD13、CD33、CD11b、CD65；符合 ETP-ALL 其他标准，较强或均匀表达 CD5 的白血病称为近似 ETP-ALL。***. 为晚皮质和髓质 T-ALL。#. 在 WHO-HAEM5 中此类型被取消。

　　细胞形态学检查诊断的 ALL，都需要免疫表型检测。免疫表型（常用流式细胞术，也可以用骨髓切片、涂片和血片免疫组织化学方法）是评判原始淋巴细胞系列（表 16-2）及其类型的证据。除了少见的早 T 前体 ALL（early T-cell precursor lymphoblastic leukemia，ETP-ALL）外，通过免疫表型证据诊断的 B-ALL 和 T-ALL 属于基本类型。

五、报告（结论、解释、建议）与病例列举

（一）细胞形态学诊断报告

　　对有明确的细胞形态学特征（包括细胞化学染色）并符合基本类型的细胞学标准者，即可发出明确的 ALL 诊断报告。由于 FAB 定义的 ALL-L1 与 L2 仍有细胞形态学与分子

类型之间的部分关系，以及在评判预后方面的意义，在资源有限时建议依然可以诊断和报告。如原始淋巴细胞明显大小不一、胞体有异形和胞质可见颗粒者，常预后欠佳，且易见 Ph 染色体和 *BCR::ABL1* 融合。有证据明确而做出的 ALL 或其基本类型诊断报告，一般不需要再提出"进一步检查"的建议，因细胞形态学仅是基础诊断，在治疗前都需要进一步的 WHO 分类与全身情况评估，但可以对相关疾病鉴别诊断进行适当地解读与建议。此外，细胞形态学诊断需要流式免疫表型共同解读，比如流式免疫表型检查 CRLF2 阳性的，请参考第 17 章。

病例 1 患者 B-ALL 伴 *BCR::ABL1*（p190）阳性 3 个月，按期入院化疗，血常规检查正常，复查骨髓细胞形态学。**检验结论/诊断：** 粒红巨三系造血良好，原幼淋巴细胞占 1.0%，与前次骨髓检查比较，示 ALL 治疗后（持续）完全缓解骨髓象。**解释与建议：** 患者骨髓造血恢复基本正常，分类 200 个有核细胞中，原幼淋巴细胞占 1.0%，该细胞大小不一，一部分异形与初诊时形态类似，建议染色体核型或 *BCR::ABL1*（p190）检测并结合流式免疫表型 MRD 检查，进一步评判。

病例 2 患者 16 岁，男性，初诊。颈部淋巴结肿大 10 余天，活检示中等大小细胞弥漫性分布，核圆、核仁明显，表达 TdT、CD3、CD10，Ki-67 阳性率 80%，考虑淋巴母细胞（原始淋巴细胞）淋巴瘤（LBL）。查血常规正常（WBC 8.08×10^9/L，Hb 129g/L，PLT 196×10^9/L），评估骨髓有无累及而送检骨髓涂片 8 张、血片 2 张和流式免疫表型。**检验结论/诊断：** 有核细胞增生活跃，原始淋巴细胞占 34%（血片占 30%，MPO 阴性），结合流式免疫表型（2019-01-12）检测到原幼 T 淋巴细胞 44.12% 和颈部淋巴结活检（2019-01-06），符合 T-ALL。**解释与建议：** 参照 WHO 分类对 ALL 与 LBL 的界定，以瘤块形式起病同时血液或骨髓原始淋巴细胞≥25%者归类为 ALL，故本例应诊断为 ALL（T 系）；若患者初诊 LBL，在病程中（常在 3 个月后）出现血液或骨髓原始淋巴细胞增多，为淋巴瘤累及，达 20%（或 25%）以上者为原始淋巴细胞淋巴瘤性白血病。建议细胞遗传学和相关基因突变检查，进一步评估遗传学异常的状态和预后。

病例 3 患者男性，75 岁。贫血和血小板减少（Hb 74g/L，PLT 8×10^9/L）原因待查。送检骨髓涂片 5 张和流式免疫表型。**结论与建议：** 有核细胞增生活跃，原幼淋巴细胞占 53.0%（胞体较大，胞核奇形怪状，MPO 阴性），整合同步检测的流式免疫表型（B-ALL，编号 ×××），符合 B-ALL 骨髓象，建议染色体核型、B-ALL 白血病融合基因、B-ALL 伴 *BCR::ABL1* 样基因重排（FISH 检测相关基因重排 6 项：*ABL1/ABL2*、*PDGFRA/PDGFRAB*、*CRLF2*、*JAK2*）和 ALL 伴 iAMP21（FISH 检测 *RUNX1* 基因额外拷贝）检查，进一步分类并提供预后评判和治疗参考信息。

（二）骨髓切片（活检）形态学诊断报告

骨髓切片常规 HE 染色、特殊染色包括组织化学染色和免疫组织化学染色。骨髓切片检查的原始淋巴细胞的比例是大致数值，准确性较低，当原始淋巴细胞比例约在 20%～30% 时需要结合骨髓涂片有核细胞分类。原始淋巴细胞的形态学特点是细胞中等或偏小，细胞规则或较为规则，染色质较为致密（着色偏深），甚至类似斑点状结构，胞质少或一般。通常，骨髓切片做 MPO 等组织化学染色不多，而普遍重视免疫组织化学。CD34、TdT、CD10、CD19、PAX5、CD79a 阳性与 MPO 阴性是原始 B 淋巴细胞的特征，而 CD34、CD3、CD7 等 T 细胞标记阳性是原始 T 淋巴细胞的特征，这些指标有助于 ALL 或 B（T）-ALL 的诊断。通常，骨髓切片检验需要结合血液和 / 或骨髓涂片细胞形态学检查，有助于发出可靠的诊断报告。

（三）流式免疫表型检测诊断报告

流式免疫表型检测是 ALL 检验与诊断的必需项目。除了骨髓，也可以用血液（白细胞计数高，原始淋巴细胞在 1×10^9/L 以上）标本，且检测快和报告周期短，并与细胞形态学同步而互补性明显。流式免疫表型检测发出的 B（T）-ALL 诊断报告比细胞形态学更进一步，一般也比骨髓切片（活检）组织病理学报告更佳，还可以对某些特殊类型，如 ETP-ALL、原始 NK 淋巴细胞白血病、混合表型急性白血病做出明确的诊断。有明确证据而做出的 ALL 或其基本类型（B-ALL、T-ALL）的诊断报告，一般不需要再提出"结合临床和进一步检查"的建议。在基本类型报告中，免疫表型分析必须结合形态学。评判原始淋巴细胞系列的检查中，流式免疫表型检测则是最重要和最主要的。对 ALL 基本类型的进一步可靠、准确的 WHO 分类需要完善遗传学等检查。

病例 1　**检验结论：** 骨髓标本有核细胞增多，检测到 CD34+、TdT+、CD10+、CD19+ 原始 B 淋巴细胞占 90%（T 系和髓系特异标记阴性），符合急性原始 B 淋巴细胞白血病（B-ALL）免疫表型象。**解释与建议：** 流式免疫表型检测诊断的 B-ALL 属于基本类型，它包括了 WHO 分类中的特定类型与非特定类型，按常规要求需要通过常规染色体核型和 FISH 方法、ALL 白血病融合基因与相关基因突变等检查，进行多学科信息整合的 WHO 分类并提供个体化治疗参考信息。必要时排除罕见的治疗相关 ALL（结合病史）和伴嗜酸性粒细胞增多的其他淋系肿瘤（*PDGFRA/PDGFRB*、*FGFR*1 重排检查）。本例标本表达 CD34、TdT、CD10 和 CD19 的 B-ALL 又属于普通型 ALL，常见低二倍体和 *BCR* 重排，预后较差，建议进一步检查。

病例 2　**检验结论：**（骨髓标本）检测到 CD34/TdT/CD19/CD38+、CD10– 原始 B 淋巴细胞占 94%（其他 B 细胞分化抗原，T 系和髓系特异标记阴性），符合急性原始 B 淋巴细胞白血病（B-ALL）免疫表型象。**解释与建议：** 流式免疫表型检测诊断的 B-ALL 属于基本类型，本例表达 CD34、TdT、CD38 和 CD19，不表达 CD10 的 B-ALL 又属于早前 B-ALL，常见高白细胞计数、*KMT2A*（*MLL*）和 *BCR* 重排，CD38 高表达和 CD10 不表达或弱表达的 B-ALL 还可见 *MEF2D* 重排，预后均较差，建议进一步检查与分类。

（四）ALL/LBL 的诊断报告

具有典型的临床表现、形态学和免疫表型特征的病例，需要将 ALL 与 LBL 明确归类。在血液学的常规检查（外周血形态学、骨髓形态学、流式免疫表型检测等）的表述与诊断报告中，尤其需要注意：诊断明确的不用 B（T）-ALL/LBL 的大类（总体）病名，建议直接报告 B（T）-ALL 与 LBL。诊断报告使用"B（T）-ALL/LBL（大类），符合或考虑 B（T）-ALL"的方式，也是符合疾病概念与类型的，也可以解释或标注形式对大类病名（ALL/LBL）进行适当解读。

六、结果复核、报告审核、反馈信息处理与其他方面探讨

结果复核、报告审核制度，报告后反馈信息的处理机制，"请结合临床"等有关检验其他方面问题探讨，参考第 2 章。

第 17 章

急性原始 B 淋巴细胞白血病特定类型
和非特定类型检验诊断与报告

一、定义与概念

急性原始 B 淋巴细胞白血病（B-acute lymphoblastic leukemia，B-ALL）特定类型是由遗传学异常特征定义的 ALL。B-ALL 基本类型经细胞遗传学、白血病融合基因和相关基因突变等检查后，将具有遗传学特征定义者（表 17-1）分出特定类型后，剩下的 B-ALL 为非特定类型（not otherwise specified，NOS）（B-ALL，NOS）。B-ALL 与 B 系原始淋巴细胞或淋巴母细胞淋巴瘤（B-lymphoblastic lymphoma，B-LBL）的肿瘤细胞形态学、免疫表型和遗传学特征相同，而临床特点（起病方式和病变部位）与血液学检验特点多为不同。

表 17-1　ALL/LBL 分类 WHO-HAEM5 与 WHO-HAEM4R 比较

WHO-HAEM5 分类	WHO-HAEM4R 分类
急性原始 B 淋巴细胞白血病 / 淋巴瘤（B-ALL/LBL）	
B-ALL/LBL，非特定类型（NOS）	相同
B-ALL/LBL 伴超倍体（≥51 条）	B-ALL/LBL 伴超二倍体
B-ALL/LBL 伴低二倍体	相同
B-ALL/LBL 伴 iAMP21	相同
B-ALL/LBL 伴 *BCR::ABL1* 融合	B-ALL/LBL 伴 t (9; 22) (q34; q11.2)；*BCR-ABL1*
B-ALL/LBL 伴 *BCR::ABL1* 样特征	B-ALL/LBL 伴 *BCR-ABL1* 样
B-ALL/LBL 伴 *KMT2A* 重排	B-ALL/LBL 伴 t (v; 11q23.3)；*KMT2A* 重排
B-ALL/LBL 伴 *ETV6::RUNX1* 融合	B-ALL/LBL 伴 t (12; 21) (p13.2; q22.1)；*ETV6-RUNX1*
B-ALL/LBL 伴 *ETV6::RUNX1* 样特征	未列入

WHO-HAEM5 分类	WHO-HAEM4R 分类
B-ALL/LBL 伴 *TCF3::PBX1* 融合	B-ALL/LBL 伴 t (1; 19) (q23; p13.3); *TCF3-PBX1*
B-ALL/LBL 伴 IGH::*IL3* 融合	B-ALL/LBL 伴 t (5; 14) (q31.1; q32.1); IGH/*IL3*
B-ALL/LBL 伴 *TCF3::HLF* 融合	未列入
B-ALL/LBL 伴其他遗传学异常定义	
急性原始 T 淋巴细胞白血病 / 淋巴瘤（T-ALL/LBL）	
原始 T 淋巴细胞白血病 / 淋巴瘤，NOS	
早 T 前体原始淋巴细胞白血病 / 淋巴瘤	
（原始 NK 细胞白血病 / 淋巴瘤，被删除）	

WHO-HAEM5 更新的遗传学特征定义类型中，一是新增类型：①少见的 B-ALL 伴 *TCF3::HLF* 融合，它不同于 B-ALL 伴 *TCF3::PBX1* 融合，具有侵袭性行为特征；② B-ALL 伴 *ETV6::RUNX1* 样特征；③ B-ALL 伴其他遗传学特征定义类型，包括 B-ALL 伴 *DUX4*，*MEF2D*，*ZNF384* 或 *NUTM1* 重排，B-ALL 伴 *IG::MYC* 融合，B-ALL 伴 *PAX5*alt 或 *PAX5* p.P80R（NP_057953.1）异常的多种亚型。有趣的是，B-ALL 伴 *ZNF384* 重排、*DUX4* 重排或 *PAX5* p.P80R 异常，在治疗后甚至诊断时可伴有单核细胞分化，这丰富了白血病系别可塑性的概念。这种特性在疾病管理和 MRD 检测方面具有重要意义。二是更加重视遗传学异常特征定义类型的重要性，新增的 B-ALL/LBL "伴其他遗传学异常定义"也是未来发现新亚型的归属点。三是把 WHO-HAEM4R 暂定的类型——B-ALL/LBL 伴 *BCR::ABL1* 样，作为一个疾病实体，定义为与 B-ALL 伴 *BCR::ABL1* 融合具有相同的基因表达和免疫表型特征，可发生于各个年龄段的患者并能从靶向治疗明显获益。四是疾病病名上是微小变化，更侧重分子 / 基因组学异常特征（表 17-1）。国际共识分类（International Consensus Classification，ICC）的分类更细更多，详见《血液肿瘤整合诊断》附录三。

二、检验与诊断必须了解的临床信息

临床表现（特征）包括既往史、现病史、体格检查及可以获得的其他信息（如常规性检查）。既往史是很重要的一项内容，是检验诊断与鉴别诊断中的一项重要依据，诸如发现的血液骨髓细胞异常，需要仔细了解有无既往血细胞异常的病史与持续的时间，有无细胞毒 / 放疗治疗史、家族性血细胞异常或血液肿瘤易感疾病。现病史中，尤其需要注意与急性原始淋巴细胞白血病（acute lymphoblastic leukemia，ALL）、淋巴母细胞（原始淋巴细胞）淋巴瘤（lymphoblastic lymphoma，LBL）相关的临床表现，如血细胞异常的程度及有无伴随肝脾淋巴结肿大。器官肿大者需要关注肿大的特征（部位与程度），还应重视患者年龄、性别。如 B-ALL 常见于儿童，表现为骨髓衰竭（血小板减少、贫血和 /

或中性粒细胞减少）；白细胞计数通常升高，有时显著升高，但也可降低；淋巴结和肝脾肿大常见，骨痛和关节痛也可以是突出的症状。B-LBL最常累及皮肤、软组织、骨骼和淋巴结，儿童患者最常见头颈部表现。与T-ALL/LBL相比，B-ALL/LBL的纵隔肿块不常见。

临床开具的送检单，医生有义务填写送检单中的相关信息。实验室对接收的送检单，需要检查送检单信息填写是否完整，包括性别、年龄及疑似ALL（急性白血病性症状和全血细胞计数异常）和LBL（髓外淋巴组织肿块和B症状）相关的临床表现与病情经过（是临床角度怀疑ALL还是淋巴瘤的参考指征），必须认真仔细阅读与分析。对相关信息不完善者需要与临床医生交流或直接向患者了解病况与治疗相关信息。

三、检验

全血细胞计数（complete blood count，CBC），血片、骨髓涂片、骨髓印片细胞形态学（包括细胞化学染色）检验非常重要。仔细分析CBC异常及其特点，观察每种标本的细胞形态学。血片分类200个白细胞，骨髓涂片分类200个有核细胞。当标本中原始淋巴细胞在20%左右时，建议血片分类200个白细胞，骨髓涂片分类500个有核细胞，并计数比例。细胞化学染色的常规项目包括髓过氧化物酶（myeloperoxidase，MPO）、苏丹黑B（Sudan black B，SBB）等。血液骨髓细胞形态学检验是ALL及其基本类型诊断的常规项目之一。以血液和/或骨髓液为标本的常规染色体核型、FISH细胞遗传学、白血病融合基因、单核苷酸多态性（SNP）阵列等分子学检测，是ALL特定类型诊断与鉴别诊断的准确检验指标。流式免疫表型检测也可以评判少数特殊类型，如ETP-ALL，还可以通过基于DNA指数分析来识别亚二倍体和假超二倍体克隆。ALL的类型和预后主要取决于核型与分子检测的异常特征。有家族性背景疑似的患者，需要进行单基因易感胚系检测。

四、诊断/结论

（一）B-ALL特定类型与非特定类型

B-ALL特定类型和非特定类型（前表17-1）诊断都需要符合ALL基本类型诊断的细胞形态学和/或免疫表型特点并符合细胞学诊断标准（血液和/或骨髓原始淋巴细胞≥20%，初诊时有明显瘤块，常见淋巴结肿大，则需要原始淋巴细胞≥20%或≥25%，见第16章）。特殊类型B-ALL伴*IGH::IL3*，原始淋巴细胞可以<20%。B-ALL基本类型、特定类型与非特定类型的关系见图17-1。

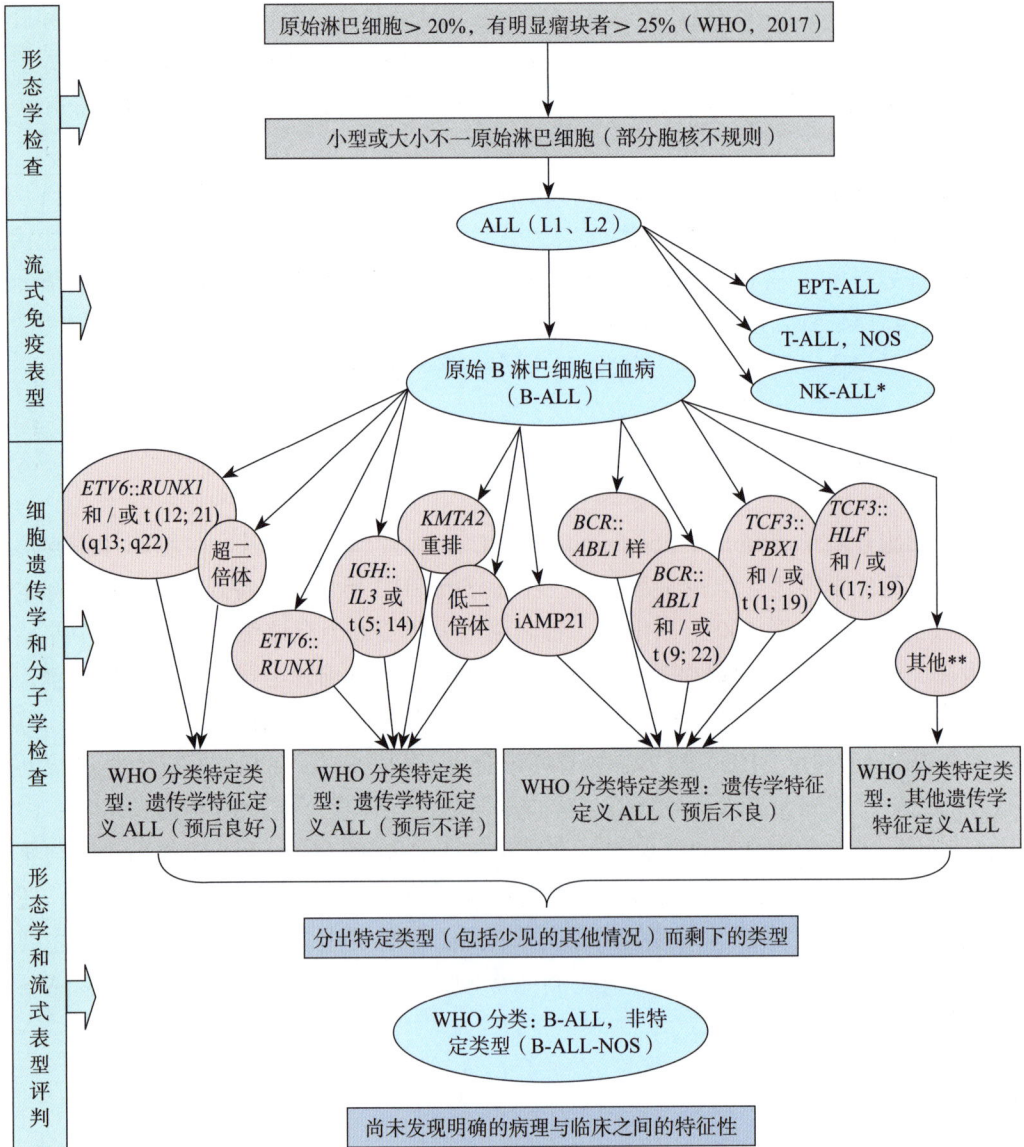

形态学检查 → 原始淋巴细胞＞20%，有明显瘤块者＞25%（WHO，2017）

小型或大小不一原始淋巴细胞（部分胞核不规则）

ALL（L1、L2）

EPT-ALL

T-ALL，NOS

NK-ALL*

流式免疫表型

原始 B 淋巴细胞白血病（B-ALL）

细胞遗传学和分子学检查

ETV6::RUNX1 和 / 或 t (12; 21)(q13; q22)

超二倍体

ETV6::RUNX1

IGH::IL3 或 t (5; 14)

KMTA2 重排

低二倍体

iAMP21

BCR::ABL1 样

BCR::ABL1 和 / 或 t (9; 22)

TCF3::PBX1 和 / 或 t (1; 19)

TCF3::HLF 和 / 或 t (17; 19)

其他**

WHO 分类特定类型：遗传学特征定义 ALL（预后良好）

WHO 分类特定类型：遗传学特征定义 ALL（预后不详）

WHO 分类特定类型：遗传学特征定义 ALL（预后不良）

WHO 分类特定类型：其他遗传学特征定义 ALL

分出特定类型（包括少见的其他情况）而剩下的类型

WHO 分类：B-ALL，非特定类型（B-ALL-NOS）

尚未发现明确的病理与临床之间的特征性

形态学和流式表型评判

图 17-1 ALL（FAB）和细分特定类型（WHO）路径与诊断

形态学为四片联检。形态学与流式免疫表型诊断类型绝大多数属于基本类型诊断。*. 为 WHO 修订第 4 版类型。**. 包括 B-ALL 伴 DUX4，MEF2D，ZNF384 或 NUTM1 重排，B-ALL 伴 IG::MYC 融合，B-ALL 伴 PAX5alt 或 PAX5 p.P80R（NP_057953.1）异常的多种少见亚型。B-ALL 伴 ZNF384 重排或 DUX4 重排、PAX5 p.P80R 异常，在治疗后甚至诊断时可伴有单核细胞分化。

　　如果有细胞毒 / 放疗治疗史，则需要优先考虑将其归类为治疗相关 ALL。遗传学特征定义的 B-ALL 可以分为染色体数量异常、染色体易位及易位所致的基因重排、特定的染色体内部分扩增，以及其他遗传学特征定义者。

（二）B-ALL 特定类型的特点与诊断

主要类型的临床特点与诊断的主要条件见表 17-2。各类型诊断的基本标准和理想标准详见《血液肿瘤整合诊断》。

表 17-2　B-ALL 伴遗传学特征定义类型简要特点与归类诊断的主要条件

类型	特点	归类诊断主要条件 *
特定的染色体数量异常类型		
B-ALL 伴超二倍体	常见于儿童，约占儿童 B-ALL 的 25%，成人较少，CD10+、CD19+，常见 CD34+，特征是一个或多个整个染色体拷贝非随机性获得，通常是染色体 X、4、6、10、14、17、18 和 21，预后很好，90% 儿童可以长期生存	①血液和 / 或骨髓原始淋巴细胞≥20%；②检出白血病细胞染色体≥51 条，常 <66 条，无第一的易位核型
B-ALL 伴低二倍体	WHO-HAEM5 明确的亚型：近单倍体（24～31 条），低亚二倍体（32～39 条）；高亚二倍体（40～43 条）。24～39 条者仅见于儿童。染色体条数愈少示预后愈差。约 50% 儿童患者有胚系 TP53 突变［利 - 弗劳梅尼综合征（Li Fraumeni syndrome），与 TP53 突变相关的常染色体显性遗传病］	①血液和 / 或骨髓原始淋巴细胞≥20%；②检出白血病细胞染色体≤ 43 条
特定的平衡易位及基因融合 / 重排类型		
B-ALL 伴 BCR::ABL1 融合	常见原始淋巴细胞大小不一、异形和颗粒。占成人 ALL 的 25%，儿童 ALL 的 2%～4%，免疫表型为 CD10+、CD19+、TdT+ 和 CD9+，常表达髓系相关抗原，常与 CD25 相关，预后较差	①血液和 / 或骨髓原始淋巴细胞≥20%；②检出 BCR::ABL1 融合和 / 或 Ph 染色体；③排除 CML 急淋变
B-ALL 伴 BCR::ABL1 样特征	常见，约占 ALL 的 10%～25%。基因表达谱与 B-ALL 伴 BCR::ABL1 相似，无 BCR::ABL1 重排而有其他酪氨酸激酶基因易位。常见有 CRLF2 重排（也可免疫表型检测），少见重排有 ABL2、PDGFRB、NTRK3、TYK2、CSF1R 和 JAK2。患者预后较差，但用 TKI 或 JAK2 抑制剂治疗可以显效	①血液和 / 或骨髓原始淋巴细胞≥20%；②检出类似 BCR::ABL1 的其他酪氨酸激酶基因易位或重排
B-ALL 伴 KMT2A 重排	11q23.3 异常所致的 KMT2A 与任何伙伴基因形成的融合。t (4; 11) 易位者预后差，其他预后不定。常见于 <1 岁婴儿患者，儿童较少，其后随着年龄增长逐渐增多。白细胞常 >100×10⁹/L。常累及中枢神经系统	①血液和 / 或骨髓原始淋巴细胞≥20%；②检出 KMT2A 重排和 / 或 11q23 异常
B-ALL 伴 ETV6::RUNX1 融合	常见于儿童患者的重现性易位，预后很好，婴儿和成人罕见，免疫表型 CD27+、CD44-/ 低表达并常表达 CD13、CD33，年龄 >10 岁或白细胞增高者预后差	①血液和 / 或骨髓原始淋巴细胞≥20%；②检出 ETV6::RUNX1 融合和 / 或 t(12;21)(p13.2; q22.1)

类型	特点	归类诊断主要条件 *
B-ALL 伴 *ETV6::RUNX1* 样特征	基因表达谱类似于 *ETV6::RUNX1* 而无 *ETV6::RUNX1* 融合或染色体易位，常见于儿童，成人少见，高 *RAG1* 签名序列和 IGF2BP3 表达和 CD27 阳性、CD44 阴性或低表达有提示性意义	①血液和 / 或骨髓原始淋巴细胞≥20%；②基因表达谱类似于 *ETV6::RUNX1* 或鉴定出公认的 *ETV6* 与伙伴基因融合；③不符合其他定义的遗传学异常类型
B-ALL 伴 IGH::*IL3* 融合	罕见，约占 ALL 的 1% 以下。多发生于儿童和青年人，男性居多。嗜酸性粒细胞增多（有或无症状），外周血常不见原始淋巴细胞。免疫表型 CD19+、CD10+	①血液和 / 或骨髓原始淋巴细胞≥20%（可以 <20%）；②检出 IGH::*IL3* 融合和 / 或 t (5; 14) (q31.1; q32.1)
B-ALL 伴 *TCF3::PBX1* 融合	常见于儿童，约占 B-ALL 的 6%，成人较少见。典型免疫表型为前 B 细胞，CD19+、CD10+ 和 Cμ+，CD9+、CD34−。预后较好	①血液和 / 或骨髓原始淋巴细胞≥20%；②检出 *TCF3::PBX1* 融合和 / 或 t (1; 19) (q23; p13.3)
B-ALL 伴 *TCF3::HLF* 融合	常见于儿童，成人少见，免疫表型 CD19、CD10 阳性，CD9 强阳性、CD34 不表达或弱阳性，CD20 部分缺失。患者预后一般，复发患者预后差	①血液和 / 或骨髓原始淋巴细胞≥20%；②检出 *TCF3::HLF* 融合和 / 或 t (17; 19) (q22; p13.3)

特定的染色体内扩增异常类型

类型	特点	归类诊断主要条件 *
B-ALL 伴 iAMP21	常见于年龄较大儿童（中位数 9 岁），成人少见，特征是 21 号染色体内部分扩增，白细胞计数常低，免疫表型多为前 B 细胞，预后差	①血液和 / 或骨髓原始淋巴细胞≥20%；② FISH RUNX1 探针检出 21 号染色体内扩增（≥5 个以上拷贝，或中期分裂细胞的一条染色体上有≥3 拷贝）

注：*. 排除罕见的既往细胞毒 / 放疗治疗病史所致的治疗相关 ALL。

（三）B-ALL/LBL 非特定类型（NOS）

缺乏遗传学异常定义的 B-ALL/LBL 是经过细胞分化（形态学和免疫表型）和遗传学检测，如细胞遗传学（核型、FISH、染色体微阵列）分析、基因测序（RNA、DNA）和 / 或基因表达谱，予以排除或分出具有特定遗传学异常的类型和细胞毒治疗后等原因后而剩下的类型，约占 B-ALL 的 5% ~ 10%。随着其他基因驱动因素的识别，这一比例可能会降低。定义的诊断基本标准为符合 B-ALL/LBL 诊断标准，经完善检查后不符合 B-ALL/LBL 伴遗传学异常定义的所有类型标准。

五、报告（结论、解释、建议）与病例列举

对有明确的细胞形态学特征（包括细胞化学染色）和免疫表型特征者，可以发出明确的基本类型诊断，包括 B（T）-ALL。有细胞遗传学特征和 / 或白血病融合基因特征的 B-ALL，符合重现性遗传学异常类型者，即可发出明确的 B-ALL 伴重现性遗传学异常类

型（表 17-2）的整合诊断报告。有罕见的治疗相关等特殊情况，在类型加限定词。对于检测不完善或诊断依据尚不充分者，需要提出进一步检查的建议。

在分类了特定类型后而剩下的 B-ALL 即可发出 B-ALL, NOS 诊断报告。由于 FAB 定义的 ALL-L1 与 L2 仍有细胞形态学与分子类型之间的部分关系，以及在评判预后方面的意义（ALL-L2 预后常比 L1 差），建议在资源所限时还可以报告诊断或加以说明，或对相关疾病的鉴别诊断进行适当的解释。

病例1　患者 12 岁，女性，因低热咳嗽就诊。查血常规异常（WBC 19.4×10⁹/L、幼稚淋巴细胞 22.7%，Hb 82g/L，PLT 128×10⁹/L），既往健康、无家族性相关疾病、体格检查无肝脾淋巴结肿大，疑诊急性淋巴细胞白血病（ALL），送检骨髓活检附骨髓涂片和血片各 2 张，血液流式免疫表型、骨髓染色体核型与 56 种白血病融合基因检验。**整合结论/诊断：** 骨髓切片（活检）有核细胞增生明显活跃，原始细胞约占 80%（胞体偏小、高核质比，可见小核仁，大片状浸润），附检骨髓涂片原始淋巴细胞占 88%（MPO、SBB 和酯酶双染阴性；血片原始淋巴细胞占 36%）；形态学诊断符合 ALL。流式免疫表型检测到原始细胞群（表达 CD34、TdT、CD19、cIg，不表达 CD10）占 25.10%，符合 B-ALL。56 种白血病融合基因检测阴性，常规染色体核型分析为正常核型。整合以上检验和临床特征，首先考虑 B-ALL, NOS。**解释与建议：** 骨髓形态学和外周血细胞形态学诊断的 ALL 为基础类型，流式免疫表型诊断 B-ALL 也属于 ALL 的基本类型，它们包含了尚需要而未分类的重现性遗传学异常等特定类型。本例患者白血病融合基因和染色体核型分析阴性，既往体健，也无家族性相关疾病，排除常见特定类型而首先考虑 B-ALL, NOS，但尚需要进行少见特定基因异常的检测予以排除，如 *BCR::ABL1* 样 *CRLF2*（相对常见）重排与 *ABL2*、*PDGFRB*、*NTRK3*、*TYK2*、*CSF1R* 和 *JAK2*（少见）重排，以及 21 号染色体 *RUNX1* 基因额外拷贝数增加。

病例2　患者 75 岁，男性，白细胞计数和淋巴细胞比例增高（WBC 59.66×10⁹/L、L 83.6%，Hb 100g/L，PLT 100×10⁹/L），初步诊断白血病，送检骨髓涂片 6 张和血片 3 张，同时送检骨髓流式免疫表型和常规染色体核型分析。**整合结论/诊断：** 骨髓有核细胞增生明显活跃，原始细胞占 86.5%（MPO 阴性，血片原始细胞占 82.0%）；流式免疫表型检测到 85.45% 原始幼稚细胞（表达 TdT、CD10、cCD22、cCD79a、HLA-DR、CD58、CD123 和 CD33）；常规染色体核型分析 8 个中期分裂象细胞为正常核型。整合以上检验，考虑急性原始 B 淋巴细胞白血病（B-ALL），非特定类型（NOS）可能。**解释与建议：** 本例患者高白细胞计数和高原始细胞血象，骨髓细胞形态学示增生的细胞大多数为原始细胞，MPO 阴性，基本符合急性淋巴细胞白血病（ALL）；流式免疫表型检测到高原始细胞表达较有特点的 TdT、CD10、cCD22 和 cCD79a（低表达 cIgM 和 CD38，不表达 CD34、CD3、CD7、cMPO、CD117 和 CD19，而其他系列特异的 CD3、cMPO 不表达），CD19 在一部分 B-ALL 中不表达，也可以考虑白血病时 CD19 抗原的缺失。分析免疫表型整合细胞形态学检验，应首先归类为 B-ALL。染色体核型分析为正常核型，可以大体排除染色体数目异常（B-ALL 伴低二倍体、超二倍体）和其他几种特定的染色体异常（重现性遗传学异常）类型，提示 B-ALL 非特定类型（B-ALL, NOS）可能。考虑到常规染色核型分析方法有一定局限性，建议白血病融合基因（ALL 组套）、FISH *RUNX1*、*CRLF2* 等进一步检测，提供明确的鉴别诊断证据。

病例 3　患者 31 岁，男性，全身瘀点、鼻出血和发热 4 天，检查脾大，血常规异常（WBC 29.78×10^9/L，L 67%，Hb 89g/L，PLT 6×10^9/L），初步诊断白血病。送检骨髓涂片 8 张血片 2 张和流式免疫表型。**检验结论/诊断**：有核细胞增生活跃，原幼细胞占 34%（血片占 30%，MPO 阴性），整合同期送检的流式免疫表型检测到原幼 T 淋巴细胞 44.12% 和颈部淋巴结活检（CD3、TdT+、KI67 80%+，B 系标记阴性）符合 T 淋巴母细胞淋巴瘤（T-LBL），首先考虑 T-ALL。**解释与建议**：参照 WHO 分类对 ALL 与 LBL 的界定，以瘤块形式起病同时血液或骨髓原始淋巴细胞≥25%（NCCN 和国内标准为≥20%）者归类为 ALL，故本例应诊断为 ALL（T 系）；若患者初诊 LBL 在病程中（常在 3 个月后）出现血液或骨髓原始淋巴细胞增多为淋巴瘤累及，比例达 20%（或 25%）以上即为原始淋巴细胞淋巴瘤白血病。建议细胞遗传学和相关基因突变检查，进一步评估遗传学异常状态和预后。

病例 4　患者女性，37 岁，初诊。面色苍白一周，血常规异常（Hb 70g/L、RBC 2.24×10^{12}/L，WBC 2.92×10^9/L，PLT 78×10^9/L）原因待查。送检骨髓涂片（附血片）、骨髓活检、骨髓流式免疫表型、骨髓急性淋巴细胞白血病融合基因 14 种筛查。**整合诊断**：急性原始 B 淋巴细胞白血病（B-ALL，基本类型），进一步的特定类型与非特定类型分类尚需要完善检查进行再评判。**解释与建议**：初诊患者，骨髓细胞形态学和骨髓组织病理形态学检查结果符合急性原始淋巴细胞白血病（ALL），流式免疫表型检测符合 B-ALL，形态学和流式免疫表型诊断的 ALL 属于基本类型，ALL 融合基因 14 种筛查全为阴性，此项检测仅为准确分类中的一项指标，除了特定融合基因外的遗传学异常类型均需要进一步检查明确，建议常规染色体核型分析（明确是否 B-ALL 伴低二倍体和超二倍体类型的指标）、FISH（*IHG::IL3*）检测（明确是否 B-ALL 伴 *IHG::IL3* 的指标）检测、FISH 五项 Ph 样组套（*ABL1*、*ABL2*、*PDGFRB*、*CRLF2*、*JAK2*）重排（明确是否 B-ALL 伴 Ph 样或 B-ALL 伴 *BCR::ABL1* 样类型的主要指标），以及 FISH *RUNX1*（21 号染色体 *RUNX1* 基因额外拷贝数，是诊断 B-ALL 伴 iAMP21 的指标）检查。经过完善检查，若都不符合这些特定的 B-ALL 后，则明确归类为 B-ALL 非特定类型（B-ALL，NOS）。这些诊断指标还可用于预后评判，以及其他基因异常（如 JAK-STAT 通路中的突变）的预后意义，建议参考《中国成人急性淋巴细胞白血病诊断与治疗指南（2021 年版）》[中华血液学杂志，2021，42（9）：705-715]中的表 4。

六、结果复核、报告审核、反馈信息处理与其他方面探讨

结果复核、报告审核制度，报告后反馈信息的处理机制，"请结合临床"等有关检验其他方面问题探讨，参考第 2 章。

第 18 章

慢性淋巴细胞白血病 / 小淋巴细胞淋巴瘤和单克隆 B 细胞增多症检验诊断与报告

一、定义与概念

慢性淋巴细胞白血病 / 小淋巴细胞淋巴瘤（chronic lymphocytic leukemia/small lymphocytic lymphoma，CLL/SLL）是主要发生在中老年人群的一种具有免疫表型特征的成熟小 B 细胞克隆增殖性肿瘤，是以淋巴细胞在外周血、骨髓、脾脏和淋巴结聚集性侵犯为特征的大类病名。它们是同一疾病的不同起病方式，常有着不同的临床和实验室特征，以白血病形式起病且外周血 CLL 细胞（克隆性小淋巴细胞）$\geq 5 \times 10^9$/L（血液骨髓病变为主）者归类为 CLL。以瘤块形式起病无血液和 / 或骨髓累及，或有微小累及（外周血 CLL 细胞 $<5 \times 10^9$/L）者归类为 SLL（由组织病理学做出诊断）。有 SLL 病史（在疾病经过中）而发生的血液和 / 或骨髓克隆性小淋巴细胞增多为淋巴瘤侵犯（白血病性和非白血病性）。单克隆 B 细胞增多症（monoclonal B-cell lymphocytosis，MBL）是外周血中存在 $<5 \times 10^9$/L 单克隆性 B 细胞群且无症状（无淋巴结肿大、肝脾肿大及髓外组织受累，以及无其他 B 淋巴细胞增殖性疾病或淋巴瘤的任何诊断性特征），并常见 CLL 细胞免疫表型和易于进展为 CLL 者。《中国慢性淋巴细胞白血病 / 小淋巴细胞淋巴瘤的诊断与治疗指南（2022 年版）》对 MBL 的定义是健康个体外周血存在低水平的单克隆 B 淋巴细胞，标准为：① B 细胞克隆性异常；②单克隆 B 淋巴细胞 $<5 \times 10^9$/L；③无肝、脾、淋巴结肿大（淋巴结长径 <1.5cm）；④无贫血及血小板减少；⑤无慢性淋巴细胞增殖性疾病（chronic lymphoproliferative disorders，CLPD）的其他临床症状。根据免疫表型分为三型：CLL 表型、不典型 CLL 表型和非 CLL 表型。对于后二者须进行全面检查，如影像学、骨髓活检等，以排除白血病期非霍奇金淋巴瘤。对于 CLL 样表型 MBL，须根据外周血克隆性 B 淋巴细胞计数分为 "低计数" MBL（克隆性 B 淋巴细胞 $<0.5 \times 10^9$/L）和 "高计数" MBL（克隆性 B 淋巴细胞 $\geq 0.5 \times 10^9$/L），"低计数" MBL 无须常规临床随访，而 "高计数" MBL 的免疫表型、遗传学与分子生物学特征与 Rai 0 期 CLL 接近，须定期随访。

CLL 按细胞起源分为生发中心前来源的未突变型 CLL（unmutation-CLL，U-CLL）和生发中心后来源的突变型 CLL（mutation-CLL，M-CLL）。CLL 常有体细胞免疫球蛋白重链可变区（IGHV）高频突变，M-CLL 预后好于 U-CLL；Richter 转化风险与既往治疗、U-CLL、*NOTCH1* 突变、del（17p）和 del（11q）有关。

二、检验与诊断必须了解的临床信息

临床表现（特征）包括既往史、现病史、体格检查及可以获得的其他相关信息。既往史是很重要的一项内容，是检验诊断与鉴别诊断中的一项重要依据，诸如发现的血液骨髓细胞异常，需要仔细了解有无既往血细胞异常的病史与持续的时间。现病史中，尤其与慢性 B 细胞增殖性疾病相关的临床表现，如患者年龄、性别，有无肝脾淋巴结肿大，是孤立性脾大还是非孤立性脾大；有无 B 症状（发热、盗汗、体重减轻），以及病情经过中的血细胞与细胞形态学的变化。CLL 最常见的最早表现是淋巴细胞增多和无症状性淋巴结肿大，以及脾大、腹胀、乏力、运动耐力下降等。据报道，CLL 初诊时的症状与体征，偶然发现淋巴细胞增多占 70%，其中有症状者 30%，淋巴结肿大＜50%，脾脏或肝脏肿大 20%～50%；B 症状，盗汗、体重意外减轻（6 个月内体重减轻）10%，发热 5%～10%，自身免疫性溶血性贫血＜10%，自身免疫性血小板减少＜2%；低丙球蛋白血症导致频繁感染（尤其是鼻窦或肺部感染）＜10%。SLL 的淋巴结肿大常无触痛，即使淋巴结肿大到可以引起腹部不适或腹胀，一般也不会引起阻塞或器官损害。

临床开具的送检单，医生有义务填写送检单中的相关信息。实验室对接收的送检单，需要检查送检单信息填写是否完整，尤其与 CLL、SLL 相关的临床表现及一些常规性检查，必须认真仔细阅读与分析。对相关信息不完善者需要与临床医生交流或直接向患者了解病况与治疗相关情况。

三、检验

全血细胞计数（complete blood count，CBC）、血片、骨髓涂片、骨髓印片的细胞形态学（包括细胞化学染色）检验非常重要。形态学标本用瑞特 - 吉姆萨（Wright-Giemsa）染色。仔细分析 CBC 异常及其特点，观察每种标本的细胞形态学，以及小淋巴细胞、幼淋巴细胞、多形态性淋巴细胞（包括不典型幼淋巴细胞）和原始淋巴细胞的比例。

CBC 在鉴别 CLL 与 SLL、MBL 中是很重要的一个检验项目，需要引起高度重视。CLL 患者几乎都有白细胞和淋巴细胞的明显增多，典型的外周血细胞形态学结合临床特征可以疑似诊断。血液标本流式免疫表型检测是 CLL、SLL 血液骨髓累及与 MBL 诊断及其鉴别诊断的必需项目。除了对样本中有核细胞进行相关抗原检测外，流式免疫表型检测前，需要进行标本涂片、染色与形态观察。标记物选择的原则是小 B 细胞的标记 CD5、CD23、CD19、CD22、CD20，以及鉴别诊断的标记 cyclin D1、CD10、CD200、LEF1、FMC7、CD79b、CD3 等。CD38 表达增加与预后有关，因 CD38 与配体结合可阻止 CLL 细胞凋亡。

骨髓切片（活检）病理学检验需要结合外周血与骨髓细胞学检查，必要时加做组织化学染色和免疫组织化学染色。骨髓切片检验对于 CLL 并不是必需项目，但对于评判骨髓淋巴细胞浸润（造血受抑制）所致的血细胞减少则是必需的。SLL 病理学诊断后，都会进行血液和 / 或骨髓检查评估，需要注意淋巴细胞的比例及其变化。

核型分析、抗原受体免疫球蛋白基因（IG）克隆性重排、FISH 方法和免疫球蛋白重链可变区（IGHV）基因突变等检验，是有助于诊断与鉴别诊断以及评判预后的参考项目。IG 基因（由位于 14q32.3 的免疫球蛋白重链基因 *IGH*、2p11 的免疫球蛋白轻链 *IGK* 和 22q11 的 *IGL* 组成）克隆性重排是成熟淋巴细胞肿瘤的克隆性指标；IGHV 基因突变的有无可以评判 CLL 细胞的来源；U-CLL 的预后较差并与大 B 细胞淋巴瘤转化有关。*BTK*、*PLCG2* 和 *CARD11* 突变与 BTK 抑制剂耐药有关，*BCL2* 突变与维奈克拉耐药有关。*TP53* 突变常提示疾病易于进展和较差的预后。

四、诊断 / 结论

CLL、SLL 和 MBL 的诊断都需要结合临床，有（细胞）形态学和 / 或免疫表型的特点，并必须符合细胞学诊断标准（表 18-1）。诊断的基本标准与理想标准详见《血液肿瘤整合诊断》。

表 18-1　CLL、SLL 和 MBL 临床、CBC、形态学、免疫表型和遗传学特点与诊断基本项目

项目	CLL	SLL	MBL
年龄 *	绝大多数见于 35 岁以上	中老年人为主	中老年人为主
脾大	可见	常见	无
淋巴结肿大 *	可见，轻度肿大	有，肿大明显	无
WBC 计数 *	增高，常明显增高	大多正常	正常
淋巴细胞比例 *	增高，常明显增高	大多正常	大多增高
幼淋巴细胞 *	少见，<55%	不见或偶见	不见或偶见
克隆性淋巴细胞 *	≥5×10⁹/L	无或<5×10⁹/L	<5×10⁹/L
流式和 / 或组织化学染色免疫表型 *	CD5+、CD23+、CD19+，CD20、CD22、CD79b 和 sIgM/IgD 弱 +，CD200+、CD43+、CD10−、cyclin D1−、LEF1+，CLL 积分≥4	无克隆性淋巴细胞或与 CLL 相同	大多与 CLL 相同
骨髓涂片 *	有核细胞增多，小淋巴细胞为主，可见少量幼淋巴细胞和不典型淋巴细胞	正常或淋巴细胞比例稍高	淋巴细胞比例轻度增高或正常
骨髓活检 **	有核细胞明显增多，淋巴细胞常呈片状至弥漫性增殖	正常或淋巴细胞稍多	淋巴细胞稍多或正常
细胞遗传学异常	常见 11q32−，+12, 13q14−，17p−	少见，或同 CLL	少见

项目	CLL	SLL	MBL
预后不良指标	TP53 突变、IGHV 基因突变率 ≤2%，复杂核型（≥3 个异常）。免疫表型 CD38 阳性细胞 ≥30% 或 ZAP70 阳性细胞 ≥20%、CD49d ≥30%	大致同 CLL	高计数 MBL（CLL 细胞表型）可见类似 CLL 的预后不良指标

注：*. 诊断的基本项目；**. 常是评判 SLL 有无骨髓受累的一项指标，SLL 微小血液和 / 或骨髓累及与白血病性侵犯的诊断见 SLL 诊断（后述）。

（一）初诊时 CLL 类型诊断

一是典型 CLL，结合临床通过血液和免疫表型检测可以明确诊断。二是伴幼淋巴细胞增多（幼淋巴细胞＞55% 时归类为 B 幼淋巴细胞白血病）类型和伴少量幼淋巴细胞（＞10% 或＞15%）并有大淋巴细胞和多形性（或不典型）幼淋巴细胞增多（＞15%）的混合类型（可以提示疾病进展），这两个类型的形态学诊断有一定难度，需要结合临床并需要免疫表型和遗传学排除小 B 细胞淋巴瘤血液和 / 或骨髓白血病性侵犯类型（如套细胞淋巴瘤）。WHO-HAEM5 中，将 CLL/SLL 归类于肿瘤前和肿瘤性小淋巴细胞增殖类别，并将 CLL 伴幼淋巴细胞增多（＞15%，胞质嗜碱性和有显著核仁的中等大小细胞，常见 TP53 突变）者称为 CLL 幼淋巴细胞进展，同时取消了 B-PLL。国际共识分类（ICC，2022）继续使用 B-PLL，可继续采用。三是初诊患者既有明显瘤块（淋巴瘤）特点又有白血病象（克隆性 B 淋巴细胞≥5×10⁹/L，常明显增高）的类型（符合 CLL 诊断的细胞学标准和免疫表型特征）。四是血细胞减少 CLL，这一血细胞减少是由克隆性淋巴细胞骨髓浸润所致。国际 CLL 工作组（2008）认为，有骨髓浸润引起的血细胞减少及典型的形态学、免疫表型特征，无论外周血 B 淋巴细胞数或淋巴结是否受累，都应诊断为 CLL；《中国慢性淋巴细胞白血病 / 小淋巴细胞淋巴瘤的诊断与治疗指南（2018 年版）》认为，外周血 B 淋巴细胞＜5×10⁹/L 同时伴有骨髓浸润所致血细胞减少或贫血的患者（无论有无髓外病灶）也应被诊断为 CLL。但是，对于这个类型是有异议的，原因之一是许多典型 CLL 骨髓克隆性 B 淋巴细胞弥漫性浸润，造血细胞显著少见或受抑（尤其是粒红两系）者，并无外周血细胞减少。因此，诊断这个类型时，更需要典型的形态学和免疫表型等检查具体的和充分的证据。五是免疫表型不典型 CLL，CD5 或 CD23 阴性，FMC7 阳性，mIg 强阳性或 CD79b 阳性者（WHO，2017），但必须结合组织 / 淋巴结活检及其他检查证据排除小 B 细胞淋巴瘤白血病性侵犯。六是初诊时或是病情过程中检出＞10% 的类似免疫母细胞，需要疑似 CLL 向里克特综合征（Richter syndrome）转化，偶见向 ALL 急变时的原始淋巴细胞增生。少数 CLL 在病程中可以转化为大淋巴细胞，WHO-HAEM5 用"里克特（Richter）转化"术语替代既往的"里克特综合征（Richter syndrome）"。

B 细胞克隆性是由 kappa：lambda ＞3：1 或＜0.3：1 或＞25% 成熟 B 细胞缺乏 sIg 定义的。CLL/SLL 表型定义为 CD20 和免疫球蛋白轻链弱表达（"弱"定义为荧光强度中位数至少为 20% 低于相同条件下染色的正常 CD20⁺ 外周血 B 细胞中位数水平）并没有 CD10 表达的，>20% 克隆性 CD19 阳性 B 细胞上共表达 CD5 和 CD23。此外，CD43、CD200 和 ROR1 通常会在 >20% 的克隆性 B 细胞上表达，CD79b 和 CD81 共表达较弱或不存在。CLL 诊断的基本标准为 CLL 细胞经典形态学和绝对值 B 细胞计数 >5×10⁹/L，流式免疫表型（血液和 / 或骨髓）示 CD19、CD5、CD20、CD23（可变）和弱表达单型轻链，组织病理学 / 免疫组织化学（骨髓细胞凝块或骨髓活检，以及淋巴结或其他组织活检）示 CD20 阳性 / 弱阳性、CD5 阳性 / 弱阳性、CD23（可变）表达和 cyclin D1 阴性（在增殖中心可以弱阳性）；理想标准为流式免疫表型示 CD200、ROR1、CD43 阳性，不表达 FMC7、CD79b（可弱阳性）、CD10、CD81，组织病理 / 免疫组织示 CD23、LEF1、CD43、MUM1（增殖中心）+，CD10−、SOX11−。推荐的预后 / 预测检查评估：基本项目为 del（11q）、del（13q）、del（17p）和 12 三体，*TP53* 突变分析，IGHV 基因体细胞突变分析；理想项目为复杂核型，*BTK*、*PLCG2* 和 *BCL2* 突变分析。需要治疗的患者，应评估 IGHV 基因和 *TP53* 突变或 17p 染色体异常的状态。

（二）SLL 类型诊断

一是典型 SLL，通过髓外淋巴组织病理学诊断。二是 SLL 微小血液和 / 或骨髓累及，需要检出克隆性 B 淋巴细胞，但外周血中 <5×10⁹/L。三是有明显的瘤块（淋巴结肿大）并有克隆性 B 淋巴细胞 ≥5×10⁹/L 者（既有淋巴瘤特点又有白血病特征），按诊断标准归类为 CLL。四是有 SLL 病史（在病情经过中）而发生的克隆性 B 淋巴细胞增多，应诊断为 SLL 血液和 / 或骨髓白血病性或非白血病性侵犯（累及）。

（三）MBL 类型诊断

依据免疫表型分为 3 个类型：CLL 型、不典型 CLL 型和非 CLL 型。CLL 型最常见，约占 75%，以表达 CD19、CD5、CD23 和 CD20（弱阳性）为特征，B 细胞轻链限制性阳性或 25% 丢失 sIg。几乎所有 CLL 都有 MBL 这一先行过程。按血液克隆性 B 淋巴细胞的高低分为低计数 MBL（外周血中 CLL 细胞 <0.5×10⁹/L）和高计数 MBL（外周血中 CLL 细胞 ≥0.5×10⁹/L）。高计数 MBL 也称为临床型 MBL，需要定期常规随访并密切监测。不典型 CLL 型为 CD19⁺、CD5⁺、CD20 强阳性、sIg 中等强度阳性，CD23 可以阴性，此型需要排除 MCL 等小 B 淋巴细胞淋巴瘤累及。非 CLL 型为 CD5 阴性（20% 患者 CD5 弱阳性），CD19 和 CD20 阳性'sIg 中等强度阳性，一些患者的克隆性表达短暂和自限，一些有进展性。MBL 及其类型的诊断需要符合临床、形态学，尤其是免疫表型的条件。

美国国家综合癌症网络（National Comprehensive Cancer Network，NCCN）2021.V2 版本的指南中，CLL 诊断的基本项目包括：①若依据淋巴结或者骨髓活检进行诊断，应对所有切片进行血液病理学检查（至少 1 个为含肿瘤组织的石蜡块）。②外周血流式细胞术进行充分的免疫表型（κ/λ，CD19，CD20，CD5，CD23，CD10）鉴定（典型的免疫表型为 CD5、CD23 和 CD19 阳性、CD43 阳性 / 阴性、CD10 阴性、CD20 和 sIg 弱阳性，cyclin D1 阴性）。CLL 诊断要求外周血中单克隆 B 淋巴细胞 ≥5×10⁹/L。通过流式细术确认 B 细胞的克隆性。若用流式细胞术明确诊断，还应包括细胞离心涂片检测 *CCND1* 或 FISH 检测 t (11; 14)，t (11q; v)。CD200 阳性可能有助于 CLL 与 MCL 的区分，后者通常 CD200−。SLL 的诊断要求存在淋巴结病变和 / 或脾大和外周血单克隆 B 淋巴细胞 ≤ 5 × 10^9/L。SLL 的诊断应经由淋巴结活检的组织病理学检查确认。在反应性淋巴结中可能见到相同表型的细胞，故只有见到正常淋巴结结构消失而出现增殖中心才能对 SLL 做出诊断。③若诊断不依据流式细胞术获得，则需进行淋巴结活检。单独细针穿刺（fine needle aspiration，FNA）或空芯针活检结果不宜作为淋巴瘤初始诊断的依据。在某些情况下，淋巴结难以切除或切取活检时，空芯针活检联合 FNA 活检并结合适当的辅助鉴别诊断方法（免疫组织化学、流式细胞术等）也可诊断。通过免疫组织化学（immunohistochemistry，IHC）充分地进行免疫表型（CD3、CD5、CD10、CD20、CD23、cyclin D1）分析可以确立诊断。LEF1 表达可将 CLL（阳性）与 MCL（阴性）区分开来。④无淋巴结肿大或其他淋巴细胞增殖性疾病的临床特征，单克隆 B 淋巴细胞绝对计数 <5 × 10^9/L 持续超过 3 个月，应诊断为单克隆 B 淋巴细胞增殖性疾病。

五、报告（结论、解释、建议）与病例列举

（一）CLL/SLL

具有典型的临床表现、形态学和免疫表型等检查的特征，建议将 CLL 与 SLL 明确归类诊断。在血液学的常规检查（外周血形态学、骨髓形态学、流式免疫表型检测等）的表述与诊断报告中，需要注意：诊断清楚的 CLL 或者 SLL 不建议用 CLL/SLL 的总体病名，不宜将占多数明确而典型的 CLL 与 SLL 等同化或夹在一起报告。报告"CLL/SLL（大类），符合或考虑 CLL 或 SLL（髓外淋巴组织病理学诊断）微小累及"的方式，也是符合疾病概念与分类的。

一般，典型 CLL 根据 CBC 和 / 或骨髓涂片与流式免疫表型即可发出明确的诊断报告。对于形态学和免疫表型不典型等类型，需要更多的检查信息并排除小 B 细胞淋巴瘤血液骨髓白血病性侵犯。对于诊断依据尚不充分者，需要提出进一步检查或完善检查的针对性建议，并对相关疾病鉴别诊断进行适当地解读。

（二）MBL

初诊报告 MBL，对于 CLL 细胞型的高计数 MBL，需要提出常规检查并每年随访的建议。因为此型除了有更高频率的 IGHV 基因突变外，与 Rai 分期 0 期 CLL 有非常相似的表型和遗传学特征。对于 CLL 细胞型低计数 MBL，与 CLL 关系甚远，进展机会极小，一般不需要提出常规检查与随访的建议。

（三）CLL 复查标本的报告

复查标本的报告内容是当次标本检验与前次标本检验有核细胞量、淋巴细胞比例、原始淋巴细胞与幼淋巴细胞比例及粒红巨三系造血程度上的比较。由于评估 CLL 缓解系统

比较复杂，一般不建议报告缓解级别，参考的 2024 年 NCCN 指南有关 CLL 疗效的定义见表 18-2。

表 18-2 CLL/SLL 疗效定义（NCCN，2024）

项目	完全缓解（CR）	部分缓解（PR）	疾病进展（PD）	疾病稳定（SD）
A 组				
淋巴结肿大	最大不≥1.5cm	从基线缩小≥50%	较基线或缓解后增大≥50%	变化在 −49% ~ +49% 之间
肝和/或脾肿大	脾脏＜13cm；肝脏大小正常	从基线缩小≥50%	较基线或缓解后增大≥50%	变化在 −49% ~ +49% 之间
全身症状	无	任何	任何	任何
外周血淋巴细胞	正常	较基线下降≥50%	较基线增加≥50%	变化在 −49% ~ +49% 之间
B 组				
血小板计数	≥100×10⁹/L	≥100×10⁹/L 或较基线增加≥50%	减少≥50%（较 CLL 二线治疗基线）	变化在 −49% ~ +49% 之间
Hb	≥110g/L（未输血且未用红细胞生成素）	≥110g/L 或较基线升高≥50%	较 CLL 二线治疗基线下降≥20g/L	增加＜110g/L 或较基线增加＜50%，或减少＜20g/L
骨髓	增生活跃，无 CLL 细胞，无 B 淋巴细胞结节	有 CLL 细胞 或 B 淋巴细胞结节，或者未检测	连续活检，CLL 细胞增加≥50%	浸润无变化
未用生长因子的粒细胞	≥1.50×10⁹/L			

注：A 组标准定义肿瘤负荷。B 组标准定义造血系统（或骨髓）的功能。CR：必须满足所有标准。PR：如果之前异常，则至少 2 个 A 组参数和 1 个 B 组参数需要改善；如果治疗前 A 组和 B 组中只有 1 个参数异常，则只需改善 1 个参数。PD：必须满足 A 组或 B 组中至少 1 个标准。SD：必须满足所有标准；仅凭全身症状不能定义 PD。

（四）病例列举

病例 I 患者 62 岁，女性，血常规示全血细胞减低（Hb 97g/L、RBC 3.36×10¹²/L，WBC 1.9×10⁹/L、L 72%，PLT 32×10⁹/L），送检骨髓涂片（附血片）、骨髓活检和骨髓流式免疫表型。**检验结论/诊断**：骨髓涂片有核细胞明显增多，淋巴细胞占 97.5%（细胞中等大小），粒红两系造血显著受抑（巨核细胞数量正常）；流式免疫表型检测到 97.71% 异常成熟 B 细胞（表达 CD19、CD20、HLA-DR、CD22、CD23、skappa 和 CD58，部分表达 CD5、少部分表达 FMC 和 sIgM）；骨髓活检示高细胞量，淋巴样细胞弥散性浸润（CD20 弥漫阳性、CD23 灶性阳性）。骨髓形态学和流式免疫表型符合成熟 B 细胞肿瘤骨髓白血病性病变，类型待定。**解释与建议**：患者老年人，全血细胞减少，淋巴细胞绝对值＜5×10⁹/L，按 WHO 标准不符合 CLL，流式免疫表型示中等大小成熟 B 细胞克隆性增殖、CLL 积分 3 分，以及骨髓活检免疫组织化学标记过少，尚不能明确成熟 B 细胞肿瘤

（白血病性病变）的具体类型。建议结合临床特征（送检单无信息），加做骨髓活检免疫组织化学（cyclin D1、SOX11、BCL2、CD10、BCL6、Ki-67、CD5、LEF1）、染色体核型、FISH *CCND1*、*BCL2* 重排和免疫固定电泳，并寻找髓外病变淋巴组织活检，进一步分类与鉴别诊断。

病例2 患者男性，55 岁，2019 年 8 月诊断 CLL，2019 年 8 月至 2020 年 8 月用伊布替尼治疗，其后未予治疗；一年半后血常规，白细胞（淋巴细胞明显增高）和血小板减低（WBC 73.99×10^9/L、淋巴细胞 92.2%、淋巴细胞 73.99×10^9/L，Hb 139g/L，PLT 14×10^9/L）；同步送检骨髓流式免疫表型、骨髓活检、常规染色体核型和 FISH 检测 *ATM*、13q14、*TP53* 缺失及 12 号染色体异常，PCR 检测 IGHV 基因突变和 IG 基因重排与 *WT1* 表达。**整合诊断／结论**：慢性淋巴细胞白血病（CLL）复查，骨髓 CLL 细胞高负荷（弥漫性浸润、造血受抑）伴 *ATM*、13q14 缺失和 IGHV 基因突变<2%。**解释与建议**：病例患 CLL 期间曾用伊布替尼治疗，血常规示淋巴细胞比例显著增高和血细胞减少，骨髓活检示有核细胞显著增多，淋巴细胞弥漫性浸润（CD79a、CD20、CD5、CD23 阳性）和造血受抑；同步送检的流式免疫表型检测到 80.12% 克隆性小 B 细胞（表达 CD19、CD5、CD23、skappa、sIgM、CD22，低表达 CD20、CD58），CLL 积分 4 分。形态学和免疫表型都支持 CLL 诊断。高 CLL 细胞比例与骨髓活检和外周血所见相一致；IG 基因克隆性重排检测阳性，指标淋巴细胞克隆性增殖；FISH 检测 *ATM*、13q14 缺失均为阳性，PCR 检测 IGHV 基因突变<2%（提示 CLL 细胞来源于生发中心前），这些指标作为预后评判意义尚不确切；免疫表型未检测到与预后不良相关的 CD38 和 ZAP70 标记阳性。其他分子项目 *TP53* 缺失、异常 12 染色体、*WT1* 表达均未检测到阳性；常规染色体核型分析 20 个中期分裂象为正常核型。总体指标示预后偏好，建议治疗中加强监测与复查。

病例3 患者男性，48 岁，确诊 SLL 23 个月，出现全身多处淋巴细胞肿大，检查血常规示白细胞计数（11×10^9/L）和淋巴细胞比例增高（67.5%），诊断 SLL 复发。送检骨髓涂片 6 张细胞形态学检查。**结论与建议**：有核细胞量丰富，淋巴细胞（小型为主且较为规则）占 52.0%，粒红两系造血细胞比例减低（巨核细胞数量正常），结合 SLL 病史和外周血淋巴细胞增多，首先考虑 SLL 白血病性浸润，建议外周血流式免疫表型检查和淋巴结活检。

六、结果复核、报告审核、反馈信息处理与其他方面探讨

结果复核、报告审核制度，报告后反馈信息的处理机制，"请结合临床"等有关检验其他方面问题探讨，参考第 2 章。

第19章

幼淋巴细胞白血病检验诊断与报告

一、定义与概念

幼淋巴细胞白血病（prolymphocytic leukemia，PLL）根据免疫表型分为 B 幼淋巴细胞白血病（B-cell prolymphocytic leukemia，B-PLL）和 T 幼淋巴细胞白血病（T-cell prolymphocytic leukemia，T-PLL）。B-PLL 是累及血液和骨髓，常见于中老年男性并常以脾大（部分患者巨脾）而外周淋巴结常不肿大，白细胞计数快速增高（常高达 100×10^9/L 以上），以中等大小、常有一个明显核仁的圆形淋巴细胞＞55%（常高达 90%）和贫血、血小板减少为特征的成熟 B 细胞肿瘤。T-PLL 是以成熟的胸腺后 T 细胞表型，小至中等大小的幼淋巴细胞克隆增殖并累及血液、骨髓、淋巴结、肝、脾（常见肝脾淋巴结肿大）和皮肤为特征的侵袭性 T 细胞肿瘤。WHO-HAEM5 认为，B-PLL 是异质性疾病，不再作为一个类型，而被归入：①有 *IGH::CCND1* 特征者，诊断为套细胞淋巴瘤变异型；② CLL/SLL 幼淋巴细胞化进展，定义为骨髓和 / 或外周血中非套细胞的 CD5+ 肿瘤性 B 细胞＞15%；③其他类型，分类为"伴突显核仁的脾 B 细胞淋巴瘤 / 白血病"。国际共识分类（International Consensus Classification，ICC）则保留了 B-PLL，认为在充分排除其他相似类型（CLL 伴幼淋巴细胞进展、MCL 和 SMZL）后可以诊断，详见《血液肿瘤整合诊断》附录三。

二、检验与诊断必须了解的临床信息

临床表现（特征）包括既往史、现病史、体格检查及可以获得的其他相关信息。既往史是很重要的一项内容，是检验诊断与鉴别诊断中的一项重要依据，诸如发现的血液骨髓细胞异常，需要仔细了解有无既往血细胞异常的病史与持续的时间。现病史中，尤其与慢性淋巴细胞增殖性疾病相关的临床表现，如患者年龄、性别，有无肝脾淋巴结肿大，是孤立性脾大还是非孤立性脾大，有无浆膜腔积液，有无 B 症状（发热、盗汗、体重减轻）。

临床开具的送检单，医生有义务填写送检单中的相关信息。实验室对接收的送检单，需要检查送检单信息填写是否完整，尤其与 PLL 相关的临床表现及一些常规性检查，必须认真仔细阅读与分析。对相关信息不完善者需要与临床医生交流或直接向患者了解病况与治疗相关情况。

三、检验

检验诊断的最基本项目包括：全血细胞计数（complete blood count，CBC）、血片、骨髓涂片、骨髓印片［细胞形态学检验标本用瑞特 - 吉姆萨（Wright-Giemsa）染色］。仔细分析 CBC 异常及其特点，观察每种标本的细胞形态学，以及幼淋巴细胞的比例。以血液和 / 或骨髓液为标本的流式免疫表型和遗传学检测是细胞形态学诊断的重要补充。

除了使用流式免疫表型检测（至少 6 色）对样本中有核细胞进行相关抗原检测外，建议进行标本涂片、染色与形态观察。骨髓切片（活检）病理学检验需要结合外周血与骨髓细胞学检查，必要时加做组织化学染色和免疫组织化学染色。骨髓切片检验对于 PLL 不是必需项目。CBC、血细胞形态学和血液标本流式免疫表型检测常能提供诊断参考。除了流式免疫表型和骨髓切片形态学外，细胞遗传学和抗原受体基因（IG、TCR）检验是有助于诊断与鉴别诊断的项目。

NCCN（2021）指南中，T-PLL 诊断的基本项目（必需项目）包括：①外周血涂片形态学和外周血流式免疫表型（TdT、CD1a、CD2、CD3、CD4、CD5、CD7、CD8、CD52、TCRα、TCRβ）检测可以明确诊断（组织病理学检查并非诊断必须），典型的免疫表型为 CD1a−、TdT−、CD2+、sCD3+/−、cCD3+/−、CD5+、CD7++、CD52++、TCRαβ+、CD4+/CD8−（65%）、CD4+/CD8+（21%，具有特异性）、CD4−/CD8+（13%）。②细胞遗传学（FISH 方法或核型分析），可见异常有 inv (14) (q11; q32); t (14; 14) (q11; q32); t (X; 14) (q28; q11); +8。某些情况下有助于诊断的检查：①分子检测 TCR 基因克隆性重排（TCR 基因重排也见于非恶性疾患，结果解释应与前面的检查相结合）。②骨髓活检需要加做免疫组织化学（immunohistochemistry，IHC）组套（CD1a、TdT、CD2、CD3、CD5、TCL1）。

四、诊断 / 结论

诊断基本方法是结合全血细胞计数（complete blood count，CBC）等临床信息前提下通过血片形态学和流式免疫表型进行的足够免疫表型检测。T-PLL 的临床、细胞学、免疫表型和遗传学特点及其诊断的主要条件见表 19-1。遗传学特征是 *TCL1A* 或 *MTCP1* 基因与 TCR 基因座（主要是 *TRA/TRD* 基因座）并置。免疫表型检查的意义，一是评判肿瘤细胞系列与克隆性；二是排除其他白血病与淋巴瘤血液骨髓侵犯。WHO-HAEM5（2022）诊断的基本标准为外周血或骨髓中淋巴细胞增多（$>5 \times 10^9/L$）并有 T-PLL 免疫表型，T 细胞单克隆性，*TCL1A* 或 *MTCP1* 重排阳性，或者 TCL1A 蛋白表达。理想标准为检测到 *TCL1A* 或 *MTCP1* 基因与 TCR 基因座（主要是 *TRA/TRD*）并置。WHO-HAEM5（2024）

诊断的基本标准（90%～95% 病人诊断符合三项基本标准）：①外周血淋巴细胞增多，>5×10⁹/L，或骨髓浸润的具有 T-PLL 免疫表型；②T 细胞单克隆证据；③ *TCL1A*（14q32）或 *MTCP1*（Xq28）重排（最佳识别并置的 TR 基因座，最常见是 TRD）或 TCL1A 蛋白表达证据（罕见 TCL1 阴性 T-PLL，常见 *ATM* 的缺失和/或突变）。次要标准（至少符合 1 项）：① 11 号染色体（11q22.3，*ATM*）异常；② 8 号染色体异常：idic（8）(p11)，t（8；8），三体 8q；③ 5、12、13 或 22 号染色体异常或复杂核型；④特定部位受累（如脾肿大、浆膜腔积液）。WHO-HAEM5（2024）将部分 B-PLL 并入突显核仁的脾 B 细胞淋巴瘤/白血病（splenic B-cell lymphoma/leukaemia with prominent nucleoli，SBLPN）类型，其诊断的基本标准：①外周血中等大小淋巴细胞，核仁显著或旋绕状胞核，胞质周边细绒毛状突起不明显；②免疫表型表达 B 细胞抗原 CD19、CD20、CD79a 或 PAX5；③无 HCL 的特征性表型，如 CD25、ANXA1、cyclin D1 和 TRAP。理想标准：①脾红髓弥漫性受累伴萎缩白髓（大多数病例在没有脾标本情况下诊断）；②无 *BRAF* 突变。

表 19-1 PLL 临床、细胞学、免疫表型和遗传学特点与诊断的主要项目

项目	T-PLL	B-PLL #
年龄 *	常见于中老年，罕见于<30 岁	常见于中老年，罕见于<35 岁
脏器肿大 *	脾大常伴淋巴结肿大	脾明显肿大常不伴淋巴结肿大
皮肤损害与浆膜腔积液 *	常见，且积液明显	少见
WBC 计数 *	增高，可达>100×10⁹/L	增高，常>100×10⁹/L
幼淋巴细胞形态 *	多为中等大小，胞核不规则、可见单个核仁，核质比高，胞质嗜碱性无颗粒、泡状突起少见。约 20% 为细胞较小的变异形态，核仁不明显	中等大小，有一个突出的明显核仁，胞质轻度嗜碱性
幼淋巴细胞比例 *	增高，常高达 55%～95%	>55%，常高达 90%
免疫表型 *	TdT−、CD1a−、CD2+、cCD3+*、CD5+、CD7+、CD4+/−、CD8−/+、CD52+、TCL1+、TCRαβ+。按 CD4 与 CD8 表达，60% 为 CD4+、CD8−（辅助 T 细胞表型）；25% 为 CD4+、CD8+（较不成熟表型**）；15% 为 CD4−、CD8+（抑制/细胞毒性 T 细胞表型）	CD5−/+、CD23−/+、CD19+、CD20+、CD22+、CD79+、FMC7+、sIg（κ/λ+）、CD200 dim/−
骨髓涂片 *	有核细胞增生明显活跃，幼淋巴细胞为主	有核细胞增生明显活跃，幼淋巴细胞为主
骨髓切片（活检）	有核细胞明显增生，幼淋巴细胞常弥漫性增殖	有核细胞明显增生，幼淋巴细胞弥漫性增殖
抗原受体基因重排 *	TRA/TRB 克隆性重排	IG 基因重排
细胞遗传学和基因突变 *	常累及 14q11***（易位使 *TCL1* 高表达，最常见的异常）或 *MTCP1* 基因与 TCR 基因座（主要是 TRA/TRD）并置	*TP53* 突变（17p 缺失，约见于一半患者），可见 7、11q23 和 13q14 异常和 8q24 *MYC* 重排

项目	T-PLL	B-PLL[#]
预后不良指标	复杂核型（≥5 种细胞遗传学异常）	

注：*. 诊断的基本项目。**. 对 T-PLL 有特征性，其他胸腺后 T 细胞肿瘤很少共表达这 2 个抗原。***. 80% 患者为 inv (14) (q11q32)；10% 患者为 t (14; 14) (q11; q32) 和易位所致的 TCL1 高表达，也可以通过流式免疫表型检测，有重要的诊断与鉴别诊断意义；#. B-PLL 已被 WHO（2022）取消，但国际分类共识（2022）仍存在，表中列出便于衔接与理解，ICC 认为在排除其他相似类型后作出诊断。

五、报告（结论、解释、建议）与病例列举

结合临床（包括 CBC），形态学可以诊断报告 PLL（T-PLL 待排），建议流式免疫表型和抗原受体基因检测。报告内容包括有核细胞增生程度、幼淋巴细胞比例（骨髓活检需要报告浸润造血组织的组织结构特征和免疫组织化学染色结果）。对于依据不充分者，需要提出完善检查的项目或进一步检查的建议，并对相关疾病鉴别诊断进行适当解读。

病例 患者 53 岁，男性，发现白细胞增高、贫血和血小板减少（WBC 120.4×10^9/L、异常淋巴细胞 78%，Hb 87g/L，PLT 54×10^9/L）一周，查体脾肋下 3cm、淋巴结未及肿大，初步诊断急性白血病，送检骨髓涂片 8 张（附血片 2 张）、骨髓活检和骨髓流式免疫表型。**检验结论／诊断：** 骨髓有核细胞增生显著活跃，幼淋巴细胞占 87%（细胞中等偏大、胞质较丰富、轻度嗜碱性无颗粒，胞核中常见一个明显的灰色或浅灰色圆形核仁，附检血片这类异常淋巴细胞占 84%），粒红巨三系造血显著受抑；流式免疫表型（编号 ×××）检测到 SSC/FSC 位置上中大型淋巴细胞占有核细胞的 67.24%，表达 CD20、CD19、CD79a、CD22、FMC7、λ，不表达 TdT、CD3、CD5、CD23、CD25、CD200、CD10、BCL6、MUM1、EBER；骨髓活检示高细胞量，中等偏大细胞弥漫性浸润并大多有多为一个的明显核仁，继而加做 CD5、cyclin D1、SOX11、CD10、CD25、膜联蛋白（annexin）A1 均为阴性。进一步整合血常规等临床特点，首先考虑伴突显核仁的脾 B 细胞淋巴瘤／白血病（WHO，2022）或 B 幼淋巴细胞白血病（B-PLL；WHO，2017）骨髓象。**解释与建议：** B-PLL 好发于中老年人，以高白细胞计数（常 $>100 \times 10^9$/L）和有一个明显核仁的中大型幼淋巴细胞 >55% 且常见孤立性脾大为特征，免疫表型缺乏特征性，重点在于排除其他淋巴细胞白血病和大 B 细胞淋巴瘤骨髓白血病性浸润。本例患者基本上具有 B-PLL 的临床与形态学特征，建议细胞遗传学检查，必要时 FISH 检测 CCND1 重排，排除套细胞淋巴瘤伴原始细胞样变异等类型的白血病性浸润。

六、结果复核、报告审核、反馈信息处理与其他方面探讨

结果复核、报告审核制度，报告后反馈信息的处理机制，"请结合临床"等有关检验职责方面问题探讨，参考第 2 章。

第 20 章

T 大颗粒淋巴细胞白血病、NK 大颗粒淋巴细胞白血病和侵袭性 NK 细胞白血病检验诊断与报告

一、定义与概念

T 大颗粒淋巴细胞白血病（T-cell large granular lymphocytic leukemia，T-LGLL）常见于中老年人，为外周血中 T 系标记（mCD3）阳性的大颗粒淋巴细胞（large granular lymphocyte，LGL）克隆性扩增（常 $>2 \times 10^9/L$，持续 6 个月以上）和 TCR 重排的细胞毒性 T 细胞（效应记忆细胞表型的成熟细胞毒性 T 细胞）肿瘤。大多数病例临床经过为非侵袭性的（惰性 T 细胞淋巴增殖性疾病），常有脾大（淋巴结肿大非常少见）、自身免疫性疾病 [如克罗恩病（Crohn disease）、干燥综合征（Sjögren syndrome）、类风湿性关节炎] 和自身免疫性中性粒细胞减少，而免疫性血小板减少和贫血相对较少。WHO-HAEM5 认为 T-LGLL 是一种细胞毒性大颗粒 T 细胞的肿瘤性增殖，具有持续的外周血绝对（计数 $>2 \times 10^9/L$）或相对（比例 $>50\%$）淋巴细胞增多。有特殊的临床和表型特征。

NK 细胞慢性淋巴增殖性疾病（chronic lymphoproliferative disorders of NK cell，CLPD-NK）是外周血 NK 细胞增加（常 $\geq 2 \times 10^9/L$）、持续 6 个月以上，无明显原因，与慢性临床过程相关的 NK 增殖性疾病。WHO-HAEM5，将 CLPD-NK 更名为 NK 细胞大颗粒淋巴细胞白血病（NK-large granular lymphocytic leukemia，NK-LGLL），并认为本病是 NK 细胞的单克隆或寡克隆扩增。侵袭性 NK 细胞白血病（aggressive NK-cell leukemia，ANKL）是 EBV 相关激活的 NK 细胞全身性肿瘤性增殖，主要发生于青少年或年轻人，呈侵袭性和常为暴发性（明显的 B 症状、血细胞减少、肝脾大和弥散性血管内凝血）临床经过的 NK 细胞肿瘤，与 CLPD 一样，是 NK 细胞以带有细胞毒性 T 细胞的一些功能和标记为特征，骨髓肿瘤细胞有异形性并常见明显的嗜天青颗粒和巨噬细胞噬血现象。

二、检验与诊断必须了解的临床信息

临床表现（特征）包括既往史、现病史、体格检查及可以获得的其他信息。既往史是很重要的一项内容，是检验诊断与鉴别诊断中的一项重要依据，诸如发现的血液骨髓细胞

异常，尤其有颗粒的淋巴细胞增多，需要仔细了解有无既往血细胞异常的病史与持续的时间。现病史中，尤其与淋巴细胞增殖性疾病相关的临床表现，如患者年龄、性别，有无 B 症状和肝脾淋巴结肿大，有无自身免疫性疾病及血细胞减少，有无急性甚至暴发性进行性血细胞减少、肝脾肿大及肝功能异常和 DIC 的临床经过。如 T-LGLL 和 NK-LGLL 表现为慢性的惰性病程，可见肝脾肿大而罕见淋巴结肿大，而 ANKL 表现为急性至暴发性起病，常见肝脾淋巴结肿大。

临床开具的送检单，医生有义务填写送检单中的相关信息。实验室对接收的送检单，需要检查送检单信息填写是否完整，尤其与 T/NK 细胞增殖性疾病相关的临床表现及一些常规性检查，必须认真仔细阅读与分析。对相关信息不完善者需要与临床医生交流或直接向患者了解病况与治疗相关情况。

三、检验

全血细胞计数（complete blood count，CBC），血片、骨髓涂片、骨髓印片细胞形态学检验是检查的基本项目。仔细分析 CBC 异常及其特点，观察每种标本的细胞形态学，尤其是淋巴细胞与 LGL 的比例、幼稚或异形淋巴细胞的比例，以及骨髓中巨噬细胞是否增加、有无吞噬血细胞现象。EBV 血清学检查也是常规项目。

除了使用流式免疫表型检测（至少 6 色）对样本中有核细胞进行相关抗原检测外，还需要进行标本涂片、染色与形态观察。骨髓切片（活检）病理学检验需要结合外周血与骨髓细胞学检查，必要时加做组织化学染色和免疫组织化学染色，选择的标记包括：一是细胞毒类标记；二是泛 T 细胞标记；三是 mCD3 和 cCD3；四是 NK 细胞和 TCR 标记。对于 T-LGLL 和 NK-LGLL，骨髓切片检验可以作为 LGL 器官累及的证据，尤其是当外周血 LGL 计数达不到诊断标准的情况。细胞遗传学和抗原受体基因（IG、TCR 基因）重排检验是有助于诊断与鉴别诊断的项目。T-LGLL 的 TCR 基因重排以 *TCRB* 为主，NK 细胞肿瘤则无 TCR 基因重排。

NCCN（2021.V1）指南中，T-LGLL 诊断的基本项目（必需项目）包括：①外周血涂片细胞学分析（存在以肾形或圆形胞核和含嗜天青颗粒胞质丰富为特征的较大淋巴细胞）；②外周血细胞流式免疫表型检测；③确诊需要充分地免疫表型检查与分析，流式免疫表型（CD3、CD4、CD5、CD7、CD8、CD56、CD57、TCRαβ、TCRγδ），需要或不需要免疫组织化学（immunohistochemistry，IHC）套组（CD3、CD4、CD5、CD7、CD8、CD56、CD57、TCRß、TCRγ、TIA1、Pre、GrB）。T-LGL 典型的免疫表型：CD3+、CD8+、CD16+、CD57+、CD56−、CD5 dim、CD7 dim、CD45RA+、CD62L−、TCRαß+、TIA1+、GrB 或 GrM+。但常与反应性 LGL 增多重叠。某些情况下有助于诊断的检查：①骨髓穿刺和活检常用于确认诊断，特别是在较低 T-LGL 计数（$< 0.5 \times 10^9$/L）和疑似并发骨髓衰竭疾病的鉴别中很重要，IHC 组套见前述；②*STAT3* 和 *STAT5B* 突变分析；③分子学检测 TCR 基因克隆性重排或其他克隆性评判（仅有 TCR 基因克隆性重排不足以诊断，非恶性疾病患者中亦可见。结果应视整体情况进行解读）；④IHC，GrM；⑤EBER-

ISH。WHO-HAEM5 认为，全基因组测序还可以为 ANKL 致病机理提供新见解，如涉及 JAK/STAT 和 RAS/MAPK 通路、表观遗传修饰物（*TET2*、*CREBBP*、*KMT2D*）和免疫检查点分子 *CD274*（*PD-L1*）/*PDCD1LG2*（*PD-L2*）突变在疾病发病机制中的作用。

四、诊断 / 结论

T-LGLL、NK-LGLL 与 ANKL 的诊断需要结合临床，有（细胞）形态学特点（符合细胞学标准）、有足够的免疫表型标记特点和 / 或遗传学依据的支持，并排除继发性 LGL 增多。T-LGLL、NK-LGLL 与 ANKL 的临床、细胞学、免疫表型和遗传学特点及其诊断的主要条件见表 20-1。

表 20-1　T-LGLL、NK-LGLL 与 ANKL 特点与诊断的主要项目

主要项目	T-LGLL	NK-LGLL	ANKL
年龄 *	年龄中位数 60 岁，多见于 45~75 岁，<25 岁少见（<3%）	主要见于成人，男性多见	多见于青少年和年轻人，40 岁以上少见
纯红再障或 AIHA*	见于一半病例	不见	不见，常见进行性贫血和血小板减少
中性粒细胞减少 *	常见且显著（<0.5×10⁹/L）	可见减少，但显著减少少见	减少
脾大和类风湿性关节炎 *	见于 1/3 病例，罕见淋巴结肿大	几乎不见，罕见淋巴结肿大	常见肝脾淋巴结肿大
B 症状 *	见于 1/4 病例	几乎不见	存在
凝血异常和噬血细胞综合征 *	不见	不见	常见
外周血 LGL	细胞成熟，常 >2×10⁹/L 或占淋巴细胞的 40% 以上 **（持续 6 个月以上）	细胞成熟，常 >2×10⁹/L 或占淋巴细胞的 40% 以上 **（持续 6 个月以上）	常见细胞幼稚，比例高低不定，有异形性
EBER*	阴性，起病急性者可以阳性	阴性	阳性，与 EB 病毒感染相关
临床经过 *	慢性	惰性	侵袭性且常为暴发性
mCD3、cCD3ε*	mCD3+、cCD3ε-（常见）	mCD3-、cCD3ε+（常见）	mCD3-、cCD3ε+（常见）
CD4、CD8*	CD4-、CD8+	CD4-、CD8+	CD4-、CD8-/+
CD56、CD57*	CD56-（或不定表达）、CD57+	CD56+/dim、CD57-	CD56+、CD57-
细胞毒标记 *	+	+	+
泛 T 细胞抗原缺失 *	常见 1~2 个缺失（常为 CD2/5/7）	常见 1~2 个缺失（常为 CD2/7）	常见 1~2 个缺失（常为 CD2/7）

主要项目	T-LGLL	NK-LGLL	ANKL
TCR*	+	−	−
骨髓涂片	有核细胞增多或一般，淋巴细胞为主，LGL增多，红系造血减低	有核细胞增多或一般，淋巴细胞为主，LGL增多	有核细胞增多，淋巴细胞为主，幼稚LGL增多，常见噬血细胞
TCR基因重排等遗传学异常*	TCR重排阳性（*TCRB*为主），1/3患者有*STAT3*突变	TCR重排阴性，IG重排阴性，1/3患者有*STAT3*突变	TCR重排阴性，IG重排阴性，可见del(6)(q21q25)异常

注：*. 诊断与鉴别诊断的主要项目；**. LGL计数>$2×10^9$/L通常与克隆性增生有关（参考区间（$0.2 \sim 0.4$）×10^9/L，占单个核细胞的10%~15%），但T-LGLL诊断所需的淋巴细胞增多程度无一致规定，若<$2×10^9$/L而符合其他标准者也可诊断。

大多数T-LGLL有成熟效应记忆表型（CD3+、CD8+、CD57+、CD45RA+、CD62L−）的CD8阳性αβ T细胞（CD8+T-LGLL）；少数病例单独表达CD4或与CD8弱阳性（CD4+T-LGLL）表达；不到10%是γ/δ T细胞系列。这些病例都表达CD57和CD16，部分表达CD8，并优先显示Vγ9/Vδ2谱。关键的分子指标方面，*STAT3*突变主要见于CD8+T-LGLL和γ/δ T-LGLL，与中性粒细胞减少和较差的总生存率相关。*STAT5B*突变在罕见的CD4+T-LGLL中所占比例较高（约30%病例），与CD8+T-LGLL的不良预后相关，但对CD4+T-LGLL和γ/δ T-LGLL的预后没有影响。T-LGLL诊断的基本标准（WHO-HAEM5，2024）：①外周血细胞毒性T细胞增加（常>$2×10^9$/L）；②具有CD5和/或CD7下调和/或CD16和NK细胞相关受体异常表达的T细胞群（通常为CD8阳性）；③T细胞单克隆（或寡克隆）证据。符合这三个基本标准中的两个与理想标准中的一个，就足以诊断T-LGLL。理想标准为：①骨髓免疫组织化学示窦内细胞毒性淋巴细胞浸润；②*STAT3*或*STAT5B*突变。NK-LGLL诊断的基本标准（WHO-HAEM5，2024）：①外周血NK细胞增加，常>$2×10^9$/L，持续6个月以上；②外周血或骨髓流式免疫表型检测到mCD3阴性、CD16阳性的NK细胞群；③流式分析发现KIR限制性表达模式（相关KIR显性表达或缺乏），可以认为是克隆扩增的替代标记。理想标准：①骨髓窦内NK细胞浸润；②与NK谱系（流式免疫表型证明）细胞相一致的*STAT3*和/或*TET2*突变证据，以及流式分析证实NK细胞系列。基本标准中，如果②和③都存在，则可以在没有记录外周血NK细胞计数持续>$2×10^9$/L情况下做出NK-LGLL诊断。

ANKL诊断的基本标准为急性表现，有发热、全身症状和白血病性血象；NK细胞免疫表型的肿瘤性淋巴细胞全身（多器官）浸润；缺乏TCR蛋白表达和/或TCR基因克隆性重排。理想标准为EBER阳性（见于约90%病例）；噬血细胞性淋巴组织细胞增生症。

五、报告（结论、解释、建议）与病例列举

密切结合临床（包括CBC），形态学可以报告T-LGLL和CLPD-NK与ANKL（提示、可能或待排）。报告内容包括有核细胞增生程度、异常淋巴细胞比例（骨髓活检还需要报

告浸润造血组织的结构特点和免疫组织化学结果），建议流式免疫表型和抗原受体（TCR）基因检测，提供进一步的诊断证据。形态学的初步诊断之后必须有足够的免疫表型证据和遗传学检测的依据，才可以发出明确的整合诊断报告。对于依据不充分者，需要提出完善检查的项目或进一步检查的针对性建议，并对相关疾病鉴别诊断进行适当的简明解读。

非克隆性 CD3+LGL 慢性增殖或不能证明克隆性增殖者，报告为慢性大颗粒淋巴细胞（CD3+LGL）增多症，并需要排除反应性。如 EBV、肝炎病毒、巨细胞病毒感染，结缔组织病，皮肤病，癌症，原发性免疫性血小板减少症，噬血细胞综合征，均可见淋巴细胞和 LGL 增多，但外周血中淋巴细胞常在 5×10^9/L 以下，而 T-LGLL 常在 5×10^9/L 以上。

一般，形态学常可以提示或疑似 T-LGLL 和 NK-CLPD，但不能区分 T-LGLL 还是 CLPD-NK。对于 ANKL，由于一部分患者白血病细胞比例低，疑似性诊断报告需要把握恰当的度。

病例　患者 66 岁，女性，患类风湿性关节炎 10 年，轻度贫血 2 年，本次血常规 Hb 92.6g/L，白细胞 17.65×10^9/L（中性粒细胞 31%、淋巴细胞 65%），肝脾淋巴结未及肿大，初步诊断慢性淋巴细胞增殖性疾病，送检骨髓活检（加免疫组织化学 20 项），附骨髓涂片和血片各 2 张。**检验结论：** 骨髓切片（活检）有核细胞量增加，淋巴细胞比例增高（约占40%，簇状至片状分布，免疫组织化学表达 CD2、CD3、CD8、TIA、GrB、CD57，不表达 CD56、CD4、CD5、CD7、EBER、CD20、CD19、CD10、BCL2、cyclin D1、SOX11）和红系粒系造血减低（巨核细胞造血基本良好）。附检骨髓涂片红系造血减低（有核红细胞占 14%）和淋巴细胞比例增高（占 53%），血片淋巴细胞占 62%；骨髓涂片和血片淋巴细胞胞体偏大、胞质轻度嗜碱性，一半以上细胞有嗜天青颗粒。结合临床和血细胞学特点，骨髓象提示 T- 大颗粒淋巴细胞白血病（T-LGLL）。**解释与建议：** T-LGLL 多见于中老年人，常见自身免疫性疾病和红系造血不良性贫血，T- 大颗粒淋巴细胞（T-LGL）持续性增加（>6 个月，绝对值常 >2×10^9/L），免疫表型特点是 TCR+、细胞毒抗原 +，常见特征是 CD8+、CD4−、CD57+、CD56−。本例患者基本符合 T-LGLL 的条件；T-LGLL 需要鉴别的是 NK 细胞慢性淋巴细胞增殖性疾病（NK-CLPD），鉴别的主要免疫表型一是 mCD3−、cCD3ε+，二是 NK 细胞标记 CD56+，三是 CD57−，四是 TCR−。建议 TCR 基因克隆性重排等检验（T-LGLL 的 TCR 重排阳性而 NK-CLPD 的 TCR 重排为阴性。若有表达 NK 细胞受体 CD94/NKG2A 也有助于鉴别）。

六、结果复核、报告审核、反馈信息处理与其他方面探讨

结果复核、报告审核制度，报告后反馈信息的处理机制，"请结合临床"等检验其他方面问题探讨，参考第 2 章。

第**21**章

多毛细胞白血病及其相关类型检验诊断与报告

一、定义与概念

多毛细胞白血病（hairy cell leukemia，HCL）是生发中心后记忆 B 细胞发生了趋化因子和黏附受体改变而活化的成熟 B 淋巴细胞肿瘤，主要累及血液、骨髓和脾红髓，骨髓和外周血中肿瘤性 B 细胞以卵圆形胞核、丰富胞质"毛发样"突起为特征，强表达 annexin A1（ANXA1）、CD103、CD25、CD11c、CD22、CD123，几乎都存在 *BRAF* p.V600E 突变或无此突变者而有 *MAP2K1* 突变，常伴有继发性骨髓纤维化和造血衰竭性血细胞减少。WHO-HAEM5 将 HCL 归类于"脾 B 细胞淋巴瘤和白血病"类别下的一个类型，而多毛细胞白血病变异型（HCL-V）和 CD5− B-PLL 归类于突显核仁的脾 B 细胞淋巴瘤 / 白血病（splenic B-cell lymphoma/leukemia with prominent nucleoli，SBLPN）类别。

二、检验与诊断必须了解的临床信息

临床表现（特征）包括既往史、现病史、体格检查及可以获得的其他信息。如一般信息中的性别与年龄［HCL 多见于男性，男女比为（4～5）：1，多见于中老年人］，既往史是很重要的一项内容，是检验诊断与鉴别诊断中的一项重要依据，诸如发现的血液骨髓细胞异常，需要仔细了解有无既往血细胞异常的病史与持续的时间。现病史中，尤其应注意与慢性淋巴细胞增殖性疾病相关的临床表现，HCL 的临床特征是脾大伴血细胞减少（中性粒细胞减少，单核细胞减少尤其明显），淋巴结肿大罕见，肝脏可以受累。患者中性粒细胞减少易受到细菌感染，以及免疫功能降低易受到病毒感染。确诊的 HCL 病程中出现淋巴结肿大应疑似疾病转化或进展。

临床开具的送检单，医生有义务填写送检单中的相关信息。实验室对接收的送检单，需要检查送检单信息填写是否完整，尤其与 HCL 相关的临床表现以及一些常规性检查，必须认真仔细阅读与分析。对相关信息不完善者需要与临床医生交流或直接向患者了解病况与治疗相关信息。

三、检验

全血细胞计数（complete blood count，CBC）及血片、骨髓涂片和骨髓印片的细胞形态学检验是检验诊断的基本项目。仔细分析 CBC 异常及其特点，观察每种标本的细胞形态学，以及淋巴细胞、多毛细胞的比例。细胞化学染色，多毛细胞酸性磷酸酶阳性并不被酒石酸所抑制，糖原染色阳性。

除了使用流式免疫表型检测（至少 6 色）对样本中有核细胞进行相关抗原检测外，建议进行标本涂片、染色与形态观察。典型病例，外周血细胞形态学加流式免疫表型检验可以诊断 HCL，但选择的免疫标记需要充分，一是有特征的标记如 CD25、CD103、CD123 和 ANXA1；二是排除性标记。骨髓切片（活检）病理学检验需要结合外周血与骨髓细胞学检查，必要时加做组织化学染色和免疫组织化学染色。PCR 或测序方法检测 *BRAF* p.V600E 与 *MAP2K1* 突变，是进一步提供 HCL 分子诊断的证据项目，

美国国家综合癌症网络（National Comprehensive Cancer Network，NCCN）2022.1 版指南要求的 HCL 诊断的基本项目：①骨髓活检与穿刺涂片。外周血或骨髓检查显示多毛细胞特征性形态学及骨髓活检样本伴有网硬蛋白增加的网状浸润性特征表现。（骨髓）穿刺常干抽。②充分地免疫表型分析为明确诊断（经典）HCL 并鉴别多毛细胞白血病变异型（hairy cell leukemia variant，HCL-V）所必需。IHC 或流式细胞术分析免疫表型（CD19、CD20、CD5、CD10、CD11c、CD22、CD25、CD103、CD123、cyclin D1 和 CD200）。cyclin D1 在 HCL 表达通常强弱不一，而在 MCL 呈均一性强阳性，二者区别较明显。在某些情况下有助于诊断的检查包括：分子学检测 *IGHV4-34* 重排，IHC 或分子学方法检测无典型免疫表型病例的 *BRAF* p.V600E 突变，在约 20%HCL 表型的 B 细胞淋巴增殖性肿瘤具有 *IGHV4-34* 重排而常缺乏 *BRAF* p.V600E 突变；在这部分 *BRAF* p.V600E 突变阴性的 HCL 中，约 70% 患者存在 *MAP2K1* 突变，但是否为真正的 HCL 尚有不同见解；HCL-V 患者无 *BRAF* p.V600E 突变，而一半患者伴有 *MAP2K1* 突变。HCL-V 的免疫表型特点为 CD25−、CD123−、ANXA1−。

四、诊断 / 结论

HCL 及其变异型的诊断都需要密切结合临床，要求有（细胞）形态学特点（符合细胞学标准）并有足够的免疫表型标记特点和 / 或遗传学依据的支持。起病隐袭，原因不明的孤立性脾大（尤其是巨脾），全血细胞减少的中老年男性患者，血片和骨髓涂片检出多少不一的典型多毛细胞时，应提示或怀疑 HCL。骨髓切片中，多毛细胞因胞质丰富，细胞间距较宽而类似"油煎荷包蛋"样外观。HCL 诊断的关键性指标见表 21-1。

表 21-1　HCL 诊断的关键性指标

项目	关键性指标
临床特征	大多见于中老年人患病，多为男性患者，常见孤立性脾大
血细胞特征	血细胞 2 系或 3 系减少，粒细胞和单核细胞减少，淋巴细胞比例增高，常见绒毛状突起，比例高低不定
骨髓象特征	淋巴细胞比例增高，形态同血片，骨髓切片常见散在至片状浸润，多毛细胞与多毛细胞之间间距宽
细胞化学特征	酒石酸抵抗酸性磷酸酶阳性
免疫表型特征	CD103+、CD11c+、CD25+、ANXA1+、CD123+*、CD19+、CD20+、CD22+、CD79a+、FMC7+、CD200+、κ/λ+
遗传学特征	几乎所有患者存在 *BRAF* p.V600E 突变，无 *BRAF* p.V600E 突变者则多有 *MAP2K1* 突变 **

注：*. CD123+ 有助于鉴别 HCL-V、B- 幼淋巴细胞白血病和脾边缘区淋巴瘤。**. 需要注意的是朗格汉斯细胞组织细胞增多症（LCH）与 HCL 具有相同的这两个突变。

　　HCL 变异型（HCL-V）是骨髓和脾脏组织象类似典型的 HCL，但外周血涂片中肿瘤细胞是圆形或卵圆形胞核和有明显核仁（类似幼淋巴细胞）和中等量嗜碱性有突起的胞质。细胞表面绒毛短小、胞质宽大皱褶，核质比（N/C）较高。白细胞增高较明显，单核细胞不减少。这一毛细胞常表达 sIgG，而不表达典型多毛细胞抗原，如 CD25、CD123、ANXA1 和 TRAP 阴性，分子指标 *BRAF* p.V600E 无突变，近一半患者有 *MAP2K1* 基因突变。

　　HCL 与脾边缘区淋巴瘤（splenic marginal zone cell lymphoma，SMZL），HCL-V 需要与 B 幼淋巴细胞白血病（B-prolymphocytic leukemia，B-PLL）的鉴别诊断见表 21-2。

表 21-2　HCL、HCL-V 与相关肿瘤的鉴别诊断

鉴别项目	HCL	SMZL	HCL-V	B-PLL
男：女	4：1	2：1	4：1	2：1
明显脾大	75%～95%	>90%	>90%	>90%
明显淋巴结肿大	5%	<5%	5%	30%
WBC 计数	常减低或正常	常增高	明显增高	显著增高
抗酒石酸 ACP	+	−	部分 +	部分 +
免疫表型				
CD5	−	少数 +	−	部分 +

续表

鉴别项目	HCL	SMZL	HCL-V	B-PLL
CD11c	+	部分+	部分+	部分+
CD19	+	+	+	+
CD20	+	+	+	+
CD22	+	+	+	+
CD25	+	部分+	-	部分+
CD103	+	-	部分+	-
CD123	+	-	-	-
ANXA1	+	-	-	-
CD200	+	-	-	-
遗传学				
BRAF 突变	几乎都有	无	无	无
无 *BRAF* 而有 *MAP2K1* 突变	常见突变	无	有（50%）	无

WHO-HAEM5（2024）中，HCL 诊断的基本标准为多毛细胞特征性形态学（包括骨髓活检）；免疫组织化学强表达 CD20 和 ANXA1 或流式和/或免疫组化共表达 CD20/CD11c/CD103/CD25。理想标准为 *BRAF* p.V600E（NP_004324.2）突变；流式或免疫组化强表达 CD22、CD200、sIg，表达 CD123、cyclin D1 和 TBX21/T-Bet。

需要鉴别的新类型 SBLPN 的白血病细胞可以与 HCL 多毛细胞相似，但 SBLPN 增殖生物学特征与 HCL 不同。此外，这一类型，还包括了此前 WHO-HAEM4R 定义的 CD5-B-PLL 全部病例。SBLPN 是罕见的，好发于老年患者，脾大而常无淋巴结肿大；高白细胞计数和淋巴细胞比例，中等偏大的肿瘤细胞有特征性突出的单个大核仁（胞质丰富嗜碱性或胞质苍白、无绒毛状突起）；无 *BRAF* 突变；无 HCL 的标记 CD25、ANXA1、TRAP和 CD123；脾红髓弥漫性受累伴萎缩白髓；比 HCL 更有侵袭性，并对克拉屈滨单药治疗耐药，最近研究发现利妥昔单抗或苯达莫司汀联合克拉屈滨能改善疗效。

SDRPL 外周血有循环小淋巴细胞，胞质丰富、绒毛状突起广泛且分布不均，核仁不明显；无 *BRAF* p.V600E 突变；除了脾门淋巴结，其他部位淋巴结受累罕见，也不常见B 症状。SDRPL 与 HCL 和 SBLPN 有部分重叠，但仔细分析形态学和免疫表型特征可以鉴别。CD180 是区分 SDRPL 与 HCL 和 SMZL 的有用标记，流式细胞术检测 CD200 与CD180 的平均免疫荧光强度比值<0.5 有助于支持 SDRPL 的诊断。骨髓活检特征是窦腔内增生为主，间质浸润可见，结节浸润很少见，而 SMZL 和 SBLPN 在骨髓中可见不同增生模式，HCL 则是典型的弥散性增生伴网硬蛋白纤维化。尽管如此，如果没有脾脏病理

活检的关键指标，明确区分类型常有困难。

五、报告（结论、解释、建议）与病例列举

密切结合临床（包括 CBC），形态学可以报告 HCL（提示、可能或待排），建议行流式免疫表型和相关基因突变检测。形态学的初步诊断后，必须有足够的免疫表型（主要是流式检测）证据和分子检测（尤其免疫表型 不典型时）的依据，才可以发出明确的整合诊断报告。报告内容包括有核细胞增生程度、淋巴细胞（多毛细胞）比例（骨髓活检还需要报告浸润组织的结构与免疫组织化学结果）。对于依据不充分者，需要提出完善检查的项目，并对相关疾病鉴别诊断进行适当的简明解读。

病例 1 患者 77 岁，男性，乏力气急和全血细胞减少（WBC $2.4×10^9$/L，Hb 78g/L，血小板 $54×10^9$/L）3 个月，脾肋下 3cm，肝和淋巴结未及肿大，无出血，血细胞减少原因待查，送检骨髓涂片 8 张（附血片 2 张）。**检验结论：**骨髓有核细胞量尚可，淋巴细胞占 56.5%，其中 1/3 胞质较丰富、轻度嗜碱性、无颗粒，周边呈毛发样突起（附检血片淋巴细胞 67%，其中毛发样突起细胞 32%）；粒红两系造血细胞比例减低，巨核细胞全片（2.5cm×3.5cm）11 个（未见原始细胞增多、病态造血细胞和其他异常），整合血常规等临床信息和血片细胞学检验，骨髓象示多毛细胞白血病（HCL）不能除外。**解释与建议：** HCL 好发于中老年人，表现为全血细胞减少和脾大，血液骨髓细胞形态学特点是检出多毛细胞，但类似的特点也见于其他成熟 B 细胞肿瘤，且本病例没有进行多毛细胞化学染色，需要进一步检查进行鉴别诊断，建议骨髓活检加免疫组织化学（CD25、CD103、CD123、ANXA1、CD11c、CD20、CD10、BCL2、cyclin D1、CD3、CD5）和／或流式免疫表型检测，基因 *BRAF* p.V600E 与 *MAP2K1* 突变和 B 超检查，必要时骨髓穿刺复查细胞形态学。

病例 2 患者男性，75 岁，血细胞减少原因待查，脾肋下触及肿大，肝和淋巴结未及肿大，无化学药物和放射线接触史。血常规示白细胞 $2.1×10^9$/L，N $1.1×10^9$/L，Hb 70g/L，血小板 $56×10^9$/L。送检骨髓涂片（附检血片 3 张）细胞形态学，骨髓流式免疫表型、骨髓活检组织病理学，外周血 IG 基因克隆性重排（多重 PCR 方法）和 *BRAF* p.V600E 基因突变（ARMS-PCR 法）检查。**整合诊断：**多毛细胞白血病（*BRAF* p.V600E 突变阳性）。**解释与建议：**患者老年男性，血常规检查示重度贫血、中性粒细胞和血小板减少。骨髓涂片细胞形态学检验示有核细胞轻度减低（中性粒细胞为主），检出 24% 多毛（样）细胞（附检血片占 31%）；骨髓流式免疫表型检测到中等大小肿瘤性（多毛细胞白血病）表型的成熟 B 淋巴细胞 21.5%（表达 CD103、CD25、CD11c、CD123、CD200、FMC7、skappa，不表达 CD10、CD23、CD5）；骨髓活检示有核细胞增生正常，有核细胞约占 30%，粒系增生减低，红巨两系增生基本正常，淋巴细胞数量增多（约占 20%），呈散在分布，表达 CD20（20%+）、PAX5（15%+）和 annexin A1（20%+）；IG 基因克隆性重排检测到 *IGHV*、*IGHD* 和 *IGK* 发生克隆性重排；分子检测到 *BRAF* p.V600E 基因突变阳性。整合以上信息，支持多毛细胞白血病（HCL）诊断。老年患者、重度贫血、中性粒细胞和血小板减少，也是 HCL 的临床表现；细胞形态学检出多毛（样）细胞和流式免疫表型符合

HCL 细胞表达的基本特征，骨髓活检免疫组织化学 annexin A1 阳性对 HCL 细胞有高特异性；IG 基因克隆性重排检测到多管阳性支持成熟 B 细胞为肿瘤性，分子检测到的 *BRAF* p.V600E 突变几乎是每一个 HCL 所具有的分子表型。形态学和免疫表型检测到 HCL 细胞比例在 20%~30% 左右，不排除骨髓部位差异，建议腹部 B 超或 CT 检查，必要时更换部位复查骨髓。

六、结果复核、报告审核、反馈信息处理与其他方面探讨

结果复核、报告审核制度，报告后反馈信息的处理机制，"请结合临床"等检验其他方面问题探讨，参考第 2 章。

第22章

淋巴浆细胞淋巴瘤和华氏巨球蛋白血症检验诊断与报告

一、定义

淋巴浆细胞淋巴瘤（lymphoplasmacytic lymphoma，LPL）/华氏巨球蛋白血症（Waldenström macroglobulinemia，WM），由小淋巴细胞、浆细胞样淋巴细胞和小浆细胞组成的，约 90% 以上患者存在 *MYD88* p.L265P 突变，并常累及骨髓，有时累及淋巴结和脾脏的惰性肿瘤。WM 是 LPL 常见亚型（约占 90% 以上），是以骨髓为"基地"（病变）伴任何浓度的 IgM 血症者，可见脾大而常无淋巴结肿大，常见 6q21 缺失，是细胞形态学诊断和临床备受关注的类型。分类出 WM 而剩下的 LPL 是有脾和 / 或淋巴结肿大（被认为是以淋巴结为"基地"的淋巴瘤），无骨髓病变，常见 t (9; 14) (p13; q32)，且部分患者可为其他 M 蛋白或 IgM 与其他 Ig 的混合，亦可无 M 蛋白，或有骨髓病变而无 IgM 血症。

二、检验与诊断必须了解的临床信息

临床表现（特征）包括既往史、现病史、体格检查及可以获得的其他信息。既往史是很重要的一项内容，是检验诊断与鉴别诊断中的一项重要依据，诸如发现的血液骨髓细胞异常，需要仔细了解有无既往血细胞异常的病史与持续的时间。现病史中，尤其与慢性 B 细胞增殖性疾病相关的临床表现，如患者年龄、性别，有无肝脾淋巴结肿大；是孤立性脾大还是非孤立性脾大；有无肿瘤细胞浸润性症状（如肝脾肿大和血细胞减少）、循环 IgM 增多症状（如高黏血症）和 M 蛋白沉积与红细胞钱串状形成或红细胞淤积的症状（如眼科症状的视线模糊、视敏度下降、视网膜出血、部分变宽而扭曲的静脉，血浆体积增加的充血性心衰，神经症状的头昏、头疼、耳聋，出血及见于 1/5 患者的 I 型冷球蛋白血症及其雷诺现象等症状），以及病情经过中的血细胞与细胞形态学的变化。

临床开具的送检单，医生有义务填写送检单中的相关信息。实验室对接收的送检单，需要检查送检单信息填写是否完整，尤其与 LPL/WM 相关的临床表现（高黏血症、继发性淀粉样变性、周围神经病和冷球蛋白血症等），以及一些常规性（包括血沉、生化）检查结果，必须认真仔细阅读与分析。对相关信息不完善者需要与临床医生交流或直接向患者了解病况与治疗相关情况。

三、检验

检验诊断的最基本项目包括：全血细胞计数（complete blood count，CBC）、血清免疫固定电泳、血片、骨髓涂片、骨髓印片［细胞形态学检验标本用瑞特 - 吉姆萨（Wright-Giemsa）染色］、骨髓切片（活检，包括免疫组织化学）。仔细分析 CBC 异常及其特点，分析免疫固定电泳有无克隆性，特别是有无 IgM 型克隆；观察每种标本的细胞形态学，尤其是淋巴细胞、浆细胞样淋巴细胞和小浆细胞的比例组成。

除了流式免疫表型检测（至少 6 色）对样本中的有核细胞进行相关抗原检测外，建议进行标本涂片、染色与形态观察。LPL/WM 的流式免疫表型检测常无特征性，主要在于排除其他相似的小 B 细胞白血病或淋巴瘤血液骨髓侵犯，如 CD5-、CD23- 可以排除慢性淋巴细胞白血病（chronic lymphocytic leukemia，CLL）和小淋巴细胞淋巴瘤（small lymphocytic lymphoma，SLL）白血病性侵犯；cyclin D1- 和 SOX11- 可以排除套细胞淋巴瘤（mantle cell lymphoma，MCL）；CD10-、BCL6- 可以排除滤泡性淋巴瘤（follicular lymphoma，FL）。

细胞遗传学、*MYD88* p.L265P 突变与抗原受体基因（IG）检验，是形态学诊断的重要补充和确诊证据的项目（图 22-1）。*MYD88* 突变的 WM 患者预后好于无突变患者。WM/LPL 与 IGHV3-23（也有认为 IGHV3、IGHV4 和 IGHV1）重排和高突变率相关。约 20% 的 WM 患者还可以检出 4 号染色体三体；6q 缺失见于一半以上的骨髓病变患者，而很少见于组织为"基地"的 LPL。以上这些指标都可以作为诊断与鉴别诊断的辅助指标。

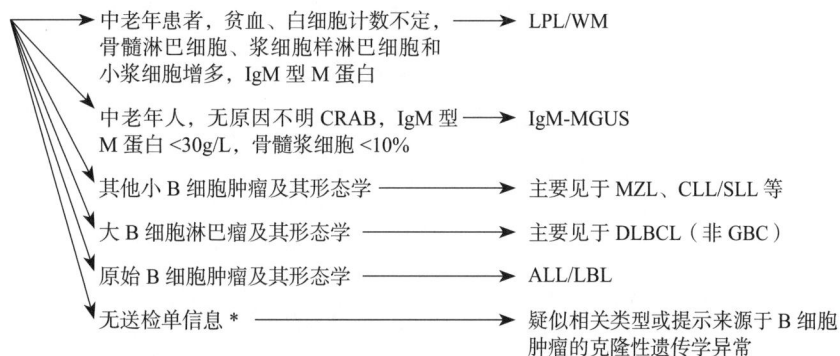

图 22-1　检出 *MYD88* p.L265P 突变的评判

*. 包括无相关信息和不易得到信息，检测到可靠的典型阳性结果仍可以评判，它是 B 系淋巴肿瘤的克隆性证据之一，应给予提示（包括治疗后变化），建议结合其他检查，必要时复查。LPL/WM 为淋巴浆细胞淋巴瘤 / 华氏巨球蛋白血症（突变阳性率> 95%），IgM-MGUS 为 IgM 型意义未明丙种球蛋白血症（大多数突变阳性），MZL 为边缘区淋巴瘤（尤其是脾边缘区淋巴瘤，突变阳性率< 10%），CLL/SLL 为慢性淋巴细胞白血病 / 小淋巴细胞淋巴瘤（突变少见），DLBCL（非 GBC）为弥漫性大 B 细胞淋巴瘤（非生发中心型，突变阳性率 30% ~ 50%）。类似大 B 细胞淋巴瘤形态学的 Burkitt 淋巴瘤也可见突变阳性。

分子 / 基因组学检验中，IG 可变区可有突变（体细胞高频突变），但缺乏持续突变。*MYD88* 突变者预后比无突变者良好，定量检测可以作为疾病监测指标。*MYD88* 突变也见于少数小 B 细胞淋巴瘤和一些非生发中心弥漫性大 B 细胞淋巴瘤。需要指出的是，*MYD88* 突变不是确诊 LPL 必需的检查。约 30% 患者可以检出截断型 *CXCR4* 突变［最常见是 *CXCR4* p.S338X（X 终止密码）或 p.S338 移码突变，在其他小 B 细胞淋巴瘤中少见］类似于疣、低 γ 球蛋白血症、免疫缺陷综合征和无效生成性慢性粒细胞缺乏症（WHIM 综合征）；17% 患者可见 *ARID1A* 突变，以及少见的其他体细胞突变，如 *TP53*、*CD79B*、*KMT2D*（*MLL2*）和 *MYBBP1A* 突变。LPL 无小 B 细胞淋巴瘤的基因（*CCND1*、*MALT1* 或 *BCL10*）重排。

美国国家综合癌症网络（National Comprehensive Cancer Network，NCCN）指南（2022.1 版），LPL/WM 诊断的基本项目包括：①血液病理检查至少 1 个为含肿瘤组织的石蜡块（若缺乏诊断性则重新活检）。②足够的组织免疫组织化学分析以确定诊断。典型的免疫表型为 CD19$^+$、CD20$^+$、sIgM+；CD5、CD10、CD23 在 10% ~ 20% 的病例中阳性。LPL 包括 IgG、IgA、血清游离轻链和占 <5% LPL 的非分泌性亚型；非 IgM 型 LPL 的治疗与 IgM 型 LPL 相似，但非 IgM 型常缺乏高血黏度或自身免疫相关的神经病变。重要的是 IgM 型 LPL 要与 IgM 型 MGUS 或 IgM 型浆细胞骨髓瘤加以区分。

四、诊断 / 结论

LPL 与 WM 的诊断都需要密切结合临床（包括 M 蛋白，主要是 IgM 血症、CBC），有（细胞）形态学特点（符合细胞学标准），并有足够的免疫表型标记（鉴别诊断依据）和 / 或遗传学依据的支持。LPL 与 WM 的临床、细胞学、免疫表型和遗传学特点及其诊断与鉴别的主要项目见表 22-1。分类 WM 而剩下的 LPL 由髓外淋巴组织作出诊断。

表 22-1　WM、LPL 特点及其诊断与鉴别诊断的主要条件

主要条件	WM（约占 LPL 的 90%）	非 WM 的 LPL	SMZL**
年龄 *	好发于中老年人，20% 有遗传因素	好发于中老年人	好发于中老年人
脾和淋巴结肿大 *	不一定，尤其是淋巴结。肿大者约见于 15% ~ 30% 病例，并与疾病进展有关。冒烟性 WM 无症状（包括脾淋巴结肿大）	脾、淋巴结肿大，也侵犯结外淋巴组织（黏膜相关淋巴组织），如眼附属器	脾大明显，淋巴结肿大不见或少见（<5% 病例）
M蛋白组分*	IgM	IgM 或 IgG，或 IgM 与 IgG，或其他组分，或无 M 蛋白	一部分病例有低浓度 IgM
高黏血症	见于 30% 病例	<30% 病例	少见
全血细胞计数 *	贫血。WBC 正常或减少，部分病例轻度增多，但明显低于 CLL。血小板不定。近 20% 病例有自身免疫性血细胞减少	无贫血或轻度贫血。WBC 正常或减少。血小板多为正常	常见贫血。WBC 轻度或中度增高。血小板不定

续表

主要条件	WM（约占 LPL 的 90%）	非 WM 的 LPL	SMZL**
外周血淋巴细胞 *	增多、可见浆细胞样淋巴细胞	未累及血液，淋巴细胞不增多	增多，多见轻度偏位、胞质中等丰富并局限于一侧的极性短绒毛，部分胞核单核样
骨髓病变 *	有	有病变并有 IgM 血症者归类为 WM；有病变而无 IgM 血症者为 LPL 累及骨髓	常有累及病变
骨髓活检特点 *	淋巴细胞和浆细胞样淋巴细胞呈片状或弥漫性浸润（以小梁间区浸润为特点），可伴小浆细胞增生和肥大细胞增多	骨髓侵犯时同 WM	淋巴细胞片状浸润居多，典型者瘤细胞位于窦腔内生
免疫表型 *	CD5−、CD23−、CD10−、cyclin D1−、BCL2+、κ/λ+、CD19+、CD20+、CD22+、CD79a+、CD25+、IRF4 /MUM1+△	同 WM	CD20+、CD19+、CD79a+、κ/λ+、CD5−、CD23−、BCL1−、CD10−、BCL6−、CD200−
6q−	一半以上	很少见	
MYD88 p.L265P*	突变率 95% 以上	同 WM	突变率 < 10%

注：*. 诊断与鉴别诊断的主要项目，免疫表型典型病例 CD5、CD10 和 CD23 阴性，约 10%～20% 可以阳性；**. 鉴别的主要肿瘤；△. 浆细胞增生为主的 LPL 可以阳性。

　　WHO-HAEM5（2024）诊断的基本标准为骨髓中小淋巴细胞明显浸润，伴浆细胞样和 / 或浆细胞分化（曾定义为浆细胞样和 / 或浆细胞分化的克隆性小淋巴细胞 > 10%）；免疫表型为 IgM+（很少 IgG+ 或 IgA+），表达 CD19、CD20、CD22、CD25 不表达 CD10、CD23、CD103、CD138 阳性或阴性。理想标准为检测到 MYD88（NP_002459.2: p.L265P）突变，CXCR4 体细胞突变，血清电泳和免疫固定证明为单克隆 IgM（很少为 IgG 或 IgA，见于非 WM-LPL）。LPL 分为 2 个亚型，最常见的是 IgM-LPL/WM 型和非 WM 型 LPL。后者约占 LPL 的 5%，包括：①克隆性 IgG 或 IgA 患者；②不分泌型 LPL；③ IgM-LPL 无骨髓累及。IgM-LPL/WM 型，根据有无 MYD88 p.L265P 突变又分为 2 个亚型，具有 MYD88 p.L265P 突变的是大部分 LPL（ > 90%）患者的致病性驱动因子。MYD88 p.L265P 突变可以帮助鉴别一些诊断困难的结内和结外 MZL 伴浆细胞样分化以及浆细胞骨髓瘤。只有极少数 MZL 有 MYD88 p.L265P 突变，绝大部分 MZL 和骨髓瘤无 MYD88 p.L265P 突变。CXCR4 突变发生于约 40% 的 LPL 患者，通常与 MYD88 突变同时发生。考虑使用 BTK 抑制剂的患者，需要检测 CXCR4 突变，因为这种遗传背景不仅与无治疗生存期较短相关，还与依布替尼的耐药性有关。国际共识分类（ICC）认为，如果骨髓中存在异常的淋巴浆细胞聚集，并有克隆 B 细胞和浆细胞证据，即使骨髓活检所示淋巴浆细胞在 10% 以下，也可诊断为 LPL；对疑似 LPL 者，建议行 MYD88 和 CXCR4 突变检测。MYD88 突变阳性有助 LPL 诊断，但无 MYD88 突变不能排除 LPL。

五、报告（结论、解释、建议）与病例列举

密切结合临床特征和血片与骨髓淋巴细胞比例增高、部分为浆细胞样淋巴细胞与小浆细胞形态特征，免疫固定电泳检测为 IgM 型 M 蛋白，形态学可以报告 WM 的诊断（包括首先考虑、提示、可能、待排），诊断报告的内容包括有核细胞量、肿瘤性淋巴细胞的比例与浸润性组织学结构、造血受抑制的程度，并建议流式免疫表型和 *MYD88* 突变检测，对相关疾病的鉴别诊断进行适当的解读。

病例 1　患者 86 岁，男性，因中度贫血（Hb 64g/L，白细胞和血小板正常，分类无明显异常），生化检查球蛋白显著增高（50.9g/L）、血肌酐和尿酸增高，脾轻度肿大，疑似血液肿瘤而送检骨髓涂片标本。**检验结论**：骨髓高细胞量，淋巴细胞比例增高（34%，其中浆细胞样淋巴细胞占 5%、小浆细胞占 4%），红系造血受抑（粒巨两系造血尚可），整合同步送检的流式免疫表型（标本号 ×××）检出异常成熟 B 淋巴细胞占 5.46%（表达 CD20、CD23、CD19、lambda，部分表达 CD38，其他阴性或无意义表达）。免疫固定电泳（标本号 ×××）检出克隆性 IgM（lambda 型），考虑成熟 B 细胞肿瘤，提示华氏巨球蛋白血症骨髓象。**解释与建议**：患者老年男性，贫血明显，脾轻度肿大而无淋巴结肿大。华氏巨球蛋白血症是以骨髓为"基地"的成熟 B 细胞肿瘤伴任何浓度的 IgM 血症并有相关症状者，多数病例流式还能检出克隆性浆细胞；相关的意义未明克隆性丙种球蛋白病（monoclonal gammopathy of undetermined significance，MUGS）为无淋巴增殖病所致的贫血、全身症状、高血黏度、肝脾淋巴结肿大或其他终末器官损害，PCM 则需要骨髓克隆性浆细胞≥10%（常在 30% 以上）。本例流式免疫表型和免疫固定电泳示骨髓成熟 B 细胞克隆性增生，细胞形态学有支持华氏巨球蛋白血症的部分依据，高度提示本病，建议行骨髓活检、免疫组织化学和 *MYD88* 突变检测等进一步检查。

病例 2　患者女性，65 岁，初诊。血细胞异常原因待查。血常规：Hb 74g/L，WBC 28.47×10⁹/L，PLT 45×10⁹/L。送检骨髓涂片（附血片）细胞形态学、骨髓活检和免疫组织化学、骨髓流式免疫表型、骨髓常规染色体核型、血清蛋白电泳和免疫固定电泳、FISH 组套（*MYC*、*MALT1* 断裂重排）、PCR 检测 *CXCR4* 基因 1～2 号外显子突变和 Sanger 测序法检测 *MYD88* p.L265P 突变。**整合诊断**：华氏巨球蛋白血症（WM）。**解释与建议**：患者老年女性，贫血和白细胞增高。骨髓细胞学检查示有核细胞增生明显活跃，淋巴细胞占 91%（细胞中等大小，血片占 84%）；流式免疫表型检测到淋巴细胞占 79%（表达 CD22、CD19、CD79a、FMC7、sIgM、skappa）；骨髓活检示有核细胞增生极度活跃，有核细胞约占 90%，粒红巨三系增生受抑，淋巴细胞数量增多，呈实片状分布，局灶纤维化（MF 1 级）；免疫组织化学 CD19、PAX5、BCL2 弥散性阳性，MYC、cyclin D1、SOX11、CD10、CD23、CD5、LEF1、BCL6、TdT、EBER、MUM1 阴性，TP53（40%+）、Ki-67（20%+）；血清蛋白电泳检出双 M 蛋白，含量分别为 4.20%、22.83%；血清免疫固定电泳检出单克隆 IgM-κ；FISH 检测 *MYC*、*MALT1* 断裂均为阴性；PCR 检测 *CXCR4* 基因未检测到变异；Sanger 测序法检测到 *MYD88* p.L265P 突变；骨髓染色体核型分析 17 个中期分裂象为核型正常。整合以上信息，支持华氏巨球蛋白血症（WM）诊断。本例患者血

液和骨髓淋巴细胞异常增高（白血病性，细胞中等大小，可见少量浆细胞样淋巴细胞），免疫固定电泳示 IgM-κ 型 M 蛋白，*MYD88* 突变阳性和免疫组织化学证据符合诊断标准。FISH 检出 *MYC*、*MALT1* 断裂重排均为阴性，与免疫组织化学、流式免疫表型等一起解读，排除 CLL 及 SLL、MCL、FL、MZL、LBCL 等 B 细胞淋巴瘤白血病性侵犯。建议必要时进行血清 IgM 定量，并加强监测和复查。

病例3 患者男性，67 岁，血常规示白细胞和淋巴细胞增多；骨髓检查示有核细胞增多，成熟淋巴细胞为主，可见浆细胞样淋巴细胞；疑似华氏巨球蛋白血症（WM），送检外周血 *MYD88* 突变检查。**检测结果：** *MYD88* 突变（NM_002468.5 chr3:38182641 c.755T＞C p.Leu252Pro），VAF 17.5%。**解释与建议：** 用 Sanger 测序（测序深度 677×），来样标本检测到 *MYD88* 错义突变 c.755T＞C（p.Leu252Pro，即以前文献报道的 p.L265P），位于 TIR 结构域，为功能获得性激活突变。此位点被认为是与 B 细胞淋巴肿瘤相关的突变位点，结合患者年龄、血常规和骨髓细胞形态学检查，具有支持华氏巨球蛋白血症诊断的分子证据。伴 *MYD88* 突变的 WM 预后比无突变者为好，同时伴 *CXCR4* 突变者预后较差。WM 还与 IGHV3、IGHV4 和 IGHV1 重排和 IGHV 基因（尤其是 IGHV3-23）高突变率相关，与 CLL 等其他小 B 细胞肿瘤的突变有所不同，建议必要时检查。

六、结果复核、报告审核、反馈信息处理与其他方面探讨

结果复核、报告审核制度，报告后反馈信息的处理机制，"请结合临床"等检验其他方面问题探讨，参见第 2 章。

第23章

小 B 细胞淋巴瘤累及血液骨髓检验诊断与报告

一、定义与概念

小 B 细胞淋巴瘤（small B-cell lymphoma，SBCL）是指以成熟的小淋巴细胞为主要组成的一类惰性淋巴瘤，除了已介绍的小淋巴细胞淋巴瘤（small lymphocytic lymphoma，SLL）、淋巴浆细胞淋巴瘤（lymphoplasmacytic lymphoma，LPL）外，还有脾边缘区淋巴瘤（splenic marginal zone lymphoma，SMZL）、滤泡淋巴瘤（follicular lymphoma，FL）、套细胞淋巴瘤（mantle cell lymphoma，MCL）和黏膜相关淋巴组织（mucosa-associated lymphoid tissue，MALT）淋巴瘤等。这些淋巴瘤初诊时除了 MALT 淋巴瘤外，常有血液和 / 或骨髓非白血病和白血病性侵犯。SMZL、FL、MCL 是临床上和（细胞）形态学上常见的淋巴瘤细胞白血病类型。这些侵犯血液骨髓的类型，加上原发于骨髓的白血病（CLL、HCL、WM）等类型，又泛称为 B 细胞慢性淋巴增殖性疾病（B cell chronic lymphoproliferative diseases，B-CLPD）。

二、检验与诊断必须了解的临床信息

临床表现（特征）包括既往史、现病史、体格检查及可以获得的其他信息（包括血常规等相关的常规项目）。既往史是很重要的一项内容，是检验诊断与鉴别诊断中的一项重要依据，诸如发现的血液骨髓细胞异常，需要仔细了解有无既往血细胞异常的病史与持续的时间。现病史中，除了患者年龄、性别外，需要关注与 B-CLPD 相关的临床表现，这组疾病常有 B 症状（发热、体重降低、盗汗，但 SMZL 多无 B 症状）和肝脾淋巴结肿大（如 SMZL、HCL 常见为孤立性脾大）；肿瘤细胞浸润性症状及病情经过中血细胞（淋巴瘤血液骨髓侵犯时常见贫血、血小板减少和淋巴细胞增多）与细胞形态学的变化。还有一些与淋巴瘤明显相关的因素，包括症状、体征与年龄，如眼部 MALT 淋巴瘤常见巩膜表面鲜肉样斑点；FL 和 MCL 中常见无痛性融合性（弥漫性）淋巴结肿大（儿童 FL 常见单一的颈部淋巴结肿大）；MCL 几乎都见于成年人，尤其是中老年人。

临床开具的送检单，医生有义务填写送检单中的相关信息。实验室对接收的送检单，需要检查送检单信息填写是否完整，尤其是与淋巴瘤相关的临床表现，髓外淋巴组织肿块和 B 症状（发热、盗汗、体重减轻）及病情经过是临床怀疑淋巴瘤的重要依据，必须认真仔细阅读与分析。对相关信息不完善者需要与临床医生交流或直接向患者了解病况与治疗相关情况。

三、检验

全血细胞计数（complete blood count，CBC），血片、骨髓涂片和骨髓印片的细胞形态学是检查的基本项目。结合临床，仔细观察细胞形态学及（异常）淋巴细胞的比例。细胞形态学常是最初发现血液骨髓侵犯的第一个信息。小 B 细胞淋巴瘤都是中小型淋巴细胞。发现典型的形态学，如 FL 的切迹或核裂隙淋巴细胞可以怀疑 FL 细胞；中小型淋巴细胞胞质较丰富并易见极性状（胞质两端）短绒毛状突起者需要怀疑 SMZL；淋巴细胞轻度大小不一并有一定异形，胞质量少偏于一侧伸突状、无绒毛状结构，还可见一部分细胞比淋巴细胞幼稚者，需要怀疑 MCL 或 MALT 淋巴瘤细胞。白血病性侵犯，淋巴瘤细胞比例常在 30% ~ 40% 以上和 / 或外周血 $>5 \times 10^9$/L。骨髓切片（活检）病理学检验（加做免疫组织化学）需要结合外周血与骨髓细胞形态学和流式免疫表型检查。评判肿瘤细胞增殖性、浸润模式及累及骨髓的细胞大致比例，如骨小梁旁淋巴细胞聚集常见于 FL，白血病性浸润模式为大片状至弥漫性结构；窦腔内小淋巴细胞浸润是 SMZL 的一个特点。

流式免疫表型检测常与形态学检查同步。典型标本即可以作出有无血液骨髓累及的评判。骨髓免疫组织化学滞后，由于方法学不同，两者结果可以不一致，但结合其他信息可以与流式免疫表型检测进行互补。按形态学的初步评判选择需要的免疫标记。选择的一般原则，一是考虑确定克隆性的标记，如 CD20、CD19、BCL2、κ/λ，这几项阳性，尤其是 BCL2 和 κ/λ，虽没有淋巴瘤类型评判的特异性，但可作为提示肿瘤性和克隆性的指标。二是考虑某种标记阳性并可以鉴别其他小 B 细胞淋巴瘤的标记，如 CD5、CD23、CD10、cyclin D1 中，CD5+、CD23−、cyclin D1+ 是 MCL 的标记特点并可以大体排除其他小 B 细胞淋巴瘤；CD10+ 和 BCL2+ 而前面的其他标记阴性，需要怀疑 FL。此外，SOX11+ 和轻链限制性表达 λ 多见于 κ，并常表达 FMC7、CD43，也是 MCL 的参考特点；表达 MNDA 而不表达 CD5、CD23、CD10 和 cyclin D1 需要考虑 MZL 细胞，一般，MNDA 不表达于其他小 B 细胞淋巴瘤细胞，对 ZML 有特征性（表 23-1）。在流式免疫表型检测前，还需要对流式标本进行涂片、染色与形态观察，与检测的免疫表型共同解读。

表 23-1　小 B 细胞淋巴瘤典型的免疫表型

标记	分型				
	SLL	MCL	FL	ZML	LPL
CD20	+	+	+	+	+
BCL2	+	+	+	+	+

标记	分型				
	SLL	MCL	FL	ZML	LPL
CD5	+	+	−	−	−
CD23	+	−	−	−	−
LEF1	+	−	−	−	−
cyclin D1	−	+	−	−	−
SOX11	−	+	−	−	−
MNDA	−	−	−	+	−
CD10	−	−	+	−	−
Ki-67	−	−	−/+	−	−
CD200	+	−	−	−	−
CD43	+	−/+	−	−	−/+

绝大多数成熟 B 细胞肿瘤和浆细胞肿瘤限制性表达 sIg 轻链 κ 或 λ（κ：λ>3：1 或 <1：3）。检测中如果其他表型正常，但不表达 sIg，建议行胞质轻链检测，因后者仍可能出现限制性表达，只有少数成熟 B 细胞肿瘤可同时有胞膜和胞质的轻链表达缺失。几乎所有的浆细胞肿瘤都限制性表达胞质轻链，通过透膜方法检测胞质轻链可以确定克隆性。

遗传学检测方面，常规染色体核型分析检出 t (11; 14) (q13; q32) 是 MCL，检出 t (14; 18) (q32; q21) 常是 FL 的特征；FISH 检测 *BCL2*（主要针对 FL，存在重排，其他类似淋巴瘤有 BCL2 标记阳性而常无 *BCL2* 重排）、*CCND1*（主要针对 MCL）重排；PCR 或二代测序（next generation sequencing，NGS）检测抗原受体（IG）基因，都能进一步提供诊断与鉴别诊断的证据。这些项目的检验与要求见血液骨髓细胞遗传学和分子学检验与诊断报告规范建议。

侵犯血液骨髓的检验项目：一是形态学；二是免疫表型，需要足够的标记物；三是遗传学。美国国家综合癌症网络（NCCN，2021）指南中涉及这些淋巴瘤诊断的基本检验项目见《血液肿瘤整合诊断》，骨髓涂片和切片（活检）大多情况作为临床治疗前和患者全身状况评估的指标，在髓外淋巴组织病理诊断后观察骨髓有无受累及受累的程度。

四、诊断／结论

除了 SLL 和 LPL 外，常侵犯血液、骨髓的 SMZL、MCL 和 FL 的临床、CBC、形态学、免疫表型、遗传学特点，以及鉴别诊断的主要指标见表 23-2。这是诊断步骤中的三要素：一看包括全血细胞计数等血常规性检查在内的临床信息、二看形态（细胞大小）、三定免疫表型。诊断需要密切结合临床，有（细胞）形态学特点（符合细胞学标准）并有足够的免疫表型标记特点和 / 或遗传学证据的支持。

表 23-2　小 B 细胞淋巴瘤血液骨髓累及特点与鉴别诊断的主要项目

主要项目	SMZL	MCL	FL**
临床表现 *	好发于中老年人，男性多于女性。常见孤立性脾大	好发于中老年人，男性多于女性。全身淋巴结肿大，脾大	多见于成年人，无性别差异。全身淋巴结肿大，常见弥漫性无痛性肿块，脾大
初诊时血液骨髓侵犯率	~ 100%，多为白血病性	50% ~ 90%，其中 70% 为 Ⅳ 期	40% ~ 70%
全血细胞计数 *	常见贫血。WBC 增高，血小板不定	WBC 高低不定。常见贫血和血小板减少	WBC 高低不定。常见贫血和血小板减少
外周血瘤细胞 *	小淋巴细胞伴有短绒毛且常为单侧。部分胞核为单核细胞样，细胞中等大小	常见中小型细胞若干有一定异型性，部分胞核轻度不规则。部分为转化细胞和免疫母细胞样细胞变异（原始样细胞）	中小型细胞，胞质常少、易见核裂隙，可见多少不一的原始样细胞
骨髓切片（活检）*	多种浸润模式。淋巴细胞片状浸润居多，典型者瘤细胞位于窦腔内生长	多种浸润模式。间质性和小簇状见于非白血病性，片状至弥漫性见于白血病性侵犯	骨小梁旁侵犯常是 FL 的侵犯模式。间质性和小簇状结构见于非白血病性，片状至弥漫性见于白血病性侵犯
免疫表型 *			
sIg	IgM+ IgD+	IgM+、IgD 常见 +、λ+ 比 κ 多见	IgM+、IgD 与 IgA 不定
CD5、CD23、CD10**	CD 5−/+、CD23−、CD10−	CD5+、CD23−、CD10−	CD5−、CD23−、CD10+
cyclin D1#	−	+	−
SOX11#	−	+（经典型 MCL），−（白血病样非结性 MCL）	−
CD20、CD19、BCL2**	+	+	+
BCL6**	−	−	部分 +
CD21、CD35（FDC 标记）	−	−	一部分 +
MNDA	+/−	−	−
遗传学 *			
CCND1 重排	−	+	−
BCL2 重排	−	−	+
染色体核型	缺乏特征性	t（11; 14）(q13; q32)	t（14; 18）(q32; q21)

注：#. cyclin D1 和 SOX11 在 MCL 的少数病例可以各自阴性，但可以起到互补作用；cyclin D1 除了阴性病例外，阳性还见于 HCL 和其他淋巴瘤，此时 SOX11 阳性的意义就大；SOX11 阴性患者为经过突变的后生发中心惰性小 B 细胞淋巴瘤，此时 cyclin D1 阳性有助于诊断；在其他白血病 / 淋巴瘤中，SOX11 除了偶见阳性外均为阴性。
*. 诊断与鉴别诊断的主要项目。**. 有助于鉴别诊断，BCL2 虽无特异性，但表达提示肿瘤性；FISH 检测，FL 存在 BCL2 重排，但其他淋巴瘤常无重排；BCL6 和 CD10 表达见于 FL（BCL6+ 者，淋巴瘤细胞大而幼稚，确诊还需要结合遗传学信息），而其他小 B 细胞淋巴瘤不表达，有助于鉴别诊断。

（一）SMZL

确诊 SMZL 需要脾脏组织病理学检查。当不能获得脾脏组织时，典型血液和骨髓细胞形态学加免疫表型（CLL 免疫表型积分系统积分 ≤ 2 分）和窦腔内 CD20 阳性细胞浸润可以作为 SMZL 的最低诊断标准。国际共识分类（ICC，2022）认为 SMZL 不能仅根据骨髓或外周血受累的程度来诊断，还需要临床或影像学证据证明脾脏受累，以及需要脾组织病理学与脾弥漫性红髓小 B 细胞淋巴瘤鉴别后方可诊断。二代测序常见 *KLF2*、*NOTCH2*、*TNFAIP3*、*KMT2D* 和 *TP53* 等基因突变，可以支持诊断但不足以作为单一诊断标准。还有激活 NF-κB 通路的 *CARD11*、*MYD88* 或 *TRAF3* 突变，以及染色质重塑的 *ARID1A* 和 *SIN3A* 等突变。超过 30% 的 SMZL 有 7q31-32 缺失。3 号和 18 号染色体三体见于约 25% 的 SMZL 和 NMZL 患者。IGHV1-2 重排对 SMZL 有一定的特异性。WHO-HAEM5（2024）诊断 SMZL 的基本标准：①累及血液骨髓的肿瘤性 B 细胞，由胞质短绒毛突起的小淋巴细胞组成；②肿瘤性 B 细胞表达泛 B 细胞标记和 IgM 与 IgD；不表达 BCL6、ANXA1、CD103、cyclin D1、SOX11、LEF1；③排除其他脾性和淋巴结 B 细胞淋巴瘤；④临床和影像学检查示脾肿大。理想标准为肿瘤细胞不表达 CD5、CD10。

SMZL 是常见的一种类型，常见脾大（重要的临床特征）伴血液和 / 或骨髓累及，一般不累及浅表淋巴结及结外组织，也多无 B 症状。瘤细胞为小淋巴细胞伴有短绒毛且常为单侧，胞核可呈不规则状。因此，当血液、骨髓中检出这些异常细胞时，结合临床和病理学，可以提示 SMZL 血液和 / 或骨髓侵犯（窦腔内淋巴瘤细胞浸润常有特征性）。无髓外淋巴组织病理学诊断的初诊者，结合血象和临床，需要疑似（或不能除外）SMZL 或其他类型小 B 细胞淋巴瘤血液或骨髓侵犯，MZL 的另 2 个类型——MALT 淋巴瘤和结性边缘区淋巴瘤（NMZL）的主要免疫表型与 SMZL 相同，区分血液骨髓的诊断依据于临床表现和组织病理学特征及染色体核型检查。NMZL 的突变谱显示其他常见克隆异常，如 7 和 12 三体以及 6q 缺失；突变分析见 *KLF2*、*PTPRD*、*KMT2D*、*NOTCH2*、*LRP1B*、*TET2* 和 *TNFRSF14* 突变；少见的分子变异包括 *BRAF*、*EZH2* 和 *HIST1H1E* 突变。MALT 淋巴瘤与几种高频染色体异常有关，3、12、18 三体见于 20% ~ 30% 患者；t (11; 18) (p21; q21) 导致 *BIRC3* 和 *MALT1* 之间产生功能性嵌合融合产物，有特异性，在 SMZL 或 NMZL 中尚未报告；*MYD88* 突变见于 5% 的眼附属器 MALT 淋巴瘤。

（二）MCL

MCL 初诊时常侵犯血液骨髓，结合临床特征并有髓外淋巴组织病理学诊断者，血液骨髓（细胞）形态学检出有一定形态的异常淋巴细胞，可以给出符合 MCL 血液和 / 或骨髓侵犯诊断的报告。无或尚无髓外淋巴组织病理学诊断的初诊患者，发现异常淋巴细胞（包括最基本的免疫表型，cyclin D1 有特征性，CD5+、CD10−、CD20+），密切结合临床特征，形态学和免疫表型可以提示或疑似或考虑 MCL 侵犯，无明显倾向者考虑其他类型小 B 细胞淋巴瘤侵犯，用 FISH 等遗传学方法检出 *CCND1*::IGH 和 t (11; 14) (q13; q32) 具有鉴别诊断价值，可以确诊。FISH 是目前用于识别高频细胞遗传学变异的金标准，尽管可能无法检测到复杂的或隐蔽重排。少数无 *CCDN1* 重排者具有 *CCND2* 或 *CCND3* 重排（易位）特征。MCL 有两种类型：经典 MCL（cMCL）和白血病样非淋巴结性 MCL（nnMCL）。cMCL 见于 MCL 的 90%，常有侵袭性，SOX11 阳性和 IGHV 基因无突变；nnMCL 少见，常呈惰性，SOX11 阴性、*CCND1*、*TLR2* 突变和 IGHV 基因体细胞高频突变。

（三）FL

FL 常侵犯血液和 / 或骨髓，在骨小梁旁形成较有特征性的浸润灶，并可向主质区扩散。FDC 组成网状结构的滤泡生长模式少见。淋巴瘤细胞常类似于淋巴结中的肿瘤性滤泡间细胞。通常，血液、骨髓中检出异常的小或中小型淋巴细胞，胞质少、易见核裂隙，并有一定异形性和若干比例幼淋巴细胞，也可见原始样细胞，最基本的免疫表型为 CD5-、CD10+、cyclin D1-、BCL2+、CD20+，结合临床和髓外淋巴组织病理学诊断，可以符合 FL 血液和 / 或骨髓侵犯。无或尚无髓外淋巴组织病理学诊断的初诊者，结合血象和临床特征，典型形态学和免疫表型特征者，可以疑似或可能或不能除外 FL 侵犯，无明显倾向者考虑其他某类型小 B 细胞淋巴瘤，建议进一步检查。用遗传学方法检出 *BCL2::IGH* 和 t (14; 18) (q32; q21) 而无其他特征性染色体易位和基因重排者可明确诊断。

五、报告（结论、解释、建议）与病例列举

对于没有通过髓外淋巴组织的病理学检查确定淋巴瘤的标本，单独的形态学检查和 / 或流式免疫表型检测，结合临床，可以发出小 B 细胞淋巴瘤血液和 / 或骨髓白血病性或非白血病性侵犯的初步诊断，但常不容易评判淋巴瘤的具体类型，更需要注意不能报告淋巴瘤的精细分类。对于依据尚有不足或不充分者，需要提出完善检查的项目或进一步检查的针对性建议，并建议以解释或标注形式对相关淋巴瘤之间的可能关系进行简明解读。骨髓形态学报告内容，包括有核细胞增生程度、肿瘤性淋巴细胞的比例（骨髓活检还需要报告浸润组织的结构和免疫组织化学的特点）。

按初诊时有无髓外淋巴组织病理学检查确诊，SMZL、MCL 与 FL 侵犯血液骨髓的诊断报告有以下三种情况。

一是通过髓外淋巴组织的病理学检查确定的淋巴瘤，血液和骨髓检出大体相符的淋巴瘤细胞形态学、免疫表型和 / 或遗传学，结合临床（包括病理学诊断）符合某淋巴瘤血液和 / 或骨髓白血病性（淋巴瘤细胞约占骨髓有核细胞的 30% ~ 40% 以上，片状至弥散性浸润结构）或非白血病性（间质性、簇状和局部小片状结构）侵犯。

二是初诊时未进行髓外淋巴组织病理学检查的淋巴瘤，侵犯血液和 / 或骨髓者，有仔细的形态学观察、足够的免疫表型分析评判和 / 或遗传学检测的一致依据，报告考虑或提示或可疑某淋巴瘤血液和 / 或骨髓白血病性或非白血病性侵犯，建议寻找髓外病变淋巴组织活检。

三是在明确诊断的某淋巴瘤，在疾病经过中，血液和 / 或骨髓标本检查中发现淋巴瘤

细胞者，报告某淋巴瘤血液和 / 或骨髓白血病性或非白血病性侵犯，白血病性侵犯亦即为细胞形态学常称的淋巴瘤细胞白血病，FL 和 MCL 是临床上常见的白血病性侵犯的淋巴瘤类型。

FL 的一部分由细胞较大（正常淋巴细胞大小的 2 ~ 3 倍、可见膜旁 1 ~ 3 个核仁）的中心母细胞组成，BCL6+，为侵袭性、高度恶性，与 DLBCL 不易区分，尤其是免疫表型。这部分侵犯血液骨髓的患者，要考虑 FL 转化为 DLBCL 或淋巴母细胞白血病 / 淋巴瘤，不建议按一般血液骨髓形态学和免疫表型进行诊断报告。

病例 1 患者 55 岁，男性，全身淋巴结肿大 1 个月和全血细胞计数异常（WBC $2.5×10^9$/L、42.6%，Hb 82g/L，PLT $98×10^9$/L），疑诊非霍奇金淋巴瘤，送检骨髓涂片细胞形态学和骨髓流式免疫表型检测。**整合诊断 / 结论：** 骨髓涂片有核细胞增生活跃，中小型淋巴细胞占 68%（胞质偏少、部分胞体与核型轻度不规则），粒红巨核三系造血受抑；流式免疫表型检测到异常成熟小 B 淋巴细胞占有核细胞的 49.6%，表达 CD5、CD19、CD200、CD20 和 kappa，弱表达 CD22，部分表达 CD23，不表达 CD10、CD103、CD25、FMC7、CD38 和 lambda，骨髓细胞形态学和流式免疫表型象符合 B 细胞慢性淋巴细胞增殖性疾病（B-CLPD）。**解释与建议：** B-CLPD 是一类宽广的小或中小型 B 淋巴细胞组成的白血病（CLL、华氏巨球蛋白血症、B-PLL、HCL、脾 B 细胞淋巴瘤 / 白血病不能分类型）和淋巴瘤（SMZL、MCL、FL、SLL、LPL）骨髓累及或白血病性侵犯者，本例检验的特点具备了 B-CLPD 的诊断条件，但缺乏某一类型的典型特征，整合临床特征（包括全血细胞计数），以小 B 细胞淋巴瘤（如 MCL、SLL）白血病性骨髓侵犯可能性大，建议骨髓活检加免疫组织化学（CD5、CD23、LEF1、cyclin D1、SOX11、kappa、lambda、CD20、BCL2、CD10、CD19、CD138、CD3、CD56）和淋巴结活检等检查。

病例 2 患者 31 岁，男性，反复发热 7 天，检查血常规异常（Hb 74g/L，WBC $10.4×10^9$/L、淋巴细胞 60%、中性粒细胞 34%，PLT $200×10^9$/L），查体颈部淋巴结肿大数颗（最大 1cm×1cm）。送检骨髓涂片 5 张（附检血片 2 张）。**检验结论与建议：** 有核细胞增生明显活跃，淋巴细胞占 61%（细胞小型，其中核切迹细胞占 47%，另见原幼淋巴细胞 5.5%；附检血片淋巴细胞占 50.0%，其中核切迹细胞占 34%），整合血常规等临床信息提示成熟小（B）淋巴细胞肿瘤（滤泡淋巴瘤不能除外）白血病性侵犯骨髓象，建议淋巴结病理活检、骨髓活检加免疫组织化学（CD5、CD23、CD10、BCL2、BCL6、cyclin D1、SOX11）、FISH 检测 *BCL2*、*CCND1* 基因重排和 / 或常规染色体核型分析。

病例 3 患者女性，58 岁，初诊。白细胞增多和淋巴结肿大，血常规示 RBC $3.76×10^{12}$/L，Hb 110g/L，WBC $52.5×10^9$/L，PLT $173×10^9$/L。送检骨髓涂片、骨髓流式免疫表型、骨髓活检和骨髓染色体核型。**整合诊断 / 结论：** 成熟 B 细胞肿瘤，血液和骨髓白血病性病变。**解释与建议：** 初诊患者，58 岁，白细胞增多和淋巴结肿大。骨髓细胞形态学示淋巴细胞增殖性疾病，细胞化学染色支持慢性淋巴细胞白血病（当地检验报告）；骨髓活检示，淋巴样细胞弥漫浸润性生长，形态学检查整合流式免疫表型（表达 CD19、CD20、CD23、HLA-DR 和 slambda，一部分表达 CD10，低表达 CD5、FMC7 和 CD38）共同解读，考虑成熟 B 淋巴瘤细胞白血病骨髓象；骨髓染色体核型分析 7 个中期分裂象，结果为 46, X, t (X; 11; 9) (q28; q13; q13)、del (7) (q22)、add (14) (q32)、add (15) (q15) [2]/46, XX[7],发现2个克隆核型,同流式免疫表型检测相似,仍缺乏诊断特征性。整合以上检验,结合全血细胞计数,诊断符合成熟(小)B细胞肿瘤,血液和骨髓白血病性病变。建议完善骨髓活检免疫组织化学(CD5、CD23、LEF1、CD22、CD79b、CD10、BCL2、Ki-67、cyclin D1、SOX11)和肿大淋巴结活检,必要时FISH检测 BCL2、CCND1 基因重排,进一步分类和预后评判。

病例4 患者男性,70岁,发现白细胞增多。血常规示 WBC 31.9×10⁹/L、L 91%、N 2.5%、Hb 131g/L、MCV 90.4fl, PLT 164×10⁹/L。送检骨髓涂片(附血片)细胞形态学、骨髓活检病理学、骨髓流式免疫表型、骨髓染色体核型、血清蛋白电泳、免疫固定电泳和 MYD88 p.L265P 与 CXCR4 突变检查。**整合诊断:**成熟小B细胞肿瘤白血病性侵犯血象和骨髓象,需要鉴别滤泡淋巴瘤(FL)和边缘区淋巴瘤(MZL)侵犯。**解释与建议:**患者老年男性,初诊,白细胞增多原因待查。骨髓细胞学检查示有核细胞量尚可,小淋巴细胞占77%(附检血片占85%),粒红两系造血细胞少见,巨核细胞未见。骨髓流式免疫表型检测到64.99%成熟小B淋巴细胞,不表达 CD10 和 CD5,表达 CD20、CD19、CD22、CD200、cCD79a、FMC,弱表达 sIgM,部分表达 CD23。骨髓活检示有核细胞增生稍活跃,有核细胞约占40%,粒红巨三系造血基本良好;淋巴细胞增多,灶性分布,CD20(30%+,灶性分布)、CD5 3%+、CD23−、TdT−、cyclin D1−、BCL2−、CD10+、LEF1−、CD138 2%+。检测血清蛋白电泳和免疫固定电泳和 MYD88 p.L265P 与 CXCR4 突变均为阴性。骨髓染色体核型分析5个中期分裂象为正常核型。整合以上信息,诊断为成熟小B细胞肿瘤白血病性侵犯血液和骨髓,形态学和免疫表型检验排除大B细胞淋巴瘤;小B细胞肿瘤中,需要鉴别 FL(骨髓活检 CD10+)和 MZL(无特征性,建议加做 MNDA 免疫组织化学,排除其他可以考虑)及 HCL(流式检测 CD200+,需要排除),建议进一步整合临床信息,FISH(BCL2、MALT1、CCND1)重排(BCL2 重排阳性考虑 FL)以及 BRAF p.V600E 突变(排除 HCL)并寻找髓外病变淋巴组织活检。

六、结果复核、报告审核、反馈信息处理与其他方面探讨

结果复核、报告审核制度,报告后反馈信息的处理机制,"请结合临床"等有关检验其他方面问题探讨,参见第2章。

第24章

大 B 细胞淋巴瘤累及血液骨髓检验诊断与报告

一、定义与概念

大 B 细胞淋巴瘤（large B-cell lymphoma，LBCL）是指组织病理学上界定的中大型淋巴瘤细胞并呈弥漫性增生（以弥漫性大 B 细胞淋巴瘤为例）者，在血液骨髓涂片上为类似早期幼红细胞（细胞大或较大、胞质嗜碱性较丰富、无颗粒，可见空泡，胞核较大、染色体幼稚、可见核仁）的一类侵袭性淋巴瘤，包括弥漫性大 B 细胞淋巴瘤（diffuse large B-cell lymphoma，DLBCL）、原发性中枢神经系统 DLBCL、EBV 阳性 DLBCL、血管内大 B 细胞淋巴瘤、原发性渗出性淋巴瘤、高级别 B 细胞淋巴瘤（high grade B-cell lymphoma，HGBL）等多种，还有（细胞）类似形态学的伯基特淋巴瘤（Burkitt lymphoma，BL）、部分原始样细胞为主的滤泡淋巴瘤（follicular lymphoma，FL）、套细胞淋巴瘤（mantle cell lymphoma，MCL）及间变性大 B 细胞淋巴瘤等，都可以作为这一类别看待。

二、检验与诊断必须了解的临床信息

临床表现（特征）包括既往史、现病史、体格检查及可以获得的其他信息（包括血常规等常规项目）。既往史是很重要的一项内容，是检验诊断与鉴别诊断中的一项重要依据，诸如发现的血液骨髓细胞异常，需要仔细了解有无既往血细胞异常的病史与持续的时间。现病史中，尤其与 LBCL 相关的临床表现，如患者年龄、性别［如原发纵隔大 B 细胞淋巴瘤常见于 30～50 岁的女性患者，原发性中枢神经系统淋巴瘤与免疫缺陷或移植后 B 细胞淋巴瘤常见于中青年患者，EB 病毒（Epstein-Barr virus，EBV；又称人类疱疹病毒 4 型）阳性皮肤黏膜溃疡、EBV 阳性大 B 细胞淋巴瘤和 ALK 阳性大 B 细胞淋巴瘤均多见于中老年患者］，快速增加的肝脾淋巴结肿大和血细胞异常（侵袭性淋巴瘤）；浆膜腔积液（如体腔淋巴瘤，原发性渗出性淋巴瘤）、纵隔大肿块（如原发纵隔大 B 细胞淋巴瘤）和腹部肿块（尤其是回盲部和腹膜周围，常见于散发型 BL）；发热和 EBV 感染（Burkitt 淋巴瘤、原发性中枢神经系统淋巴瘤、EBV 阳性 DLBCL，NOS、EBV 阳性皮肤黏膜溃疡、免疫缺陷或移植后大 B 细胞淋巴瘤）；以及有无进行性进展和肿瘤细胞的浸润性症状及病情经过中的血细胞与细胞形态学的变化。LBCL 中最常见的是 DLBCL，除了 B 症状和肝脾肿大外，局部淋巴结肿大为无痛性和进行性，并因肿大压迫周围器官而出现相应的症状，罕见的原发骨髓或侵犯骨髓的患者常见发热、进行性血细胞减少、肝脾淋巴结肿大，甚至出现噬血细胞综合征。LBCL 也可以来自小 B 细胞淋巴瘤 / 白血病（小淋巴细胞淋巴瘤、慢性淋巴细胞白血病、滤泡淋巴瘤、华氏巨球蛋白血症、边缘区淋巴瘤等）的转化，唯有套细胞淋巴瘤例外。

临床开具的送检单，医生有义务填写送检单中的相关信息。实验室对接收的送检单，需要检查送检单信息填写是否完整，尤其是与淋巴瘤相关的临床表现。髓外淋巴组织肿块和 B 症状（发热、盗汗、体重减轻）及病情经过是临床怀疑淋巴瘤的重要依据，必须认真仔细阅读与分析。对相关信息不完善者需要与临床医生交流或直接向患者了解病况与治疗相关情况。

三、检验

全血细胞计数（complete blood count，CBC），血片、骨髓涂片和骨髓印片细胞形态学检验，以及骨髓切片（活检）病理学检验，都是基本项目。结合临床，仔细分析 CBC 异常及其特点，仔细观察细胞形态学，可以发现一部分疑似的 LBCL 侵犯外周血。LBCL 侵犯骨髓常为明显而典型，淋巴瘤细胞具有不成熟的细胞形态学特征，胞核大、染色质稀疏、可见核仁，胞质丰富、嗜碱性、无颗粒（可以呈原始早幼红细胞样），有一定异型性并可见空泡。骨髓切片病理学检验需要结合外周血与骨髓细胞学检查，评判肿瘤细胞增生性、浸润模式及累及骨髓的细胞大致比例。异常大细胞和弥漫性浸润模式是 LBCL 白血病性侵犯的典型表现；异常大细胞和间质性与小簇状浸润是非白血病性侵犯的特点。

流式免疫表型检测常与形态学检查同步。典型标本即可以作出血液骨髓累及的评判。骨髓免疫组织化学滞后，由于方法学不同，两者结果可以不一致，但结合其他信息可以与流式免疫表型检测进行互补。需要按形态学的初步评判选择免疫标记。一般原则上，由于 LBCL 细胞幼稚，一是考虑 CD34、TdT 及 κ/λ，排除原始淋巴细胞白血病或原始淋巴细胞淋巴瘤（细胞），LBCL（细胞）CD34 和 TdT 阴性而 κ/λ 限制性阳性，也有部分患者膜表面 κ/λ 轻链缺失；二是考虑泛 B 细胞标记，CD20、CD19、CD79a、CD22、PAX5 阳性；三是考虑生发中心标记 CD10、BCL6，非生发中心标记多发性骨髓瘤致癌基因 1（MUM1）/IRF4；四是考虑 CD5 与 cyclin D1（BCL1），排除 MCL；五是考虑增殖指数标记，Ki-67 为高表达，典型者阳性（淋巴瘤细胞阳性表达 30% 以上）率在 60% 以上；六是考虑 EB 病毒编码的小 RNA（EBV-encoded RNA，EBER）标记，若 EBER 阳性则要提示 EBER+LBCL（如 EBV+DLBCL 和 BL）；七是考虑 MYC 与 BCL2 标记，用于初步评判 LBCL 是否为 BL（BCL2 常不表达）或 HGBL 以及是否存在双表达（要求 BCL2 阳性细胞在 50% 以上，MYC 肿瘤细胞核阳性在 40% 以上）。在流式免疫表型检测前，还需要进行流式标本涂片、染色与形态观察，并与检测的免疫表型共同解读。

遗传学检测方面，常规染色体核型分析检出 t (11; 14) (q13; q32) 支持 MCL，检出 t (14; 18) (q32; q21) 常是 FL 的特征；FISH 检测 *BCL2*（主要针对 FL）、*CCND1*（主要针对 MCL）重排；PCR 或二代测序（next generation sequencing，NGS）方法检测抗原受体基因（IG、TCR 基因），都是进一步提供诊断与鉴别诊断的证据。这些项目的检验与要求见血液骨髓细胞遗传学和分子学检验与诊断报告规范建议。

常规核型分析和 FISH 等方法检测到 t (2; 3) (p12; q27) 和 / 或 IGK::*BCL6*，t (3; 4) (q27; p11) 和 / 或 *BCL6*::*TTF*，t (3; 14) (q27; q32) 和 / 或 IGH::*BCL6*，t (3; 22) (q27; q11) 和 / 或 IGL::*BCL6*，均是诊断鉴别诊断的重要项目。*BCL6* 重排与 t (2; 3) (p12; q27)，t (3; 4) (q27; p11)，t (3; 14) (q27; q32)，t (3; 22) (q27; q11) 易位有关，与 DLBCL 有关。用 FISH 等方法检测 *BCL2*、*BCL6* 和 *MYC* 重排也是评判 LBCL 中是否存在双打击或三打击 HGBL 的确诊性项目。近年基因突变检测的重要性引起重视，如 DLCBL 可以分为以下亚型：MCD（*MYD88* p.L265P 和 *CD79B* 共突变），BN2（*BCL6* 融合和 *NOTCH2* 突变），N1（*NOTCH1* 突变），EZB（*EZH2* 突变和 *BCL2* 易位），A53（*TP53* 突变和缺失）和 ST2（*SGK1* 和 *TET2* 突变）。

侵犯血液骨髓的检验项目：一是形态学；二是免疫表型，需要足够的标记物；三是遗传学。NCCN（2021）指南中的涉及这些淋巴瘤诊断的基本检验（必需检验）项目见《血液肿瘤整合诊断》，骨髓涂片和切片（活检）大多情况仅作为临床评估的指标，即在髓外淋巴组织病理诊断后观察骨髓有无受累。

四、诊断 / 结论

侵犯血液骨髓的 LBCL，尤其是无髓外淋巴组织病理诊断者，诊断依据为包括全血细胞计数等常规性检查在内的临床信息、仔细地形态学观察、足够的免疫表型和遗传学检测。LBCL 中，最关注的是 DLBCL 和 HGBL 累及血液和 / 或骨髓，它们累及血液 / 或骨髓的临床、CBC、形态学、免疫表型、遗传学特点与诊断的主要指标见图 24-1。常见的 DLBCL 非特定类型（非特指型）中，有典型的免疫表型者可以确定为生发中心（germinal center B cell，GCB）型和活化 B 细胞（activated B cell，ABC）型；有典型的分子基因表达谱者可以确定为 HGBL 伴双打击和三打击。LBCL 类型众多，DLBCL 也分为非特指型（DLBCL not otherwise specified，DLBCL，NOS）和特指型的许多种类，GCB 和 ABC 型属于 DLBCL，NOS，由于血液骨髓检验中得到的信息有限，诊断具体类型需要慎重，如（侵犯血液骨髓）原发纵隔大 B 细胞淋巴瘤特征性地不发生 *BCL2*、*BCL6*、*MYC* 重排，而 *MLA* 基因异常则不见于其他类型的 DLBCL。WHO-HAEM5 对 LBCL 特定类型及其 HGBL 和 BL 的更新解读见《血液肿瘤整合诊断》。

临床特征 ——→ 〔有明显的相关症状，不是血细胞减少就是白细胞增高，肝脾淋巴结肿大和发热，病情常呈进行性〕

血象 ——→ 〔常见贫血和血小板减少。WBC 不定。部分患者检出异常淋巴细胞，细胞中等偏大、胞质嗜碱性、无颗粒，可见空泡，胞核圆形、部分不规则，可见核仁〕

骨髓涂片 ——→ 〔骨髓累及比血液多见，淋巴瘤细胞常比血液典型，尤其是胞质嗜碱性、可见空泡，部分细胞或病例形态有明显异形性，类似不典型 NK 细胞。白血病性侵犯时淋巴瘤细胞常高达 30%～40% 以上〕

骨髓切片 ——→ 〔多种浸润模式。间质性和小簇状见于非白血病性，片状至弥漫性见于白血病性。细胞大而幼稚和弥漫性是白血病性侵犯的典型特点之一〕 ——→ 初步诊断（形态学）

免疫表型 〔CD19+、CD20+、PAX5+、CD10+/−、BCL6+/−、Ki67+、cyclin D1−、CD34−、TdT−、κ/λ+、EBER−*、MYC−*〕 ——→ 考虑 LBCL 侵犯血液骨髓 **

〔MUM1+（BCL6、CD10 常见 −）〕 ——→ 提示 DLBCL-ABC 型侵犯 **
〔MUM1−（BCL6、CD10 常见 +，尤其是 BCL6）〕 ——→ 提示 DLBCL-GCB 型侵犯 **

FISH ——→ MYC（8q24）、BCL2（18q21）、BCL6（3q27）重排阳性 ——→ 考虑双打击或三打击 HGBL**

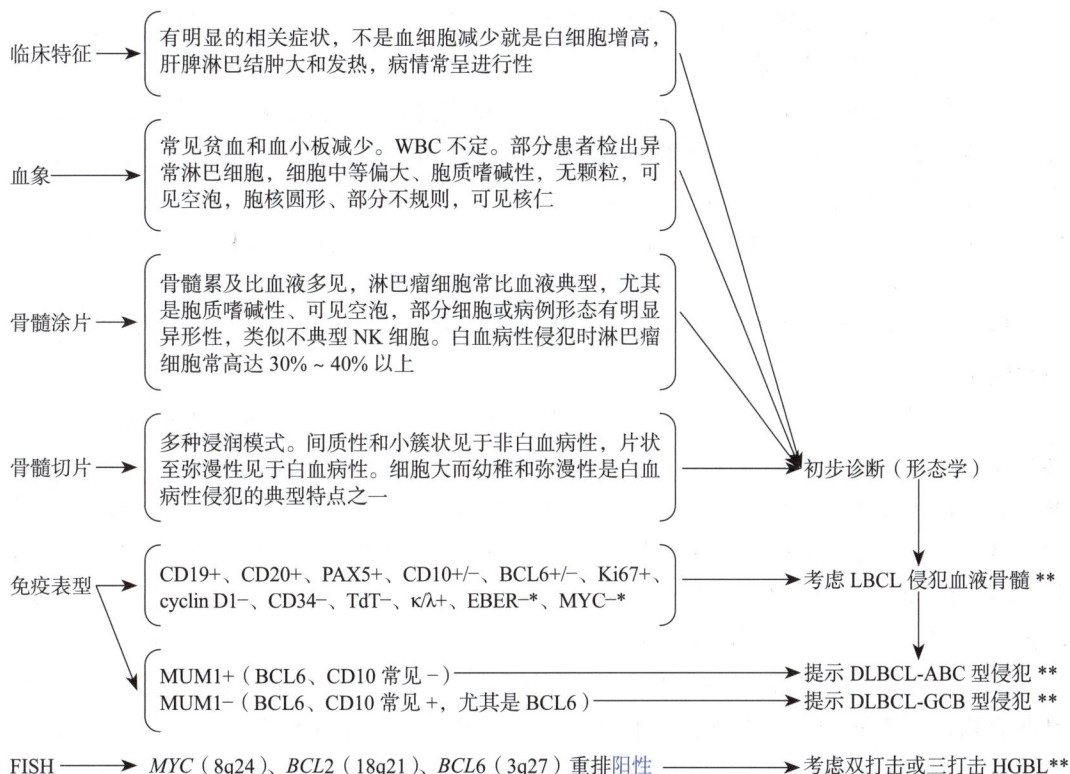

图 24-1　初诊或病情中 LBCL 侵犯血液骨髓的诊断

*. 若 EBV/EBER+ 则要提示 EBV+LBCL（如 EBV+DLBCL 和 BL），同时表达 MYC 并 FISH 检测到 MYC 重排，可以提示 BL 侵犯。**. 有髓外淋巴组织病理诊断的，可以符合性诊断；或常规核型分别检测到 t (2; 3) (p12; q27) 和 / 或 IGK::BCL6，t (3; 4) (q27; p11) 和 / 或 BCL6::TTF，t (3; 14) (q27; q32) 和 / 或 IGH::BCL6，t (3; 22) (q27; q11) 和 / 或 IGL::BCL6 者可以明确诊断。

五、报告（结论、解释、建议）与病例列举

按初诊时有无髓外淋巴组织病理学检查诊断，LBCL 侵犯血液骨髓的诊断报告有以下三种情况。

一是有髓外淋巴组织病理学的淋巴瘤诊断，血液和骨髓检出大体相符的淋巴瘤细胞形态学、免疫表型和 / 或遗传学，结合临床（包括病理学诊断）符合某种淋巴瘤血液和 / 或骨髓白血病性（淋巴瘤细胞约占骨髓有核细胞的 30%～40% 以上，片状至弥散性浸润结构）或非白血病性（淋巴瘤细胞约占 30%～40% 以下，间质性、簇状和局部小片状结构）侵犯。

二是初诊时无或尚无髓外淋巴组织病理学的淋巴瘤诊断，而侵犯血液和 / 或骨髓患者，单独的形态学检查和或流式免疫表型检测结合临床，可以报告大 B 细胞淋巴瘤（提示、可能、不能除外）血液和 / 或骨髓白血病性或非白血病性侵犯的初步结论，典型的免疫表型和遗传学检测结果可以报告（考虑、提示、基本符合）LBCL 的诊断，也可以对部分具体类型予以提示（图 24-1），并建议寻找髓外病变淋巴组织活检以及其他检查。对于

依据尚有不足或不充分者，提出完善检查的项目或进一步检查的针对性建议，并建议以解释或标注形式对相关淋巴瘤之间的可能关系进行简明解读。

三是在明确诊断的 LBCL 某淋巴瘤患者，在疾病经过中，血液和 / 或骨髓标本检查中发现较典型的淋巴瘤细胞者，报告某淋巴瘤血液和 / 或骨髓白血病性或非白血病性侵犯。白血病性侵犯，亦即淋巴瘤细胞白血病，也是形态学容易诊断报告者，必要时建议进一步检查。对于依据尚有不足或不充分者，提出完善检查的项目或进一步检查的针对性建议，并建议以解释或标注形式对相关淋巴瘤之间的可能关系进行简明解读。

报告内容包括有核细胞增生程度、肿瘤性淋巴细胞的比例（骨髓活检还需要报告浸润组织的结构与免疫组织化学的特点）。

病例1 患者 65 岁，女性，腋下淋巴结肿大 1 个月，查血常规异常（WBC 8.9×10^9/L、淋巴细胞 56%，PLT 65×10^9/L）1 天，送检骨髓活检（附骨髓涂片 2 张）。**检验结论 / 诊断：** 骨髓切片有核细胞增生明显活跃，中大型幼稚淋巴细胞约占 70%（片状和弥漫性浸润，附检骨髓涂片检出胞体中等偏大、胞质嗜碱性无颗粒幼稚淋巴细胞占 66%），免疫组织化学示 B 细胞性（CD20、CD19、CD5、BCL2、BCL6 和 MUM1 弥漫性阳性，Ki-67 85%+，CD10、EBER、cyclin D1、SOX11 阴性），符合大 B 细胞淋巴瘤（LBCL）白血病性骨髓侵犯，弥漫性大 B 细胞淋巴瘤（DLBCL），非生发中心型（non-GCB）可能。**解释与建议：** 成熟 B 细胞淋巴瘤按细胞大小分为大 B 细胞淋巴瘤和小 B 淋巴细胞淋巴瘤，本例标本异常幼稚淋巴细胞为大细胞性、免疫组织化学示 B 细胞和高增殖性且浸润的细胞比例达 30% ~ 40% 以上，与大 B 细胞淋巴瘤性白血病性侵犯相符合；CD5+、CD10–、BCL6+、MUM1+，可以提示 DLBCL，non-GCB，但尚需要排除其他 LBCL，如高级别 B 细胞淋巴瘤（HGBL）。建议染色体核型分析和 FISH 检测 *BCL6*、*BCL2*、*MYC* 重排；从诊断性标本而言，骨髓标本明确具体的淋巴瘤类型尚有难度，建议腋下肿大淋巴结活检。

病例2 患者 54 岁，男性，初诊，血常规示白细胞和血小板减少，并检出幼稚淋巴细胞 3%、疑似血液肿瘤，同步送检骨髓活检附骨髓涂片和血片各 2 张、骨髓流式免疫表型、染色体核型、白血病融合基因、IG 与 TCR 基因克隆性重排和 FISH 检测 *BCL2*、*BCL6* 与 *MYC* 重排（断裂）。**整合诊断 / 结论：** 大 B 细胞淋巴瘤骨髓白血病性侵犯，高级别 B 细胞淋巴瘤伴三打击可能。**解释与建议：** 初诊患者，中年男性。骨髓流式免疫表型检测到 SCC/FSC 位置上细胞大型的 67.5% 异常成熟大 B 细胞（表达 CD19、CD20、CD38、CD10、cCD22、cCD79a 和 kappa），符合 CD5–、CD10+ 大 B 细胞淋巴瘤骨髓白血病性侵犯免疫表型象；骨髓切片（活检）有核细胞增生明显活跃，异常中大细胞约占 60%，位于主质片状（局部弥漫性）浸润（附检骨髓涂片，胞质嗜碱性无颗粒可见核仁的中大型幼稚细胞占 48%，血片检出类似细胞 9.5%），免疫组织化学（CD10、CD19、CD20、BCL2、BCL6 阳性，Ki-67 85% 阳性，MUM1 弱阳性，MYC、cyclin D1、CD3、CD56、CD57、CD30、EBER 阴性），也具有大 B 细胞淋巴瘤（LBCL）白血病性浸润的证据。49 种白血病融合基因检测阴性，IG 基因克隆性重排阳性（TCR 基因阴性）；FISH 检测 *BCL2*、*BCL6* 与 *MYC* 重排（断裂）均为阳性；染色体核型分析 20 个中期分裂象，其中 14 个为 49XY， add (3) (q27), del (6) (q15), +7, +add (8) (q24.1), t (14; 18) (q32; q21), +del (18) (q22)。这些检验证据，除了排除 ALL 外，还需要提示高级别 B 细胞淋巴瘤（HGBL）伴三打击的可能性，建议进一步寻找髓外病变淋巴组织活检。

病例 3　患者 31 岁，男性，主诉全身瘀点 4 天、鼻出血和发热 1 天。肝脾淋巴结未及肿大，血常规异常（WBC 29.78×10^9/L、L 67%，Hb 89g/L，PLT 6×10^9/L），初步诊断白血病。送检骨髓涂片 8 张、血片 2 张和流式免疫表型。**检验结论/诊断**：有核细胞增生明显活跃，胞质含许多空泡的幼稚淋巴细胞占 67.5%（MPO 阴性），粒红巨三系造血受抑制，整合同步送检的流式免疫表型（×××）检测到 41.86%（成熟）异常 B 淋巴细胞（表达 CD10、CD20、CD19、CD22、FMC、cCD79a、CD38、HLA-DR），考虑成熟 B 细胞肿瘤（白血病性），提示 Burkitt 细胞白血病或大 B 细胞淋巴瘤（LBCL）白血病性骨髓侵犯。**解释与建议**：初诊年轻男性患者，出血、发热和脾大，白细胞明显增高（29.78×10^9/L），血片和骨髓均见较多幼稚淋巴细胞，呈白血病性改变；幼稚淋巴细胞嗜碱性胞质、多个空泡、无颗粒，具有 FAB 分类中 ALL-L3（Burkitt 细胞）或 LBCL 的形态学特点；流式免疫表型检测支持成熟 B 淋巴细胞肿瘤（白血病性）。建议染色体核型分析，FISH 检测 *MYC*、*BCL6*、*BCL2*、EBER 和骨髓活检加免疫组织化学，再行评判。

病例 4　患者 27 岁，男性，头昏乏力 1 周，发热和白细胞增高 2 天（WBC 23.42×10^9/L，Hb 91.4g/L，PLT 47.8×10^9/L）原因待查。送检骨髓涂片 8 张、血片 2 张、流式免疫表型、56 种白血病融合基因和常规染色体核型。**多学科信息整合诊断**：Burkitt 细胞白血病（FAB 分类 ALL-L3）伴 t (8; 14) (q24.1; q32) 易位，考虑散发型。**解释与建议**：患者急性起病，肝脾淋巴结未及肿大。骨髓细胞形态学有核细胞增生明显活跃，幼稚淋巴细胞占 81.5%（细胞偏大、胞质易见蜂窝样空泡，MPO、SBB、CE 和 NSE 阴性）；流式免疫表型检测到 52.07% 克隆性成熟 B 淋巴细胞；56 种白血病融合基因全部阴性；常规染色体核型分析 30 个中期分裂象，检出 12 个异常克隆，为 8 号染色体与 14 号染色体平衡易位，t (8; 14) (q24.1; q32)，同时检出 11 号染色体长臂末端与 13 号染色体长臂末端分别被未知来源的染色体片段取代。整合以上信息，支持成熟 B 淋巴细胞肿瘤（白血病性）——Burkitt 细胞白血病（FAB 分类 ALL-L3）伴 t (8; 14) (q24.1; q32) 易位的诊断。以白血病形式发病的散发型病例多见于男性患者，预后较差；Burkitt 细胞白血病常与 EVB 感染（少数与 HIV 感染）有关，一部分由 Burkitt 淋巴瘤侵犯血液骨髓所致，建议 EBV、HIV 血清学和 FISH EB 病毒编码的小 RNA（EBER）等检查，并寻找有无髓外肿块。

六、结果复核、报告审核、反馈信息处理与其他方面探讨

结果复核、报告审核制度，报告后反馈信息的处理机制，"请结合临床"等有关检验其他方面问题探讨，参见第 2 章。

第 **25** 章

浆细胞骨髓瘤 / 多发性骨髓瘤检验
诊断与报告

一、定义与概念

浆细胞骨髓瘤（plasma cell myeloma，PCM）与多发性骨髓瘤（multiple myeloma，MM）同义，是好发于 40 岁以上年龄，以骨髓为主要"基地"浆细胞克隆性增殖的多灶性浆细胞肿瘤，产生完整和 / 或不完整（轻链）的单克隆免疫球蛋白分子（血清中或尿液中的 M 蛋白），常见以溶骨性骨质破坏（病理性骨折、骨痛、高血钙）和贫血为特征，表现为一个宽大的疾病谱：从无症状（冒烟性）、局灶性到高度侵袭性。

浆细胞骨髓瘤（PCM）是 WHO-HAEM5 之前使用的术语，MM 是国际骨髓瘤工作组（International Myeloma Working Group，IMWG）和国际共识分类（ICC）等组织使用的惯用病名。WHO-HAEM5（2024）中使用 PCM/MM 病名，并将 PCM 定义为是基于骨髓的多灶性浆细胞肿瘤性增生。MM 是由浆细胞骨髓瘤联合定义，通常具有血清和 / 或尿液单克隆免疫球蛋白所致的，与疾病相关器官损伤（症状性）的证据，或者没有器官损伤，但实验室或影像学检查表明在 2 年内具有发展为器官损伤的高风险。

症状性（活动性）PCM/MM 为高度侵袭性，定义为骨髓浆细胞克隆性增生（≥10%），绝大多数分泌 M 蛋白，有末端器官损害——高钙血症（浸润骨的结果）、肾功能不全（尿轻链沉积肾小管和血中轻链沉积肾小球均可以导致肾功能衰竭）、贫血（造血受抑制等原因）和骨损害（浆细胞产生既吸收骨质又破坏骨质的成分，引起凿孔状溶骨性破坏，很少融成片状），即简称的 CRAB（hyperCalcemia，Renal insufficiency，Anemia，Bone lesion），或淀粉样蛋白轻链（amyloid light chain，AL）淀粉样变性；或者具有恶性生物学特征（骨髓瘤定义事件中的一种）者，即 SLiM（Sixty% or more clonal plasma cells，Light chains，and Magnetic resonance imaging）：①≥60% 的克隆浆细胞；②游离轻链比率＞100 和③ MRI 示≥1 个病灶和 / 或伴有压缩性骨折的骨质疏松。冒烟性（无症状）骨髓瘤为 PCM/MM 的变异型，定义为无 CRAB 和恶性生物学特征而其他与 PCM/MM 相同者，在 2 年内多数进展为症状性 PCM/MM。不分泌型 PCM/MM 为血清或尿液无 M 蛋白而克隆性浆细胞胞质大多有 M 蛋白者，约见于 PCM/MM 的 2%～3%；轻链型 PCM/MM

（症状性）被定义为仅有轻链而无重链的 M 蛋白，骨髓克隆性浆细胞≥10% 和 / 或活检证实是浆细胞瘤并有 CRAB 症状或骨髓瘤定义事件者，无 SLiM CRAB 证据者则为冒烟性轻链性骨髓瘤。双克隆型 PCM/MM 为其他条件符合而免疫固定电泳检出 2 种单克隆免疫球蛋白结构（轻链重链）完整者。浆细胞白血病（plasma cell leukemia，PCL）常是 PCM 的临床变异型（原发性少见），过去定义为外周血中出现克隆性浆细胞绝对计数≥2×10^9/L 或比例≥20%。WHO-HAEM5 推荐使用改良的 2014 年国际骨髓瘤工作组（International Myeloma Working Group，IMWG）的标准（2021），将 PCL 外周血浆细胞标准调整为≥5%。

　　血液肿瘤国际共识分类（International Consensus Classification，ICC）将 MM 分为两个类型：非特定类型（NOS）和伴重现性遗传异常类型。后者包括 MM 伴 CCND 家族易位（重排）、MM 伴 *MAF* 家族易位（重排）、MM 伴 *NSD2* 易位（重排）、MM 伴超二倍体。检测到 t (4; 14)，t (14; 16) 和继发性改变，包括 del (17p)，amp1q 和 del (1p)，可以评估为高危患者。

二、检验与诊断必须了解的临床信息

　　临床表现（特征）包含各种检查的既往史、现病史、体格检查，以及其他可以获得的信息（包括血常规等相关的常规项目）。既往史中须关注有无不明原因的血沉增高和 / 或生化项目中的球蛋白增高。现病史中，尤其应关注是否存在 PCM/MM 相关的临床表现，如患者年龄 35 岁以上出现的不明原因的骨痛（包括骨骼拍片、CT 或 PET/CT 发现的溶骨性病变，约见于一半以上患者）、血沉明显增高、贫血、蛋白尿与肾功能不全、高钙血症、胸腔积液、正常免疫球蛋白缺少而易于感染有荚膜的细菌（如肺炎链球菌、流感嗜血杆菌，而革兰氏阴性菌感染常是治疗后或疾病进展中的中性粒细胞减少所致）及巨舌症（舌厚硬，有牙印）等淀粉样变性表现（约见于 5%~10% 患者）。骨髓瘤细胞浸润皮肤表现为非特异性硬化性皮炎，皮肤发紧与变厚，常见于疾病后期，是骨髓瘤细胞负荷增加的表现。PCM/MM 少有淋巴结病，也是一个特点。PCM/MM 的髓外浸润常提示预后差。

　　临床开具的送检单，医生有义务填写送检单中的相关信息。实验室对接收的送检单需要检查送检单信息填写是否完整，尤其与 PCM/MM 相关的临床表现及一些常规性（包括血沉、生化、免疫固定电泳）检查，必须认真仔细阅读与分析。对相关信息不完善者需要与临床医生交流或直接向患者了解病况与治疗相关情况。

三、检验

　　检验诊断的基本项目包括：全血细胞计数（complete blood count，CBC）、血沉、血生化；血片、骨髓涂片、骨髓印片细胞形态学检验；骨髓流式免疫表型和免疫固定电泳检测；骨髓切片（活检，包括免疫组织化学）。CBC 中，多数 PCM/MM 有明显的贫血，白细胞和血小板在部分病例中减少。少数患者血片中有低比例的浆细胞，当比例达 5% 时需要归类为 PCL。骨髓涂片、印片和骨髓切片用于检查骨髓浆细胞有无增生及增生的程度，通常，浆细胞比例达到 60% 以上是 PCM/MM 的典型形态学表现。浆细胞除了数量异常外，还常伴有细胞幼稚、异形和单一的特点。个别患者为特殊形态，如印戒样骨髓瘤细胞和含有游离的巨大而聚集性拉塞尔小体（Russell body）、核内空泡样（异常免疫球蛋白）结构的达彻小体（Dutcher body）骨髓瘤细胞。免疫组织化学 CD38+、CD138+、CD19－、CD56+，轻链限制性表达（κ/λ+）可以支持增生的浆细胞为克隆性证据，同时可以评判浆细胞的大致比例。临床怀疑的骨髓瘤病例一般都要做骨髓活检。骨髓涂片和活检判读浆细胞比例（比如 CD138 阳性浆细胞）有时不一致，也需要报告。

除了骨髓形态学方法外，血清或 24 小时尿蛋白电泳与免疫固定电泳（检出 M 蛋白及单型的 Ig 类型和浓度）、血清游离轻链分析、骨髓流式免疫表型（前述）和 IG 基因克隆性重排（阳性）检查，都是确定克隆性浆细胞的重要方法。

流式免疫表型检测，除了对样本中有核细胞进行相关抗原检测外，建议进行标本涂片、染色与形态观察。由于浆细胞易于凝聚被过滤，加之骨髓标本易于稀释，流式免疫表型检测的浆细胞比例常明显低于骨髓涂片和骨髓切片标本中的比例。肿瘤性浆细胞表达单型 cIg，缺失 sIg，表达 CD38、CD138，多表达 CD56、CD200，不表达 CD45，大多数不表达 CD19，不表达 CD20。表达 CD20 的骨髓瘤细胞形态上类似小淋巴细胞或淋巴浆样细胞，染色体有 t (11; 14) 易位。轻链限制性表达（κ/λ+）。通常，流式检测轻链限制性表达的准确度优于免疫组织化学方法。PCM/MM 轻链限制性表达（κ/λ+）为胞质轻链限制性表达，通常缺失膜表面轻链。浆细胞表达 CD56 常是克隆性质的指标，CD19 缺失也一样。

多数病例因浆细胞低增殖而影响异常核型的检出。用 FISH 方法则可以检出 90% 病例的细胞遗传学异常，有 t (4; 14)（p16; q32）、t (11; 14)（q13; q32）、t (6; 14)（p25; q32）、t (12; 14)（p13; q32）、t (14; 16)（q32; q23）、t (14; 20)（q32; q11）、t (8; 14)（q24; q32），以及无前述易位的超二倍体等。常见为累及 14q32 染色体上的 IGH 基因（见于 PCM 的一半以上），涉及七个重现性癌基因：11q13 的 CCND1、16q23 的 MAF、4p16.3 的 NSD2（也称为 FGFR3、MMSET）、6p21 的 CCND3、20q11 的 MAFB、8q24 的 MAFA 和 12p13 的 CCND2。其中，t (11; 14)（q13; q31）易位涉及 CCND1 重排，最为常见，使 CCND1 易位到 IGH 关键区，导致 CCND1 过度表达。这七组易位约见于 40%PCM，且常见为非超二倍体（如染色体<48 或>75）。超二倍体，多条染色体增加的复合核型也较为常见，增加的染色体常见于奇数染色体（3、5、7、9、11、15、19 和 21 号）。第 9 号染色体上 PAX5 基因的表达改变导致 CD19 抗原的缺失，预示正常 CD19 阳性浆细胞转变为 CD19 阴性骨髓瘤细胞。染色体缺失的复合核型也不少见，如 17p13 缺失与 TP53 等位基因缺失有关，预示预后差。t (4; 14)、t (14; 16) 以及 del (17p)、amp1q、del (1p) 等为高危因素。

四、诊断 / 结论

PCM/MM 的诊断需要实验室检测与血常规等临床特征的密切结合。临床依据患者年龄和一些特定的症状与体征可以疑似。在实验室检验项目中，最重要的有两条：一是确定骨髓浆细胞是否增生；二是确定增生的浆细胞是否为克隆性。PCM/MM 诊断的最低标准是克隆性浆细胞＞10%。因此，多数病例依据骨髓涂片和骨髓切片（活检，包括免疫组织化学）中的浆细胞比例（常＞30%）及其形态（多为幼稚和异常）特征可以诊断。当骨髓浆细胞＞60%时，即使没有其他实验室检验结果，排除罕见的浆母细胞淋巴瘤骨髓白血病性侵犯和原发性浆细胞白血病（结合临床特征、病理学诊断和外周血细胞形态都可以作出鉴别），也可以做出明确的诊断。一部分患者，骨髓浆细胞比例增高幅度不明显和 / 或形态幼稚性和异常程度不足时，则需要其他实验室检测等证据的支持，如血清免疫固定电泳和 24 小时尿免疫固定电泳（血清游离轻链比率＞100）、单克隆免疫球蛋白定量（＞30g/L），以及流式免疫表型检测（流式细胞术或免疫组织化学证实骨髓中克隆性浆细胞）。WHO-HAEM5（2024）对诊断标准又有小的修改（表 25-1），并继续推荐 IMWG（2014，2021）的骨髓瘤定义与诊断指标及相关浆细胞疾病诊断修改标准（表 25-2）。

表 25-1　PCM/MM 诊断标准

PCM 基本标准：	使用流式细胞术或免疫组化方法显示骨髓中克隆浆细胞（≥ 10%）
MM 基本标准：	1. 需要结合实验室和临床特征（见表 25-2） 2. 浆细胞骨髓瘤或活检证实骨性或髓外浆细胞瘤的证据 3. 符合 ≥ 1 个骨髓瘤定义标准（SLiM-CRAB）：①MRI 显示 ≥ 1 处局灶性病变；和 / 或②血清 FLC 比率＞100 和 / 或；和 / 或③骨髓浆细胞百分比＞60%；和 / 或④贫血；和 / 或⑤高钙血症；和 / 或⑥溶解性病变；和 / 或⑦低剂量 CT 或骨骼 X 线显示压缩性骨折、骨质疏松；和 / 或⑧肾脏损害

表 25-2　国际骨髓瘤工作组（IMWG）MM 及相关浆细胞疾病诊断修改标准

冒烟型 MM 基本标准：	血清单克隆 M 蛋白（IgG 或 IgA）≥ 30 g/L 或尿单克隆 M 蛋白 ≥ 500mg/24h 和 / 或克隆骨髓浆细胞 10% ~ 60%；无骨髓瘤定义事件或淀粉样变
MM 基本标准：	克隆骨髓浆细胞 ≥ 10% 或活检证实骨性或髓外浆细胞瘤和以下任何 ≥ 1 个骨髓瘤定义事件（浆细胞增殖性疾病所致的终末器官损伤证据，特别是以下情况）： ①高钙血症：血清钙＞0.25mmol/L（＞1mg/dl）高于正常上限或＞2.75mmol/L（＞11mg/dl） ②肾功能不全：肌酐清除率＜40ml/min 或血清肌酐＞177μmol/L（＞2mg/dl） ③贫血：血红蛋白值低于正常下限＞20g/L，或血红蛋白值＜100g/L ④骨病损：骨骼 X 线片、CT 或 PET-CT 显示 ≥ 1 个溶骨性病变 或者 ⑤骨髓克隆浆细胞 ≥ 为 60%；或者累及 / 未累及血清游离轻链比值 ≥ 100（累及的游离轻链水平必须 ≥ 100mg/L）；或者 MRI 检查，局灶性病变（≥ 5mm）≥ 1 个以上
浆细胞白血病基本标准：外周血涂片中浆细胞 ≥ 5%	

极少数患者为孤立性浆细胞瘤（活检证实），加上其他诊断性指标符合，如血清 κ/λ 或 λ/κ 游离轻链比率 ≥ 100 且异常轻链绝对水平 ≥ 100mg/L 和影像学检查发现 1 个以上 ≥ 5mm 的溶骨性病损和 / 或有浆细胞增殖性疾病所致的终末器官损害（如 CRAB）者，也需要诊断为 PCM/MM；若其他条件不符，仅有骨髓克隆性浆细胞且＜10% 者，需要考虑孤立性浆细胞瘤伴骨髓微小累及（标准为活检证实骨或软组织孤立病损伴克隆性浆细胞

浸润；常用流式检测到骨髓活检克隆性浆细胞<10%；骨骼检查和 MRI 或 CT 示脊柱和骨盆正常，原发性孤立病变除外；无浆细胞增殖性疾病所致的终末器官损害，如 CRAB）。

PCM/MM 定义事件中的重要指标之一——CRAB，是临床诊断症状性 PCM/MM 的指标。多数 PCM/MM 就诊时即有 CRAB 中的 1～2 个甚至多个症状。实际上，如前面所述的另一 PCM/MM 定义事件——骨髓浆细胞>60%者，由于骨髓造血被严重替代和肿瘤细胞负荷显著，是有症状的。PCM/MM 与浆细胞增多的其他浆细胞肿瘤和反应性增多的鉴别诊断见表 25-3。

表 25-3　PCM/MM 与其他浆细胞肿瘤和反应性浆细胞增多症的鉴别诊断

项目	症状性 MM	冒烟性 MM	MUGS*	孤立浆细胞瘤	反应性浆细胞增多
骨髓克隆性浆细胞	≥10%，约一半>60%	≥10%，<60%	<10%	无克隆性浆细胞（少数微小累及）	多克隆浆细胞，一般比例<25%
CRAB 症状	有	无	无	无	无特定表现，可有贫血和肾功能损害
恶性生物学标记	有	无	无	无	无
M 蛋白浓度**	不定	>30g/L	<30g/L	无或微量	无

注：*.意义未明的单克隆丙种球蛋白病；**.指 IgG/IgA 浓度。

五、报告（结论、解释、建议）与病例列举

结合临床（包括血常规等常规检查），骨髓形态学检验可以对（大）多数 PCM 发出诊断报告。报告内容包括有核细胞增生程度，浆细胞比例、幼稚性、形态异常性特点，造血受抑制的程度，骨髓活检还需要报告浆细胞浸润的组织结构特征与免疫组织化学特点。

结合送检单上血细胞异常的临床信息，当骨髓克隆性浆细胞比例在 60% 以上时，诊断报告的 PCM/MM 可以不需要提出结合其他检查的建议。当浆细胞比例<60%，尤其在 10%～30% 之间且缺乏细胞幼稚性和形态异常特征者，需要提出结合其他检查（如免疫固定电泳、免疫球蛋白定量、流式免疫表型和影像学检查）进行整合诊断的建议。至于临床对 PCM/MM 患者通过其他多项检查进行多因素病期分期和危险度分层评估，并据此进行个体化治疗，不是实验室诊断所要考虑的。遗传学异常是危险度分层的最重要指标，高危组为 FISH 方法检测 17q−、t (14; 16)、t (14; 20)，基因表达谱（gene expression profile，GEP）方法为高危表型；中危组（一部分在 GEP 中归类为高危）为 t (4; 14)，［如 LDH 升高和 β2 微球蛋白（β2-microglobulin，2-MG）≥5.5mg/L 则提示预后不良］，核型分析中 13 单体或亚二倍体，PCLI（plasma cell labeling index）≥3%；低危组（一部分在 GEP 中归类为高危）为其他异常（包括超二倍体），t (11; 14)（可能与浆细胞白血病相关），t (6; 14)。这些信息在整合诊断报告中可以给予提示。

免疫固定电泳提供有无克隆性浆细胞增生产生的克隆性免疫球蛋白（M 蛋白）及其种类；免疫球蛋白定量提供克隆性免疫球蛋白的量有无达到 PCM/MM 所规定的值（如

IgG 和 IgA 均＞30g/L 或 IgG ＞30g/L、IgA ＞20g/L）。流式免疫表型提供检测到的浆细胞是否为克隆性及其比例及占总浆细胞的比例，但不结合骨髓形态学常不易明确作出 PCM/MM 的诊断报告。有影响预后的免疫表型和遗传学指标，在报告中可予以解读。

一般，结合血常规等信息，形态学诊断的 PCM/MM 绝大多数是症状性的。症状性（活动性）与冒烟性的诊断是实验室需要了解但不一定需要明确诊断的类型。PCM/MM 的 M 蛋白类型、分泌型与不分泌型，以及轻链型 MM 的诊断取决于免疫固定电泳和免疫球蛋白检测的 M 蛋白种类及其浓度，也不是骨髓形态学诊断报告的类型。

在多学科信息的整合诊断中，极少数患者为浆细胞瘤（活检证实），骨髓克隆性浆细胞＜10% 而血清游离轻链比率（κ/λ 或 λ/κ）≥100 且异常轻链绝对水平≥100mg/L（受累游离轻链或 kappa 或 lambda 高于正常参考范围；不受累游离轻链通常在正常范围内或下降）和 / 或核磁共振成像检查≥5mm 的局灶性病损＞1 个者，也需要考虑 PCM/MM。进一步解释 2014 年 IWMG 诊断标准，骨髓克隆性浆细胞比例＜10% 患者诊断 MM 需要符合以下 2 个中的一个条件：①合并髓外组织病变，包括骨性浆细胞瘤和 / 或软组织浆细胞瘤，并需要通过全身影像学（PET/CT 或全身 MRI）检查证实多部位髓外病变，或单发髓外病变而有 SLiM-CRAB。②存在≥2 处骨质破坏，且骨质破坏与浆细胞疾病明确相关，而非其他疾病所致。

PCM/MM 的复查标本应与前次检验进行比较性评判。报告内容包括骨髓有核细胞增生性、浆细胞比例及其形态学、造血的恢复程度。由于 PCM/MM 治疗后缓解评价系统比较复杂，不建议报告缓解级别。确诊的孤立性浆细胞瘤（由克隆性浆细胞组成边界清晰的肿块，发生于骨或软组织）需要随访，在复查标本中出现骨髓浆细胞比例增高和形态学改变，需要报告疾病进展性。

病例 1　患者 77 岁，女性，因贫血和血小板减少 2 个月（WBC 4.45×10⁹/L, Hb 65g/L、MCV 96.5fl，PLT 77×10⁹/L），肝脾淋巴结未触及肿大，无化学药物和放射线接触史，送检骨髓活检标本（附骨髓涂片与血片各 2 张）和骨髓流式免疫表型。**整合诊断 / 检验结论**：（症状性）浆细胞骨髓瘤（原始浆细胞型）。**解释与建议**：患者老年人，中度贫血和血小板减少；骨髓切片（活检）免疫组织化学示异常幼稚浆细胞（CD138+CD38+CD19−）约占 80%（片状至弥散性分布），附检骨髓涂片有核细胞增生活跃，异常原始浆细胞占 84%，血片未见浆细胞和其他幼稚细胞；流式免疫表型检测到克隆性浆细胞占 37.7%。骨髓中检出克隆性浆细胞＞60% 是重要的骨髓瘤恶性生物学标记事件，虽患者还未做免疫固定电泳、M 蛋白定量和影像学检查，但已不影响症状性 MM 的诊断，而且后续需要的这些检查主要是用于临床评估患者全身情况的。建议必要时寻找髓外有无肿块以排除罕见的浆母细胞淋巴瘤骨髓白血病浸润。

病例 2　患者 53 岁，男性，确诊（右侧髂骨）孤立性浆细胞瘤 2 年，血常规检查正常，送检骨髓活检附骨髓涂片 2 张和骨髓流式免疫表型。**整合诊断 / 结论**：浆细胞瘤复查，考虑骨髓有微小累及。**解释与建议**：孤立性浆细胞瘤是髓外浆细胞瘤，骨髓无克隆性浆细胞、无血清 M 蛋白，也无 CRAB 症状，但一部分患者可以进展为 MM。本例患者中年男性，孤立性浆细胞瘤 2 年，一年前的骨髓涂片和流式免疫表型检查均未见异常。本次骨髓切片

（活检）有核细胞增生活跃，粒红巨三系造血基本良好，CD138+CD38+CD19– 浆细胞约占7% 并见小簇状聚集（附检骨髓涂片浆细胞3.5%，细胞成熟，大小和形状较为一致），整合同步送检的流式免疫表检测到单克隆性浆细胞2.4%（CD138+CD38+CD56+CD19–），均具有支持骨髓微小累及的证据，建议完善检查（免疫固定电泳、M蛋白定量、影像学等）。

病例3 患者男性，60岁，初诊，活动后气促3个月，检查血常规异常（Hb 51g/L、WBC 2.01×10^9/L、PLT 44×10^9/L），初步疑诊骨髓瘤或华氏巨球蛋白血症。送检骨髓涂片（附血片），骨髓流式免疫表型，骨髓活检，骨髓染色体核型，抗凝血FISH检测到1q21扩增、IGH基因断裂、*TP53*缺失、*RB1*缺失和13q（D13S319）缺失。**多学科信息整合诊断：** 症状性多发性骨髓瘤（幼稚浆细胞型），IgG-κ型，伴1q21扩增（示预后不良）。**解释与建议：** 初诊60岁男性患者，全血细胞减少。骨髓细胞形态学示骨髓部分稀释，但分类中幼浆细胞占46%；骨髓活检示有核细胞增生极度活跃，克隆性幼稚浆细胞（CD138+、CD38+、CD19–、CD56+、kappa+、lambda–）约占80%，符合症状性浆细胞骨髓瘤（幼浆细胞型），并示瘤细胞高负荷增生。骨髓流式免疫表型检出2.33%异常浆细胞（与血液稀释有关）；检测血清蛋白电泳52%为M蛋白，免疫固定电泳示IgG-κ型；骨髓染色体核型，分析17个中期分裂象有4个异常克隆，但缺乏预后评估意义。FISH发现1q21扩增、IGH基因断裂、*TP53*缺失、*RB1*缺失和13q（D13S319）缺失，仅为1q21扩增阳性（提示预后欠佳）。

六、结果复核、报告审核、反馈信息处理与其他方面探讨

结果复核、报告审核制度，报告后反馈信息的处理机制，"请结合临床"等检验其他方面问题探讨，参考第2章。

第26章

单克隆丙种球蛋白病检验诊断与报告

一、定义与概念

单克隆丙种球蛋白病是指血清/尿液中出现由 B 细胞、浆细胞或浆细胞样淋巴细胞克隆扩增分泌的单克隆免疫球蛋白或其轻链成分以及由此引起的疾病，包括冷凝集素病（cold agglutinin disease，CAD）、意义未明单克隆丙种球蛋白病（monoclonal gammopathy of undetermined significance，MGUS）和肾病意义单克隆丙球蛋白病（monoclonal gammopathy of renal significance，MGRS）。诊断的主要条件：①血清 M 蛋白<30g/L；②骨髓单克隆浆细胞一般<10%；③不符合其他 M 疾病或浆细胞肿瘤和成熟 B 细胞肿瘤的标准（MGRS 多有例外）。也有少数单克隆丙种球蛋白轻链或片段沉积于组织，影响脏器功能障碍者则称为单克隆免疫球蛋白沉积病。因此，单克隆丙种球蛋白病是浆细胞肿瘤、成熟 B 细胞肿瘤和相关疾病共同的基本病变。

CAD 为 WHO-HAEM5 新增的非肿瘤性良性类型，是指原发性的由潜在克隆 B 细胞增殖驱动而产生的单克隆冷凝集素（几乎都是 IgM 型，在 0~4℃下凝集红细胞的自身抗体）介导的冷抗体型自身免疫性溶血性贫血，但不符合 B 细胞淋巴瘤诊断标准、也没有感染证据。血清中可检测到的少量单克隆 IgM，限制性轻链主要是 κ。骨髓为受累器官，小淋巴样细胞呈结节状聚集和稀疏的间质浸润，浆细胞成熟（<5%），可见围绕在淋巴聚集区外围。

MGUS 被定义为血清中 M 蛋白低于浆细胞骨髓瘤（plasma cell myeloma，PCM）水平（IgG 或 IgA 或 IgM <30g/L）、骨髓克隆性浆细胞<10%（IgM 型包括克隆性 B 细胞和浆细胞）、无浆细胞增殖性疾病（恶性）所致终端器官损害等骨髓瘤恶性生物学定义事件或无慢性 B 淋巴细胞增殖疾病者。MGUS 是单克隆丙种球蛋白病的主要类别，有极其重要的两个类型：意义未明 IgM 型单克隆丙种球蛋白病（IgM monoclonal gammopathy of undetermined significance，IgM MGUS）和意义未明非 IgM 型单克隆丙种球蛋白病（non-IgM monoclonal gammopathy of undetermined significance，non-IgM MGUS）。它们在经过中可以进展为 PCM/MM 和成熟 B 细胞肿瘤。因此，MGUS 被认为是肿瘤前病变。MGUS 在

WHO-HAEM4（2008）和 WHO-HAEM4R（2017）中是浆细胞肿瘤分类中的一个类型，但因它不是真正意义上的浆细胞肿瘤，故在 WHO-HAEM5 中作为伴 M 蛋白的其他疾病进行介绍的。为了进一步了解相互之间的类型与诊断的关系，我们总结的 M 蛋白疾病见图 26-1、图 26-2、图 26-3。

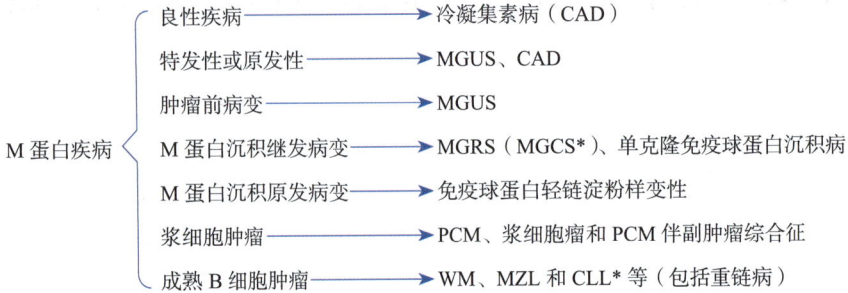

图 26-1　M 蛋白疾病

*. MGCS 为有临床意义的单克隆丙种球蛋白病，MZL 为边缘区淋巴瘤，CLL 为慢性淋巴细胞白血病。MGUS. 意义未明的单克隆丙种球蛋白病；MGRS. 肾脏意义的单克隆丙种球蛋白病；PCM. 浆细胞骨髓瘤；WM. 华氏巨球蛋白血症。

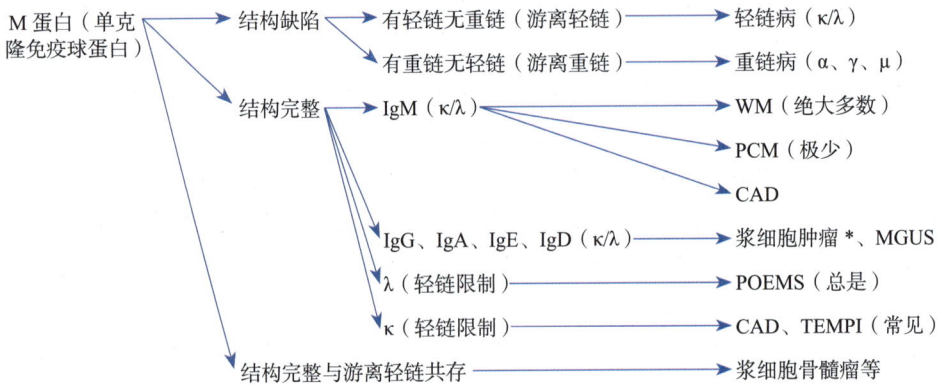

图 26-2　M 蛋白的种类与 M 蛋白疾病

*. 主要为浆细胞骨髓瘤。WM. 华氏巨球蛋白血症；PCM. 浆细胞骨髓瘤；CAD. 冷凝集素病；MGUS. 意义未明的单克隆丙种球蛋白病；POEMS 综合征. 多发神经病、器官肿大、内分泌病、单克隆 M 蛋白和皮肤改变综合征；TEMPI 综合征. 毛细血管扩张、EPO 浓度升高与红细胞增多、单克隆免疫球蛋白血症、肾周积液和肺内分流综合征。

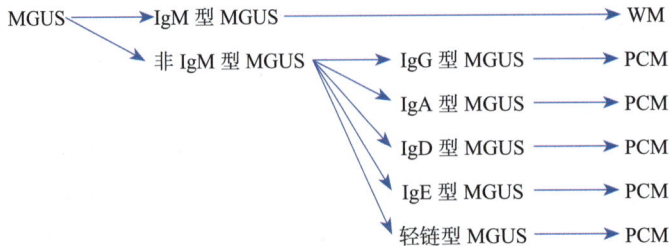

图 26-3　MGUS 的类型、亚型及其经过中可以发展为肿瘤的主要类型

MGUS. 意义未明的单克隆丙种球蛋白病；WM. 华氏巨球蛋白血症；PCM. 浆细胞骨髓瘤。

IgM 型 MGUS 被定义为血清 IgM 的 M 蛋白<30g/L，累及骨髓的单克隆淋巴浆细胞<10%（克隆 B 细胞和浆细胞），无潜在淋巴增殖性疾病所致的贫血、全身症状、高黏血症、淋巴结病或肝脾肿大的证据。IgM 型 MGUS 约占 MGUS 的 20%，大多数为淋巴 / 淋巴浆细胞型，常有 *MYD88* 突变，进一步发展与 WM/LPL 密切相关；很少进展为 PCM、慢性淋巴细胞白血病或其他淋巴瘤等肿瘤。进展为 WM 等肿瘤每年约为 1.5%。

非 IgM 型 MGUS 被定义为血清非 IgM 的 M 蛋白<30g/L（主要是 IgG 或 IgA）；累及骨髓的单克隆浆细胞<10%；无浆细胞增殖性疾病所致的终末器官损伤。非 IgM 型 MGUS 是 MGUS 的主要类型，约占 80%，在 50 岁及以上的一般人群中的患病率约 3%。分为 5 个亚型：IgG 型（约占 70%）、IgA 型（约占 10%），以及少见的 IgE 型、IgD 型和轻链型。它们都与 PCM 关系密切。轻链型 MGUS（light chain-MGUS，LC-MGUS）被定义为重链完全丢失（免疫固定时免疫球蛋白重链不表达）；血清中累及的轻链浓度增高，游离轻链（free light chain，FLC）比值异常（<0.26 或>1.65，即 kappa 升高时 FLC 比值>1.65，lambda 升高时 FLC 比值<0.26）和 / 或尿 24 小时轻链 M 蛋白<0.5g；单克隆性浆细胞<10%；无浆细胞增殖性疾病所致的症状（包括淀粉样变性）。非 IgM 型 MGUS 每年进展 PCM/MM 等肿瘤约为 1%。

WHO-HAEM5 更新的 IgM 型 MGUS 和非 IgM 型 MGUS 风险分层的 3 个危险因素包括：①血清游离轻链比率异常；② IgA 或 IgM 型 MGUS；③血清 M 蛋白>15g/L。它们同时存在被认为高风险，20 年绝对进展风险约 60%。无风险因子时，20 年绝对进展风险约为 5%。

单克隆免疫球蛋白沉积于肾脏诱发肾脏疾病者称为 MGRS。这是一组由浆细胞或 B 细胞肿瘤分泌的单克隆免疫球蛋白或其片段沉积引起的肾损伤，不符合公认的恶性肿瘤在初诊时就需要标准治疗的克隆性浆细胞 /B 细胞增殖疾病。在诱发的肾脏疾病中，轻链管型肾病则属于浆细胞骨髓瘤的定义事件。先前诊断的 MGUS 病例中约 10% 为 MGRS，在 40%～45% 接受肾活检的单克隆丙种球蛋白病患者存在 MGRS 相关疾病，因其已经发生了终末器官损伤，故不能诊断为 MGUS，需要采用保护肾功能的克隆导向性治疗。临床上，也人有将宽广临床意义（可累及心脏、肝脏、皮肤、肾脏和神经等，症状广泛而多样）的单克隆丙种球蛋白病称为有临床意义的单克隆丙种球蛋白病（monoclonal gammopathy of clinical significance，MGCS），提供早期诊断、及时干预均有助于改善预后。但是，MGRS 和 MGCS 均不是独立的实体（病种）。

二、检验与诊断必须了解的临床信息

临床表现（特征）包括既往史、现病史、体格检查以及可以获得的其他信息（包括血常规等相关检查）。MGUS 常无明显症状和体征，也常无明显的影像学异常，而在体检或其他检查中发现 M 蛋白。CAD 主要表现为补体介导的血管外溶血性贫血和红细胞凝集所致症状（如肢端发绀、雷诺现象、网状青斑），且无其他疾病的症状，包括浆细胞肿瘤和成熟 B 细胞肿瘤及相关感染疾病。MGUS 在 50 岁以上人群中占 3%～4%，70 岁以上占 5%

以上。MUGS 虽与临床无关，但进展疾病的临床风险需要重视。IgM-MGUS 有进展为华氏巨球蛋白血症的高风险，还可进展为免疫球蛋白轻链淀粉样变性；对于一小部分患者，最重要的因果相关疾病是 IgM 相关的周围神经病变和 Schnitzler 综合征（慢性荨麻疹为特征的罕见疾病）。非 IgM-MGUS 有进展为 PCM、浆细胞瘤或免疫球蛋白轻链淀粉样变性的高风险；对于一小部分患者，最重要的因果相关疾病是增殖性肾小球肾炎、皮肤病如黏液性水肿、坏死性黄色肉芽肿、硬化性黏液水肿和坏疽性脓皮病，但很少发生周围神经病变。单克隆免疫球蛋白（主要为轻链、IgG、IgA）对肾脏有毒性作用，常引起肾功能障碍及相应的症状；若沉积在其他脏器还可见相应症状和体征。

临床开具的送检单，医生有义务填写送检单中的相关信息。实验室对接收的送检单，需要检查送检单信息填写是否完整，必须认真仔细阅读与分析。对相关信息不完善者需要与临床医生交流或直接向患者了解病况与治疗相关情况。

三、检验

检验诊断的基本项目包括：全血细胞计数（complete blood count，CBC）、血沉、血生化（如血钙、肌酐和球蛋白）、血清和 24 小时尿 M 蛋白定量和免疫固定电泳检查、血清 FLC；血片、骨髓涂片和骨髓印片细胞形态学检验；骨髓流式免疫表型和免疫固定电泳检测；骨髓切片（活检，包括免疫组织化学）。CBC 常无异常，血沉增高或正常。血清和 24 小时尿 M 蛋白定量、免疫固定电泳和游离轻链及其比率（参考区间 0.26 ~ 1.65）是发现并疑似 MGUS 还是 PCM 等疾病的主要指标。骨髓涂片、骨髓印片和骨髓切片检查的意义在于检查骨髓浆细胞有无增生及增生的程度，常见浆细胞比例轻度增高，低于 <10%，中位数 3%，形态多为成熟且无明显异常，一部分患者为浆细胞样淋巴细胞和小浆细胞。免疫组织化学 CD38+、CD138+、CD19−、CD56+，轻链限制性表达（κ/λ+），可以支持轻度增多的浆细胞为克隆性的证据。骨髓流式免疫表型可以检测到浆细胞比例轻度增高，并确定是否为克隆性。肾脏等组织活检（包括刚果红染色）是评判肾脏等组织受损，诊断 MGRS、免疫球蛋白相关轻链沉积病和单克隆免疫球蛋白沉积疾病的关键性指标。遗传学检查也是，CAD 虽为 IgM 克隆性病（常见 kappa 型）但无 *MYD88* 突变，染色体核型可见 3、12 和 18 号重现性三倍体和 *KMT2D* 和 *CARD11* 重现性突变。90% 以上的 WM 患者存在 *MYD88* 突变，在前期病变的 IgM 型 MGUS 通常也存在 *MYD88* p.L65P 突变。非 IgM 型患者则可见类似 PCM/MM 的遗传学异常，用 FISH 检测即可发现 t (11; 14)、t (4; 14)、t (14; 16) 和超二倍体（常见伴 7、9、11、15、19 三体）；分子检测 *MYD88* p.L65P 突变为阴性。

四、诊断 / 结论

单克隆丙种球蛋白病，尤其是 MGUS，虽无症状，但诊断需要多学科信息的整合。MGUS 诊断性指标三项：①血清和尿免疫固定电泳与 M 蛋白定量；②骨髓克隆性浆细胞比例；③无终端器官损害（CRAB）等骨髓瘤恶性生物学定义事件。IgM 型和非 IgM 型 MGUS（包括 LC-MGUS）标准同前述的定义。诊断与鉴别诊断详见表 26-1。

表 26-1　MGUS 类型与相关类型的诊断与鉴别诊断

指标	IgM 型 MGUS	非 IgM 型 MGUS	LC-MGUS*	SMM	LC-SMM	LC-PCM
M 蛋白类型	IgM	IgG、IgA、IgD、IgE	仅有轻链 M 蛋白，重链完全丢失	同症状性 PCM	仅有轻链 M 蛋白，常见于尿中，血清中少见	仅有轻链 M 蛋白，常见于尿中，血清中少见
M 蛋白浓度	血中<30g/L，也有认为 <15g/L	血中<30g/L，也有认为 IgA<20g/L	血中轻链轻度升高、比值异常或 24 小时尿<0.5g	同症状性 PCM	24 小时尿>0.5g	24 小时尿>0.5g
骨髓克隆性浆细胞比例 /%	<10	<10	<10	10 ~ 60	10 ~ 60	≥10 ~ 60
浆细胞病末端器官损害（CRAB）	无	无	无	无	无	有
骨髓瘤恶性生物学事件	无	无	无	无	无	常存在
淀粉样变性	无	无	无	无	无	可见
与 PCM 的关系	不亲近	亲近	亲近			
与 WM/LPL 和 B 淋巴细胞淋巴瘤的关系	亲近	不亲近	不亲近			
MYD88 突变	常见	不常见	不常见	不常见	不常见	不常见

注：*. 为非 IgM 型 MGUS 的一种亚型。MGUS 为意义未明的单克隆丙种球蛋白病，LC-MGUS 为轻链型意义未明的单克隆丙种球蛋白病，SMM 为冒烟性骨髓瘤，LC-SMM 为轻链型冒烟性骨髓瘤，LC-PCM 为轻链型 PCM。

CAD 诊断的基本标准（WHO，2022）：①慢性溶血；②抗 C3d 直接抗人球蛋白试验强阳性；③4℃时冷凝聚素效价≥64：1；④无明显恶性肿瘤或相关感染；⑤有明显的克隆性 B 细胞增殖（通过免疫固定电泳、流式免疫表型和 / 或骨髓活检进行评判）。诊断的理想标准：①血浆或血清中检出单克隆 IgM，极少为 IgG 或 lambda；②阳性 B 细胞的 kappa/lambda >3.5，极少 0.9（骨髓标本流式检测）；③组织学存在冷凝集素相关淋巴细胞增殖性异常；④无 *MYD88* p.L265P 突变（骨髓标本）。CAD 与 WM/LPL 鉴别诊断见表 26-2。继发性冷凝集素综合征有明显临床特征的淋系肿瘤或感染，一般不难鉴别。

表 26-2　CAD 与 LPL 鉴别诊断

CAD	WM/LPL
淋巴细胞小聚集，无弥漫性浸润或窦内生长模式	结节性和 / 或弥漫性浸润
主质区浸润	小梁旁或主质区浸润
小 B 细胞，常见浆细胞轻度增多	小 B 细胞，淋巴粒细胞，浆细胞
浆细胞在主质区宽散分布（聚集区除外）	浆细胞在浸润区混合分布
无肥大细胞浸润	可见肥大细胞浸润

MGRS 诊断的主要条件：①存在 MGUS 和 / 或不需要立即标准治疗的淋巴细胞与浆细胞肿瘤；②肾活检识别肾损伤的模式并证明存在相应的 M 蛋白；③有相应的临床表现（蛋白尿、血尿、肾功能不全、高血压和低补体血症等）。WHO-HAEM5 诊断的基本标准：①肾活检显示单克隆免疫球蛋白造成的损伤；②蛋白尿 >1g/d，主要由白蛋白组成；③进行性急性或亚急性肾损伤。诊断的理想标准：①无溶解性骨病变；②无髓外浆细胞瘤；③没有继发于骨病损的高钙血症；④没有血红蛋白 <100g/L 的贫血；⑤骨髓浆细胞 <60%（注：此为 2024 年前 WHO-HAEM5 的标准，在 2024 年标准中为浆细胞比例 <10%）；⑥累及与未累及的游离轻链比率 <100∶1；⑦无高黏血症，无大淋巴结肿大；⑧无血小板减少症（<100 × 10^9/L）。

五、报告（结论、解释、建议）与病例列举

如前所述，单克隆丙种球蛋白病及其类型需要多学科信息整合诊断，但按临床习惯，免疫固定电泳和 / 免疫球蛋白定量等检查发现的 M 蛋白，都会检查骨髓涂片和 / 或骨髓切片（活检）形态学。因此，结合血常规等临床信息和其他相关检查的结果，骨髓形态学可以报告浆细胞比例（%），结合临床特征可以考虑，但报告多为提示性（因完整性证据常有欠缺）。报告内容包括有核细胞增生程度、浆细胞比例及其幼稚性与形态异常性特点，骨髓活检还需要报告浆细胞浸润的组织结构特征与免疫组织化学特点。

由于学科不同，一般不建议骨髓形态学报告 MGUS 的类型，也不建议骨髓流式免疫表型检测报告 MGUS 及其类型。整合多学科的诊断报告需要报告 MGUS 及其类型，有其他组织活检证据的可以明确报告 MGRS、免疫球蛋白轻链淀粉样沉积或单克隆丙种球蛋白沉积病。明确报告类型必须有足够充分的证据，对于提示性报告需要提出完善检查的建议，并予以适当的鉴别诊断的解释。确诊的 MGUS 及其他类型需要随访，复查标本中出现浆细胞比例增高和形态学明显改变，需要报告疾病进展性或其可能性。

病例 1　患者 39 岁，男性，体检发现球蛋白增高，无其他不适和常规检验异常，送检骨髓涂片、骨髓流式免疫表型和血液免疫固定电泳。**检验结论 / 诊断**：骨髓涂片有核细胞增生活跃，浆细胞比例轻度增高（3.0%，细胞成熟），粒红巨三系造血良好；骨髓流式免疫表型检测到异常浆细胞 2.41%（表达 CD138、CD38、CD56 和胞质轻链 κ）和免疫固定

电泳检出 M 蛋白（IgG，κ），整合临床特征，首先考虑意义未明的单克隆丙种球蛋白病（MGUS），非 IgM 型，建议完善检查。**解释与建议**：MGUS 多见于中老年人（无浆细胞或淋巴细胞增殖所致的末端器官损害症状），为骨髓克隆性浆细胞 <10%，通常 MGUS 的浆细胞克隆性需要由流式免疫表型和免疫固定电泳或 IG 基因克隆性重排检测提供证据。本例患者有流式免疫表型和免疫固定电泳检测的异常，但 MGUS 的最后确诊还需要符合 M 蛋白 <30g/L 和影像学检查无骨病损，建议完善检查（M 蛋白定量和影像学等检查）。

病例 2　患者女性，59 岁，反复游走性关节肿痛 3 年，右足肿痛持续半年，免疫固定电泳为 IgG-kappa 型（检查日期不详），近日检查血清 IgG 定量 24.6g/L。血常规示 WBC 7.8×10⁹/L，Hb 122g/L、PLT 339×10⁹/L。送检骨髓涂片（附血片 2 张）细胞形态学、骨髓活检病理学、骨髓流式免疫表型、EDTA 抗凝血 FISH（13q14 缺失、*TP53* 基因缺失、IGH 基因断裂和 1q21 扩增）检查。**整合诊断**：符合浆细胞肿瘤，考虑意义未明的单克隆丙种球蛋白病（MGUS）。**解释与建议**：患者中年男性，反复游走性关节肿痛 3 年，右足肿痛持续半年，血常规检查未见血细胞减少。免疫固定电泳检出 IgG-kappa 型（克隆性 M 蛋白），血清 IgG 定量 21.4g/L（轻度增高）。骨髓细胞学检查示有核细胞增生活跃，细胞分类中异常浆细胞占 5.5%；流式免疫表型检测到 0.23% 轻链限制性克隆性浆细胞（表达 CD38、CD138、CD58 和 ckappa，不表达 CD19）；骨髓活检示粒红巨三系增生减低，浆细胞数量增多，散在分布并可见小簇状，表达轻链限制性 kappa 和 CD138 阳性（约占 8%）。整合以上信息，有支持浆细胞肿瘤的条件，考虑到 FISH 检测 13q14 缺失、*TP53* 基因缺失，IGH 基因断裂和 1q21 基因扩增，均为阴性；骨髓涂片细胞学检查浆细胞百分比未达 10% 以上，IgG 定量 <30g/L，具有支持 MGUS（非 IgM 型）诊断的基本证据，建议影像学检查评判有无骨质缺损及其程度，排除罕见的浆细胞骨髓瘤（PCM）。

六、结果复核、报告审核、反馈信息处理与其他方面探讨

结果复核、报告审核制度，报告后反馈信息的处理机制，"请结合临床"等检验其他方面问题探讨，参考第 2 章。

第**27**章

缺铁性贫血检验诊断与报告

一、定义与概念

小细胞性贫血（microcytic anemia）是血红蛋白合成障碍，以外周血红细胞指数进行分类的一类贫血的总称；红细胞以小型（MCV <80fl）、低色素性（MCH <27pg）为特征，故又称小细胞低色素性贫血。小细胞性贫血的病因各不相同，包括铁缺乏导致的缺铁性贫血（iron deficiency anemia，IDA）、铅中毒使血红素与卟啉合成障碍导致的贫血、血红蛋白合成异常导致的地中海贫血，以及维生素 B_6 缺乏性铁粒幼细胞性贫血与铁异常代谢的慢性病贫血（anemia of chronic disease，ACD）等，IDA 是其中的典型代表。

IDA 系多种原因引起体内血红素合成的必需物质——内源性铁的缺乏（绝对性铁缺乏），导致骨髓幼红细胞至成熟红细胞血红蛋白合成减少，并出现以缺铁形态和无效造血为特征的贫血。缺铁形态表现为晚幼红细胞和中幼红细胞增多，体积小、核固缩、胞质血红蛋白生成不良而胞质量偏少、边缘不整齐和着色偏蓝（"核老浆幼"现象），外周血血红蛋白（hemoglobin，Hb）浓度降低，红细胞大小不一（小细胞为主，常有细胞破碎和一定的异形，包括铅笔状细胞和泪滴形细胞）、中心浅染区扩大（低色素性）。骨髓缺铁而无贫血和小细胞低色素红细胞形态学者，称为隐性缺铁（骨髓铁缺乏）；其他血液病而有缺铁和贫血者常称为某血液病伴 IDA 或缺铁（图 27-1）。

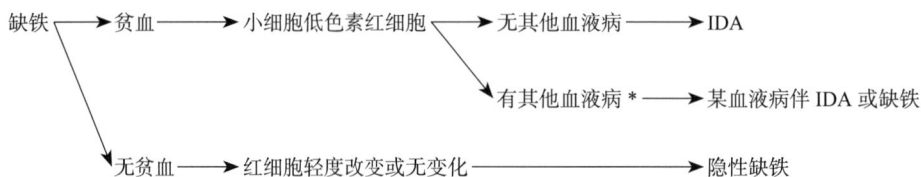

图 27-1　IDA、隐性缺铁与其他血液病伴缺铁

*.常见于易于发生缺铁的溶血性贫血、阵发性睡眠性血红蛋白尿和脾功能亢进。

二、检验与诊断必须了解的临床信息

临床信息包括临床表现、既往史、现病史、体格检查及可以获得的其他信息（包括血常规等相关的常规项目）。其中既往史是检验诊断与鉴别诊断中的一项重要内容。诸如发现的贫血及其症状，需要仔细了解有无贫血的病史与持续的时间，既往有无基础疾病。现病史中，需要仔细了解血红蛋白量与红细胞计数下降的程度及两者的比值是否明显低于正常，有无伴有白细胞和血小板计数的减少与增加；与贫血相关的临床表现［如IDA多为单一贫血症状（乏力和活动后气急）和贫血貌（肤色、面色的苍白）］、出血情况（常见月经量过多、痔疮出血和消化道出血）、患者年龄、性别与饮食习惯等。

临床开具的送检单，医生有义务填写送检单中的相关信息。实验室对接收的送检单，需要检查送检单信息填写是否完整，必须仔细阅读、认真分析，对相关信息不完善者需要与临床医生交流或直接向患者了解病况与治疗相关信息。

三、检验

全血细胞计数（complete blood count，CBC），血片、骨髓涂片、骨髓印片细胞形态学标本是IDA常见的检查项目。详细分析血常规CBC的异常，尤其是贫血的程度和红细胞指数，是否为小细胞性与低色素性贫血；有无网织红细胞增加（IDA网织红细胞可以轻度增加）。仔细观察小型浅染的红细胞常是确认IDA（典型者）依据的一个重要的指标。铅笔状细胞（pencil-shaped，拉长的红细胞长轴是短轴的3倍以上）和泪滴形等异形细胞和不同形状的破碎红细胞增多常见于中重度贫血的患者。

依据国内的传统习惯，骨髓涂片细胞学检查是检验IDA的重要项目，也是评判铁缺乏的金标准项目。检验的主要内容一是有核细胞增生性；二是增生的系列，常以红系造血细胞为主；三是红系前体细胞（有核红细胞）的形态，常表现为胞体小、胞质因血红蛋白合成不佳而胞质量偏少、边缘不齐和着偏灰蓝色；四是红细胞形态，同外周血检验；五是铁染色表现为细胞外铁阴性，细胞内铁检验提示铁粒幼细胞比例减低；六是粒巨两系造血大致正常，或部分标本中性粒细胞和/或巨核细胞反应性增多；七是其他血液疾病检验没有发现血液肿瘤证据，无明显的溶血性贫血、巨幼细胞贫血、免疫性血小板减少症（immune thrombocytopenia，ITP）和脾功能亢进等。

一般，骨髓切片（活检）、流式免疫表型和遗传学检验，都不是IDA及其相关贫血检验的常规项目。血清铁（serum iron，SI）、血清铁蛋白（serum ferritin，SF）和可溶性运铁蛋白受体（soluble transferrin receptor，sTfR）等铁代谢指标也是IDA检验的项目，常是骨髓铁染色不满意时的重要补充（图27-2）。

```
                    疑似缺铁性贫血
                         │
                         ▼
              小细胞性贫血（Hb 减低，
              MCV、MCH 与 MCHC 值降低）
                  ┌──────────┴──────────┐
                  ▼                      ▼
            四片联检形态学            铁代谢指标
         ┌──────┼──────┐               │
         ▼      ▼      ▼               ▼
   排除其他血液  骨髓储存   小红细胞为主   ┌──┬──┬──┬───┬────┬───┐
   疾病（如血   铁缺乏**，  及其浅染区扩  │SI│SF│TS│TFR│UIBC│FEB│
   液肿瘤，HA， 铁粒幼红细  大；红系增   └──┴──┴──┴───┴────┴───┘
   ITP，脾亢）* 胞比例减低  生，中晚幼红    │         │
                          细胞比例增高    ▼         ▼
                          伴细胞小型     减低       升高
         └──────┼──────┴──────┬─────────┘
                ▼             ▼
             缺铁性贫血（IDA）
```

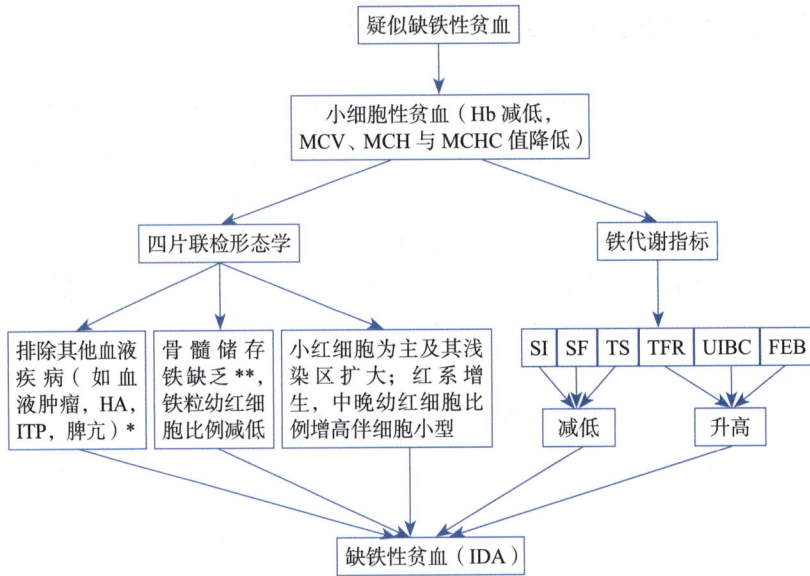

图 27-2　缺铁性贫血的检查与诊断

*. 这些血液病伴 IDA；**. 储存铁缺乏和 / 或铁粒幼细胞比例减低而无贫血者为隐性缺铁。

四、诊断 / 结论

结合全血细胞计数等临床信息和血液骨髓细胞形态学检验可以诊断 IDA。IDA 诊断最重要的四条：①是缺铁的证据（细胞外铁阴性，细胞内铁阳性率下降，铁粒幼细胞百分比多数低至 10% 以下）；②贫血（Hb 低于正常，多在 90g/L 以下）；③缺铁形态的出现（红细胞为小细胞低色素性，中晚幼红细胞胞体偏小、胞质量少和着色浅）；④排除其他伴缺铁的血液病和形态学相似性贫血。至于缺铁的原因等是诊断后的问题，且一部分患者有原因也不一定有缺铁，有缺铁也不一定有贫血。

以上四条中前三条是明确 IDA 的最主要条件。第四条主要用于鉴别有类似或某些相同表现的血液病，如地中海贫血、感染性贫血和阵发性睡眠性血红蛋白尿（paroxysmal nocturnal hemoglobinuria，PNH）。符合①而不符合②和③者为隐性缺铁，符合①和②而不符合③者，在排除了其他血液病及其他疾病的伴随后仍可考虑 IDA，建议结合临床和其他检查或治疗观察。网织红细胞（reticulocyte，Ret）、SI、SF 和 sTfR 等铁代谢指标是诊断与鉴别诊断的重要指标，对单纯 IDA 的诊断，某种程度上可以取代骨髓检查。Ret 还是治疗反应的监测指标，IDA 患者在补铁剂治疗 5 ~ 7 天，即见 Ret 升高，随之 Hb 回升。

IDA 按贫血程度分为轻度（Hb 低于正常下限至 90g/L）、中度（Hb 为 60 ~ 90g/L）、重度（Hb 为 30 ~ 60g/L）、极重度（Hb <30g/L）。

几种小细胞性贫血的鉴别诊断见表 27-1。还有两个大体的经验性过筛公式可以作为鉴别地中海贫血的初步筛查：①红细胞计数 ×100/ 平均红细胞体积 >7 提示地中海贫血可疑；②Mentzer 指数 = 平均红细胞体积 / 红细胞计数，＞12.5 缺铁性贫血可能性大，＜12.5 地中海贫血可能性大。我们认为这 2 种初筛法的可靠性较差。

表 27-1　小细胞性贫血的鉴别诊断

观察指标	铁缺乏	轻型地中海贫血	重型地中海贫血	铅毒性	慢性病
RDW	↑	NL	↑↑	NL	NL
MCV	↓	↓	↓	↓	↓
RBC/Hb	↓	NL	↓	↓	↓
FEP	↑	NL	NL	↑↑	↑
铁	↓	NL	↑	NL	↓
TIBC	NL，↑	NL	NL，↑	NL	NL，↓
TS%	↓	NL	↑	NL	↓
铁蛋白	↓	NL	↑	NL，↑	NL，↑
HbA$_2$	↓	β＞3.5%	β＞3.5%	NL	NL
sTfR	↑↑	↑	↑	NL	↓

注：FEP. 游离红细胞原卟啉；MCV. 平均红细胞细胞体积；NL. 正常范围；↑增加；↓减低；RBC/Hb. 红细胞计数 /Hb 量测定；RDW. 红细胞分布宽度；TIBC. 总铁结合能力；TS. 运铁蛋白饱和度。

铁缺乏症和 IDA 诊治专家共识（2022）的国内标准是符合以下第①条和第②条至第⑥条中任何两条以上，可以确诊。①血常规示血红蛋白（Hb）降低，男性患者 Hb ＜120g/L，女性患者 Hb ＜110g/L，红细胞呈小细胞、低色素性；②有明确的缺铁病因和临床表现（如乏力、头晕、心悸等）；③ SF ＜15μg/L，感染或合并慢性炎症患者（除外慢性肾功能不全、心力衰竭）SF ＜70μg/L，运铁蛋白饱和度（transferrin saturation，TS）＜0.15，血清铁＜8.95μmol/L，总铁结合力（total iron binding capaeity，TIBC）＞64.44μmol/L，血清可溶性运铁蛋白受体（sTfR）＞26.5μmol/L（2.25mg/L）；④骨髓铁染色显示骨髓小粒可染铁消失，铁粒幼细胞＜15%；⑤红细胞游离原卟啉（free erythrocytic protoporphyrin，FEP）＞0.90μmol/L（全血），锌原卟啉（zinc Protoporphyrin，ZPP）＞0.96μmol/L（全血）；⑥铁剂治疗有效。

IDA 诊断标准释义：①平均红细胞体积（mean corpuscular volume，MCV）和平均红细胞血红蛋白浓度（mean corpuscular hemoglobin concentration，MCHC）明显降低。②铁代谢指标中，SF（＜14μg/L）是用于鉴别铁缺乏最灵敏和最特异的指标，可以准确反映铁贮存下降；运铁蛋白合成增加，TS 下降（＜15%），慢性病贫血（ACD）表现为 TS 下降、SF 水平升高，主要是巨噬细胞内铁释放障碍，血清可溶性运铁蛋白受体水平在缺铁时增加；骨髓铁染色是评判巨噬细胞及有核红细胞铁储存量的一种可靠方法，但骨髓穿刺是有创检查，其应用受到限制。ACD 合并 IDA 时，TS 下降，SF 水平定义为＜100μg/L；心力衰竭合并 IDA 时，SF 水平<300μg/L；在铁难治性 IDA（因 *TMPRSS6* 基因突变导致铁调素水平升高，限制铁吸收及储存铁释放到血浆）中，TS 很低，SF 水平正常或正常范围低值。

五、报告（结论、解释、建议）与病例列举

IDA 的细胞形态学定义是缺铁、缺铁形态和贫血的共存，同时又无其他血液疾病。因此细胞形态学检查既可以诊断又可以为治疗后纠正贫血、恢复细胞形态学提供依据。诸如 PNH、脾功能亢进和原发性 ITP 所伴发的缺铁或 IDA，宜报告为某疾病或综合征伴缺铁或伴 IDA。不是造血系疾病伴发的缺铁或 IDA，只要形态学符合 IDA，又无其他可反映疾病主要异常的形态学特征，如结缔组织病和癌症（非骨髓转移）所表现的 IDA，仍可单独报告为 IDA。对于有缺铁、无贫血者，则报告为骨髓缺铁。有缺铁和贫血，同时有其他血液疾病者，则报告主要结论（血液疾病）加次要结论（缺铁或 IDA）。

对于细胞形态学诊断上不足的，需要提出进一步检查的针对性建议，如 Ret、SI、SF 和 sTfR，或提出短暂治疗后复查的建议（IDA 补铁 5 天开始网织红细胞上升，7 天起血红蛋白回升）。

报告内容，除了贫血类型诊断外，需要报告有核细胞增生程度、有核红细胞比例与形态、细胞内外铁检查的结果。

病例 1 患者 34 岁，女性，贫血 2 年，乏力头晕加重 2 周，血常规贫血、白细胞与血小板增多（RBC $2.92×10^{12}$/L、Hb 68g/L、MCV 78.4fl、MCH 26pg、MCHC 298g/L、RDW 17%，WBC $10.35×10^9$/L、N 71%，PLT $412×10^9$/L），肝脾淋巴结未及肿大。为明确原因而送检骨髓涂片 8 张（附血片 2 张）。**检验结论/诊断：** 骨髓红系增生明显活跃（粒红比例 1.4:1），中晚幼红细胞为主，伴胞体偏小，胞质着色偏灰（附检血片为中央浅染区增大的小红细胞为主，中性粒细胞比例轻度增高），缺铁（细胞外铁阴性、铁粒幼细胞 8%），粒巨两系造血基本正常；整合临床特征，符合缺铁性贫血（IDA）骨髓象。**解释与建议：** IDA 的形态学诊断的主要条件是小细胞低色素性贫血、骨髓红系增生、骨髓缺铁与伴随的缺铁形态（中晚幼红细胞胞体小和小红细胞低色素性），本例基本符合；IDA 因出血（尤其是黏膜出血）可以继发性中性粒细胞增多和血小板增多，还可以因为红细胞过小在自动血细胞仪器中被当成血小板使血小板计数增高，但仔细细胞形态学检验排除血液肿瘤和其他血液病仍可以提示 IDA。建议网织红细胞和血清铁检查并在治疗中进行监测。

病例 2 患者 48 岁，女性，低热 3 天、贫血（RBC $3.86×10^{12}$/L、Hb 68g/L、MCV 64.5fl、Ret 1.59%，WBC $5.5×10^9$/L，PLT $201×10^9$/L）1 天，肝脾淋巴结无肿大、无出血。疑诊 IDA，感染性发热。送检骨髓涂片标本。**检验结论/诊断：** 红系造血旺盛，中幼红细胞为主，红细胞以低色素小红细胞为主且易见破碎红细胞（包括附检血片），骨髓细胞外铁缺乏，细胞内铁明显降低（粒巨两系造血无殊），整合临床首先考虑缺铁性贫血骨髓象。**解释与建议：** 患者中年女性，发现明显贫血 1 天，提示存在贫血病史，血常规示 MCV 值很小，附检血片红细胞呈小细胞低色素性且破碎细胞明显增多、Ret 未见明显增高，也可

提示 IDA。小细胞性贫血还见于地中海贫血、慢性病贫血等，但这些贫血的红细胞指数与形态学、骨髓可染铁等指标的变化有明显差异，若本患者 MCH 和 MCHC 亦为低值且 RDW 增高（送检单中无此信息），则可以（基本）排除地中海贫血、慢性病贫血。建议进一步结合相关的红细胞指数，SI、SF、TS 及 CRP，必要时行地中海贫血相关基因检查，除外其他原因。

六、结果复核、报告审核、反馈信息处理与其他方面探讨

结果复核、报告审核制度，报告后反馈信息的处理机制，"请结合临床"等检验其他方面问题探讨，参考第 2 章。

第28章

再生障碍性贫血检验诊断与报告

一、定义与概念

再生障碍性贫血（aplastic anemia，AA）是以由于不明原因或化学、物理等因素引起的骨髓造血干细胞和 / 或微环境损害，或免疫功能异常导致骨髓红髓被脂肪髓代替而无其他特定细胞形态学异常的造血细胞增生低下（骨髓衰竭、再生障碍），最终导致外周血全血细胞减少而出现相应症状为特征且非其他血液病的一组临床综合征。AA 是骨髓低增生性贫血的代表，分为特发性与继发性，急性与慢性，重症与轻症，这是血液骨髓细胞形态学必须了解而常不需要实验室诊断的内容。

二、检验与诊断必须了解的临床信息

包括全血细胞计数（complete blood count，CBC）在内的临床表现，尤其是一般不能解释的血细胞减少的病史、现病史、体格检查，以及其他可以获得的信息（包括血常规等相关的常规项目），是疑似 AA 的第一个重要信息。肝脾轻度肿大在 AA 的少数患者中可见，但典型患者因脾功能减退可以出现脾萎缩；淋巴结肿大不是 AA 的临床特征，也常不是巨幼细胞贫血（megaloblastic anemia，MA）与溶血性贫血（hemolytic anemia，HA）的体征。慢性 AA 常以慢性贫血症状为主。

实验室接收的送检单，需要检查填写信息是否完整，尤其是与 AA 相关的临床表现，如贫血导致的缺氧症状，白细胞减少引起的乏力、腿酸与感染，血小板减少的出血症状，必须认真仔细阅读与分析。临床医生有义务填写送检单中的相关信息。发现填写不完善时需要与临床医生交流或直接向患者了解病况。

三、检验

AA 的一般性检查项目可表现为：全血细胞计数（complete blood count，CBC）减低

（尤其是中重度减低），网织红细胞计数减低，血液生化中乳酸脱氢酶（lactate dehydrogenase，LDH）水平不增高（在 MA、HA 明显增高，IDA 可以轻度增高）、红细胞生成素（erythropoietin，EPO）水平减低。

外周血细胞形态学检验可见白细胞减少，中性粒细胞减少，淋巴细胞比例相对增高（有时颗粒淋巴细胞比例增高），无幼稚粒细胞，偶见晚幼红细胞。

骨髓细胞形态学检验是主要的鉴别诊断项目，可见涂片标本油滴增多，骨髓小粒常见空巢。有核细胞增生减低，粒红巨三系造血细胞均少（急性 AA 造血减低比慢性更显著）。粒红两系造血细胞早期阶段细胞比例明显减低，后期阶段细胞比例偏高，可见炭核样晚幼红细胞及晚幼红细胞轻度类巨变，偶见体积偏小的中性粒细胞和多分叶核粒细胞，红细胞轻中度大细胞性。巨核细胞明显减少，厚薄均匀的一般的涂片面积上，整片巨核细胞计数多为<7 个，不见小圆核巨核细胞。淋巴细胞、浆细胞比例常见增高（图 28-1）。骨髓外铁常见增加。中性粒细胞碱性磷酸酶（neutrophilic alkaline phosphatase，NAP）活性增高。

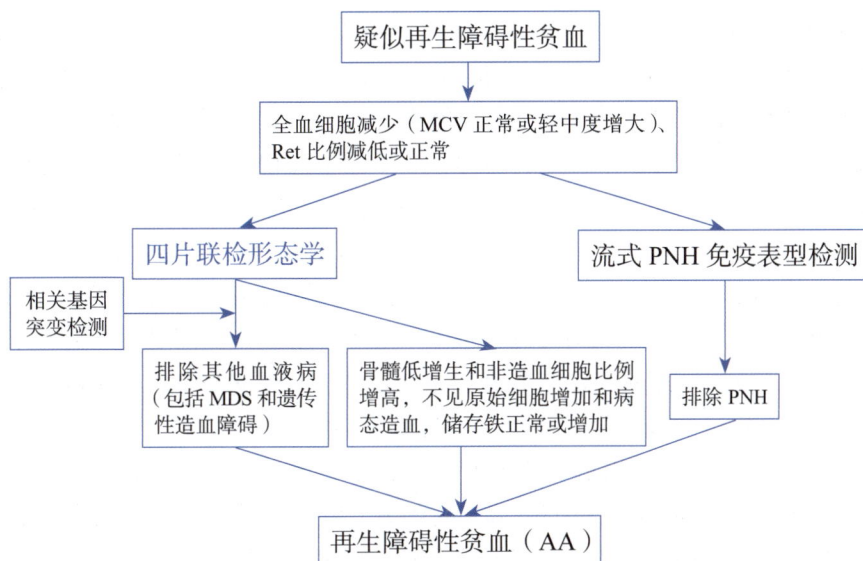

图 28-1　再生障碍性贫血的检查与诊断

MCV 为平均红细胞体积，Ret 为网织红细胞，PNH 为阵发性睡眠性血红蛋白尿。

骨髓组织病理学检查是常规检验诊断最重要的基本项目和鉴别诊断项目，造血主质脂肪化明显，有核细胞（造血细胞）明显减低；可见偏小的造血灶，如常由 20~30 个以下有核红细胞组成的丛簇（造血热点）位于脂肪化的造血组织中。淋巴细胞和浆细胞比例增高，巨核细胞减少，且不见病态的小圆核巨核细胞。原始细胞、早幼粒细胞和早幼红细胞比例不见增加。

流式检测阵发性睡眠性血红蛋白尿（paroxysmal nocturnal hemoglobinuria，PNH）细胞克隆、检测克隆性造血相关的基因突变项目，是 AA 需要与其他疾病（如 PNH、骨髓增生异常肿瘤）鉴别诊断的常规项目。AA 还可以伴 T 淋巴细胞的多克隆增生，有时需要通过检测流式免疫表型或 T 细胞受体基因克隆性重排进行鉴定。

四、诊断 / 结论

AA 的诊断需要结合血常规等临床信息，并必须有形态学特点和其他实验室检验的支持，在分析评判过程中，对于不明原因的外周血二系或三系血细胞减少，慢性贫血（多为中至重度），网织红细胞减低和无脾大时，应疑似 AA 的可能性。骨髓形态学检查中，由于骨髓活检所需时间偏长，对骨髓涂片中骨髓小粒内造血细胞量和骨髓印片细胞量的评估也常有重要的参考意义。在四片联检中，最重要的是骨髓切片检查，它是评判骨髓低增生的金标准。血细胞减少和骨髓造血减低是诊断的最基本条件，在检查骨髓涂片时应十分谨慎地评判骨髓细胞的多少，只有在没有稀释的骨髓象中显示增生减低至重度减低才有可能为 AA［巨核细胞计数一般 <7 个（>10 个时可以暂不考虑），骨髓小粒内非造血成分增多；骨髓切片造血成分（有核细胞）<25%～30%（老年患者还需要考虑年龄因素）］。形态学仔细检查和评判为无原始细胞增多，无明显病态造血，并排除低增生骨髓增生异常肿瘤、意义未明骨髓造血减低、严重营养不良性骨髓造血障碍、慢性苯中毒性骨髓造血减低，甚至生理性造血减低和其他异常的可能性，可以作出 AA 初步的或疑似性诊断（图 28-1）。文献报道有高达 57%～70% 的初诊 AA 患者伴有 PNH 克隆，对这部分患者使用免疫抑制药物治疗有更好的反应，而此类患者 PNH 克隆比例往往较低，需要进行高敏感度的流式免疫表型检测。此外，AA 患者中可以检出 1%～4% 的克隆性染色体核型或基因突变，应注意鉴别。AA 的克隆性造血被认为是发生在年龄相关造血克隆基础上，经细胞毒性 T 细胞免疫攻击、造血微环境筛选获得，干细胞和祖细胞库萎缩，造血压力加大，增加了遗传不稳定性。AA 的克隆性造血，尤其是检出基因突变者，不应成为诊断 MDS 的证据（除非出现特定的遗传学指标异常），需要随访。

国内 AA 诊断标准（《血液病诊断及疗效标准》第四版）：血象中，全血细胞减少，网织红细胞减少，淋巴细胞比例相对增高；骨髓象，骨髓穿刺多部位（不同平面）增生减低或重度减低，小粒空虚，非造血细胞（淋巴细胞、网状细胞、浆细胞、肥大细胞等）比例增高，巨核细胞明显减少或缺如，红系与粒系细胞均明显减少；骨髓活检（髂骨）全切片增生减低，造血组织减少，脂肪组织和 / 或非造血细胞增多，网硬蛋白不增加，无异常细胞；除外先天性和其他获得性、继发性骨髓衰竭症，如 PNH、低增生 MDS 或急性髓细胞性白血病（acute myeloid leukemia，AML），自身抗体介导的全血细胞减少［包括免疫相关性全血细胞减少症和伊文思综合征（Evans syndrome）］，急性造血停滞等。

PNH、低增生 MDS、免疫相关性全血细胞减少症和急性造血停滞等是鉴别诊断中主要的疾病。PNH 与低增生 MDS 是克隆性造血疾病，而 AA 无克隆性造血。除了前述外，AA 是否存在克隆性异常（据报告最高达 30% 的 AA 存在基因突变）尚有争论。AA 病例常见的基因突变有 BCOR、BCORL1、PIGA、DNAMT3A 及 ASXL1。急性造血停滞主要是由人类细小病毒 B19 感染引起的一过性再生障碍危象和自限性造血障碍。主要特点是急性发生，全血细胞或两系血细胞减少，网织红细胞计数可以降至0；骨髓象与AA相似，一般见大或巨大的原始红细胞、早幼红细胞甚至早幼粒细胞，并易见胞质空泡；病情自限性，在支持治疗后4~6周恢复；人类细小病毒B19 DNA检测阳性及相应IgM抗体增高，骨髓切片（活检）上可以做人类细小病毒B19组织化学染色，有辅助性诊断价值。通过仔细询问病史、了解发病前的危险因素（如急性发热感染及一些对骨髓造血有影响的药物，以及它们与血细胞计数变化之间的关系）对诊断与鉴别诊断也有提示性。获得性（原发性）纯红细胞再生障碍（pure red cell aplasia，PRCA）以正细胞正色素贫血、网织红细胞减低和骨髓中红系前体细胞显著减低或缺如为特征，粒系和巨核细胞造血基本正常或轻度减低，检测EPO抗体可明确EPO相关PRCA或自身抗体介导的PRCA，EPO水平与PRCA患者预后呈负相关。

五、报告（结论、解释、建议）与病例列举

AA的形态学定义是血细胞减少、骨髓低增生、无原始细胞增多、无病态造血，同时又无其他血液疾病。但是骨髓低增生是一组疾病或病症的总称，鉴别诊断的临床特征和其他检查，在骨髓形态学检验中不一定完全了解。还有可能存在的不定因素，如AA与PNH、AA-PNH综合征及潜在的MDS和颗粒淋巴细胞增多症的关系。因此，细胞形态学检查中，骨髓小粒对AA的诊断至关重要，没有骨髓小粒的涂片或骨髓小粒较少的涂片，诊断AA时更要慎重。甚至有时骨髓稀释的因素不易完全排除，在发出骨髓诊断报告AA应以提示或疑似为适当（不建议骨髓形态学检验发出明确的AA诊断报告），并需要给出进一步检查和鉴别诊断方面的建议。通常情况下，AA的特发性与继发性，遗传性与获得性，急性与慢性的类型诊断也不建议骨髓形态学考虑与诊断报告，但建议结合CBC给予适当的解释性评价。慢性型AA骨髓可见散在的较为明显的增生灶，有时需要多部位骨髓穿刺。

AA的复查标本应与前次检验进行比较性评判，报告造血的恢复程度或报告有无骨髓象方面的进步。对于实验室未能获取前次检验结果的，以骨髓象检验的结果（如有核细胞增生性以哪个系列为主，有无原始细胞增加、有无病态造血、有无其他方面的明显变化）做描述性报告，提供临床参考。国内AA疗效标准（《血液病诊断及疗效标准》第四版）包括：①基本治愈，贫血和出血症状消失，Hb达120g/L（男性）、110g/L（女性），中性粒细胞>1.5×10⁹/L，血小板>100×10⁹/L，随访1年以上无复发；②缓解，贫血和出血症状消失，Hb达120g/L（男性）、110g/L（女性），白细胞达3.5×10⁹/L左右，血小板也有一定程度的增加，随访3个月病情稳定或继续进步；③明显进步，贫血和出血症状明显好转，不输血，Hb较治疗前1个月内常规值增长30g/L以上，并维持3个月；④无效，经充分治疗后，症状、血常规未达明显进步。注意，判定前三项疗效标准者，均应3个月内不输血。

病例1 患者37岁，男性，乏力、头晕、气急1个月余，全血细胞减少2周（RBC 2.17×10¹²/L、Hb 72g/L、MCV 103fl、MCH 30.2pg，WBC 1.9×10⁹/L、N 53%、L 42.6%、M

4%，PLT 58×10⁹/L），肝脾淋巴结未及肿大，无出血，疑似 MDS，送检骨髓涂片 8 张（附血片 2 张）。**检验结论 / 诊断**：骨髓小粒呈空巢状，粒红两系造血低下（分类以中晚阶段细胞为主），全片巨核细胞（2.5cm×3.5cm 面积）2 个，淋巴细胞和浆细胞比例相对增高（附检血片未见幼稚细胞，中性粒细胞减少，淋巴细胞比例增高和 NAP 积分增高）；造血减低骨髓象，结合临床信息考虑再生障碍性贫血可能性大。**解释与建议**：成年患者，三系血细胞减少，肝脾淋巴结不肿大，外周血 NAP 积分增高；骨髓造血明显减低，三系造血细胞均减少，未见原始细胞和病态造血等异常，可以排除血液肿瘤和其他有形态学特征的血液病，但需要骨髓活检、流式 PNH 细胞免疫表型和 MDS 相关基因突变等检查，提供进一步诊断与鉴别诊断的证据。

病例 2　患者男性，48 岁，因乏力、头昏、纳差半个月，无肝脾淋巴结肿大、体格检查见少许瘀点，血常规示全血细胞减少（Hb 65g/L、RBC 2.38×10¹²/L，WBC 3.2×10⁹/L、N 45%、L 48%、M 7%，PLT 53×10⁹/L），原因待查而送检骨髓活检。**检验结论 / 诊断**：骨髓造血减低，结合送检单临床信息提示再生障碍性贫血（AA）可能。**解释与建议**：患者中年男性，初诊，血细胞减少和贫血症状明显。骨髓切片粒红巨三系增生明显减低（脂肪组织增加、造血组织约占 25%）；免疫组织化学 CD34 阴性，CD235a 阳性细胞约占 10%，可见中晚幼红细胞组成的小簇；巨核细胞少见（平均 0～1 个 /HPF）；淋巴细胞和浆细胞比例相对增高（细胞成熟、未见明显异常细胞簇）。骨髓活检造血衰竭，除了 AA 外，还可能有其他疾病和某些因素，常见的是阵发性睡眠性血红蛋白尿（PNH）、低增生性 MDS 和年龄因素的生理性造血衰退，需要进一步整合临床特征、骨髓涂片细胞形态学、流式免疫表型和遗传学检测，再行评判 / 鉴别诊断。

六、结果复核、报告审核、反馈信息处理与其他方面探讨

结果复核、报告审核制度，报告后反馈信息的处理机制，"请结合临床"等检验其他方面问题探讨，参见第 2 章。

第**29**章

巨幼细胞贫血检验诊断与报告

一、定义与概念

巨幼细胞贫血（megaloblastic anemia，MA）是由叶酸（主要为摄入不足，常见于营养不良高危人群）和/或维生素 B_{12}（主要是多年隐匿性吸收不良，且多见于中老年人群）缺乏导致细胞 DNA 合成障碍（基本的生化缺陷）和分裂延缓，以致骨髓幼红细胞和粒细胞无效造血与巨变（形态典型、数量众多），外周血表现为异质性高色素性大红细胞，常伴白细胞（white blood cell，WBC）和/或血小板（platelet，PLT）减少（无效造血的结果，但较少引起感染与出血的临床问题）的一种有血液骨髓形态学独特特征的贫血。疾病严重时伴有其他更新快的体细胞（如口腔黏膜细胞、胃肠道黏膜细胞和阴道上皮细胞）的巨变并有相应的症状（如胃肠道功能紊乱和吸收不良）。多数患者因维生素 B_{12} 缺乏（作为辅酶参与的一些重要生化代谢障碍）而有神经精神症状，如末梢神经炎。MA 是世界上常见的一种贫血类型，涉及不同的年龄、不同的性别和不同的原因或病因，也是容易诊断并给予适当的补充治疗后血红蛋白很快回升或恢复正常、症状改善或消失的贫血类型。

与 MA 相关的贫血有三类。第一类贫血，如溶血性贫血（hemolytic anemia，HA）、白血病初诊和化疗缓解恢复造血时及感染等，它们的一小部分可伴有骨髓部分有核红细胞的巨幼变（megaloblast），补充叶酸和/或维生素 B_{12} 有一定效果，但考虑到疾病诊断主次的重要性不同，可以将这一类贫血归类为其他伴巨（幼）变细胞的贫血。第二类贫血是具有 MA 的类似形态学——类巨幼变（megaloblastoid）或类巨变细胞，是与叶酸和维生素 B_{12} 无关的，细胞 DNA 和组蛋白合成异常或分布不规则的形态学表现，见于骨髓增生异常肿瘤（MDS）、红血病、先天性红细胞异常生成性贫血和抗肿瘤代谢等药物治疗后，还有一些遗传性或先天性缺陷等。这类贫血在临床上，尤其在一般血液学检查红细胞指数分析中常不易区分，骨髓细胞的变化若不从细胞群体性质（评判的主要条件是巨变细胞形态的典型性和细胞数量的显著性，以及维生素 B_{12} 与叶酸的缺乏）上加以鉴别有时较难明确；给予维生素 B_{12} 治疗也不能纠正异常形态学，故曾被称为难治性巨幼细胞贫血。考虑到这类贫血的性质与维生素 B_{12} 和叶酸缺乏导致的不同，以及形态学上和临床特征上的差异，可以将其取名为形态相似性贫血——类巨变细胞贫血。又因这一类贫血不是叶酸和 / 或维生素 B_{12} 缺乏所致的，也称为非叶酸和 / 或维生素 B_{12} 缺乏所致的形态相似性贫血或叶酸和 / 或维生素 B_{12} 治疗无效性贫血等病名。虽然在文献上也有笼统地描述为 MA，但几乎都不是真正意义上的 MA。相关的第三类贫血是骨髓造血细胞无或无明显巨幼变的大细胞贫血，是由酗酒、肝病、甲状腺功能减退、妊娠与其他原因（如溶血或失血或造血再生不良）导致不成熟的大红细胞释放入血所致。这类贫血与叶酸的缺乏有一定关系。某些药物和一些遗传性或先天性代谢缺陷所致的骨髓细胞巨变和类巨变，由于机制复杂，有的给予维生素 B_{12} 和 / 或叶酸有效，有的无效，属于其他一类的特殊贫血。

二、检验与诊断必须了解的临床信息

包括患者就医中检查的全血细胞计数（complete blood count，CBC）等常规项目在内的临床信息。尤其需要注意的有慢性胃肠道疾病（包括老年人中更多的可能是胃酸和小肠细菌缺乏所致）或胃肠手术切除数年后（内因子缺乏和吸收减少是维生素 B_{12} 缺乏性 MA 的主要原因）者；严格意义上的素食者（不能有效摄入动物肉类中的维生素 B_{12}），或有长期挑食、营养不良并过度烧煮（主要破坏叶酸）饮食、常年嗜酒等不良生活习惯（影响叶酸摄入和吸收）者；孕妇（常见于妊娠后期）、婴幼儿和少年生长发育期（生理需要量增加，营养不足）；恶性肿瘤、甲状腺功能亢进和 / 或造血亢进（病理需要量增加），慢性腹泻和长期血液透析（主要因丢失过多而引起叶酸缺乏）者。患者出现的血细胞减少与明显的大细胞性贫血的病史、现病史、体格检查（淋巴结不肿大，肝脾可以轻度肿大），以及其他可以获得的信息，是疑似 MA 的第一个重要信息。这些引起 MA 的病因，是实验室需要了解的内容。

MA 起病隐匿、进展缓慢，使患者有适应的时间。因此，除了因其他原因进行血液学检查时偶尔发现的早期病例外，患者都是到了慢性贫血影响机体的一些功能时就诊。消化道最早症状有舌炎，舌质鲜红伴疼痛，乳头粗颗粒状；晚期可表现为舌乳头萎缩，舌面光滑如镜。舌痛或灼痛样感觉是常见症状，最早出现于舌尖及边缘，有时累及整个口腔和咽部，可发生于贫血前数月或更久，或呈间歇性。尤其是恶性贫血（因胃黏膜萎缩而使内因子生成障碍和胃酸缺乏，影响维生素 B_{12} 与 R 蛋白的分离，导致维生素 B_{12} 吸收性障碍而发生的 MA。恶性贫血也是一种自身免疫性疾病），第一个临床症状是舌头灼样感觉异常，可出现在血液系统和神经系统症状之前数年。神经精神症状（如对称性肢端麻木与刺痛感，尤其是下肢感觉异常）与细胞巨变无关，它是由维生素 B_{12} 参与的其他生化代谢障碍所致。

临床上多见的是中老年人慢性胃肠道疾病及胃肠切除所致的 MA。饮食性维生素 B_{12} 摄入不足（如长年严格素食者和喂养不当的婴幼儿）和需要量增加（如妊娠和生长期青少年）所致者较少。相关药物（二甲双胍、对氨基水杨酸钠、新霉素）影响维生素 B_{12} 吸收，以及胰腺疾病患者（胰蛋白酶分泌缺乏，影响与 R 蛋白结合的维生素 B_{12} 释放）和肠道寄生虫（绦虫竞争维生素 B_{12}）都为罕见原因或病因。

叶酸缺乏性 MA 多为营养性不良性饮食（长期素食、偏食、嗜酒和不合理的过度烧煮饮食）导致叶酸摄入不足和妊娠时期生理需要量增加所致。孕期 MA 通常由叶酸缺乏引起，因叶酸需要转运至生长的胎儿，至妊娠的中晚期叶酸的需要量可以增加至正常的 5～10 倍，极易发生叶酸缺乏性 MA。其他病原或原因包括：吸收减少的非热带口炎性腹泻（又称儿童脂肪泻和麦胶性肠病，为小肠黏膜绒毛萎缩，造成对摄入的麦麸过敏等异常，大便呈水样或糊状、量多、泡沫多、脂肪多且很臭，此病常见于温带地区）、热带口炎性腹泻（为见于西印度群岛、南印度、非洲南部部分地区和东南亚地区的地方性流行病，临床表现与非热带口炎性腹泻类似）、其他肠道疾病（肠炎、小肠切除和淋巴瘤浸润等）、相关药物（苯妥英钠、扑米酮、苯巴比妥）干扰吸收，还有病理性需要量增加（如溶血性贫血、白血病和慢性剥脱性皮炎）等。但这些都是少见的叶酸缺乏性 MA 的病因。一些遗传性疾病和先天性维生素 B_{12} 和叶酸代谢缺陷所致的 MA 罕见，大多数在婴儿期起病，少数至青少年才出现症状和体征。

实验室对接收的送检单，需要检查填写信息是否完整。尤其是与 MA 相关的临床表现，必须认真仔细阅读与分析。临床医生有义务填写送检单中的相关信息。发现填写不完善时需要与临床医生交流或直接向患者了解病况与治疗相关信息。

三、检验

全血细胞计数（CBC）可见贫血较明显（常为中重度 Hb 降低），常见平均红细胞体积（mean corpuscular volume，MCV）>130～135fl、平均红细胞血红蛋白含量（mean corpuscular hemoglobin，MCH）>40pg、平均红细胞血红蛋白浓度（mean corpuscular hemoglobin concentration，MCHC）>360g/L。这三项指标中，以 MCV 最为敏感，其次为 MCH。网织红细胞正常或轻度增高。常见白细胞轻度减低（部分患者可以低至 2×10^9/L 以下，但不发生中性粒细胞缺乏症）、血小板轻中度减低（一部分患者可以低至 40×10^9/L 以下）。由于红细胞无效造血，血清乳酸脱氢酶（lactate dehydrogenase，LDH）明显增高，并与形态学异常和贫血的程度相关，可高达正常的数倍甚至十几倍。

外周血细胞形态学检验常见红细胞大而呈椭圆形，且因血红蛋白含量增加而呈高色素性。偶见中晚幼红细胞。常见白细胞减少，但可见中性杆状核胞体增大、胞核轻度肥大及多分叶核粒细胞，罕见中晚幼粒细胞。

骨髓细胞形态学检验是诊断 MA 的重要指标，可见骨髓小粒丰富。红系造血旺盛伴成熟欠佳（原始早幼红细胞增生明显）伴巨幼变（胞体胞核增大、染色质疏松似鱼鳞状或烟丝样，常染色质增加，见于各阶段的幼红细胞），一部分患者粒系增生明显伴有明显的细胞巨变（早幼粒细胞至分叶核粒细胞）。巨核细胞增加，典型者染色质明显疏松，颗粒型为主（产血小板功能欠佳），并可见核分叶增加和不典型病态（类似小圆核）巨核细胞。骨髓外铁和内铁增加或正常，可见低比例环形铁粒幼细胞。凋亡细胞易见，豪-乔小体（Howell-Jolly body）和核碎裂其实是红系前体细胞常见凋亡的形态学。幼红细胞过碘酸希夫（periodic acid Schiff stain，PAS）染色阴性。

骨髓组织病理学检查不是 MA 检验的主要项目，其特点：一是造血面积明显增加（有核细胞量增加）；二是红系造血旺盛伴原始早幼红细胞增生（常见簇状生长）和胞体胞核增大（包括中晚幼红细胞），常染色质增加而异染色质减少，核仁明显，呈蓝染的条状、凹陷状和大圆点样；三是粒系增生活跃或轻度减低，粒红比例减低，中性杆状核肥大明显，可见（巨）大的多分叶核粒细胞。幼红细胞 PAS 染色阴性。

通过检验血清维生素 B_{12} 和叶酸水平，可确认造成 MA 的原因（图 29-1）。随着生活水平的提高，老年人口的增长，叶酸缺乏性 MA 的发生率已经明显降低，而因慢性胃肠道疾病或胃切除后（因体内维生素 B_{12} 贮存耗尽需要 4~6 年时间，耗尽后才有可能发生 MA）而发生的维生素 B_{12} 缺乏性 MA 的发生率则明显上升。婴儿 MA 和妊娠 MA 由维生素 B_{12} 缺乏所致者少见。

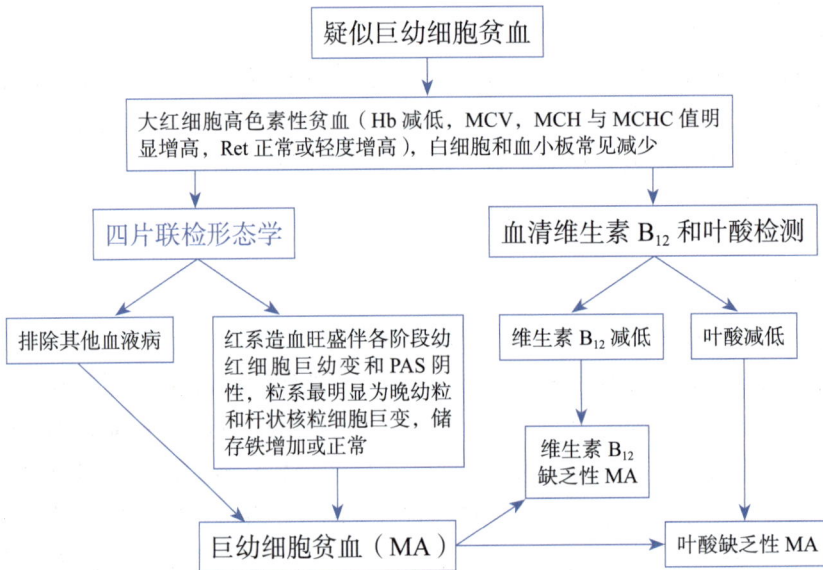

图 29-1　巨幼细胞贫血检查与诊断

实验室有条件的情况下建议同时检测红细胞叶酸。因红细胞叶酸不受摄入食物中叶酸等因素的影响，比血清叶酸更能反映组织的叶酸水平。加之维生素 B_{12} 缺乏时，叶酸亦会降低。因此，理想方法是血清叶酸、红细胞叶酸和血清维生素 B_{12} 同时测定。

血清维生素 B_{12} 减低，血清叶酸正常或稍高，红细胞叶酸降低为维生素 B_{12} 缺乏；血清叶酸降低，红细胞叶酸降低，血清维生素 B_{12} 正常为叶酸缺乏。血清维生素 B_{12} 和叶酸以及红细胞叶酸三者同时缺乏者为维生素 B_{12} 和叶酸缺乏。对于给予叶酸和/或维生素 B_{12} 后不见明显疗效的病例，应配合临床重新审视形态学检查的结果及其他可能问题。对无条件测定血清叶酸和维生素 B_{12} 的单位，可采用诊断性治疗试验。骨髓组织病理学检查不是 MA 诊断的主要方法，但是可用于鉴别诊断或排除其他血液病。

鉴别诊断指标中最重要基本项目是外周血涂片和骨髓涂片细胞形态学检验，包括 MA 的细胞巨变与类巨变疾病相鉴别，以及原始早幼红细胞增生与纯红系细胞白血病的鉴别。

类巨变疾病有 MDS、纯红系细胞白血病、急性髓细胞白血病、维生素 B_6 反应性贫血，也偶见于获得性自身免疫性溶血性贫血、阵发性睡眠性血红蛋白尿，以及遗传性红细胞生成异常性贫血和服用急性白血病抗代谢性药物时。类巨变的特点是幼红细胞和中性杆状核粒细胞的胞体、胞核增大（常见胞体增大而胞核增大不显著），染色质疏松程度也明显不如 MA。MA 的网织红细胞常轻度增高，因此检验网织红细胞有助于鉴别 HA。血清维生素 B_{12} 和叶酸指标也是鉴别诊断的重要项目，明显的类巨变患者不缺乏维生素 B_{12} 和 / 或叶酸。细胞化学 PAS 染色（幼红细胞）、染色体核型分析和髓系细胞相关基因突变，在骨髓增生异常肿瘤和纯红系细胞白血病均易见阳性，而 MA 为阴性。临床试验性治疗也是一种实用方法，MA 患者补充维生素 B_{12} 或叶酸后，细胞巨幼变很快（常于 48 ~ 72 小时内）消失，5 天后网织红细胞上升，紧接着血红蛋白回升。

四、诊断 / 结论

MA 的诊断需要结合临床（包括前述 CBC 的特点），并必须有骨髓形态学证据（如前述）和其他实验室检验的支持。MA 的诊断包括两个步骤：贫血的性质诊断和明确性质后的病因诊断。贫血的定性（性质诊断）由 CBC、细胞形态学与血清叶酸和维生素 B_{12} 的联合检验而整合评判作出。贫血性质确定后的病因诊断需要临床医生和实验室医生的智慧与配合（图 29-1）。

MA 的形态学定义是大细胞性贫血、细胞巨变的典型性与显著性，并为给予维生素 B_{12} 或叶酸而很快得到纠正，同时又无其他血液疾病。因此，经检验与鉴别诊断，排除其他血液病，形态学可以作出明确的 MA，且经治疗后可以纠正贫血并恢复形态学。少数患者有维生素 B_{12} 的缺乏而无贫血，应考虑为单一的维生素 B_{12} 缺乏症或 MA 的早期表现。

部分 MA 患者的骨髓细胞形态学以粒系细胞巨变为主，红系前体细胞不出现明显的巨幼变甚至不见巨幼变。这一形态学特点常见于维生素 B_{12} 缺乏的中老年且有慢性胃肠道疾病的患者；还有一类患者经叶酸或维生素 B_{12} 治疗不彻底（幼红细胞很快恢复而粒细胞仍有巨变形态），可以诊断为粒细胞巨变型 MA。

遇不典型病例，需要进一步检查证实，或经临床短期治疗后复查重新评估。与 MDS 不易鉴别时，可以先疑似性诊断 MA，只有排除了 MA 才有 MDS 的更大可能性。与缺铁并存时，细胞外铁阴性，内铁减少，并出现低色素性大红细胞特征，骨髓巨变的有核红细胞形态可以被掩盖而变得不典型，可以考虑为维生素 B_{12} 或叶酸与铁共缺乏所致的贫血（混合营养不良性贫血）。此外，MA 血清铁、运铁蛋白饱和度均增高，若这些指标降低时则可以提示性诊断 "MA 合并缺铁"。

当血常规符合大细胞性贫血而骨髓无巨幼变时，诊断为不伴骨髓细胞巨幼变的大细胞性贫血。这类贫血主要有溶血性贫血、失血性贫血、MDS、慢性酒精中毒（长期饮酒过量）、慢性肝病、甲状腺功能减退、AA 和神经性厌食症等，共性特点是红细胞 MCV 常为轻中度增高（>120fl 者较少见），椭圆形大红细胞少见。不伴骨髓细胞巨幼变的大红细胞性贫血有的与叶酸缺乏有关，有的无关。

五、报告（结论、解释、建议）与病例列举

结合已有的血常规等临床信息和其他检测，有慢性贫血（多为中至重度）常伴有白细胞和血小板减少，骨髓有核细胞增生活跃伴粒红两系造血细胞典型巨变和明显数量增多，并仔细分析排除其他血液病（主要是 MDS 和 HA 等）后，骨髓细胞形态学可以发出 MA 的诊断报告。结合血清维生素 B_{12} 和叶酸水平的检测，可以报告维生素 B_{12} 缺乏性 MA 或叶酸缺乏性 MA；尚无检验者，需要提出检测的建议。同时，可以对 MA 的病因做出适当的解释。骨髓细胞形态学报告，除了疾病诊断外，需要报告有核细胞增生程度、有核红细胞比例与形态、铁染色，粒系造血与形态、巨核细胞数量与形态。

血常规示大细胞性贫血，而骨髓细胞形态学无粒红两系造血细胞巨变者，报告为不伴骨髓细胞巨幼变细胞的大细胞性贫血，建议进一步寻找原因和 / 或病因。

根据现有信息，对不能明确诊断为 MA 者，需要提出进一步检查的建议和适当的鉴别诊断方面的解释。对有其他血液病者（如血液肿瘤）应报告某血液病伴 MA 或造血细胞巨变，建议血清维生素 B_{12} 和叶酸检测。罕见病因所致的 MA 及形态学相似性贫血的检验诊断与报告见人民卫生出版社 2015 年出版的《贫血诊断学》。

病例 患者 70 岁，男性，胃溃疡胃切除手术 10 年，全血细胞减少 2 周（RBC 2.41×10^{12}/L、Hb 81g/L、MCV 108fl、MCH 35pg、MCHC 345g/L，WBC 2.7×10^9/L，PLT 64×10^9/L），疑诊再生障碍性贫血（AA），送检骨髓涂片 8 张和血片 2 张。**检验结论 / 诊断：** 有核细胞增生明显活跃，粒系为主伴明显巨变（早中幼粒细胞胞体和胞核明显增大，晚幼和杆状核粒细胞明显巨变，并易见多分叶核粒细胞，巨变细胞占粒细胞的 67%）、红系增生尚活跃（有核红细胞轻度巨幼变或基本正常），结合临床首先考虑巨幼细胞贫血（MA，粒细胞巨变为主型）骨髓象。**解释与建议：** 胃切除术数年（通常 5 ～ 6 年）后发生的贫血常需要疑似维生素 B_{12} 缺乏所致的 MA，白细胞与血小板减少也常是 MA 无效造血所致的原因。本例患者老年人，胃切除术后第十年，发生血细胞减少，骨髓细胞形态学以粒细胞增生和巨变为特点，同时未见原始细胞增多、病态造血等血液肿瘤性病变及其他血液病所致的异常特征，需要考虑 MA。要支持少见的粒细胞巨变为主型 MA，建议血清维生素 B_{12}、叶酸水平，网织红细胞检查。

六、结果复核、报告审核、反馈信息处理与其他方面探讨

结果复核、报告审核制度，报告后反馈信息的处理机制，"请结合临床"等检验其他方面问题探讨，参考第 2 章。

第**30**章

溶血性贫血检验诊断与报告

一、定义与概念

溶血性贫血（hemolytic anemia，HA）是因红细胞内在缺陷和外部因素，使循环中的红细胞寿命缩短或破坏（即在血管外或血管内发生溶血）增加，进而导致骨髓造血增加，网织红细胞生成增加和红细胞输出增加，其增速不抵红细胞破坏速度而产生的一系列病理异常和血红蛋白代谢异常，进而发生的一组贫血。也就是说，红细胞病理性破坏的数量和速度超过机体正常骨髓造血的补偿能力，并由此产生相应症状的一类贫血。有溶血特征而无贫血者，称为代偿性溶血（图 30-1）。

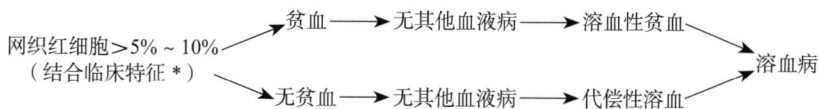

网织红细胞＞5%~10%　　→　贫血　→　无其他血液病　→　溶血性贫血
（结合临床特征 *）　　　　　　　　　　　　　　　　　　　　　　　　　→　溶血病
　　　　　　　　　　　　　→　无贫血　→　无其他血液病　→　代偿性溶血

图 30-1　溶血性贫血与代偿性溶血

*. 包括其他溶血检查。

HA 是一类非常庞大的疾病群。因溶血的病因或原因不同，有着复杂的病理生理机制和许多种的贫血类型。不管何种病因和类型，在溶血或 HA 中一般都可以找到红细胞破坏增加（如形态异常红细胞、贫血、黄疸、脾大）和红细胞生成增加（如造血旺盛和网织红细胞增多）的证据。需要注意的是，溶血不是 HA 所特有的表现。轻度溶血见于许多疾病，包括骨髓无效造血的巨幼细胞贫血、缺铁性贫血、血红素合成障碍的铁粒细胞贫血，还有慢性肾病性贫血与感染性贫血等。这类疾病产生的溶血，通常称为伴溶血的（其他）贫血或疾病。

溶血按不同的病因（或原因）和部位可以分为多种不同的类型，有着各自不同的特征。按照溶血部位分为血管内溶血与血管外溶血，按病因和发病机制分为内因性与外因性溶血，按临床表现分为急性溶血与慢性溶血。

血管内溶血总是外在原因引起的（后天获得），红细胞多是正常的，是由于外部因素作用使红细胞直接在血管内破坏或提前解体，使血清乳酸脱氢酶水平升高，更重要的是红细胞的内容物（血红蛋白）被释放入血中，易于形成血红蛋白血症和血红蛋白尿。游离血红蛋白与血中结合珠蛋白结合，结合后因分子量大不能通过肾小球排出而由肝细胞清除；未被结合的游离血红蛋白从肾小球滤出，形成血红蛋白尿而被排出体外，是血管内溶血血红蛋白清除的主要方式。另一部分从肾小球滤出的血红蛋白则在近端肾小管被重吸收，并在近曲小管上皮细胞内分解为卟啉、铁和珠蛋白。反复发生时，铁以铁蛋白或含铁血黄素形式在上皮细胞内沉积，脱落于尿液形成含铁血黄素尿；也有一部分未被结合的游离血红蛋白在血液中被氧化为高铁血红蛋白，后者被分解为珠蛋白和高铁血红素。高铁血红素分别与白蛋白和血红素结合蛋白结合成高铁血红素白蛋白和血红素-血红素结合蛋白复合物，通过肝脏被清除。故血管内溶血时发生脾大者比血管外溶血者少，若有脾大其肿大程度亦轻。但这类溶血中，遗传性红细胞酶缺陷，氧化应激相关的葡萄糖-6-磷酸脱氢酶（glucose-6-phosphate dehydrogenase，G6PD）缺乏症导致的溶血则属于血管内溶血，而血管内溶血的阵发性睡眠性血红蛋白尿（paroxysmal nocturnal hemoglobinuria，PNH），其红细胞为例外的后天获得的红细胞膜缺陷病，同时又是良性的造血克隆性疾病。

血管内溶血一般呈急性溶血（也可表现为慢性溶血过程），见于PNH、G6PD缺乏症、冷抗体型自身免疫性溶血性贫血（autoimmune hemolytic anemia，AIHA），以及药物、理化（重度烧伤）、机械性（如人工瓣膜植入、行军性血红蛋白尿、血栓性血小板减少性紫癜）、感染（如产气荚膜梭菌感染、疟疾、巴贝虫病）等因素所致的HA。如果短时内红细胞在血管内大量破坏，因其分解产物对机体的毒性作用，可出现寒战、高热、腰背酸痛、周围神经衰竭，甚至肾小管坏死、管腔阻塞的急性肾衰表现。

血管外溶血所破坏的红细胞主要为自身的缺陷所致，一部分为受损伤的红细胞，典型的例子是红细胞膜、血红蛋白或红细胞酶的遗传性缺陷性HA，温抗体型AIHA则是较为例外的发生于后天获得的血管外溶血性贫血。血管外溶血的特点是红细胞所受的损伤较轻，红细胞在脾、肝内被巨噬细胞识别而被吞噬消化，释出的血红蛋白分解为珠蛋白和血红素。珠蛋白被进一步分解利用，血红素则被分解为铁和卟啉。铁被再利用；卟啉分解为游离胆红素，被肝细胞摄取，与葡萄糖醛酸结合，生成结合胆红素通过胆汁排泄。胆汁中的结合胆红素经肠道细菌作用被还原为粪胆原。粪胆原大部分随粪便排出，小部分被肠道吸收进入血液并可以再次往复循环，即粪胆原的肝肠循环。也有一部分的血红蛋白分解产物以尿胆原形式排出体外。因此，血管外溶血主要是血红蛋白代谢产物增多而引起的相应变化，与血管内溶血的红细胞破坏其内容物释放入血的病理机制不同。血管外溶血的黄疸和高胆红素血症，常比血管内溶血多而重，这是因为血管外破坏的成熟红细胞血红蛋白含量高，且释放的血红蛋白被代谢成胆红素，故血红蛋白尿很少。血管外溶血的高胆红素也易在胆囊内被浓缩而易于发生胆结石，这是遗传性慢性溶血性贫血中的一个常见的体征。通常，血管外溶血的场所发生在脾脏，故常伴随代偿性脾大。

按有无红细胞内在缺陷又分内因性（遗传性）溶血和外因性（获得性）溶血。内因性缺陷的红细胞破坏机制正常而其本身异常以致容易遭受破坏，除了获得性红细胞膜缺陷的 PNH 外，所有的红细胞内在缺陷都是遗传性或先天性溶血病，包括细胞膜缺陷、细胞内代谢酶缺乏和血红蛋白肽链与结构异常（分子病）三个方面。遗传性球形红细胞增多症（hereditary spherocytosis，HS）、丙酮酸激酶（pyruvate kinase，PK）缺乏症和 G6PD 缺乏症、地中海贫血分别是遗传性溶血三个方面的典型代表。

获得性（外因性）溶血是红细胞本身正常而遭受细胞外因素引起红细胞寿命缩短的溶血病。获得性溶血绝大多数都是后天获得的，原因包括血液中出现异常成分和红细胞受力异常两个方面。异常成分有红细胞抗体、激活的补体、药物和细菌等，免疫性溶血性贫血（immune hemolytic anemia，IHA）是这一类获得性溶血的代表。红细胞受力异常是血管内红细胞受剪力应力的异力影响所致，机械性溶血性贫血（如微血管溶血性贫血和行军性血红蛋白尿）是其中的代表。

在感染、劳累、寒冷等原因诱导下，慢性溶血性贫血可突发严重溶血（红细胞破坏骤增），并可以进一步伴发骨髓急性红系造血停滞，称为溶血危象。

二、检验与诊断必须了解的临床信息

了解溶血的机制及其临床信息极其重要。血常规和网织红细胞计数信息常是证明溶血或 HA 的第一手实验室信息。血管内与血管外溶血性贫血的临床表现不同，如血管内溶血性贫血（如机械性溶血性贫血、G6PD、三元复合物型等机制的药物相关免疫性溶血性贫血、冷抗体型 AIHA），多为急性起病，症状较重，有发热、腰背痛、胸闷，甚至少尿、无尿和急性肾功能衰竭（溶血产物损害肾小管细胞引起组织坏死等病变），血红蛋白尿较为常见，脾不肿大或轻度肿大，黄疸较少见（新生儿同种免疫性溶血性贫血，患儿出生后很快出现黄疸，当症状消失后则不再出现；G6PD 缺乏症溶血急性发作时常伴有黄疸等严重症状）。血管外溶血性贫血（如遗传性溶血性贫血、血红蛋白病和温抗体型 AIHA）的表现则相反，常表现为慢性溶血（可以慢性病程中急性发作），一般无血红蛋白尿，黄疸（血管外破坏的红细胞血红蛋白含量高，且释放的血红蛋白被代谢成胆红素）和脾大常较明显。慢性溶血性贫血及其急性发作者普遍性的特点是时发时好，伴随发作时贫血加重、脾大、胆红素性胆结石、间接胆红素增高、网织红细胞增高、红细胞显著异常。这一关联性症状常有一定的消长性。遗传性慢性溶血性贫血还有自小贫血、反复发作、生长发育差的特点。一些 HA 与年龄和性别有关。如自幼发病的慢性溶血患者多为遗传性溶血性贫血。成年后发生的 HA 多为获得性，或者既往有贫血且反复发生和 / 或黄疸者，大多为遗传性溶血性贫血。

HA 还因病因或诱因、类型，以及患者的年龄和个体差异和特定的环境和时间不同，使临床表现和实验室检查的表现出异质性。如 G6PD 缺乏症患者平时基本上无贫血，一旦接触某种氧化性药物或食物后即可以急速发生贫血，并伴随相应的严重症状；对于 HS 而言，常因代偿性造血和网织红细胞增多而表现轻度贫血，但其随时可以遭受外界因素的诱发而加重溶血，出现明显的贫血及症状。后天获得的溶血性贫血，也可以一出生就有溶血症状，如母子血型不合性溶血性贫血（新生儿同种免疫性溶血性贫血）。

家族性是遗传性溶血性贫血的一个特征，在问诊中应注意发病年龄、家庭成员及亲属中有无类似患者。这可为 HA 的可能类型提供诊断性方向。如患者有贫血、黄疸或脾大的家族性因素时，就需要提示遗传性溶血性贫血。HS 患者通常在幼年就被确诊，通常存在贫血、黄疸和脾大临床三联征。分析病史或持续时间，有助于发现遗传性与获得性 HA。一些 HA 的发病还有明显的地域性分布差异。有褐色尿史提示需要注意血红蛋白尿。一些药物，尤其是氧化性药物与某些类型的 HA（如 G6PD 缺乏症）的发生或急性发作有关。在饮食关系中，最常见的是摄入蚕豆诱发 G6PD 缺乏症溶血。

实验室接收的送检单，需要检查填写信息是否完整。尤其是与 HA 相关的临床表现，必须认真仔细阅读与分析。临床医生有义务填写送检单中的相关信息。发现填写不完善时需要与临床医生交流或直接向患者了解病况与治疗相关情况。

三、检验

HA 的实验室检查项目众多，在经过临床的检查和评估后，一般的血液学检查意义非常重要。通过全血细胞计数（CBC）可确定贫血及其程度。HA 患者贫血较明显，由于 HA 的机制和病因不同，红细胞指数呈异质性，从大红细胞（如自身免疫性溶血性贫血）到小红细胞（如地中海贫血和遗传性球形红细胞增多症）甚至小细胞低色素性红细胞（如 PNH）均可见到，易见嗜碱性点彩红细胞（尤其是铅中毒），可见嗜多色性红细胞和少量幼红细胞。网织红细胞计数及其绝对值增高是 HA 最简便实用的重要标记，当网织红细胞比例＞10% 时可以指示溶血的存在，＞5% 需要怀疑。

外周血细胞形态学检验是寻找有无血管内溶血和确定 HA 类型的窗口，发现较多球形红细胞、椭圆形红细胞、口形红细胞等异形红细胞可能是潜在膜缺陷（膜异常）的一个最初的警报。轻度网织红细胞增多和特征性椭圆形红细胞增多常是无任何症状的杂合子椭圆形红细胞的唯一线索。通过观察红细胞异常形态，可以提供溶血的基本类型或 HA 可能类型的依据。破碎红细胞（包括盔甲红细胞）增加常是血管内溶血的特点。红细胞大小不一、年轻红细胞（多染性红细胞，相当于活体染色的网织红细胞）增加是 HA 的常见形态。检出较多嗜碱性点彩红细胞见于铅中毒性溶血性贫血。检出较多的椭圆形红细胞、靶形红细胞、球形红细胞、均一性小红细胞（可以低色素性）等，常是遗传性溶血性贫血的一个特点。AIHA 也常见球形红细胞轻度增多。PNH 中可见小红细胞甚至低色素性小红细胞（缺铁所致）。

骨髓细胞形态学是检验 HA 造血旺盛（代偿性增生）的指标（也有的 HA 增生减低，如 PNH），并结合网织红细胞计数可以粗略估计是有效造血还是无效造血。骨髓小粒常见丰富。红系造血旺盛，常见各阶段红系前体细胞比例适中或早中幼红细胞为主或中晚幼红细胞为主，成熟欠佳（原始早幼红细胞增生明显）少见，可见轻度巨幼变，红细胞形态学同血片，但常不如血片清晰。粒系增生情况视溶血类型，急性溶血性贫血可见中性粒细胞增多，巨核细胞常见增多。反复发作的血管内溶血和血管外溶血常是骨髓贮存铁和细胞内铁发生变化的因素。慢性血管内溶血性贫血，由于代谢过程中铁的丢失增加，可以导致细胞外铁缺乏和细胞内铁的减少，如 PNH 常见骨髓缺铁。长期反复发作的血管外溶血性贫血，如地中海贫血，则在骨髓中出现可染铁增加。骨髓组织病理学检查常不是 HA 检验的主要项目，但其是鉴别诊断的重要方法，如无明显的原始细胞、淋巴细胞增多和髓系细胞病态造血，即可排除血液肿瘤等疾病。

血生化乳酸脱氢酶增高、血浆游离血红蛋白增高、血清结合珠蛋白和血红素结合蛋白降低、高铁血红素增加、血红蛋白尿、含铁血黄素尿、变性珠蛋白小体等，都是反映血管内溶血的指标。血清间接胆红素增高、库姆斯试验（Coombs test）阳性（主要见于 AIHA）、红细胞脆性试验提示红细胞脆性增高（主要见于遗传性球形红细胞增多症）、HbA_2 和 HbF 检测增加和血红蛋白电泳异常（主要见于地中海贫血和血红蛋白病）、红细胞膜缺陷和红细胞酶缺乏检测，都是反映血管外溶血的指标。

基因缺陷和突变检测常是遗传性 HA 类型精准诊断的指标。归纳 HA 的检查以及确定溶血和大体评判溶血程度的检查见表30-1、表30-2。溶血的病理生理与相关检查图见《贫血诊断学》。

表30-1 溶血性贫血的实验室检查

可疑贫血及其类型	适用的检查项目
血管内溶血性贫血	全血细胞计数、网织红细胞检查（增多）、血片形态、骨髓检查（红系增生，无明显病态造血和原始细胞增多，红系细胞形态）、血清结合珠蛋白（减少）、血清乳酸脱氢酶（增高）、血清间接胆红素（增高）、血浆游离血红蛋白（增高）、尿隐性试验（阳性）、尿含铁血黄素试验（阳性）等
血管外溶血性贫血	全血细胞计数、网织红细胞检查（增多）、血片形态、骨髓检查（红系增生，无明显病态造血和原始细胞增多，红系形态学）、血清间接胆红素（增高）、红细胞渗透脆性试验、自身溶血及纠正试验、血红蛋白电泳等
自身免疫性溶血性贫血（温抗体型）	形态学检查和 Coombs 试验等（Coombs 试验是确诊试验，大多为直接反应阳性）
新生儿同种免疫性溶血性贫血	Coombs 试验最重要，直接反应和间接反应阳性
微血管病溶血性贫血	形态学检查，尤其是血片红细胞形态
大血管病（如病变或人工心脏瓣膜）溶血性贫血	形态学检查，尤其是血片红细胞形态
阵发性睡眠性血红蛋白尿	形态学检查、哈姆试验（Ham test）（阳性）、糖水试验（阳性）、尿隐血试验（阳性）、尿含铁血黄素试验（阳性）和血细胞 CD55 和 CD59 检查（缺陷）等，其中 Ham 试验（阳性）、糖水试验（阳性）、尿隐血试验和/或血细胞 CD55 和 CD59 检查最重要
阵发性寒冷性血红蛋白尿	形态学检查和冷溶血试验（阳性）等，其中冷溶血试验最重要

可疑贫血及其类型	适用的检查项目
遗传性球形红细胞增多症	形态学检查、红细胞渗透脆性试验（增高）、自身溶血及纠正试验、红细胞膜缺陷检查（阳性）、流式伊红 -5'- 马来酰亚胺（EMA）标记红细胞和相关突变等检查，其中形态学、流式 EMA 标记红细胞和红细胞膜缺陷检查最重要
遗传性椭圆形、口形、棘形、热异形红细胞增多症	形态学检查、红细胞渗透脆性试验（增高）、自身溶血及纠正试验、红细胞膜缺陷检查（阳性）、相关基因突变等，其中形态学和红细胞膜缺陷检查最重要
不稳定血红蛋白病	形态学检查、变性珠蛋白小体检查（增加）、热变性和异丙醇试验（阳性）、血红蛋白电泳等
地中海贫血	形态学检查、HbA_2（增加）、HbF（增加）和血红蛋白电泳（异常区带）以及相关基因缺失与突变检测等
镰状细胞贫血	形态学检查、镰变试验、血红蛋白电泳和珠蛋白 DNA 分析等
G6PD 缺乏症	形态学检查、自身溶血及纠正试验、变性珠蛋白小体检查（增加）、高铁血红蛋白还原试验、红细胞酶检查 G-6-PD 缺乏等
丙酮酸激酶等红细胞酶缺乏症	形态学检查、自身溶血及纠正试验、丙酮酸激酶荧光斑点试验（丙酮酸激酶等缺乏）等检测红细胞酶以及相关基因突变检测

表 30-2　确认溶血及其程度的依据

溶血及其程度的指标	红细胞生成过多的指标
血清间接胆红素增高	网织红细胞增多
血清结合珠蛋白降低	嗜多色红细胞增多
血浆游离血红蛋白增高 *	大红细胞增多
异形红细胞增多	外周血出现幼红细胞
单核巨噬细胞吞噬红细胞增多	骨髓红系造血旺盛
红细胞寿命缩短	

注：*. 当血浆游离血红蛋白达到 1 ~ 2g/L 水平时可以通过目测发现。

四、诊断／结论

　　HA 的诊断必须密切结合临床特征，包括 CBC 和网织红细胞计数的特点（贫血和网织红细胞计数增高是诊断 HA 最基本的指标和最重要的基本证据），并必须有外周血和骨髓细胞形态学的特点和其他溶血检验项目的支持。各种贫血中，HA 在多学科信息整合诊断方面是最复杂的。有症状（如贫血症状）、体征（如脾大、黄疸）、采集的病史（如家族史、服药史和其他病史），以及实验室检查有易于找到破坏的红细胞（如球形、靶形、椭圆形红细胞）或已经破坏的红细胞（如盔形、三角形和其他破坏的红细胞）和 / 或红细胞破坏增加（如网织红细胞增加、间接胆红素增加）、红系代偿性造血（骨髓有核红细胞增加）和 / 或红细胞缺陷（如 G6PD 缺乏、PK 缺乏）几个方面的证据，有贫血者即可以做出 HA 的基本诊断，无贫血者则诊断为代偿性溶血或溶血性疾病。有血管内溶血和血管外溶血证据者可以作出相应的诊断，有遗传性证据的可以作出遗传性溶血性贫血或其类型的诊断。

对不典型的 HA 患者，需要进行更多的相关检查和分析予以整合评判。在密切结合临床和其他实验室结果的前提下，血片细胞形态学检查也常能提供重要的诊断和鉴别诊断的信息，甚至可以给出明确的或一个范围内的诊断，如微血管病性溶血性贫血（血片盔甲红细胞是重要的形态学指标，比例常＞1%）、HS（血片球形红细胞通常＞20%）；骨髓细胞形态学检验能提示红系造血代偿性和有效性，从有核红细胞和红细胞的形态学可以提示 HA 是否存在及 HA 的可能类型。无原始细胞增多和无明显病态造血是鉴别诊断骨髓增生异常肿瘤的主要依据。骨髓可染铁检查也有助于 HA 原因的鉴别诊断。慢性的或反复发作的血管外和血管内溶血性贫血，前者常为贮存铁增加或正常与铁利用欠佳，后者常为贮存铁缺乏和铁粒幼细胞减少。同时需要与相似表现的一些疾病作出鉴别诊断。根据这些疾病是否伴随溶血，可以将其分为伴溶血的其他疾病（如 MA 和感染）和无溶血的其他贫血。后者如失血性贫血、缺铁性贫血（iron deficiency anemia，IDA）、巨幼细胞贫血（megaloblastic anemia，MA）、慢性病贫血和原发性骨髓纤维化，都可见部分患者网织红细胞计数轻度增高及其生成指数稍微增高，间接胆红素在 MA 和 IDA 中可以轻度增高。

怀疑血管内溶血时，进一步检查尿和血浆的血红蛋白及尿含铁血黄素（Rous）试验，如为阳性，可以诊断。怀疑血管外溶血者，Coombs 试验检出红细胞表面的免疫球蛋白和补体，提示性诊断免疫性溶血性贫血；怀疑血红蛋白病者，有血红蛋白电泳等检验的证据，可以诊断。有一些类型的溶血性贫血诊断还需要一些特别的诊断性证据，如同种免疫性溶血性贫血的母婴血型检查。

《自身免疫性溶血性贫血诊断与治疗中国专家共识（2017 年版）》定义的 AIHA 的诊断标准为：① Hb 水平达到贫血标准；②检测到抗红细胞自身抗体；③下列相关检查至少符合一条（网织红细胞＞4% 或绝对值＞120×10⁹/L，结合珠蛋白＜100mg/L，总胆红素≥17μmol/L 且以非结合胆红素升高为主）。同时，依据病因是否明确，分为继发性和原发性；依据自身抗体与红细胞结合所需的最适温度分为温抗体型、冷抗体型（包括冷凝集素综合征和阵发性冷血红蛋白尿）和混合型；依据红细胞抗体检测结果，分为自身抗体阳性型和自身抗体阴性型。自身抗体阴性型 AIHA 为临床符合 HA，排除其他 HA 并用免疫抑制剂治疗有效。HA 类型很多，检验与诊断详见人民卫生出版社出版的《贫血诊断学》。

五、报告（结论、解释、建议）与病例列举

尽管 HA 的诊断需要多学科信息整合，但临床考虑的或疑似的 HA，习惯都会进行骨髓细胞形态学检验，故骨髓细胞形态学检验是 HA 诊断与鉴别诊断中重要的常规方法。结合已有的信息，如 CBC、网织红细胞计数、外周血涂片红细胞形态检验和其他溶血性项目，骨髓细胞形态学可以发出 HA 基本诊断的报告，也可以提示性报告 HA 的可能类型，并提出进一步检查的建议和恰当的解释。

临床上根据溶血发生的突发性和缓慢性，分为急性溶血和慢性溶血性贫血两大类。由于急性而严重的溶血易于诊断和治疗，一般临床和实验室多重视慢性溶血性贫血或其急性

发作者，或者属于急性但常不十分严重的微血管溶血性贫血。慢性溶血性贫血及其急性发作者的普遍特点是时发时好（转），伴随发作时贫血加重、脾大、胆红素性胆结石、间接胆红素增高、网织红细胞增高、红细胞显著异常。一般，临床对慢性型频发的 HA 尤其重视，也是形态学检查需要警示的或诊断的类型。

骨髓细胞形态学报告内容，除了给出符合或提示 HA 或其可能类型外，还应报告有核细胞增生程度、有核红细胞比例与形态、红细胞形态、铁染色、粒细胞与巨核细胞的大致造血状态与形态等。

病例 1 患者男性，53 岁，乏力头昏 4 年，血常规示全血细胞减少（RBC $3.37 \times 10^{12}/L$、Hb 84g/L、MCV 78fl，MCH 27.1pg、MCHC 319g/L，WBC $3.4 \times 10^9/L$、分类无异常，PLT $76 \times 10^9/L$），疑诊再生障碍性贫血（AA），送检骨髓涂片（附血片 2 张）行细胞形态学检验。**检验结论/诊断：** 骨髓红系造血尚可（中晚幼红细胞为主伴胞体偏小，附检血片红细胞小型和中央浅染区轻度浅染）和储存铁缺乏、铁粒幼细胞偏低（粒巨两系造血减低），疑似阵发性血红蛋白尿（PNH），缺铁性贫血（IDA）待排。**解释与建议：** 患者血象示小红细胞与轻微低色素性形态，骨髓有核细胞增生减低（巨核细胞全片 3 个、粒系造血减低）。红系造血尚可并观察到小细胞与轻度低色素性形态及骨髓可染铁减少，与 AA 的红细胞偏大和可染铁常见增加不同，而有支持 PNH 的一些特征，但也不能排除不典型 IDA 和其他伴缺铁的贫血，建议进一步检查（流式 PNH 细胞免疫表型、血清铁与铁蛋白、网织红细胞、自身抗体和 MDS 相关基因突变。

病例 2 患者 33 岁，女性，常年轻度贫血，原因不明，Hb 波动在 85～104g/L 之间（白细胞和血小板基本正常），近次检查 Hb 93g/L，MCV 94fl，MCH 32pg、MCHC 350g/L，网织红细胞 2.7%、Coombs 试验阴性，当地骨髓细胞形态学检查为增生性贫血（非缺铁性），送检骨髓活检（附血片 2 张）。**检验结论/诊断：** 骨髓切片（HE 染色和 CD34、CD117、CD235a 和 CD61 标记染色）示红系造血较旺盛，基质散在分布的出血处见多量椭圆形红细胞；附检血片未见幼稚细胞，同样见大量椭圆形红细胞（约占 70%），提示遗传性椭圆形红细胞增多症。再次检验患者血片并随访其 8 岁儿子（Hb 110g/L）的血片，均见椭圆形红细胞，比例达 70% 以上。提示遗传性椭圆形红细胞增多症。**解释与建议：** 患者为年轻女性，慢性贫血，网织红细胞计数稍高和 Coombs 试验阴性，骨髓切片（活检）除红系增生较明显和基质处散在分布椭圆形红细胞外，未见其他病理特征性改变（包括其他系列），随后复查 2 次血片和其孩子血片均检出大量椭圆形红细胞，有支持遗传性椭圆形红细胞增多症的形态学特征和家族遗传倾向，建议进行详细的家族史调查和进一步实验室检查（红细胞膜蛋白电泳和膜蛋白基因分析，以及相关的常规性溶血项目）。

六、结果复核、报告审核、反馈信息处理与其他方面探讨

结果复核、报告审核制度，报告后反馈信息的处理机制，"请结合临床"等检验其他方面问题探讨，参考第 2 章。

第31章

慢性病贫血、炎症性贫血和功能性铁缺乏症检验诊断与报告

一、定义与概念

慢性病贫血（anemia of chronic disease，ACD）是发生于诸如慢性感染、慢性肝病、慢性肾病、内分泌疾病、恶性肿瘤、结缔组织疾病的一类狭义的继发性贫血或症状性贫血，常在原发病控制不良的 1～2 个月后发生。

ACD 按疾病的类型和贫血的机制，可以大致分为两类：一类具有较明显炎症特征的ACD，最常见的疾病是慢性感染、炎症、恶性肿瘤和自身免疫性疾病；另一类不是由明显炎症所导致的系统性慢性疾病，如慢性内分泌疾病、肾病性贫血、肝病性贫血等。第一类贫血因发病与炎症细胞因子增多有关，故又称为炎症性贫血（anemia of inflammation，AI），常表现为轻度小细胞或正细胞性贫血，红细胞缺乏明显的形态学异常，并以血清铁（serum iron，SI）减少、运铁蛋白饱和度（transferrin saturation，TS）减低或正常、总铁结合力（total iron binding capacity，TIBC）与运铁蛋白（transferrin，TF）水平正常或减低、血清铁蛋白（serum ferritin，SF）增加或正常及骨髓细胞外铁增加或正常而细胞内铁减少为特点，是多种抑制性细胞因子致使骨髓对贫血的代偿增生反应抑制（红系分化增殖受损、对红细胞生成素反应钝化）等原因所致的非铁代谢障碍性贫血。第二类贫血由系统性疾病所致，故又称慢性系统性疾病贫血，多表现为正细胞正色素贫血，也可表现为大细胞性贫血等。这类贫血的发生、发展与原发疾病引起造血原料（包括造血激素）缺乏或不足、红系分化增殖受损、红细胞寿命缩短和出血等因素有关，常无特征性铁代谢异常。

功能性铁缺乏症属于第一类 ACD，是内源性铁利用不足所致的低铁血症和血清铁蛋白指标显示升高或增加，是与缺铁性贫血（iron deficiency anemia，IDA）病理生理不同的一种铁缺乏症。从细胞形态学角度看，功能性铁缺乏症的铁缺乏模式是骨髓细胞外铁（储存铁）增加或者正常，而细胞内铁减少（铁利用障碍）。功能性铁缺乏症常见于慢性病贫血，尤其是慢性炎症性、感染性和肿瘤性所致的贫血，特征是低铁血症，尽管储存铁看似充足或增加。这是慢性感染、炎症或肿瘤性患者发展为贫血的几个基本病理生理过程之

一。功能性铁缺乏也可以发生在绝对性铁缺乏的恢复过程中，储存铁供应限制了红细胞造血速度。患者开始血液透析并接受红细胞生成素（erythropoietin，EPO）治疗时可出现这种情况。虽然患者当时可能有储存铁，但在得到补充铁（肠外补铁更敏感，可以避免巨噬细胞周围铁调素的"栅栏"影响）以提高红细胞造血所需的铁之前，它们对 EPO 的反应迟钝。功能性铁缺乏相关的典型贫血患者，症状轻或无明显症状。红细胞通常为正细胞性，平均红细胞体积（mean corpuscular volume，MCV）常在正常的低值，也可能在小细胞范围。血清铁浓度和运铁蛋白饱和度常提示绝对性铁缺乏，但运铁蛋白含量却未升高还可能降低。此外，还有血清铁蛋白形式储存铁升高的证据。鉴定慢性炎性疾病患者绝对性铁缺乏最可靠的诊断参数是血清可溶性运铁蛋白受体（soluble transferrin receptor，sTfR）浓度（单位为 mg/L）与血清铁蛋白浓度对数（logSF）的比值（sTfR/logSF）。因铁绝对缺乏时，可溶性运铁蛋白受体浓度与铁蛋白浓度变化的方向相反，故两者比例对铁的状态特别敏感，可用于慢性炎症贫血与有或无慢性疾病的绝对性铁缺乏的鉴别诊断（图 31-1）。

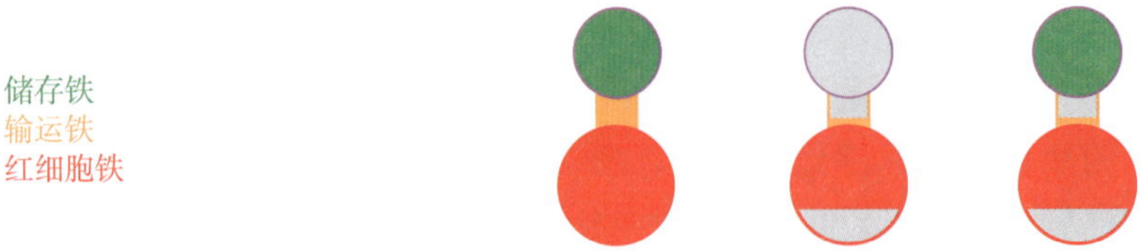

	正常	绝对性铁缺乏	功能性铁缺乏
血清铁 /（mg·L⁻¹）	正常	下降	下降
运铁蛋白饱和度 /%	35 ± 15	<10	<20
运铁蛋白浓度 /（mg·L⁻¹）	正常	升高	正常或下降
铁蛋白 /（μg·L⁻¹）	100 ± 60	<10	>100
血清运铁蛋白受体浓度 /（mg·L⁻¹）	正常	升高	升高
血红蛋白浓度 /（g·L⁻¹）	正常	下降	下降

图 31-1　绝对性铁缺乏与功能性铁缺乏的鉴别

二、检验与诊断必须了解的临床信息

对疑似 ACD 和 AI 的患者，第一组重要信息包括就医中的全血细胞计数（complete blood count，CBC）等常规性项目在内的临床信息，尤其是与血细胞减少相关的基础疾病（表 31-1）和其他可以获得的信息。

表 31-1　炎症性贫血（AI）常见的基础疾病

1. 慢性感染

　　肺部感染：肺炎（尤其老年患者）、肺气肿、肺脓肿、肺结核、慢性支气管炎、脓胸等

　　亚急性感染性心内膜炎

　　伤寒

　　骨髓炎

　　慢性泌尿道感染：慢性肾盂肾炎、慢性盆腔炎

　　慢性真菌感染

　　脑膜炎

　　人类免疫缺陷病毒感染

2. 慢性非感染的炎症性疾病

　　类风湿关节炎

　　系统性红斑狼疮

　　风湿病

　　严重外伤

　　烧伤

　　血管炎

　　结节病

　　结肠炎等炎症性肠病

3. 恶性肿瘤

4. 急性感染

5. 其他

　　实验室接收的送检单，需要检查填写的信息是否完整。尤其是与 ACD 或 AI 相关的基础疾病及其症状与检查，必须认真仔细阅读与分析。临床医生有义务填写送检单中的相关信息。发现填写不完善时需要与临床医生交流或直接向患者了解病况与治疗相关情况。

三、检验

　　ACD 或 AI 的基本项目包括：CBC（包括网织红细胞计数），铁代谢指标 SI、SF、TIBC、TS、sTFR 等（图 31-2），外周血和骨髓细胞形态学（包括铁染色）检验，以及基础疾病的相关检验。血清红细胞生成素水平减低常见于慢性肾病性贫血。骨髓切片（活检）组织病理学检查不是常规的检验诊断的基本项目。

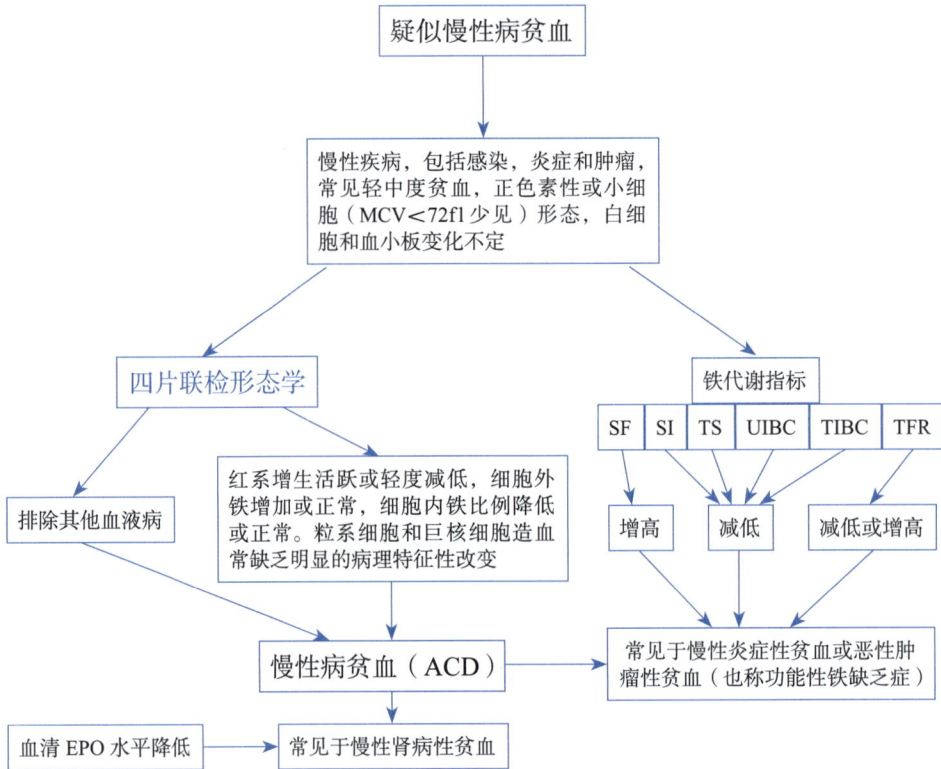

图 31-2　慢性病贫血的检查与诊断

AI 患者通常表现为轻中度贫血，红细胞通常呈现为轻度小细胞性，而白细胞和血小板的计数则受到原发病的影响较大，可能会出现减少、正常、轻度增加。血片形态学检查可见中性粒细胞和 / 或单核细胞轻度增多。骨髓涂片细胞形态学检验提示红系增生活跃或轻度减低，细胞外铁增加或正常、细胞内铁比例正常或减低。粒系细胞和巨核细胞造血常见缺乏明显的病理特征性改变。

四、诊断 / 结论

ACD 或 AI 诊断的主要证据是基础疾病、贫血等 CBC 计数异常和骨髓细胞形态学检验特征，且不符合其他贫血典型所见和其他血液疾病（排除性证据）。《血液病诊断及疗效标准》（第四版）介绍的 ACD 国内标准分为临床表现和实验室检查两个部分。临床表现包括：贫血多为轻度至中度，常伴有慢性感染、炎症或肿瘤。实验室检查结果包括：多为正细胞正色素性贫血，亦有 30% ~ 50% 为小细胞低色素性贫血，但少见 MCV <72fl；网织红细胞正常或降低；红细胞游离原卟啉（free erythrocytic protoporphyrin，FEP）增多；SI 及 TIBC 均低于正常，TS 正常或稍低（一般大于 15%），显示内源性铁缺乏；SF 高于正常，显示储存铁充足；红细胞生成素水平与贫血时水平相比则是降低的；骨髓细胞铁染色提示有核红细胞铁粒减少，而巨噬细胞内储存铁增多。

五、报告（结论、解释、建议）与病例列举

结合血常规等临床信息和其他实验室检测，骨髓细胞形态学可以报告符合或疑似 ACD 或 AI。对于检查不完善的需要提出进一步检查的建议，以及可能需要的鉴别诊断方面的解读（解释）。报告内容包括有核细胞增生程度、有核红细胞比例与形态、红细胞形态、铁染色、粒细胞与巨核细胞的大致造血与形态。同时注意是否有转移性肿瘤细胞。

病例 1 患者 50 岁，女性，自诉泡沫尿 2 年余，活动后气促一周，查血常规示三系减低（RBC 1.83×10^{12}/L、Hb 52g/L、MCV 90.7fl，WBC 3.07×10^9/L，PLT 58×10^9/L），送检骨髓涂片（附血片 2 张）。**检验结论**：红系造血旺盛（幼红细胞占 46.5%，红细胞偏小与轻度异形），粒系造血减低，巨核细胞产血小板功能欠佳（涂片上簇状血小板少见），包括附检血片单核细胞增多（12%），骨髓象示继发性改变（慢性病贫血）可能性大。**解释与建议**：患者骨髓有核细胞增生活跃，红系为主，粒系比例减低，双核幼红细胞可见，但未见明显的粒红巨三系病态造血和原始细胞增多，也未见淋巴细胞等细胞比例增高与形态学异常，骨髓象缺乏明显的血液病性病变（尤其是血液肿瘤），建议进一步检查（骨髓活检、血清铁、血清铁蛋白、网织红细胞、自身抗体和肾功能及克隆性造血基因突变）。

病例 2 患者 56 岁，女性，反复全身荨麻疹病史十年，再发 1 天伴白细胞增高（WBC 24.85 × 10^9/L，RBC 6.46×10^{12}/L、Hb 134g/L、MCV 62.2fl，Ret 1.51%，PLT 148.94×10^9/L），疑诊白血病，送检骨髓涂片 6 张和血片 4 张。**检验结论**：粒巨两系核细胞造血及细胞成熟良好，单核细胞比例稍高，不典型淋巴细胞（疑似反应性）偶见；红系造血旺盛（中晚幼红细胞为主伴部分胞体小型，红细胞呈小细胞并有异形性改变，细胞外铁阳性 ++、铁粒幼细胞 57%），附检血片中性粒细胞增多（包括相同的红细胞形态学，并偶见幼粒细胞和幼红细胞）。提示继发性外周血中性粒细胞增多和小红细胞增多。**解释与建议**：患者全身荨麻疹再发 1 天伴白细胞（中性粒细胞）增多；骨髓粒细胞巨核细胞造血良好，也未见明显形态异常，需要考虑外周血粒细胞继发性增多的因素，由于血片偶见幼粒细胞和幼红细胞，以及红细胞有异形性，建议骨髓活检；另外，患者红细胞计数增高，MCV 明显减低，血片和骨髓红细胞均呈小细胞性，建议 SI、SF、TS，必要时进行地中海贫血基因等检查，并结合病史寻找小红细胞增多的原因。

六、结果复核、报告审核、反馈信息处理与其他方面探讨

结果复核、报告审核制度，报告后反馈信息的处理机制，"请结合临床"等检验其他方面问题探讨，参考第 2 章。

第**32**章

免疫性血小板减少症检验诊断与报告

一、定义与概念

免疫性血小板减少症（immune thrombocytopenia，ITP）分为无明显原因的原发性和见于自身免疫病等疾病的继发性血小板减少症。原发性（免疫性）血小板减少症，即为过去的特发性血小板减少症或特发性血小板减少性紫癜（idiopathic thrombocytopenic purpura，ITP），是以无明确诱因的孤立性血小板减少为主要特点。现在，"ITP"这一术语多被用于免疫性血小板减少症（包括原发性和继发性）的简称。原发性或特发性 ITP 是一种获得性特发性自身免疫性疾病，特征为血小板自身抗体的存在使血小板破坏过多和 / 或生成障碍（巨核细胞成熟障碍），导致外周血血小板减少、皮肤（尤其肢体内侧面的瘀点）和 / 或黏膜与内脏出血，骨髓巨核细胞常为增加和成熟障碍，部分患者在起病前有上呼吸道感染。传统定义的慢性原发性 ITP 为血小板计数低于正常，持续 6 个月以上，并排除继发性血小板减少。

《成人原发免疫性血小板减少症诊断与治疗中国指南（2020 年版）》将成人原发性 ITP 分为：①新诊断的 ITP，为确诊后 3 个月以内的 ITP 患者；②持续性 ITP，为确诊后 3 ~ 12 个月血小板持续减少的 ITP 患者，包括没有自发缓解和停止治疗后不能维持完全缓解的患者；③慢性 ITP，为血小板持续减少超过 12 个月的 ITP 患者；④重症 ITP，为血小板计数 $<10 \times 10^9/L$ 伴活动性出血，或出血评分 ≥5 分（2016 年版为血小板计数 $<10 \times 10^9/L$，且就诊时存在需要治疗的出血症状，或常规治疗中发生新的出血而需要加用其他升血小板药物治疗或增加现有治疗药物剂量）；⑤难治性 ITP，指对一线治疗药物、二线治疗中的促血小板生成药物及利妥昔单抗治疗均无效，或脾切除无效或术后复发，进行诊断再评估仍确诊为 ITP 的患者。

二、检验与诊断必须了解的临床信息

检验与诊断必须了解的临床信息包括全血细胞计数（complete blood count，CBC）等常规性检查的结果，以及临床表现，如患者年龄与性别，既往史、有无原发疾病，以及有无皮肤出血、肝脾肿大、药物治疗和其他可以获得的信息。ITP 常见血小板减少性出血，其特点是皮肤紫癜、瘀斑与黏膜出血，尤其是肢体内侧面紫癜瘀斑。

实验室接收的送检单，需要检查填写信息是否完整。尤其是与 ITP 有关的症状、体征与基础疾病及其检查，必须认真仔细阅读与分析。临床医生有义务填写送检单中的相关信息。发现填写不完善时需要与临床医生交流或直接向患者了解病况与治疗相关情况。

三、检验

ITP 的基本检验项目包括：全血细胞计数（CBC）、外周血和骨髓细胞形态学（包括铁染色）检验、血小板相关抗体检测以及基础疾病的相关检验（图 32-1）。骨髓切片（活检）组织病理学检查不是 ITP 的基本项目，主要是排除其他血液病，尤其是血液肿瘤。

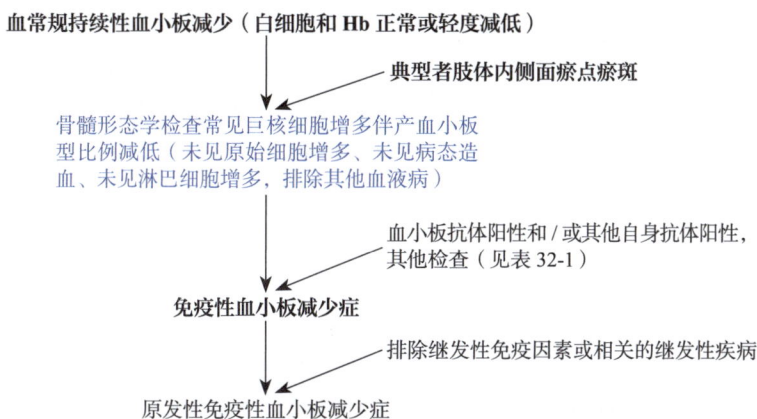

血常规持续性血小板减少（白细胞和 Hb 正常或轻度减低）

━━━ **典型者肢体内侧面瘀点瘀斑**

骨髓形态学检查常见巨核细胞增多伴产血小板型比例减低（未见原始细胞增多、未见病态造血、未见淋巴细胞增多，排除其他血液病）

━━━ 血小板抗体阳性和 / 或其他自身抗体阳性，其他检查（见表 32-1）

免疫性血小板减少症

━━━ 排除继发性免疫因素或相关的继发性疾病

原发性免疫性血小板减少症

图 32-1　免疫性血小板减少症检验与诊断

ITP 患者血小板减少多为中重度。可见轻中度贫血，甚至小细胞低色素贫血。白细胞多为正常，可见轻度减低或轻度增高。血片形态学检查可见中性分叶核粒细胞轻度增多，常见于黏膜组织出血者。骨髓涂片细胞形态学检验常见巨核细胞数量增加、颗粒型巨核细胞（易见胞质紫红色颗粒增多、空泡形成）和 / 或裸核巨核细胞比例增高，即巨核细胞生成血小板功能欠佳。部分病例幼巨核细胞比例增高并可见血小板生成。涂片上小簇状和散在分布的血小板少见，少数患者血小板不少见。有贫血和黏膜出血明显患者，骨髓红系造血旺盛和中性粒细胞轻度增多，细胞外铁正常或阴性，细胞内铁比例正常或减低（常见慢性失血所致）。同时应注意有无原始细胞比例增高、有无病态造血、有无淋巴细胞增多，排除血液肿瘤和转移性肿瘤。

ITP 继发于自身免疫性疾病（尤其是干燥综合征与系统性红斑狼疮）多于特发性（原发性）原因。自身免疫性抗体检查是重要的检查项目。在免疫性原因中，血小板糖蛋白类自身抗体的检查很重要，这类抗体包括血浆和血小板放散液 GPⅡb-Ⅲa（复合物）、血浆和血小板放散液 GPⅠb-Ⅸ，以及血浆和血小板放散液 GPⅠa-Ⅱa（参考值均为阴性）。

四、诊断 / 结论

ITP 的诊断主要为整合诊断（图 32-1）。临床特征、血常规示多次血小板减少、血小板抗体阳性、自身免疫性抗体阳性、骨髓巨核细胞增多伴生成血小板功能欠佳等是诊断 ITP 的主要证据。在无其他方面症状的成人中，新发的单一血小板减低而无其他明显原因（包括药物相关）者，一般都需要考虑 ITP。有幼稚细胞的白细胞增高或减少则不支持原发性 ITP。贫血与失血不成比例者，需要检查 Coombs 试验，是否存在伊文思综合征（Evans syndrome）。临床上更多的是继发性 ITP，在排除了原发性 ITP 和其他血液疾病后，可以考虑为继发性 ITP，且继发性 ITP 的诊断比原发性更为宽松。继发性 ITP 的主要原因或疾病是自身免疫性疾病和药物。感染和高凝状态的消耗性血小板减少不在继发性 ITP 原因之中。

《成人原发免疫性血小板减少症诊断与治疗中国指南（2020 年版）》的诊断要点仍基于临床排除法，须除外其他原因所致血小板减少。除详细询问病史及细致体检外，其余诊断要点包括：①至少连续 2 次血常规检查示血小板计数减少，外周血涂片镜检血细胞形态无明显异常。②脾脏一般不增大。③骨髓检查提示巨核细胞数增多或正常、有成熟障碍。④须排除其他继发性血小板减少症。如自身免疫性疾病、甲状腺疾病、淋巴系统增殖性疾病、骨髓增生异常综合征和再生障碍性贫血、各种恶性血液病、肿瘤浸润、慢性肝病、脾功能亢进、普通变异型免疫缺陷病、感染、疫苗接种等所致继发性血小板减少，血小板消耗性减少。还应排除药物所致血小板减少，同种免疫性血小板减少，妊娠血小板减少及假性血小板减少及先天性血小板减少。⑤诊断的特殊实验室检查包括血小板糖蛋白特异性自身抗体，对于抗体介导的免疫性血小板减少症有较高的特异性，可以鉴别免疫性与非免疫性血小板减少症，但不能区分原发性与继发性血小板减少症；血清血小板生成素（thrombopoietin，TPO）水平检测有助于 ITP（TPO 水平正常）和骨髓衰竭性疾病（TPO 水平升高）的鉴别诊断。对于疑似 ITP 患者推荐的基本评估和特殊实验室检查见表 32-1。

表 32-1　成人原发性免疫性血小板减少症诊断推荐的实验室检查项目及临床意义

检查项目	临床意义
基本评估	
外周血细胞计数、网织红细胞计数	网织红细胞计数有助于合并溶血性贫血的鉴别诊断
外周血涂片	依据血小板形态及数目可鉴别多种原因所致血小板减少症
HBV、HCV、HIV 血清学检查	鉴别病毒感染所致血小板减少症
血清 IgG、IgA、IgM 水平测定（应用 IVIg 治疗前）	鉴别普通变异性型免疫缺陷（CVID）

检查项目	临床意义
骨髓检查（细胞形态学、活检、染色体、流式细胞术）	①鉴别 AA、MDS、各种恶性血液病、肿瘤骨髓浸润等所致血小板减少；②用于常规治疗无效患者及脾切除前疾病重新评判
抗核抗体谱	鉴别继发性免疫性血小板减少症
抗磷脂抗体	鉴别抗磷脂抗体综合征
甲状腺功能及抗甲状腺抗体	鉴别甲状腺功能异常相关血小板减少
溶血系列	除外 DIC 等凝血障碍性疾病，指导临床治疗
特殊实验室检查	
血小板糖蛋白特异性自身抗体	①鉴别非免疫性血小板减少；②常规治疗无效患者及脾切除前疾病重新评估；③指导 IVIg 治疗
血液 TPO 水平测定	①鉴别不典型 AA、低增生 MDS；②用于常规治疗无效患者及脾切除前疾病重新评估
幽门螺杆菌相关测定	适用于幽门螺杆菌感染高发地区或有明显消化系统症状患者
抗人球蛋白抗体试验	适用于贫血伴网织红细胞增高患者除外 Evans 综合征
细小病毒、EB 病毒、巨细胞病毒核酸定量	适用于常规治疗无效患者疾病重新评估

五、报告（结论、解释、建议）与病例列举

根据临床习惯和鉴别诊断的需要，ITP 的原发性或继发性大多数需要骨髓细胞形态学检验，并根据形态学特征，同时排除其他血液病。因此，骨髓形态学结合临床特征、血常规和其他信息，可以报告是否符合或疑似 ITP，报告内容包括有核细胞增生性、巨核细胞增多程度及其产生血小板功能的状态、有无其他特殊的所见（原始细胞增多、病态造血、明显的感染的形态学特征）；对于疑似性结论或证据不充分者，应提出进一步检查的建议，也可以给予适当的解释。ITP 又分为急性和慢性，一般不建议在骨髓形态学报告中提及。少数 ITP 骨髓巨核细胞减少（至少两次骨髓细胞形态学检验的结果），通过骨髓活检并密切结合临床和其他检查，可以提示巨核细胞生成不良性血小板减少症，并建议进一步检查除外其他原因。

ITP 治疗后复查的疗效评判（2020 年版中国指南）可作为骨髓形态学检验与诊断的参考，但不建议在复查患者骨髓象中签发评判报告。完全缓解（complete remission, CR）为治疗后血小板计数≥100×10^9/L 且无出血表现；缓解（remission, R）为治疗后血小板计数≥30×10^9/L，比基础血小板计数增加至少 2 倍，且无出血表现；无效（none remission, NR）为治疗后血小板计数<30×10^9/L，或血小板计数增加不到基础值的 2 倍，或有出血；复发为治疗后血小板计数降至 30×10^9/L 以下，或降至不到复发前基础值的 1/2，或出现出血症状；持续有效为患者疗效维持至开始治疗后 6 个月及以上；早期反应为治疗

开始 1 周达到有效标准；初步反应为治疗开始 1 个月达到有效标准；缓解为治疗开始后 12 个月时血小板计数 $\geq 100 \times 10^9$/L。在定义 CR 或 R 时，应至少检测 2 次血小板计数，间隔 7 天。定义复发时至少检测 2 次，其间至少间隔 1 天。

病例 1　患者 23 岁，女性，躯体瘀点瘀斑 3 天，上肢内侧尤其明显，肝脾淋巴结未及肿大，血常规（PLT 31.4×10^9/L，Hb 107g/L，WBC 5.4×10^9/L，白细胞分类未见异常）发现血小板减低和轻度贫血，既往体健，20 天前有一次感冒，无相关家族性病史，送检骨髓涂片 8 张（附 2 张血片）细胞形态学检验。**检验结论/诊断**：骨髓有核细胞增生活跃，巨核细胞增多（计数全片约 2.5cm×3cm 面积 258 个）伴产血小板功能不佳（原始巨核细胞 4%、幼巨核细胞 12%、颗粒型巨核细胞 68%、产血小板型巨核细胞 8%、裸核巨核细胞 8%，涂片散在和小簇状血小板少见），成熟型巨核细胞紫红色颗粒增多、胞质边缘少量空泡，嗜酸性粒细胞与浆细胞比例轻度增高（粒红两系造血良好、淋巴细胞和其他细胞未见变化，附检血片偶见反应性不典型淋巴细胞）。结合血常规等临床信息，符合免疫性血小板减少症骨髓象。**解释与建议**：患者骨髓象主要异常为巨核细胞增多伴产血小板功能欠佳，未见原始细胞增多、病态造血和异常淋巴细胞等血液肿瘤性病变及其他可以评判的其他血液学异常特征，结合患者血象和血小板减少性肢体出血特点与病史，支持免疫性血小板减少症并需要提示原发性，建议自身抗体（特别是血小板糖蛋白抗体和 Coombs 试验）、血小板生成素、网织红细胞计数和血清铁蛋白检查。

病例 2　患者 3 岁，女孩，反复血小板减少 2 年余，全身见散在瘀点、肝肋下 1cm，脾和体表淋巴结未及肿大，血常规（WBC 6.65×10^9/L，Hb 62g/L，MCV 100.9fl，PLT 87×10^9/L），送检骨髓涂片 6 张（附血片 2 张）。**检验结论/诊断**：有核细胞增多明显活跃，红系为主（各阶段幼红细胞均多，红细胞明显大小不一，多染性和破碎红细胞易见，偶见球形红细胞），巨核细胞生成血小板功能不良（涂片上散在和簇状血小板少见），骨髓象示免疫性血小板减少症（ITP）和/或溶血性贫血（HA）待排。**解释与建议**：患儿肢体瘀点、血小板减少，骨髓产血小板型巨核细胞未见，增生性贫血伴红细胞明显异形改变，ITP 和/或 HA 可能性大；骨髓象未见原始细胞增多、病态造血及淋巴细胞异常，可以排除血液肿瘤性病变。建议血小板糖蛋白抗体和其他自身抗体、网织红细胞、Coombs 试验等检查。

病例 3　患者女性，13 岁，初诊，发现皮下出血 2 天，检查血常规示血小板减少和贫血（Hb 72g/L、RBC 2.45×10^{12}/L、MCV 83.7fl、Ret 6.83%、WBC 5.29×10^9/L、N 76.5%、L 21.6%、M 1.3%，PLT 6×10^9/L），临床诊断免疫性血小板减少症。送检骨髓涂片（附血片）。**检验结论/诊断**：巨核细胞增生明显活跃伴产血小板功能欠佳，粒红两系造血基本良好伴红细胞明显大小不一（易见球形细胞和嗜多色性红细胞），提示 Evans 综合征骨髓象。**解释与建议**：患者以皮下出血为主要症状，骨髓巨核细胞明显增多（全片 379 个），产血小板型比例减低（幼巨核细胞 8%、颗粒型巨核细胞 68%、产血小板型巨核细胞 12%、裸核型巨核细胞 12%），未见原始细胞增多、病态造血和淋巴细胞异常等，可排除血液肿瘤性等疾病，支持免疫性血小板减少症的诊断。细胞形态学同时观察到红系增生和红细胞明显大小不一（小细胞为主），易见球形红细胞（比例占 12%）和细胞大型的嗜多色性红细胞（占 7%），结合患者贫血与网织红细胞计数增高，自身免疫性溶血性贫血不能排除。建议进一步整合临床特征（尤其是出血量与贫血关系的评估）及血小板糖蛋白抗体、血小板生成素和 Coombs 试验等检查，再行评判。

六、结果复核、报告审核、反馈信息处理与其他方面探讨

结果复核、报告审核制度，报告后反馈信息的处理机制，"请结合临床"等检验其他方面问题探讨，参考第 2 章。

英文缩略词表

AA	aplastic anemia	再生障碍性贫血
ACD	anemia of chronic disease	慢性病贫血
aCGH	array based comparative genomic hybridization	基于微阵列比较基因组杂交
aCML	atypical chronic myelogenous leukemia	不典型慢性粒细胞白血病
AI	anemia of inflammation	炎症性贫血
AIHA	autoimmune hemolytic anemia	自身免疫溶血性贫血
ALIP	abnormal localization of immature precursor	幼稚前体细胞异常定位
ALK	anaplastic lymphoma kinase	间变性淋巴瘤激酶
ALL	acute lymphoblastic leukemia	急性原始淋巴细胞白血病
AMBL	acute monoblastic leukemia	急性原始单核细胞白血病
AML	acute myeloid leukemia	急性髓细胞白血病
AML-MRC	AML with myelodysplasia related changes	AML 伴骨髓增生异常相关改变
AML-pCT	AML post cytotoxic therapy	细胞毒治疗后 AML
AMonL	acute monocytic leukemia	急性单核细胞白血病
ANC	all nucleated bone marrow cell	骨髓有核细胞（分类）
ANKL	aggressive NK-cell leukemia	侵袭性 NK 细胞白血病
APL	acute promyelocytic leukemia	急性早幼粒细胞白血病
AR	allelic ratio	等位基因比率
ARMS	amplification refractory mutation system	扩增阻碍突变系统法
aSNP	array single nucleotide polymorphism	单核苷酸多态性微阵列分析
ATG	anti-human thymocyte globulin	抗人胸腺细胞球蛋白
B-ALL	B-lymphoblastic leukemia	B 淋巴母细胞白血病
B-CLPD	B cell chronic lymphoproliferative disease	B 细胞慢性淋巴增殖性疾病
BL	Burkitt lymphoma	伯基特淋巴瘤

CAR-T	chimeric antigen receptor T-cell immunotherapy	嵌合抗原受体 T 细胞免疫疗法
CBC	complete blood count	全血细胞计数
CCUS	clonal cytopenia of undetermined significance	意义未明克隆性血细胞减少
CE	chloroacetate esterase	氯乙酸酯酶
CEP	centromere-enumeration probes	染色体计数（着丝粒）探针
CHIP	clonal hematopoiesis of indeterminate potential	潜能未定克隆性造血
CLB	cup-like blast	杯口状核原始细胞
CLL	chronic lymphocytic leukemia	慢性淋巴细胞白血病
CLL/SLL	chronic lymphocytic leukemia/small lymphocytic lymphoma	慢性淋巴细胞白血病 / 小淋巴细胞淋巴瘤
CLPD	chronic lymphoproliferative disorders	慢性淋巴细胞增殖性疾病
CLPD-NK	chronic lymphoproliferative disorder of NK cell	NK 细胞慢性淋巴增殖性疾病
CMA	chromosomal microarray analysis	染色体微阵列核型分析（分子核型分析）
CML	chronic myelogenous leukemia	慢性髓细胞白血病
CMML	chronic myelomonocytic leukemia	慢性粒单核细胞白血病
CNL	chronic neutrophilic leukemia	慢性中性粒细胞白血病
cn-LOH	copy neutral loss of heterozygosity	拷贝数中性杂合性丢失
CNV	copy number variation	（基因）拷贝数变异
CRAB	hypercalcemia, renal insufficiency, anemia, bone lesions	高钙血症、肾功能不全、贫血、骨损害
DLBCL	diffuse large B-cell lymphoma	弥漫大 B 细胞淋巴瘤
EBER	EBV-encoded RNA	EB 病毒编码的小 RNA
EBV	Epstein-Barr virus	EB 病毒（人类疱疹病毒 4 型）
EGIL	European Group for the Immunologic Classification of Leukemia	欧洲白血病免疫学分类协作组
ELN	European Leukemia Net	欧洲白血病网
EPO	erythropoietin	红细胞生成素
ET	essential thrombocythemia	原发性血小板增多症
ETP-ALL	early precursor T-cell acute lymphoblastic leukemia	早期前体 T 淋巴细胞白血病
FDA	Food and Drug Administration	美国食品药品监督管理局

FEP	free erythrocyte protoporphyrin	红细胞游离原卟啉
FISH	fluorescence *in situ* hybridization	荧光原位杂交
FL	follicular lymphoma	滤泡淋巴瘤
G6PD	glucose-6-phosphate dehydrogenase	葡萄糖 -6- 磷酸脱氢酶
G-CSF	granulocyte colony-stimulating factor	粒细胞集落刺激因子
GEP	gene expression profile	基因表达谱
HA	hemolytic anemia	溶血性贫血
Hb	hemoglobin	血红蛋白
HCL	hairy cell leukemia	多毛细胞白血病
HCL-V	hairy cell leukemia variant	多毛细胞白血病变异型
HGBL	high grade B-cell lymphoma	高级别 B 细胞淋巴瘤
HGVS	Human Genome Variation Society	人类基因组变异协会
HPF	high power field	高倍视野
ICC	International Consensus Classification	国际共识分类
ICSH	International Council for Standardization in Haematology	国际血液学标准化委员会
ICUS	idiopathic cytopenia of undetermined significance	意义未明特发性血细胞减少症
IDA	iron deficiency anemia	缺铁性贫血
IHC	immunohistochemistry	免疫组织化学
IMWG	International Myeloma Working Group	国际骨髓瘤工作组
IPSS-R	International Prognostic Scoring System Revised	修订版国际预后评分系统
ISCN	International System for Human Cytogenetic Nomenclature	国际人类细胞遗传学命名系统
ITP	immune thrombocytopenia	免疫性血小板减少症
IUPAC-IUB	International Union of Pure and Applied Chemistry-International Union Biochemistry	国际纯化学和应用化学联合会 - 国际生化联合会
JMML	juvenile myelomonocytic leukemia	幼年型粒单核细胞白血病
LAIP	leukemia-associated immunophenotype	白血病相关免疫表型
LBCL	large B-cell lymphoma	大 B 细胞淋巴瘤
LBL	lymphoblastic lymphoma	淋巴母细胞性淋巴瘤

LDH	lactate dehydrogenase	乳酸脱氢酶
LGL	large granular lymphocyte	大颗粒淋巴细胞
LGLL	large granular lymphocytic leukemia	大颗粒淋巴细胞白血病
LOH	loss of heterozygosity	杂合性丢失
LPF	low power filed	低倍视野
LPL	lymphoplasmacytic lymphoma	淋巴浆细胞性淋巴瘤
LPL/WM	lymphoplasmacytic lymphoma/Waldenström macroglobulinemia	淋巴浆细胞性淋巴瘤 / 华氏巨球蛋白血症
LSI	locus-specific identifier probes	位点特异性识别探针
MA	megaloblastic anemia	巨幼细胞贫血
MALT	mucosa-associated lymphoid tissue	黏膜相关淋巴组织
MBL	monoclonal B-cell lymphocytosis	单克隆 B 细胞增多症
MCH	mean corpuscular hemoglobin	平均红细胞血红蛋白量
MCHC	mean corpuscular hemoglobin concentration	平均红细胞血红蛋白浓度
MCL	mantle cell lymphoma	套细胞淋巴瘤
M-CLL	mutation-CLL	突变型 CLL
MCV	mean corpuscular volume	平均红细胞体积
MDN	myelodysplastic neoplasm	骨髓增生异常肿瘤
MDS	myelodysplastic syndrome	骨髓增生异常综合征
MDS/MPN	myelodysplastic/myeloproliferative neoplasms	骨髓增生异常 - 骨髓增殖性肿瘤
MDS/MPN-N	MDS/MPN with neutrophilia	MDS/MPN 伴中性粒细胞增多
MDS/MPN-NOS	MDS/PMN with not otherwise specified	MDS/MPN，非特定类型
MDS/MPN-RS-T	MDS/MPN with ringed sideroblasts and thrombocytosis	MDS/MPN 伴环形铁粒幼细胞和血小板增多症
MDS/MPN-U	myelodysplatic/myeloproliferative neoplasm, unclassifiable	骨髓增生异常 - 骨髓增殖性肿瘤，不能分类型
MDS-EB	MDS with excess blast	MDS 伴原始细胞增多
MDS-MLD	MDS with multilineage dysplasia	MDS 伴多系病态造血
MDS-pCT	MDS post cytotoxic therapy	细胞毒治疗后 MDS
MDS-RS	myelodysplastic syndromes with ringed sideroblasts	MDS 伴环形铁粒幼红细胞
MDS-U	myelodysplastic syndrome, unclassifiable	骨髓增生异常综合征，不能分类
MF	myelofibrosis	骨髓纤维化

MGRS	monoclonal gammopathy of renal significance	肾病意义单克隆丙种球蛋白病
MGUS	monoclonal gammopathy of undetermined significance	意义未明单克隆丙种球蛋白病
MM	multiple myeloma	多发性骨髓瘤
MPN	myeloproliferative neoplasm	骨髓增殖性肿瘤
MPN-U	myeloproliferative neoplasm, unclassifiable	骨髓增殖性肿瘤，不能分类型
MPO	myeloperoxidase	髓过氧化物酶
MRD	minimal/measurable residual disease	微小 / 可检测残留病
MZL	marginal zone lymphoma	边缘区淋巴瘤
NAE	α-naphthyl acetate esterase	α- 乙酸萘酯酶
NAP	neutrophilic alkaline phosphatase	中性粒细胞碱性磷酸酶
NBE	α-naphthyl butyrate esterase	α- 丁酸萘酯酶
NCCN	National Comprehensive Cancer Network	美国国立综合癌症网络
NGS	next generation sequencing	二代测序
NMPA	National Medical Products Administration	国家药品监督管理局
NOS	not otherwise specified	非特定类型 / 不另做分类
NSE	nonspecific esterase	非特异性酯酶
O-CMML	oligomonocytic CMML	寡慢性粒单核细胞白血病
PAS	periodic acid Schiff stain	过碘酸希夫染色
PCL	plasma cell leukaemia	浆细胞白血病
PCM	plasma cell myeloma	浆细胞骨髓瘤
PGA	pure granulocytic aplasia	纯粒细胞再生障碍
PK	pyruvate kinase	丙酮酸激酶
PLL	prolymphocytic leukemia	幼淋巴细胞白血病
PLT	platelet	血小板（计数）
PMF	primary myelofibrosis	原发性骨髓纤维化
PNH	paroxysmal nocturnal hemoglobinuria	阵发性睡眠性血红蛋白尿
POX	peroxidase	过氧化物酶
PRCA	pure red cell aplasia	纯红细胞再生障碍
pre-PMF	prefibrotic/early primary myelofibrosis	PMF 前期 / 早期

PV	polycythemia vera	真性红细胞增多症
Ret	reticulocyte	网织红细胞
RS	ringed sideroblasts	环形铁粒幼（红）细胞
SBB	Sudan black B	苏丹黑 B（染色）
SBCL	small B-cell lymphoma	小 B 细胞淋巴瘤
SBLPN	splenic B-cell lymphoma/leukaemia with prominent nucleoli	突显核仁的脾 B 细胞淋巴瘤 / 白血病
SF	serum ferritin	血清铁蛋白
SI	serum iron	血清铁
SLL	small lymphocytic lymphoma	小淋巴细胞淋巴瘤
SMZL	splenic marginal zone cell lymphoma	脾边缘区淋巴瘤
SNP	single nucleotide polymorphism	单核苷酸多态性
SNV	single nucleotide variant	单核苷酸变异
sTfR	soluble transferrin receptor	可溶性运铁蛋白受体
STR	short tandem repeat	短串联重复序列
t-AML	acute myeloid leukemias, therapy related	治疗相关 AML
TF	transferrin	运铁蛋白
T-LGLL	T-cell large granular lymphocytic leukemia	T 大颗粒淋巴细胞白血病
t-MDS	myelodysplastic syndromes, therapy related	治疗相关 MDS
t-MDS/MPN	myelodysplastic/myeloproliferative neoplasm, therapy related	治疗相关 MDS/MPN
t-MN	therapy related myeloid neoplasm	治疗相关髓系肿瘤
TPO	thrombopoietin	血小板生成素
TS	transferrin saturation	运铁蛋白饱和度
U-CLL	unmutation-CLL	未突变型 CLL
UPD	uniparental disomy	单亲二倍体
VAF	variant allele frequency	等位基因变异 / 突变频率
WBC	white blood cell	白细胞（计数）
WHO	World Health Organization	世界卫生组织
WM	Waldenström macroglobulinemia	华氏巨球蛋白血症

血液病检验报告（单）问题与改进建议

近十年来，我们在全国各地的各级医疗单位和第三方实验室的检验报告单中，发现报告版本形式各异，而且很多不规范。检验报告具有严肃性，尤其是带有诊断性或结论性的报告。从另一方面看，检验报告不仅要求实验室工作人员自己看得懂，更重要的是从临床和患者的角度，让不是检验专业的临床医生方便看易理解并能感到满意（对临床很有帮助），还要让病人可以读懂大意。这些是检验报告的基本要求和目的！各地还在落实检验报告互认，提升报告栏目设计通用性（如什么项目在前，什么项目列后），提升报告方式和表述的规范性，这些都极其重要！如血常规中，白细胞计数、血红蛋白浓度和血小板计数三大指标有的紧挨在一起、有的分散排列，极不一致。诸如此类，都不利于人们阅读。

检验报告中的重要栏目，按报告单栏目的基本要求及检验的大致顺序和流程列出：抬头——××（项目）检验报告单、送检单位（接收外单位标本需要栏目）、条形码、患者姓名、性别、年龄、实验室标本编号、科室、床号、病案号、标本采集时间、标本签收时间（第三方实验室需要栏目）、送检医生、实验室接收时间、送检单临床信息、送检标本种类（包括标本状态）与信息核对、送检项目、检测方法、检测时间、检测结果、结论与建议或解释与建议、复核、审核与签名、报告时间等（可以根据实际情况适当增减或调整）。通过回顾，发现有的缺失报告单抬头（好比没有马路路名），有的缺失送检单位（第三方实验室）、科室、检测项目（没有"门牌号"）、检测方法等。有的多个栏目不填写而出现空白，甚至标本号不填写。有的缺失样本签收时间、实验室接收标本时间、检测时间。

在检测结果与提示栏中，有的报告把结论当作结果，把提示内容作为结果。有的报告缺失参考区间或参考值；有的报告的提示、单位和参考区间全是空白。有的报告不规范使用细胞名或术语，如"CD34、CD38 阳性表达的'原始细胞'"解读为"幼稚细胞""原幼细胞""异常细胞"。

报告中使用的单位、数字等符号书写和表达常不规范或不恰当。最常见的是单位，如"$\times 10^9/L$"、数值范围符号"~"、百分比符号等。其次是细胞比例及其用语不规范，如保留小数点后 2 位（89.34%……）的仍报告"可见约"或"可见"；"基因和免疫表型"书写不规范，如基因的"斜体"（如 *JAK2*、*BCR-ABL1*，标题例外）书写为"非斜体"。非斜体书写表示的是基因编码的蛋白。基因外显子，如 *JAK2* exon 12、exon 13……常写为 JAK2 exon12、exon13……；免疫表型，如 cyclin D1……书写为 cyclinD1……。不规范的形态学特征表述更多，如对明确的或怀疑的"淋巴瘤细胞"不表述细胞大小和成熟性，"幼红细胞"为"幼红"、"淋巴细胞"为"淋巴"。诸如此类，作为一份报告的严谨性不够。

以形态学和流式免疫表型检验报告为主的重要部分"检验结论 / 诊断"栏：有诊断、诊断意见、结论与建议、结论、意见、参考意见、报告意见、检验诊断、骨髓象结论、综述意见、印象等众多版本，建议采用含义恰当、折中的"检验结论 / 诊断"。也可与建议一起称为"检验结论与建议"，或"检验结论、解释与建议"。最基本的方式建议为：前面是"检验结果"，接着是"解释与建议"。

报告的内容需要含义明确与符合规范，需要区别检验"结论 / 诊断"与检验"结果"之间的关系，避免一些报告中把检验结果作为检验结论甚至作为诊断意见。如核型分析的结果，包括正常的，都不应该以"核型诊断意见"形式报告。注意专业术语的规范，重视诊断证据的表达。强化职责，主动结合临床，尽可能提供结论 / 诊断或其方向性。不少报告的检验结论 / 诊断把红系造血旺盛、增生性贫血甚至增生性骨髓象等作为诊断意见、意见或结论，都太笼统，提供给临床的意义很小甚至没有。更有许多这类报告中，还非要在其后都加上"请结合临床"。

"请结合临床"等建议，几乎见于每一份报告中，有着复杂的职责、管理与心理因素。"请结合临床"与"实验室结合临床"两者的关系需要把握恰当，"结合临床"的主要支点在于实验室（送检单中的血常规等临床信息常有参考意义），而不是请临床"结合临床"。所有仅报告检验结果或以检验结果作为结论和提示的是不需要"请结合临床"的。"检验结论 / 诊断"除了诊断证据（条件）外，需要符合诊断规则，还不能超越自身学科范围，诸如流式免疫表型检测初诊无髓外淋巴组织诊断的病人，单抗标记不全且证据不足的却报告为滤泡淋巴瘤（FL）、套细胞淋巴瘤（MCL）、弥漫大 B 细胞淋巴瘤（DLBCL），甚至FL3 级等。此外，疾病治疗后复查的重点是本次与前次检验结果的比较，而不是继续报告"仍符合 / 仍考虑本疾病"。

还有一种情况同样不符合客观性，即把"检测结果为阴性的或正常的"作为结论，却依然在其后提示性地加上"请结合临床表现和其他检测结果综合判断"。从语义看，似乎检验报告自己缺乏可靠准确的自信，需要"请临床结合临床表现等，判断实验室发出的检测结果是否正确"。实际上，我们只要发出结果准确可靠的检测报告，不管正常还是异常，结果提供给临床都是有参考意义的。至于临床怎么去结合那是医生的事情，除非特殊、例外的病例，或一般情况下不易引起临床注意的，否则我们不能几乎在每份报告中都去提醒医生。

医学的发展不仅促进了检验项目的增加，还推动了对检验结果作为诊断证据的进一步解释，尤其是复杂的检验结果。把结果解释清楚，使其通俗易懂，是解释的目的。也要避免把检验结果以文字形式的重复而作为解释，甚至把无明显关系的内容作为解释。解释内容需要与时俱进，对落伍的信息需要及时更新，如 CML 患者不存在 *BCR::ABL1* 阴性。但是，仍有较多报告依然在解读"*BCR::ABL1*（p210、p190、p230）阳性或 *BCR::ABL1* 阳性见于 90% 或 95% 以上的 CML"，有一些解释，如"融合基因"检测"不得单独使用，需要结合患者临床症状和形态学、分子遗传学、流式细胞学等检验结果综合诊断"，这既不恰当又带有明显的偏见。还有基因突变等分子 / 基因组学检测，在报告中的重点是诊断及其解释，如某个基因突变可不可以明确诊断？解释的目的是解决临床第一需求问题，而不是大篇幅、引用性地解释突变与靶向药物治疗、预后、缓解率及生存率之间的关系。

建议是对检验结论/诊断尚有欠缺的方面，提出合理而有针对性的完善检查的内容，也不能超出自身学科范围的建议。当前，许多报告提出的建议缺少合理性和针对性，如形态学基础诊断的 AML-M4，建议"白血病融合基因"检查。"白血病融合基因"检验，一部分可能会有相关的特定的诊断依据，也可能没有任何证据，而且它一般不能改变形态学最初结论的基本类型（FAB 分类 AML-M4）。显然，提出这样的"建议"有局限性。

位于报告单下方的备注内容，是对整份报告通过以上各栏目的表达后，尚有不足需要补充的内容的简要说明。注意避免与其他栏内容的重复，如备注中的解释内容。注意无意义的或多余的内容，如"该结果仅为临床提供信息参考，不得单独使用"，不论从检验医生还是检验技术层面或者与临床医生交流角度看，是有问题的。又如"本次检测仅对本次样本负责"，更有"仅对收到的或所检测的标本负责"，以及"本结果仅供临床参考，有疑问需要提出复核'申请'"，对新开展方法的局限性（可以做些适当的解释）而推出高调的"检测声明"等。这些主要是管理问题并过多地强调了自我。

本文整理的报告（单）内容，不针对任何实验室。涉及的浅见只是在实践中不断探究的一家之言。我们的初衷是促进检验报告（单）的合理与规范，尤其是助推血液病整合诊断学的发展与报告质量（品质）的提升。一部分报告问题列举与建议交流如下。

一、基本信息

1. 报告单抬头不能缺失并需要合理 如"细胞遗传学检验报告单""血液肿瘤基因突变检测报告单""骨髓细胞形态学检验报告单""血液肿瘤融合基因检测报告单"等。报告单"抬头"缺失和不恰当是较多实验室的报告单中的常见问题（如图1报告）。没有抬头好比没有路名和门牌号。如果遇上少见的检查项目并使用英文缩写的检验报告，甚至连实验室的许多人不知道做的是什么。

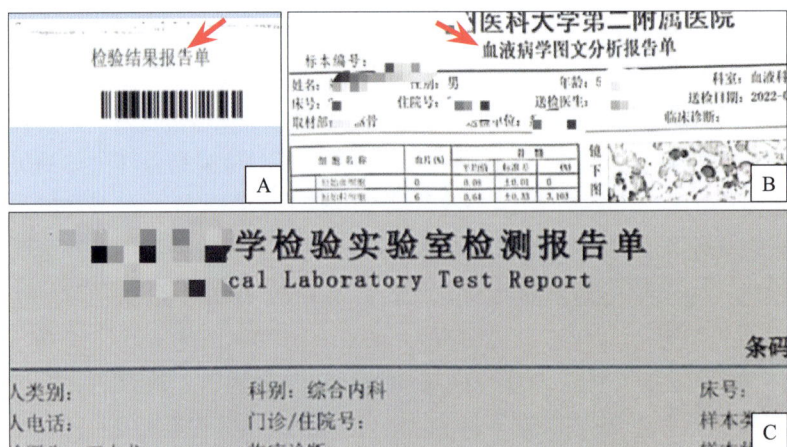

图1 图A和图C的检验报告单缺失报告抬头，而且检验报告单本意是检验结果的回报，不需要加"结果"两字（图A），但不能省略检验报告最基本的"抬头"。图B这份报告有抬头，但它是一份"骨髓细胞形态学检验报告"而用"血液病学分析报告"，范围太大也不切实际。

2．患者姓名、性别、年龄栏内容　这几栏的输入内容一般都不醒目，建议字体字号适当加大、加粗，建议将这些填写的主体内容与栏目本身的框架文字作出区别（如图2示例）。对送检单性别、年龄等信息不详者，是临床开单不合格，需要联系临床补充填写，一般不建议报告栏目内容空白。

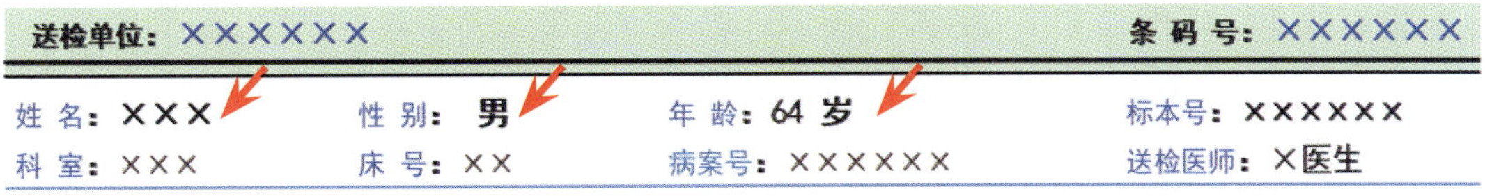

图2　报告单中"姓名"等栏内容是报告单中的首要信息，建议字体、字号比栏目文字粗大，以示醒目。如"姓名"用小五号字，"："与其后内容用五号字，这样输入的重点信息简便醒目。

3．送检医疗单位、临床诊断、地址、科室等栏内容　不建议栏目缺失或"内容"不填写而出现空白（如图3报告）。如果送检单上无信息，可以填写"不详"。如果意义不大的栏目，建议删除，如地址栏。对于第三方检测机构，送检单位是必需栏目。

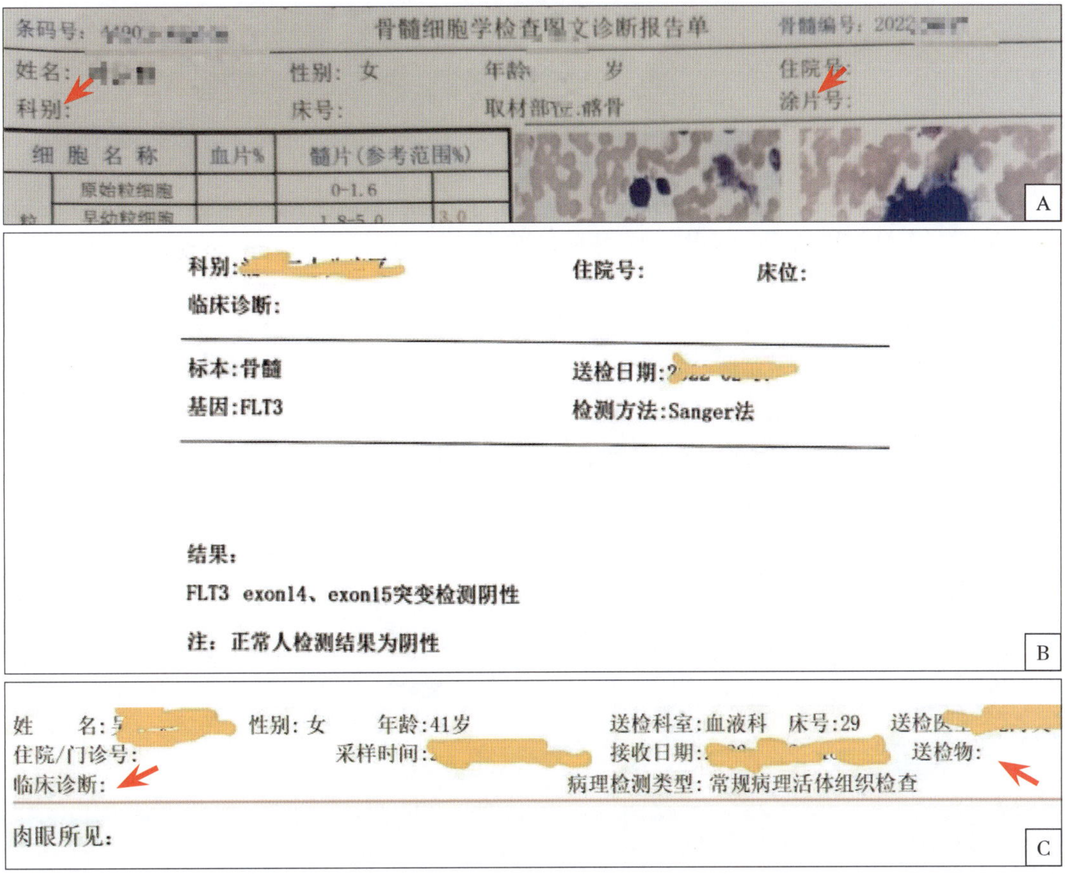

图3　图A报告单缺失"送检单位"（第三方实验室必须栏目）和"临床诊断"等栏目。也不建议"临床诊断"（图B、C），"科室""涂片号""送检物"等多个栏内容不填写而出现空白，如图A、C两份报告。

4．标本类型栏　建议准确填写，如血液、骨髓、EDTA 抗凝血、肝素抗凝骨髓液等。不建议把骨髓涂片、血涂片标本写成"玻片"，也不建议在样本信息等相关栏中出现无意义的内容，如图 4 报告中的样本状态和"本检测不对这些内容进行判断或解读"。

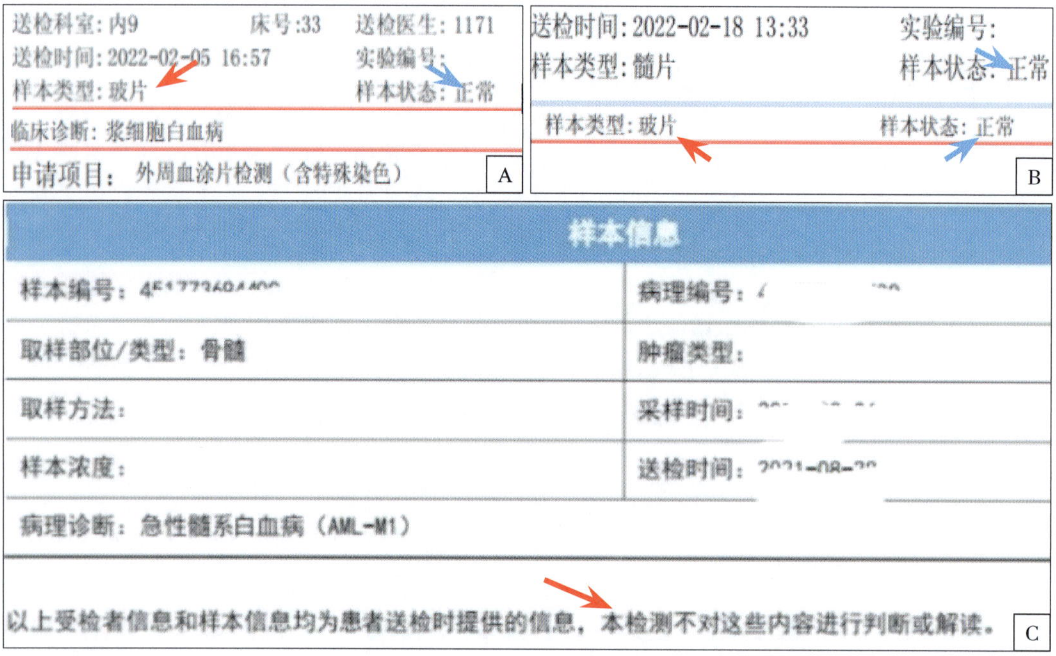

图 4　把血片称"玻片"不妥（图 A 和图 B 报告），不建议对不容易评判的，尤其是骨髓涂片标本进行评判或生搬硬套全给"正常"评价，也不建议报告中出现无意义的信息（图 C）。

5．标本状态栏　不建议表述为"正常"（如图 5 报告），建议表述"外观正常"。在检验中发现微小凝块的，需要注意"标本状态"栏的信息填写，前后需要一致，如在检验结论或备注中标本有凝块而标本状态栏为"正常"也是检验问题。样本状态着重指血液标本有无"溶血""凝块"等明显影响检验结果的状态。而用于不容易评判的骨髓涂片等标本（如图 4 报告）就不恰当了。

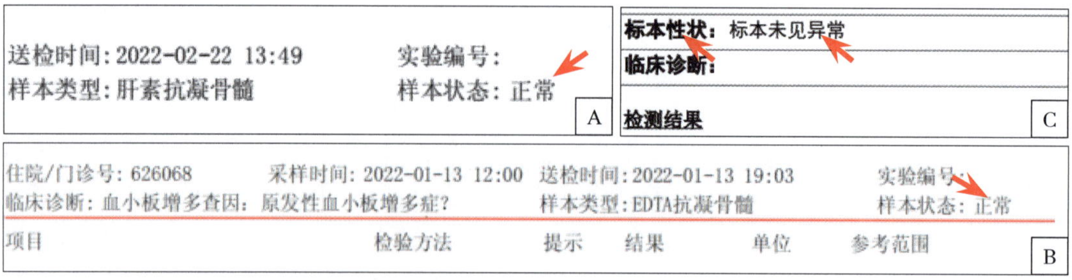

图 5　建议血液骨髓抗凝样本状态正常（图 A 和图 B）改为"外观正常或未见明显凝块"。不建议把"标本状态"栏改为"标本性状"栏（图 C 报告），也不建议填写为"未见异常"。

6. 标本时间栏　标本或样本采集时间、签收时间、实验室接收时间、检查时间和检验报告时间，建议第三方实验室报告中需要体现标本"五个"时间的完整，也不建议有标本时间栏而不填写（如图 6 报告）。

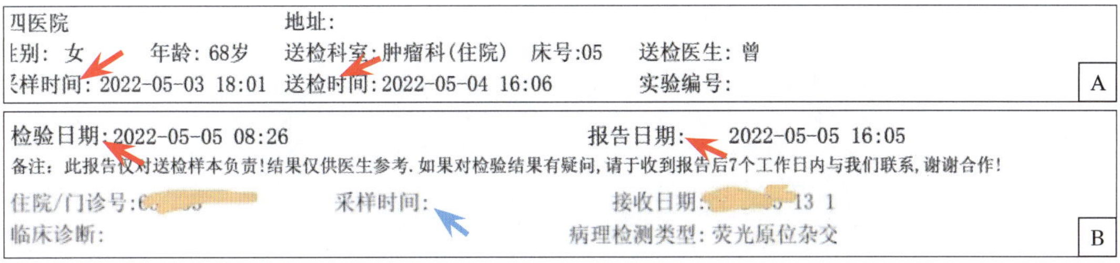

图 6　图 A 报告缺失标本签收时间和送达实验室的接收时间。图 B 报告标本采集时间空白。

7. 送检项目与检验方法栏　报告单中，不建议这 2 个栏目内容缺失或不填写，如图 7 报告。也不建议在送检项目前加"申请"（如图 7C 报告和前述图 4A 报告）。申请项目与临床开具检验的申请检验单，不具有"申请"含义。

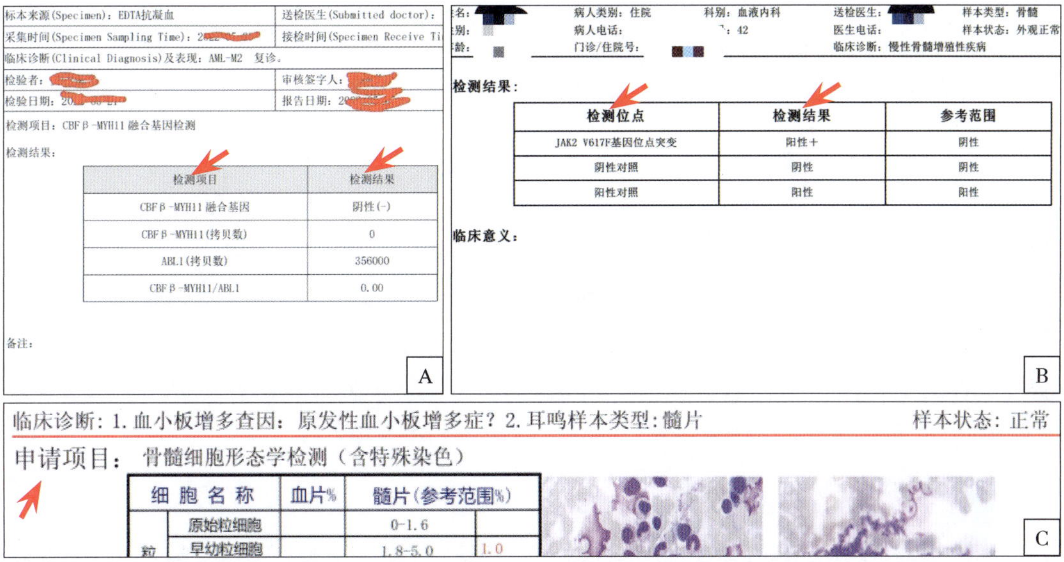

图 7　图 A 和图 B 两份报告缺失"检测方法"。图 C 中"申请项目"无意义，建议改为送检项目或检验项目。

8. 各种标本编号栏　除了样本条形码，一些实验室报告中还有实验编号、医院编号、医院条码、骨髓编号、涂片号、标本编号等。这些编号，建议使用一个重要的，其余编号可以删除。如果因特殊情况必需，建议填写而不应出现不填写，如图 8 报告，以及图 3A、图 4B 和图 5A、B 中的涂片号和实验室编号。

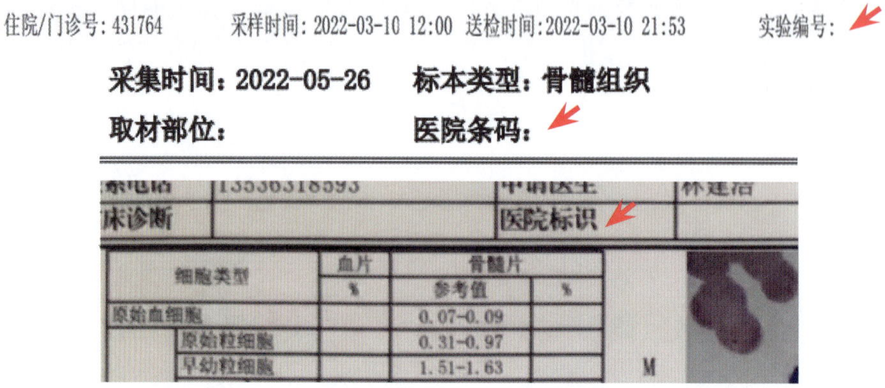

住院/门诊号: 431764　采样时间: 2022-03-10 12:00　送检时间: 2022-03-10 21:53　实验编号:

采集时间：2022-05-26　标本类型：骨髓组织

取材部位：　医院条码：

床诊断　医院标识

细胞类型	血片	骨髓片	
	%	参考值	%
原始血细胞		0.07-0.09	
原始粒细胞		0.31-0.97	
早幼粒细胞		1.51-1.63	

图 8　这 3 份报告除了条形码外，出现的实验编号、医院条码、医院标识等都不建议使用。有“编码”而又不填写的空白更不应该。

9．其他栏目　这些与报告无明显关系的内容栏，如初步报告、患者 ID、身份证、病程、备注等，不建议列入报告的基本信息中（如图 9 报告）。

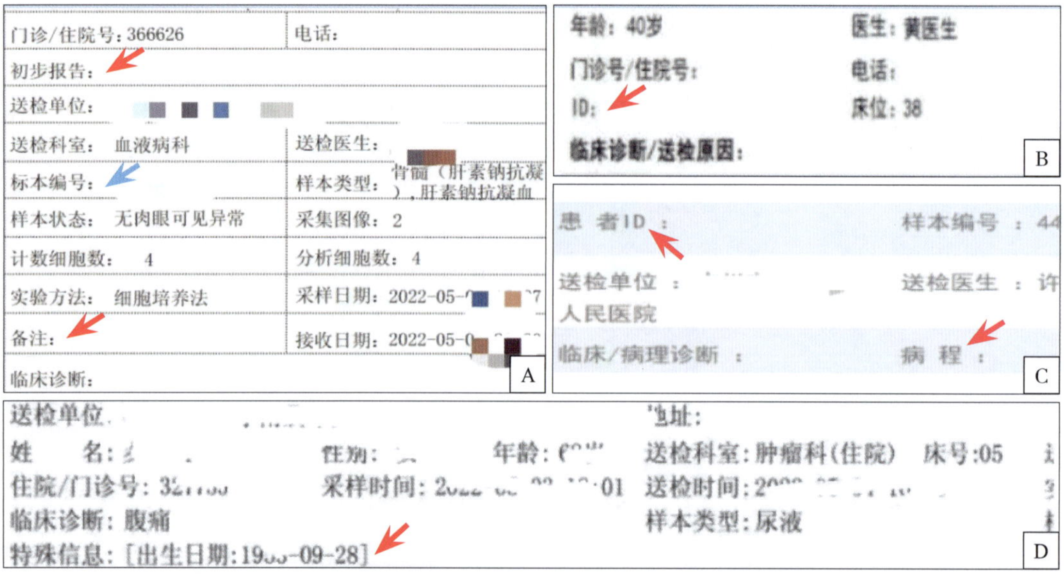

A

门诊/住院号: 366626　电话:

初步报告:

送检单位:

送检科室: 血液病科　送检医生:

标本编号:　样本类型: 骨髓（肝素钠抗凝）, 肝素钠抗凝血

样本状态: 无肉眼可见异常　采集图像: 2

计数细胞数: 4　分析细胞数: 4

实验方法: 细胞培养法　采样日期: 2022-05-

备注:　接收日期: 2022-05-

临床诊断:

B

年龄: 40岁　医生: 黄医生

门诊号/住院号:　电话:

ID:　床位: 38

临床诊断/送检原因:

C

患者ID：　样本编号：

送检单位：人民医院　送检医生：

临床/病理诊断：　病程：

D

送检单位　地址:

姓　名:　性别:　年龄:　送检科室: 肿瘤科(住院)　床号:05

住院/门诊号:　采样时间:　送检时间:

临床诊断: 腹痛　样本类型: 尿液

特殊信息: [出生日期:19‥-09-28]

图 9　这四份报告中，不建议多个栏目内容空缺，对意义不大或与报告无明显关系的，建议删除，如初步报告、备注栏目（包括前面讨论的送检单位地址和各种标本编号）、ID、病程、特殊信息等栏目（图 A、B）。患者 ID 号是住院患者唯一身份识别码，不是检验识别码；也不建议在报告一般信息中设病程栏（图 C 报告）和特殊信息栏的出生年月与成人患者的年龄栏重叠（图 D）。

10．建议增加标本信息核对栏目　表述接收的标本与送检单上的信息是否一致、目测标本量与标本状态，还需要将有条形码一面的标本照片展示于报告单右上方的适当位置（如图 10 报告）。检测完成后，在报告单下方适当位置表述检测后余量标本按规定保存，如有疑问请在报告后 3 ~ 5 个工作日内联系。建议以这种方式说明实验室对唯一的送检标本与信息单上信息的核对，认真仔细规范操作，以及保存余量标本，显示管理上的必要性和严肃性。

- 送检标本与信息核对：骨髓，目测：标本量约 3ml，外观未见明显凝块。核对送检单与来样标本信息一致，标本管及标签信息见照片。
- 送检项目：FISH（PML/RARA）。
- 检测时间：2019/8/8 9：30。
- 检测描述与结果：nuc ish（PML, RARA）×3（PML con RARA×2）[380/400]（计数 400 个间期细胞核原位杂交，每个核分别有 3 个拷贝的 PML 和 RARA 信号，其中每个核 2 个 PML 和 RARA 信号呈融合状态）。结果判断：*PML::RARA* 融合基因阳性。

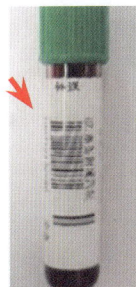

- 阳性信号百分率：95%。阈值：2.1%。 参考区间：阴性。
- 备注：实验室对检测后余量标本按规定保存；如对报告有疑问，请在报告日后 3 个工作日内及时联系）

实验室电话：××××××	地址：×× ×××	服务电话：××××××
检验：××× 报告：×××	审核：×××	报告时间：2019/8/11 17：30

图 10　建议对实验室接收的"来样标本"与"送检单"进行仔细的信息核对，并拍照列于报告单上。建议"来样标本"在检测完成后的余量标本按规定进行保存，以这样"方式"保留"证据"比"本报告仅对来样标本负责"显得更恰当。

11．建议增加包括"血常规等临床信息"栏目　通常，送检单上临床填写的信息可以解决较多检验结论/诊断中需要结合参考或符合某疾病的信息。"临床特征（包括血常规等常规性检查）"是极其重要的一个参考性证据（如图 11 报告），同时可强调临床开具送检单时填写相关信息重要性与必要性，以及为保障开单合格应尽的义务（如果临床开具的送检单中相关信息填写比较规范，可以省略此栏目）。

姓名：×××	性别：女	年龄：45 岁	检验序号：170××××
科室：×××	床号：××	病案号：××××	送检医生：×××
标本采集时间：2017/8/7 14：30	签收时间：2017/8/7 16：10		实验室接收时间：2017/8/8 7：30

送检单临床信息：头昏乏力和皮肤出血半个月，检查血常规异常（Hb 58g/L，WBC 3.34 ×10⁹/L，血片见异常早幼粒细胞 21%，PLT 41×10⁹/L）一周，肝脾肋下未及，浅表淋巴结未及肿大，肢体散在瘀斑、下肢局部瘀斑连片并见牙龈出血，疑诊 AML-M3。

图 11　包括血常规等常规性检查在内的临床信息是实验室结合临床的一个参考性证据，当前增加这一栏目非常重要。

二、检验结果与提示栏目内容

检验结果或结果是检测的数据（数值）、阳性与阴性、突变与未突变，检出与未检出等具体结果的表述。提示是对检验结果异常的提醒。不建议与结果或提示无关的内容出现在检验结果或提示栏中。

1. 不建议把"检验结论与建议"内容当成"结果"报告　如图 12A 报告。也不建议将检测结果的内容作为实验室诊断提示，而应该诊断的提示性内容一点都没有（如图 12 下图报告）。检验报告单的基本要求是让普通医生甚至患者看懂大意，如图 12 中的三份 FISH 检测报告的结果，除检验科室人员外，能理解者可能寥寥，更突出的问题是检测结果与临床提示的关联性不明确。建议强化此类检验结果的表述与解读之间的关联性。

检验方法　　　　　　提示　　　结果	分析间期细胞数:300
流式细胞术	
	结果:
考虑急性髓系	
白血病。不排	P53缺失: 11/300 (<5%)
除AML-	
M4/M5,伴CD7	提示:
表达,建议做	P53基因缺失FISH检测阴性　B
髓系白血病相	分析间期细胞数:300
关基因检查,	
结合形态学、	结果:
白血病相关基	
因及其他检测	PML/RARα: 2R2G1F: 258/300 (<1%)
结果进一步诊	
断。　　　A	提示:
	PML/RARα 融合基因FISH检测阳性　C
检测结果（ISCN2020）: nuc ish(PML,RARα)×2[400]	
实验诊断提示: 检测范围内,以上检测位点未见信号异常,请结合其它检测结果和临床症状综合判断。　D	

图 12　图 A 报告中的检验结果不是结果，是检验结论与建议的内容。图 B、C 两份 FISH 检测报告的结果表述不清晰且与提示内容混淆，"P53 缺失"的结果表述"11/300（< 5%）"，括号中的< 5% 是检测阈值，标本检测阳性细胞的百分比是 3.7%，低于阈值 5%，故结果为阴性；PML/RARα 结果表述中，括号内表述阈值，2R2G1F: 258/300 表示在观察的 300 个细胞总数中，计数到 2 红 2 绿 1 融合信号阳性细胞占 258，阳性率为 86%，故结果为阳性。图 D 报告检测结果中没有明确的是阳性还是阴性的结果；诊断提示"……未见信号异常"是对结果的解释，而应该实验诊断提示的内容（如可能原因、与诊断和治疗的关系）却没有。图 D 报告请结合其他检测结果和临床症状的建议，通常是实验室提出的诊断尚有不足或诊断时的补充，否则提出这样的建议很不恰当。此外，对检测结果描述同样需要用通俗易懂的方式给予解读，本例的"nuc ish（PML，RARα）×2[400]"为计数 400 个间期细胞核，每个核分别有 2 个拷贝的 PML 和 RARα 探针信号，未见 PML 与 RARα 融合信号，结果评判为阴性。

2. 可靠的检验结果本身不需要提示　凡是检测可靠、准确的结果，不管正常还是异常，报告给临床，都是有参考意义的。需要实验室给出提示或结论的内容是将检测到的结果见于一些什么疾病或什么样的可能情况，符不符合某病诊断或可能存在的原因，做一简要的解释，而不是把检测的结果重复一遍（如图 13 报告），其后还要加上"请结合临床表现及其他检测结果综合判断"。这样表达的语义就变成了"报告的检测结果对不对、可不可靠而是需要请临床结合临床表现等进行再判断"。如果不会写结果提示或结论的，可以不写，尤其是常见病的常规性报告。

备注：

　　BCR/ABL融合基因：红色荧光标记GSP ABL探针，绿色荧光标记GSP BCR探针

检测结论：

　　本次未检测到基因信号点异常,结果提示阴性（–）

解释与建议：

A

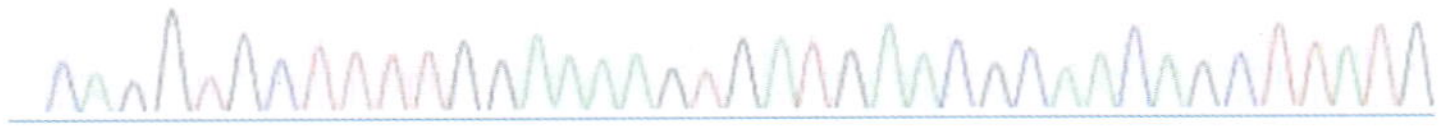

检测结果提示：

　　本次未检测到FLT3-ITD基因突变，请结合其它检测和临床综合判断。

临床意义

B

　　该样本BCORL1基因上检测到一个移码突变:c.1504dup(p.Tyr502LeufsTer33)(杂合，突变频率38.5%)，GATA2基因上检测到一个移码突变:c.506_522delinsCGGC(p.His169ProfsTer45)(杂合，突变频率39.5%)，两处突变均被认为是与髓系血液疾病相关的致病性改变。GATA2突变在MDS患者中提示预后不良。伴有GATA2突变的中危AML患者，其OS和EFS均高于GATA2野生型。

请结合临床表现及其他检测结果综合判断。

C

检测结果：

　　本次未检测到Ig基因发生重排，请结合其他检测及临床综合判断。

备注：

D

图13 报告中需要用好"使用"及"请结合其他检测和临床"，使其恰当。图A报告中的检测结论并不是真正的结论内容，是检验结果另一种方式的重复，"结果提示阴性"不恰当，因为结果本身就是阴性的。图B报告结果提示的并不是提示的内容，其后的"请结合其他检测和临床综合判断"不恰当。图C报告检测结果的内容一半并不是结果内容，还有图D报告，都加上了"请结合临床表现及其他检测结果综合判断"。这些既不是结果的内容，也不是检验合规、合理的表述。

3. 检验结果中的提示栏 提示用"↑""↓"或"异常"表示，是通俗表达检验结果不正常的一种方式。不建议对有异常的结果却在提示栏中不予以提醒（如图14A和B报告）以及提示用法不恰当，如图14C报告。

样本类型:肝素抗凝骨髓				样本状态: 正常
检验方法	提示	结果	单位	参考范围
流式细胞术		骨髓中可见19.71%异常浆细胞。建议结合形态学、蛋		

A

项目	检验方法	提示	结果	单位	参考范围
BCR-ABL p210检测结果	实时荧光定量PCR		阳性(+)		
BCR-ABL p210拷贝数	实时荧光定量PCR		108658		
内参对照（ABL）拷贝数	实时荧光定量PCR		672919		
BCR-ABL p210/ABL比值（%）（计算值）	实时荧光定量PCR		16.14	%	

B

检测范围内，以上检测细胞均为磁珠分选富集后的细胞，检测结果提示此患者

1.1q21位点信号扩增，阳性率约为82%；

2.其他检测位点均未见信号异常。

以上结果提示可能存在1q21位点扩增，请结合其他检测结果和临床诊断综合判断。

C

图 14　图 A 和图 B 报告检测结果异常，"提示"栏未提示，若该栏目不重要，可以删除，包括"单位"栏目。图 C 报告检测到的高比例结果阳性和存在的位点扩增，不宜用"提示"或"提示可能"表述。

4．检验结果中的单位、参考区间或参考值栏　一个方法检验的结果，是有单位和参考区间的，建议补充（如图 15、图 16 报告）。一些定量检测除使用阴性 / 阳性结果外，建议列出参考区间，列出阳性的最低检测数值（如图 14B 报告）。如果确实不适合使用的，建议删除。

检测基因	检验结果描述
白血病残留病灶（C-KIT-TKD）	未发现 C-KIT-TKD 基因突变
白血病残留病灶（FLT3-ITD）	未发现 FLT3-ITD 基因突变
白血病残留病灶（FLT3-TKD）	未发现 FLT3-TKD 基因突变
白血病残留病灶（CBFB-MYH11）	发现 CBFB-MYH11 融合基因转录本

A

送检医生：	肖医生		门诊/住院号：		标本类型：	骨髓
临床诊断：	CML?		采集日期：	2022-03-11	送检日期：	2022-03-12

检测结果

检测项目	检测结果
W515L突变型	阴性
W515K突变型	阴性
阳性对照	阳性
阴性对照	阴性

备注：

B

临床诊断：	样本类型：EDTA抗凝血	样本状态：正常
项目	检验方法	结果
α 地中海贫血SEA缺失基因检测	PCR法	未检出
α 地中海贫血3.7缺失基因检测	PCR法	未检出
α 地中海贫血4.2缺失基因检测	PCR法	未检出
α 地中海贫血点突变基因检测（含CS型、QS型、WS型）	PCR法	未检出
β 地中海贫血基因检测	PCR法	未检出

C

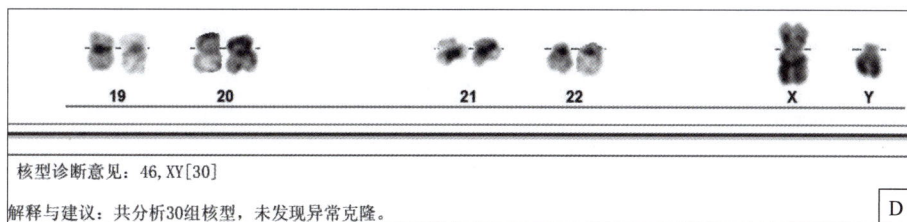

核型诊断意见：46,XY[30]

解释与建议：共分析30组核型，未发现异常克隆。

D

图 15　图 A～C 共 3 份检测报告均缺失参考值。这些基因突变或缺失检测的参考值都是阴性或建议列出检测阈值。图 D 染色体核型分析报告缺失参考值（正常男性 46，XY；正常女性 46，XX）。

左边的黑色数值是"参考区间"。红色数值是镜检的"细胞分类数值"

临床诊断：1.血小板增多查因：原发性血小板增多症？2.耳鸣　样本类型：髓片　　　样本状态：正常
申请项目：骨髓细胞形态学检测（含特殊染色）

细胞名称	血片%	髓片（参考范围）%	
原始粒细胞		0-1.6	
早幼粒细胞		1.8-5.0	1.0

A

分裂细胞		↑	↑
退化细胞		↑	↑
骨髓片：共数细胞	200	个	
血　片：共数细胞	100	个	
粒细胞：共数有核红细胞	3:1~5:1	0.45:1	

意见：骨髓增生活跃，粒
高，可见6.00分类
做流式免疫分型检查
（请将检查结果交给出诊

B

细胞分类	血片(%)	骨髓片(%)	参考值(%)
原始粒			0.31~0.97
早幼粒		0.5	1.51~1.63
中幼粒			4.45~8.53
晚幼粒		4.5	5.93~9.87
杆状核		12.0	20.22~27.22
分叶核		25.0	6.52~12.36
中幼粒			0.15~0.61
晚幼粒			0.17~0.81
杆状核			0.64~1.86
分叶核			0.25~1.47
中幼粒			0~0.07
晚幼粒			0~0.13
杆状核			0.01~0.19
分叶核			0~0.08
原始		2.5	0.27~0.87
早幼			0.51~1.33
中幼		5.0	5.5~9.32
晚幼		7.0	8.39~13.11
粒红比例	2.9		1.4~3
原始淋			0~0.1

C

细胞分类	血片	骨髓片	参考值(%)
原始淋			0~0.14
幼淋巴			0~1.31
淋巴细胞		16.5	15.74~29.82
幼稚浆			0~0.504
浆细胞		1.0	0.29~1.13
原始单			0~0.05
幼单核			0~0.33
单核细胞		0.5	2.12~3.88
巨噬细胞			0~0.63
异型淋巴细胞			
组织嗜碱细胞			0~0.11
原始细胞		25.0	
（单系分类）			
（单系分类）			
（单系分类）			
巨核细胞总数:		183	个/片
巨核分类	%		参考区间%
原巨	8.00		0~4
幼巨	16.00		0~14
颗粒巨	36.00		44~60
产板巨	40.00		28~48
裸核			0~8

D

图 16　图 A 报告单检验结果中的检验数值与参考范围混在一起。图 B 报告单中的粒红比值 3∶1～5∶1 参考区间不切实际。图 C、D 为某检测机构大量使用拼凑的骨髓细胞参考区间（红色箭头是抄袭另一机构的实验数据，其他是文献中数据），毫无要求或规范可言。

5. 检验结果或结果提示栏，用词或术语不规范　如异常细胞、幼稚细胞、原幼细胞与白血病细胞或原始细胞之间关系的表述（图 17 报告）。

获取并分析 10 万-100 万个细胞/管：各群细胞比例	
淋巴细胞	16%
原始-前体区域细胞	2.5%
髓系细胞	75.5%
有核红区域细胞	6%

各免疫表型细胞在有核细胞比例：	
CD34+	2.30%

印象：在CD45/SSC点图上设门分析，原始-前体区域细胞约占有核细胞的2.5%，检测范围内，其阳性表达CD33、CD34、CD38、CD56、CD117，考虑为免疫表型异常的白血病细胞；髓系细胞约占有核细胞的75.5%，部分细胞考虑存在发育异常。建议进一步诊治，并注意密切监测。本结果仅供参考，请结合临床和相关检测结果综合判断。

提示：可见约2.5%的异常细胞。

A

检测结果：
　　骨髓中未见明显的原始幼稚细胞。CD16/CD13和CD16/CD11b图形显示以成熟粒细胞为主。
　　骨髓中可见0.23%浆细胞（R3，粉色），表达CD56，CD38，CD138，CD27，cKappa。不表达CD19，CD28，CD117，cLambda。
　　骨髓中还可见15.47%淋巴细胞（R2，绿色），其中T淋巴细胞占73.27%，CD4/CD8的比值2.49；NK细胞占9.20%；B淋巴细胞占13.05%。
　　骨髓中还可见3.19%单核细胞（R4，蓝色）和0.69%有核红细胞（黄色，CD71+）。

结论与建议：骨髓中未见明显的原始幼稚细胞。另可见0.23%异常浆细胞，建议结合形态学、蛋白电泳和其他检测结果整合评判。

B

图17　图 A 报告中，提示栏内容，异常细胞用于 CD34 等阳性白血病细胞不恰当。图 B 报告中，不建议笼统地不恰当地报告未见明显的原始幼稚细胞，幼稚细胞包括幼粒细胞、幼红细胞和其他幼稚细胞，且在这份报告中检测到的异常浆细胞可能就是原幼浆细胞。

6. 单位、数字等符号书写和表达不规范　如报告中单位微克（μg）写成（ug）（图18），"$\times 10^9$/L、$\times 10^{12}$/L"的书写在许多报告中都不规范甚至是错误的，除图19列出的问题外，不正确的书写还有"*10^9/L""x10^9/L""*10^9/L""x10^9/L"等。数字范围的表示为"~"而不是"-""—""--"，且前后 2 个数的百分号不省略（图20）。顿号（、）等标点符号使用不规范的现象较为普遍，且此类不规范情形广泛存在。此外，基因检测报告中，应斜体书写的 *BCR::ABL1*、*JAK2*、*FLT3*-ITD、*CCND1*、*CEBPA* 等，大多写为非斜体。非斜体表示基因编码的蛋白。融合基因常见写法不规范，如 *BCR/ABL1* 与 *BCR-ABL1*，*PML/RARA* 与 *PML-RARA*。最新的融合基因规范书写为 *BCR::ABL1*、*PML::RARA*……。其次是外显子类和免疫组化标记书写不规范，如图21报告。由于癌基因都是细胞癌基因，故 C-KIT、C-MYC，现在普遍书写为 *KIT*、*MYC*。还有细胞形态学上的专业用语不规范，除了图22外，还有诸如"幼红""淋巴""巨系""骨纤"等不规范的或口语性的，不能用于报告中。

年龄：　岁　　送检科室：　　　　　床　号：　　　　备注：

序号	检验项目	代号	结果	状态	单位
1	凝血酶-抗凝血酶III复合物	TAT	>120		ng/mL
2	血栓调节蛋白	TM	7.4		TU/ml
3	组织型纤溶酶原激活剂-抑制剂1复合物	TPAI·C	24.3	↑	ng/ml
4	纤溶酶-α2纤溶酶抑制物复合物	PIC	31.3	↑	ug/ml

序号	检验项目	代号	结果	状态	单位
1	★凝血酶原时间	PT	13.61		S
2	★凝血酶原国际标准化比值	INR	1.17		
3	凝血酶原比率	PTR	1.17		
4	凝血酶原百分比活动度	PT%	72.74		%
5	活化部分凝血活酶时间	APTT	41.75	↑	S
6	活化部分凝血活酶比率	APTTR	1.49	↑	
7	纤维蛋白原监测终点时间	FBGSJ	12.34		S
8	纤维蛋白原含量	FBG	2.63		g/L
9	凝血酶时间	TT	21.53	↑	S
10	凝血酶比率	TTR	1.27	↑	
11	纤维蛋白（原）降解产物	FDP	>240.00		ug/ml

图18 这2份报告的单位2个"ug"应为"μg"、4个"S"（秒）应为"s"。

超敏C反应蛋白(HSCRP)	↑5.96	mg/L	≤3.0
白细胞计数(WBC)	↑328.22	G/L	8.0~10.0
中性粒细胞绝对值(Neut#)	↑24.94	G/L	1.8~6.3
淋巴细胞绝对值(Lymph#)	↑295.73	G/L	1.1~3.2
嗜酸性粒细胞绝对值(Eos#)	↑1.64	G/L	0.02~0.52
嗜碱性粒细胞绝对值(Baso#)	0.0	G/L	0.0~0.06
单核细胞绝对值(Mono#)	↑5.91	G/L	0.1~0.6
中性粒细胞百分数(Neut%)	↓7.6	%	40~75
淋巴细胞百分数(Lymph%)	↑90.1	%	20~50

A

原幼细胞百分率	Blasts%	14.00	↑	%	<0.00
	NEW	4.38		10^9/L	2.00~8.00
淋巴细胞数	LYM#	1.78		10^9/L	0.80~7.00
单核细胞数目	MON#	0.07	↓	10^9/L	0.12~1.20
嗜酸性粒细胞数目	EOS#	0.07		10^9/L	0.02~0.80
嗜碱性粒细胞数目	BAS#	0.07		10^9/L	0.00~0.10
原幼细胞数	Blasts#	1.04		10^9/L	<0.00

B

| 白细胞计数 | 5.14 | | 3.5~9.5 | *10^9/L |
| 中性粒细胞百分比 | 48.80 | | | % |

项目名称	结果	单位	参考范围		中性粒细胞	2.87		10E9/L	2.0~7.0
白细胞	84.31	↑10⁹/L	3.50~9.50	%	淋巴细胞	3.55		10E9/L	0.8-4.0
淋巴细胞计数	1.10	10⁹/L	1.10~3.20	%					
单核细胞计数	0.00	↓10⁹/L	0.10~0.60	%	单核细胞	1.25	↑	10E9/L	0.12-1.00
中性粒细胞计数	1.52	↓10⁹/L	1.80~6.30	*10^9/L					
嗜酸性粒细胞计数	0.00	↓10⁹/L	0.02~0.52	*10^9/L	嗜酸性粒细胞	0.01	↓	10E9/L	0.02-0.50
嗜碱性粒细胞计数	0.00	10⁹/L	0.00~0.06	*10^9/L					
淋巴细胞百分比	1.30	↓%	20.00~50.00	*10^9/L	嗜碱性粒细胞	0.04		10E9/L	0.00-0.10
嗜碱性粒细胞绝对值	0.01		0.00~0.06	*10^9/L					
红细胞计数	2.03	↓	4.3~5.8	*10^12	红细胞计数	3.63	↓	10E12/L	

C

图19 图A报告单位"G/L"不规范，均应为"×10⁹/L"。图B和图C报告单位"×10⁹/L"的写法均是错误的，原幼细胞百分比、原幼细胞数参考区间≤0.00也不恰当。图C左右2份（包括插图）报告，除了百分比范围书写不规范外，"*10∧9/L"和"10E9/L"均不规范。

住院/门诊号：794659　　　　采样时间：2022-05-23　　　　送检时间：2022-05-23 20:06　　　　实验编号：

临床诊断：　　　　　　　　　　　　　　　　　　　　样本类型：血清　　　　　　　　　　样本状态：正常

项目	提示	结果	参考范围	单位
血清蛋白电泳				
血白蛋白	↓	41.96	[50.97-63.52]	%
血α1-球蛋白	↑	8.75	[2.13-4.56]	%
血α2-球蛋白	↑	15.34	[5.94-11.71]	%
血β-球蛋白		8.81	[8.81-14.97]	%
血γ-球蛋白	↑	25.13	[14.05-23.38]	%
M蛋白测定		0.00	[0.00-0.00]	%

血清蛋白电泳

建议与解释：[血清蛋白电泳图谱中未发现M蛋白。]

A

备注：

1. JAK2 基因 V617F 突变与骨髓增生性疾病（MPNs）密切相关，常见于 PV 患者（67-97%），ET（30-50%）患者和 PMF 患者（35-67%），正常人群中一般不存在；

2. 未检测到 JAK2 基因 V617F 突变的 MPNs 患者也可能在 JAK2 基因其他外显子（如 JAK2 基因外显子 12/13）

B

建议与解释：

[AML1-ETO融合基因检测]

1、AML1-ETO融合基因检测：t(8;21)(q22;q22)，在原发性AML中阳性率约为6-8%，在M2中阳性率为20%-40%，M2b中阳性率约为90%，少见于M4和M1，极少见于MDS和骨髓增生综合症。

2、该结果仅为临床提供基因信息参考，不得单独使用。需结合患者临床症状和形态学、分子遗传学，流式细胞学等检测结果综合诊断。　　　　　　　　　　　　　　　3、本检测以A

C

图 20　图 A 蛋白电泳报告的参考范围起止符号 "-" 应为 "~"，参考范围的中括号 "[]" 应为 "（）"，百分比范围标准书写如 "1-3%" 应为 "1% ~ 3%"。图 B 备注中解读的 3 组百分比范围书写不规范，分别应为 67% ~ 97%、30% ~ 50% 和 35% ~ 67%。图 C 报告除了百分数范围符号使用不当外，顿号使用错误，包括后述的图 40 报告中，顿号在序次语中仅用于汉字数字（如一、二、三）而不使用于阿拉伯数字，"1、2、3" 作为次序语使用是用 "."。此类不规范情形普遍存在。

检验日期：2022-05-19　　　　报告日期：2022-05-

检测项目：JAK2 exon12 基因突变检测　　结果：

检测方法：Sanger 测序　　　　　　　　FLT3 exon14、exon15突变检测阴性

检测结果：未检测到突变(-)　　　　　　注：正常人检测结果为阴性

A

Jak2 A: JAK2 V617F	实时荧光定量PCR	阴性(-)
Jak2 B: Jak2(EXON12)基因 N542_E543del1、E543_D544del1 缺失	实时荧光定量PCR	阴性(-)
Jak2 C: Jak2(EXON12)基因K539L1\L2 突变	实时荧光定量PCR	阴性(-)
MPL A: MPL(EXON10) W515K\A\L\R1\R2\S 突变	实时荧光定量PCR	阴性(-)
MPL B: MPL(EXON10) S505N 突变	实时荧光定量PCR	阴性(-)
CALR A: CALR(EXON9)L367fs*46	实时荧光定量PCR	阴性(-)

B

免疫组化：弥漫浸润淋巴细胞，示CD20（+）、CD19（+）、CD22（+）、LEF-1弥漫强（+）、CD23（+）、CD5灶（+）、CD3（-）、CyclinD1（-）、CD10（-）、BCL-6（-）、MUM-1（+）、BCL-2（+）、C-MYC（+，5%）、TdT（-）、Ki67（+，约10-20%）、CD30（-）、MPO（-）。

C

免疫组化：CD20（90%+），CD23（-），CD10（小灶+），BCL2（小灶+），BCL6（-），SOX-11（-），CyclinD1（-），LEF-1（-），CD3（个别T细胞+），CD5（个别T细胞+），MPO（3%+），CD71（1%+），

D

图 21　图 A、B 2 份报告中 "JAK2 exon12" 应为 "JAK2 exon 12"，还有同样 7 个外显子位点书写不规范（箭头指处）。图 C 和图 D 报告中的免疫组化书写不规范，最常见的是 "cyclinD1"。

细胞名称	结果%	细胞名称	结果%	细胞名称	结果%
原始血细胞		嗜酸中		中红	
原始粒细胞		嗜酸晚		晚红	
早幼粒细胞		嗜酸杆		原始淋巴	
中性中幼		嗜酸分	3.0	幼稚淋巴	
中性晚幼		嗜碱		成熟淋巴	37.0
中性杆状	3.0	原红		异型淋巴	

图 22　这份血片细胞形态学检验报告除了左上边的 3 个细胞全称外，均为不规范或不恰当的简称。

7. 形态学特征描述和免疫组化选择不规范　形态学检验诊断中，一些关键性特征（异常证据）必须明确描述，免疫组化也一样，如图 23 所示的报告。

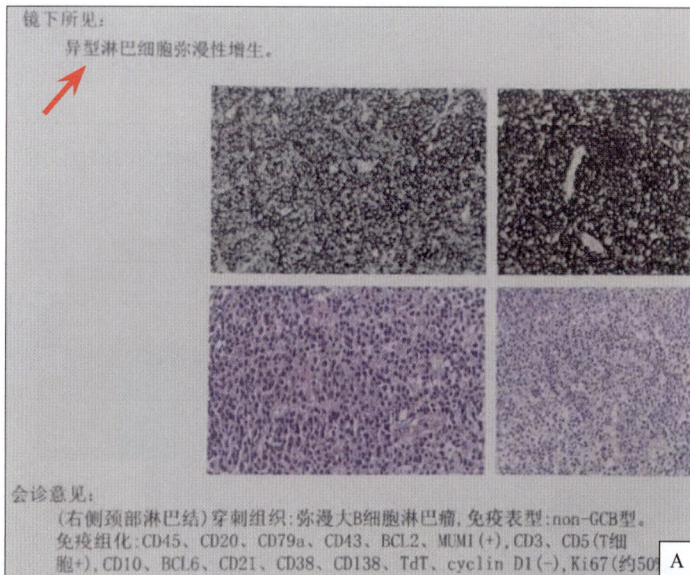

镜下所见：
异型淋巴细胞弥漫性增生。

会诊意见：
（右侧颈部淋巴结）穿刺组织：弥漫大B细胞淋巴瘤，免疫表型:non-GCB型。
免疫组化:CD45、CD20、CD79a、CD43、BCL2、MUM1 (+)、CD3、CD5(T细胞+)、CD10、BCL6、CD21、CD38、CD138、TdT、cyclin D1 (−)、Ki67(约50% A

部位：颈部；

标本类型：淋巴结穿刺活检样本，切片20张；

病理诊断：成熟B细胞淋巴瘤，符合小淋巴细胞淋巴瘤（SLL），建议查外周血、骨髓及相关分子检测协助判断预后及指导治疗。

组织病理：送检组织弥漫中等偏小淋巴细胞浸润，未见正常结构。

免疫组化：弥漫浸润淋巴细胞，示CD20 (+)、CD19 (+)、CD22 (+)、LEF-1弥漫强 (+)、CD23 (+)、CD5灶 (+)、CD3 (−)、CyclinD1 (−)、CD10 (−)、BCL-6 (−)、MUM-1 (+)、BCL-2 (+)、C-MYC (+, 5%)、TdT (−)、Ki67 (+约10-20%)、CD30 (−)、MPO (−)。 B

送检髂后骨髓穿刺活检标本，镜下：骨髓造血组织增生活跃，有核细胞约占85%，粒红比例大致正常。幼稚细胞增多（大于30%），弥漫成片分布。

免疫组化染色结果：A:CD20（部分+）、CD79a（少量+）、CD5（少量+）、TdT（少量+）、CD3（部分+）、Ki-67（约10%+）、MPO（部分+）、CD34（少量+）、CD61（+）、CD117（个别细胞+）。

病理诊断：
（骨穿）骨髓造血组织增生活跃伴病态造血，需考虑骨髓增生异常综合征可能

C

图 23　图 A 和图 B 报告的是同一标本的 2 家单位组织病理检查报告，诊断不一致。图 A 一份报告没有表述肿瘤性淋巴细胞的大小，属于不规范，其次在免疫组化选择和表述上也有所不足。相比之下，图 B 这份报告描述具体，较符合病理学检验与诊断方面的证据要求（基本正确）。图 C 报告的骨髓活检特征表述（包括免疫组化）与诊断的结论出现不一致且不规范，也不符合检验诊断的要求。

三、检验结论 / 诊断

检验结论栏是检验结果结合临床和其他信息得出的诊断、方向或其总结的表述。不建议将检验结果作为检验结论报告。

1. 检验结论 / 诊断　栏目标题有：诊断、诊断意见、结论与建议、结论、意见、结论与意见、参考意见、报告意见、检验诊断、骨髓象结论、综述意见、印象甚至印诊等许多版本，建议采用含义恰当、折中的"结论"一词。也可与"建议"一起为"结论与建议"，或"结论、解释与建议"或"检验结论 / 诊断、解释与建议"。

2. "可见约"与"见"和"检测到"以及细胞比例小数位　通常，用在仪器检测方法中，用"检测到"。"可见"可以用在眼观的检验项目（如细胞学和组织病理学显微镜下的检查）中，但把"可见"用在仪器检测的报告中显得不恰当，如图 24 报告。"可见"与"见"，用"见"字更为确切。也可以用"检出"，如检出分类不明细胞或小簇状分布的可疑转移性肿瘤细胞。细胞比例整数后的有效小数位需要恰当，常见问题为提高精密度而保留了不恰当的小数位（图 24 中的图 B、C 报告）。

检测结果：
骨髓中可见约**94.51%**CD117+细胞（P3，红色），高表达CD9，CD117、CD33、CD13；还表达CD64，MPO，CD123，不表达CD34、CD19、CD56、CD7、CD15、HLA-DR及其余检测抗体，CD16/CD13和CD16/CD11b图形显示粒细胞成熟分化曲线异常，
骨髓中还可见约**3.05%**淋巴细胞（P4，绿色）和**0.82%**有核红细胞（P6，棕黄色）。

A

制备方法	直接法+培养法
显带方法	R显带
分析中期细胞数	15.00

B

BCR/ABL融合结果

检测项目	计数细胞	阴性细胞数	阳性细胞数	阳性细胞比例	结论
BCR/ABL融合	500	100	400	80.00%	阳性BCR/ABL融合

描述：nuc ish(ABL,BCR)x3(ABL con BCRx2)[400/500]

C

图 24　不建议如图 A 这份报告用"可见"。因为流式检测中，虽然有散点图，但比例是由仪器计算而来并非眼睛看出来。精确到小数点后 2 位，用"可见约""可见"不符合通常的认知，如骨髓涂片分类有核细胞 200 个，保留小数点后 1 位；流式计数上万个细胞保留小数点后 2 位，再在准确数值前加"可见""约可见"是不恰当的。图 B 报告核型分析中期细胞数"15.00"，细胞的单位是"个"，保留了 2 位小数，与实际不符。图 C 中 FISH 检测报告的阳性细胞比例"80.00%"，这个精确性也不恰当。

3．不建议将检测结果作为结论或诊断意见报告　这种情况混淆了含义，如图 25 中的图 A、B 的 2 份报告。图 25 的图 C 报告为基本符合规范。也不建议将缺乏明确临床意义的报告作为结论，如图 27 报告的"原始细胞增多骨髓象"和"骨髓纤维化"。骨髓纤维化是骨髓活检中的一种纤维组织增生而不是疾病，类似的不当使用还有由血常规检验决定的嗜酸性粒细胞增多症、小细胞性贫血、白细胞减少症等作为结论或诊断意见报告。

结论：46，XY

| A |

核型诊断意见：46, XY, del (13) (q12q22) [14]/46, XY[1]

解释与建议：共分析15组核型，其中1组正常核型，14组异常克隆。其异常克隆为13号染色体长臂中间缺失。请结合临床和实验室其它检查明确诊断，必要时再行骨髓染色体核型分析。

| B |

核型结果：45,XY,del(5)(q13q33),del(7)(q22q34),add(12)(p11.2),-20[20]

解释及建议：所分析的细胞均存在上述多条染色体数目和结构异常，del(5q)、del(7q)、add(12p)（del(12p)）、-20（del(20q)）多见于髓系肿瘤（MDS、AML等），≥3种异常及7号染色体存在异常常提示预后不良，但因尚未知来源片段（add(12p)）的存在，建议加做FISH等分子检测进一步明确上述染色体异常并结合检测结果综合分析判断。

| C |

图 25　图 A 报告把染色体核型分析的结果当成结论。图 B 报告将核型检测的结果当成诊断意见，在解释与建议中需要对检验结果的临床意义进行解读，而该报告则没有（不符合要求）。图 C 报告的染色体核型分析，"检测结果"和"解释与建议"正确。

---

7. 可见15.0%原始细胞，其胞体大小不等，核形多呈圆、椭圆，亦可见扭曲、折叠，染色质分布较均匀，核仁可有可无，浆量少。
血像：有核细胞分布少，可见15%原始细胞，血小板分布尚可。

结论：

提示：**原始细胞增多骨髓象**

| A |

镜下所见：送检骨髓组织一块，大小为1.0cm×0.2cm×0.2cm
送检骨髓组织广泛增生，可识别粒红细胞散在分布，均以中幼及以下阶段为主，巨核细胞0-4/骨小梁间，以异形巨核细胞为主。
网状纤维染色：MF2级
骨硬化：3级
组化：CD34：个别+ MPO：粒细胞+ CD235a：有核红+ CD42b：巨核细胞+ CD68：散在+

诊断提示：骨髓纤维化

| B |

图 26　图 A 报告不表达百分比的"原始细胞增多"作为结论欠妥。图 B 骨髓活检报告，诊断提示"骨髓纤维化"不是真正的疾病，要明确的是"原发性"还是"继发性"的问题，这才是检验诊断要求的规范。

4．在诊断栏内容表述中，建议表述细胞异常的特征　报告的具体诊断，主要变化的证据不能少，不建议过于笼统，如图 27 报告。骨髓细胞形态学建议诊断报告中，也不建议简单的检验结果或细胞比例的重复，需要符合检验的基本要求（如图 28 报告）。

病理诊断：

（骨髓）骨髓有核细胞增生活跃，造血容量约80vol%，红系增生旺盛，粒系增生减低，巨核细胞数量增多（5-12个/HPF），未见原始细胞及异型淋巴细胞增多，考虑：1、增生性贫血骨髓象；2、结合临床、骨髓涂片及实验室检查综合诊断，必要时完善髓系基因突变检查再行评判。 A

病理诊断：

（骨髓）骨髓有核细胞增生较活跃，造血容量约50vol%，粒红巨三系造血基本良好，未见原始细胞及异型淋巴细胞增多，考虑增生性骨髓象。请结合临床、骨髓涂片及实验室检查综合诊断。 B

图 27　图 A 骨髓活检报告"增生性贫血"太笼统，提供给临床参考的价值小；需要明确表达有核红细胞增生的阶段、细胞及其形态学所见，结合血常规等临床信息提出增生性贫血中的类型或可能，以及需要进一步检验的建议。图 B 骨髓活检报告的"增生性骨髓象"是形态学检验中评判的一个骨髓细胞增生程度，与"请（临床）结合临床"无关。骨髓活检是评判这一"增生性"的金标准，对于取材良好的骨髓活检标本，这里提出"请结合骨髓涂片"的建议的意义不大。重要的是先结合血常规等临床信息，提供给临床是不是大致正常或有无某疾病存在的骨髓象的结论。

参考意见：目前骨髓取材无渣，粒系占 35.0%，红系占 23.5%，请结合相关检查、患者病史及临床。 A

（三）意见：
骨髓象提示：粒红两系增生明显活跃（请结合临床及相关检查综合分析） B

意见：
粒系、红系、巨核系增生活跃，血小板散在可见。 C

个
250

病理诊断：

（骨髓）送检穿刺骨髓组织，基质出血，造血组织容量：50VOL%，呈骨髓增生活跃。造血组织粒、红系增生。粒系前体细胞偶见，中、晚以下各阶段细胞散在或成堆可见。红系原、早阶段细胞可见，中、晚阶段细胞散在或小堆可见。巨核细胞 2-4 个/HPF，为多叶核。淋巴细胞、浆细胞可见。未见纤维化。

诊断意见：造血组织增生活跃，请结合临床及相关检查综合考虑。 D

图 28　A、B、C、D 这 4 份骨髓形态学报告，都不符合检验结论和检验职责的要求，对临床没有什么参考意义，是一个普遍性问题："医生开单要用申请单，检验结论 / 诊断请医生"

5．结论 / 诊断中，建议表述主要证据　一些诊断报告中，常缺失诊断的主要证据而下结论，如图 29、图 30 报告。

淋巴细胞 (P2)	8.2%	粒细胞 (P5)	16.4%
原始细胞 (P3)	/%	有核红细胞 (P6)	2.4%
单核细胞 (P4)	0.4%	异常细胞 (P7)	72.6%

4.检测免疫表型所见：

CD45/SSC设门，检测白血病免疫表型21种单抗和图形分析，检测到P7群异常细胞占有核细胞计数的72.6%，CD117、CD33、CD38阳性，CD123和CD9弱阳性，CD34、CD3、CD7、CD19、CD10、HLA-DR、CD11b、MPO等阴性，提示髓系白血病细胞免疫表型。

5.结论与建议：

检测到髓系白血病细胞占有核细胞计数的72.6%，基本符合急性髓细胞白血病（M4首先考虑）免疫表型象，建议结合其他检查。 A

组织化学和免疫组化染色：

1.Gomori染色：阴性。

2.甲苯胺蓝染色：偶见阳性细胞。

3.CD34 60%+、CD117 40%+、CD61巨核+、CD235a 15%+、MPO 70%+、溶菌酶 70%+、CD3 3%+、CD5 3%+、CD19 1%+、CD14个别+

附检：

结论与建议：

　　原始细胞增生（比例约占60%），考虑急性髓细胞白血病（M5）骨髓象，建议结合白血病融合基因等检查。　　　　B

附检血片特征：

白细胞数量增多，原始细胞占97%，血小板极少见，红细胞形态尚可。

附检印片特征：

结论与建议：

　　骨髓细胞明显增多，原始细胞占99%，符合急性髓系白血病（M2可能），建议融合基因、染色体等检查除外急性早幼粒细胞白血病。　　　　　　　　　　　　　　　　　　　　　　　C

图29　图A为初诊骨髓流式免疫表型检测报告，没有证据可以证明"首先考虑 AML-M4"；FAB 分类的"AML-M 4"需要原始细胞≥20%，粒系和单核系细胞各>20%。图B报告原始细胞增生（比例 60%）没有形态学、细胞化学或免疫组化的直接证据；也没有结合细胞形态学原始细胞和幼单核细胞的比例及其单核系细胞分类中不同阶段细胞所占的比例；考虑 M5 没有证据支撑；在建议中仅结合白血病融合基因等检查也过于局限，可以提供 M5 的最主要证据是细胞化学或组织化学染色。图C报告的骨髓涂片，原始细胞达到 99%，骨髓细胞学报告中附检血片原始细胞 97%，不存在 M2 的可能性。

6．建议报告中的诊断需要符合诊断规则　　血液疾病大类及其细分类型是有一套诊断规则的，不建议以大体印象进行诊断，如图 30 和图 31 所示报告。也不能混淆术语概念，如图 31 所示报告。

病历简述： 初诊，疑诊AML。血常规示：白细胞 1.0×10⁹/L，血红蛋白 92g/L，血小板 79×10⁹/L。

	A	0.50
早幼粒		
中幼粒		1
晚幼粒		
杆状核		
分叶核	3	1.50

诊断结论：

急性髓系白血病（M2首先考虑）。

解释与建议：

患者初诊，血三系异常。骨髓涂片示有核细胞增生明显活跃，原始细胞占58.5%；流式细胞分析示异常髓系原始细胞占有核细胞计数的33.0%和粒细胞（30.8%）抗原表达模式异常；白血病43种融合基因筛查均为阴性；骨髓染色体核型46,XY[20]；整合以上检查，符合急性髓系白血病（M2首先考虑），建议结合临床、骨髓活检及NGS髓病42种基因检测等检查。　　　　A

结论与建议：

　　有核细胞增生明显活跃，原始细胞占58.5%，符合急性髓系白血病（M2可能）骨髓象，建议结合临床及分子遗传学检查。

病理诊断：

（骨髓活检）结合病史符合：1）慢性髓系白血病(CML)；2）骨髓增殖性肿瘤伴重度纤维化，JAK2基因突变阳性(MPN)。

建议解释：

骨髓造血组织三系增生活跃，巨核细胞聚集伴重度纤维化，符合骨髓增殖性肿瘤骨髓象；请结合临床及实验室检查包括外周血涂片、骨髓细胞形态、流式细胞术、细胞遗传学及分子检测包括JAK2, MPL, CALR基因突变检测综合分析，并行BCR-ABL定量及ABL突变检测评估治疗效果。经查阅文献，报道的BCR-ABL1和JAK2双阳病例少于100例。　　　　B

图30　图A中绿底色的插图A为骨髓细胞学分类（早幼及其后期阶段粒细胞占 3%）；绿底色的插图B为骨髓细胞学诊断报告"M2 可能"，根据诊断标准，M2 中的一条是早幼粒细胞及其后期阶段粒细胞≥10%，故这个"可能"不存在。在该病例经过一些重要项目检查后的整合诊断报告（图A）中，明确诊断为"M2 首先考虑"不符合诊断规则。在这个诊断的类型中，还没有排除细胞毒治疗后、MDS 相关等特定的 AML 类型。图B为骨髓活检的 CML（*BCR::ABL1*+）患者，检测到骨髓纤维化和 *JAK2* 阳性，诊断仍是 CML，伴 MF（疾病进展），而不是笼统的"MPN 伴 MF"。*JAK2* 阳性可以在 CML 的少数患者中出现，不影响 CML 及其伴 MF 的诊断。

病历简述：患者初诊，全血细胞减少，疑诊AA、MDS、AL。白细胞 2.03×10^9/L，红细胞 1.14×10^{12}/L，血红蛋白 37g/L，血小板 62×10^9/L。

诊断结论：

急性B淋巴细胞白血病。

解释与建议：

患者初诊，全血细胞减少，重度贫血。骨髓活检示原始淋巴细胞增生（比例约占90%，大片状分布）；附检涂片有核细胞少见，原幼淋巴细胞占80%；流式免疫表型检测到异常原始B淋巴细胞占有核细胞计数的65.3%；FISH ABL1基因重排、ABL2 基因重排（断裂）、CRLF2 基因重排（断裂）CSF1R 基因重排（断裂）、PDGFRB 基因重排均为阴性；白血病43种融合基因筛查均为阴性。整合以上检查，符合急性B淋巴细胞白血病。 |A|

病理诊断：

（骨髓）结合临床病史、形态、实验室检查结果，符合意义未明单克隆免疫球蛋白血症。

免疫组化:CD138(较多浆细胞，占造血细胞约30%+),MPO(髓系细胞+),CD71(红细胞+),CD117、CD34(个别幼稚细胞+),CD3(个别T细胞+),CD20(个别B细胞+),ki67(约80%+)。

网状纤维染色:MF-0级 |B|

（二）血片

1.白细胞数量未见明显异常，可见原始细胞占 10%，形态同骨髓。

2.成熟红细胞大小不等。

3.血小板簇及血小板可见。

4.未见寄生虫及其他异常细胞。

意见：形态学所见：**骨髓增生减低，原始细胞占 32%，急性非淋巴细胞白血病待排，建议做流式明确诊断** |C|

图31 图 A 为多学科信息整合诊断报告，经流式免疫表型、白血病融合基因和 FISH 对一些特定基因重排进行检查后，仍诊断为急性 B 淋巴细胞白血病，不符合整合诊断的要求。该病例还需要提出进一步检查（没有检查的项目）与分类的建议。图 B 报告为骨髓活检诊断报告 CD138 阳性细胞约占 30%，仅此一条就不符合 MGUS 的结论。MGUS 为骨髓中克隆性浆细胞比例＜10%，其他条件无 CRAB 症状，M 蛋白＜30g/L。图 C 报告中，骨髓检出原始细胞 32%，血片 10%，还是给予一个 ANLL 待排的细胞形态学意见，也不符合细胞学检验诊断的基本要求。

7．合理合情使用请结合临床和其他检查 如果以检验正常范围或未见 / 未检测到异常的描述表述为意见或结论的，提出请结合临床和其他检查的建议（如图 32 报告），常无实际意义。

镜下所见：送检骨髓组织一块，大小为1.0cm×0.2cm×0.2cm 骨髓增生减低（30%），粒红比大致正常，粒系以中性中幼粒细胞及以下阶段为主。红系增生减低，以中晚幼红为主，巨核细胞 2-8/骨小梁间，以分叶核巨核细胞为主。未见淋巴细胞明显增高。

组化:CD3: 散在+, CD5: 散在+, CD10: -, CD20: -, PAX5: -, CD23: -, BCL-2: -

造血良好和未见原始细胞增多，建议结合临床和其他检查。

诊断提示：未见异形淋巴细胞，请结合临床。 |A|

检验方法	提示	结果	单位
流式细胞术		外周血中未见明显的浆细胞。请结合临床体征、蛋白电泳、形态学、遗传学、分子生物学等	

|B|

图32 这 2 份报告（包括图 A 中的插图报告）以"检验正常范围"内容描述性作为"诊断提示"或"报告意见"，并提出不恰当的"建议"，尤其是过多地使用"请结合临床"。若不添加此类表述，仅报告结果更为规范。

8. 结论 / 诊断中的结合临床 报告单结论 / 诊断栏目，提出的结论最重要的是实验室结合临床，而不是"请（临床）结合临床"并要求临床对多为生疏的"实验室语言或形态学表述"进行评判（如图 33 ~ 35 报告）是不恰当的。不建议把"请结合临床"作为每一份报告的惯用语。

结论与建议：

骨髓增生程度明显活跃，粒系原始细胞可见伴ALIP（CD34+细胞约占5%~8%），红系巨幼样变，巨核细胞异型增生，组织学改变考虑骨髓增生异常综合征伴原始细胞增多（MDS-EB1），请结合临床、骨髓涂片及染色体等结果，并做髓系肿瘤42基因突变检测。 **A**

诊断及建议、评估
符合B-ALL表型，请结合临床检测MLL基因。 **B**

意见： 1.AML
2.AML-M5 可能性大，诊断请结合临床及相关检测确诊 **C**

检验诊断：
目前骨髓考虑急性粒细胞白血病未分化型（AML-M1），请结合其他检查和临床。 **D**

图 33 图 A 报告诊断的 MDS-EB1，"请结合临床"不恰当。临床提供了信息（老年患者，全血细胞减少），实验室结合这些信息一般可以下结论，临床解决不了 EB1 还是 EB2 等类型。图 B 报告的形态学和流式免疫表型检验符合 B-ALL 是诊断的"金"标准，"请结合临床"的临床根本不能改变这一诊断是 B 还是 T 的 ALL。图 C 和图 D 2 份报告，提出请（临床）结合临床也没有实质意义，临床均无法决定 AML 或其类型 / 亚型。

白细胞计数	24.3	↑	3.5~9.5	10^9/L	17 MCHC 平均血红蛋白浓度326			
中性粒细胞百分比	3.3	↓	40.0~75.0	%	18 RDW-S红细胞分布宽度SD55.6		↑	:
淋巴细胞百分比	96.3	↑	20.0~50.0	%	19 RDW 红细胞分布宽度 17.2		↑	:
单核细胞百分比	0.4	↓	3.0~10.0	%	20 PDW 血小板分布宽度 16.1			
嗜酸粒细胞百分比	0.0	↓	0.4~8.0	%	21 PLT 血小板计数 31		↓	
嗜碱粒细胞百分比	0.0		0.0~1.0	%	22 PCT 血小板压积 0.03		↓	(
中性粒细胞计数	0.80	↓	1.80~6.30	10^9/L	23 MPV 平均血小板体积 8.7			
淋巴细胞计数	23.4	↑	1.1~3.2	10^9/L	24 P-LCR大型血小板比率 18.7			:
单核细胞计数	0.10		0.10~0.60	10^9/L	25 hsCRPC反应蛋白（快）2.6			
嗜酸粒细胞计数	0.00	↓	0.02~0.52	10^9/L				
嗜碱粒细胞计数	0.00		0.00~0.06	10^9/L				
红细胞计数	2.42	↓	4.30~5.80	10^12/I				
血红蛋白	74	↓	130~175	g/L				

A

7.原始细胞比例约占 65.5%，此类细胞呈圆形或类圆形，染色质疏松，可见核仁，胞浆染蓝色，部分细胞胞浆可见空泡，POX 偶见阳性。
（二）血片
1.白细胞减少。
2.粒细胞比例减低，形态未见明显异常。
3.成熟红细胞形态大致正常，计数 100 个白细胞未见有核红细胞。
4.淋巴细胞比例增高，为成熟淋巴细胞。
5.血小板少见，呈散在分布，形态可。

意见：
考虑为急性白血病，请结合临床和其他相关检测进一步确诊。 **B**

图 34 图 A 为图 B 报告的血常规，B 图骨髓细胞形态学原始细胞比例 65.5%。图 A 送检单中提供的异常血常规就是临床特征的一部分，足以做出形态学的基本诊断——急性白血病，而报告中的"请结合临床"，临床完全不能改变这个最基本的诊断，"请结合其他相关检查"也一样，除非实验室不相信自己的检验。其他的细胞形态学、流式免疫表型、骨髓活检甚至淋巴结活检中也有不恰当的类似报告。

诊断结果：
　　少量骨髓组织中，染色质偏细的异型细胞增多，请结合临床及流式细胞学检测进一步
　　确定该类细胞性质及诊断。

A

检查意见
本次涂片符合AML（M1可能）骨髓象，请结合
NPM1、FLT3-ITD、DNMT3A突变等其他检查及
临床综合考虑。

B

成熟B细胞肿瘤侵犯骨髓，细胞体积偏大，CD10阳性，考虑弥漫大B细胞淋巴瘤或滤泡性淋巴瘤（3级），请结合临床，并排查髓外病灶以进一步明确亚型（骨髓活检无法观察淋巴组织结构，且部分淋巴瘤累及骨髓时可与原发病灶亚型不完全一致，具体亚型需以髓外淋巴组织病变分型为准）。

C

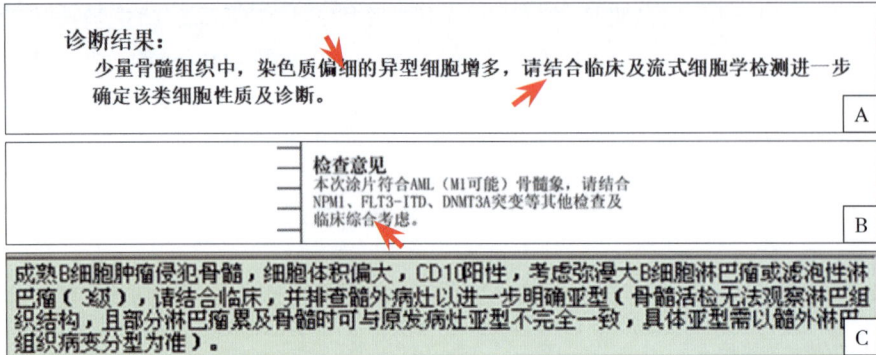

图35　图 A 报告"染色质偏细的异型细胞增多"与"请结合临床"，临床不能评判"异型细胞增多"的细胞系列、形态。图 B 为骨髓象结论正确，但"请结合……临床综合考虑"也是不恰当的。图 C 报告的考虑弥漫大 B 细胞淋巴瘤或滤泡淋巴瘤（3 级），不符合骨髓形态学诊断基本要求和规则，建议的"请结合临床"也是很不恰当的。

9. 血液肿瘤治疗后复查报告问题　治疗前后形态学检验的"结论/诊断"是前后检查的对比，有核细胞增生程度、肿瘤细胞和造血细胞比例的动态变化，不是简单的"仍符合诊断"（图 36 报告）或者一直在同一个实验室检验的，也不要请临床去比较。

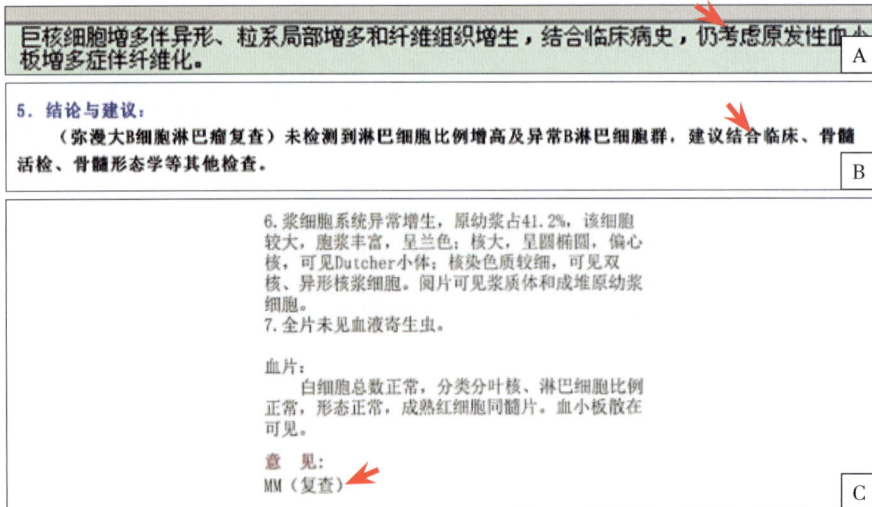

巨核细胞增多伴异形、粒系局部增多和纤维组织增生，结合临床病史，仍考虑原发性血小板增多症伴纤维化。

A

5. 结论与建议：
　　（弥漫大B细胞淋巴瘤复查）未检测到淋巴细胞比例增高及异常B淋巴细胞群，建议结合临床、骨髓活检、骨髓形态学等其他检查。

B

6. 浆细胞系统异常增生，原幼浆占41.2%，该细胞较大，胞浆丰富，呈兰色；核大，呈圆椭圆，偏心核，可见Dutcher小体；核染色质较细，可见双核、异形核浆细胞。阅片可见浆质体和成堆原幼浆细胞。
7. 全片未见血液寄生虫。

血片：
　　白细胞总数正常，分类分叶核、淋巴细胞比例正常，形态正常，成熟红细胞同髓片。血小板散在可见。

意见：
MM（复查）

C

图36　图 A 为原发性血小板增多症治疗后复查的形态学检验报告，仍考虑的诊断/结论不符合检验要求，也不符合临床的期望。图 B 报告的诊断/结论也一样，最重要的是与前次检验进行比较，而不是建议结合临床和其他检查。图 C 报告更不规范，患者 MM 复查，"意见"中也来个"MM（复查）"什么都没有，主要的细胞（浆细胞）比例与形态以及对比前次检查的形态学是检验结论的重要内容。

四、解释与建议

1. 解释栏　解释是对检验结果及其主要临床意义，是否具有诊断性（诊断与鉴别诊断）证据，以及少见疾病或新类型或新的项目，还包括意犹未尽而需要说明的内容做进一

步的补充或解读。好比论著结果与讨论的关系。不建议将结果内容重复或把无明显关系的内容作为解释（图 37 报告）。

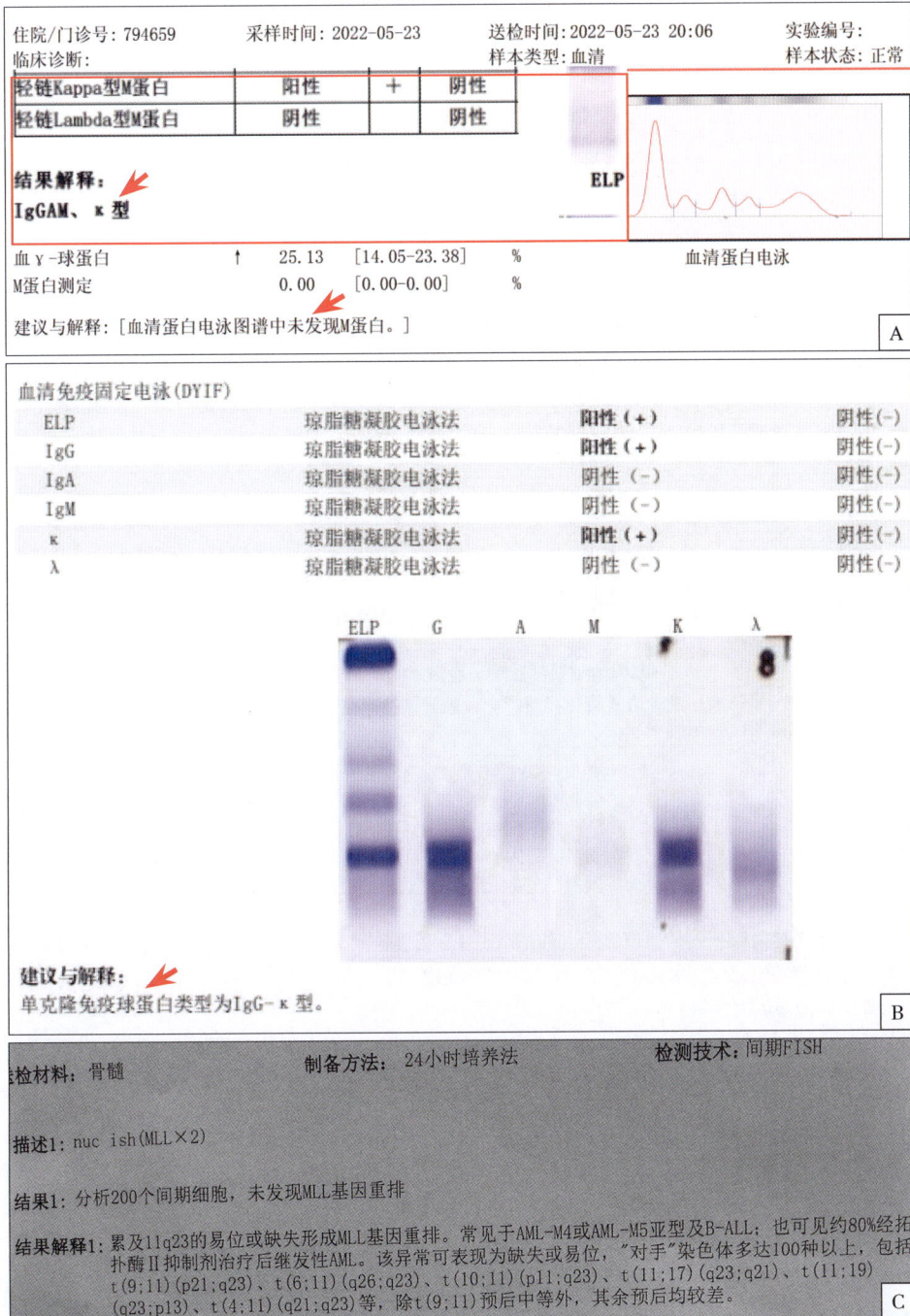

住院/门诊号：794659		采样时间：2022-05-23		送检时间：2022-05-23 20:06	实验编号：
临床诊断：				样本类型：血清	样本状态：正常
轻链Kappa型M蛋白	阳性	＋	阴性		
轻链Lambda型M蛋白	阴性		阴性		

结果解释：
IgGAM、κ 型

| 血γ-球蛋白 | ↑ | 25.13 | [14.05-23.38] | % |
| M蛋白测定 | | 0.00 | [0.00-0.00] | % |

建议与解释：[血清蛋白电泳图谱中未发现M蛋白。]

血清蛋白电泳　ELP

A

血清免疫固定电泳(DYIF)

ELP	琼脂糖凝胶电泳法	阳性（＋）	阴性（−）
IgG	琼脂糖凝胶电泳法	阳性（＋）	阴性（−）
IgA	琼脂糖凝胶电泳法	阴性（−）	阴性（−）
IgM	琼脂糖凝胶电泳法	阴性（−）	阴性（−）
κ	琼脂糖凝胶电泳法	阳性（＋）	阴性（−）
λ	琼脂糖凝胶电泳法	阴性（−）	阴性（−）

建议与解释：
单克隆免疫球蛋白类型为IgG-κ型。

B

| 送检材料：骨髓 | 制备方法：24小时培养法 | 检测技术：间期FISH |

描述1：nuc ish(MLL×2)

结果1：分析200个间期细胞，未发现MLL基因重排

结果解释1：累及11q23的易位或缺失形成MLL基因重排。常见于AML-M4或AML-M5亚型及B-ALL；也可见约80%经拓扑酶Ⅱ抑制剂治疗后继发性AML。该异常可表现为缺失或易位，"对手"染色体多达100种以上，包括t(9;11)(p21;q23)、t(6;11)(q26;q23)、t(10;11)(p11;q23)、t(11;17)(q23;q21)、t(11;19)(q23;p13)、t(4;11)(q21;q23)等，除t(9;11)预后中等外，其余预后均较差。

C

图 37　图 A 和图 B 报告（包括红色框插图报告）中"建议与解释"栏的内容，是结果或结论的内容。"解释"需要从诊断或临床意义角度进行拓展。图 C 报告的解释缺乏针对性，检测结果未发现 *MLL* 重排，更多的应从阴性结果方面解读还有可能存在的各种情况或必要时复查或其他检查。

2. 建议栏 建议是对提出的结论或诊断尚有欠缺，提出进一步检验或完善诊断的内容。不建议将不相关的内容或片面的内容作为建议（图38和图39报告），也不能给予超出自身学科范围的建议（如图39图C、D报告中的内容）。

核型诊断意见：46, XY, del (13) (q12q22) [14]/46, XY[1]

解释与建议：共分析15组核型，其中1组正常核型，14组异常克隆。其异常克隆为13号染色体长臂中间缺失。请结合临床和实验室其它检查明确诊断，必要时再行骨髓染色体核型分析。 ⬜A

核型诊断意见：45, XY, del (6) (q13), der (7) t (7:12) (p13:q12) add (7) (q36), -12[18]/46, XY[12]

解释与建议：共分析30组核型，其中12组正常核型，18组异常克隆。其异常克隆为6号染色体长臂末端缺失；7号衍生染色体，7号染色体短臂和12号染色体发生易位，7号染色体长臂末端被未知来源染色体片段取代；缺失一条12号染色体。请结合临床和实验室其他检查明确诊断，必要时再行骨髓染色体核型分析。 ⬜B

图38 图A报告是把检测结果用文字做了简单的重复作为解释的内容。真正的解释是把"检出的这种异常克隆见于哪些疾病，可不可以对某种疾病做出诊断"等内容，或提出还需要完善或进一步检查的建议，通过通俗易懂的语言，提供给临床作为参考并做出临床评估。图B报告是一例三系血细胞减少患者，常规染色体核型分析发现多个复合的异常核型，但均不是WHO造血淋巴肿瘤分类中建议的特定异常，把检验结果当成诊断意见为其问题一，没有解释这些异常的真实意义是其问题二。

结论与建议：
增生性贫血骨髓象。建议做铁蛋白相关生化检查。
（请将检查结果交给出诊医师进行临床判断） ⬜A

意见：考虑急性髓系白血病 (AML-M1) 骨髓象
请结合流式白血病免疫分型检测结果
综合诊断。
（请将检查结果交给出诊医师进行临床判断） ⬜B

本检验结果仅反映送检标本的情况

备 注：本次检查表现为增减，结合患者病史和治疗史，患者可能存在治疗性免疫性甲状腺炎（甲减期），请及时就诊，明确诊断，补充优甲乐。 ⬜C

检查结果：
粪便外观正常，镜检发现寄生虫卵及灵芝孢子
诊断及及建议、评估：
检出肝吸虫卵，建议做胆B超及驱虫治疗 ⬜D

结论与建议：骨髓活检见浆细胞散在分布，CD138+细胞 3%～5%，CD56+和 Lambda+，首先考虑 MUGS（意义未明单克隆性球蛋白血症），并备注：MM 肿瘤细胞常呈灶性分布，不能排除其他区域异常浆细胞比例更多的可能，请结合临床及器官损害情况，必要时换部位重取活检；如出现典型的 CRAB 症状及免疫力下降所致的反复细菌感染、高黏血症等临床表现，也可诊断 MM。 ⬜E

图39 不建议将无关内容列入"建议"中，如图A、B 2个报告。检验结论/诊断或报告备注中也不建议给予超出学科范围的建议，如图C和图D中的"补充优甲乐""驱虫治疗"，图E的下划线内容以及前述图35C的滤泡淋巴瘤3级。

3. 解释或解读内容需要与时俱进 对概念和定义陈旧的内容需要及时修订，如图40报告。

检测项目描述：

费城染色体（Ph）由9号染色体和22号染色体发生易位而产生，在融合基因上表现为BCR-ABL融合，由位于9号染色体q34上的ABL基因片段易位至22号染色体q11上的断裂点簇集区（BCR），形成BCR-ABL融合基因。BCR-ABL融合在血液肿瘤中具有重要的诊断和预后意义，在90%以上的CML、30%的成人ALL、2%-10%的儿童ALL、以及少数的AML和MM患者中都有发现。 ⬜A

项目	检验方法	提示	结果	单位	参考范围
BCR-ABL p230检测结果	实时荧光定量PCR		阴性(-)		
BCR-ABL p230拷贝数	实时荧光定量PCR		0		
内参对照（ABL）拷贝数	实时荧光定量PCR		3913657		
BCR-ABL p230/ABL比值（%）（计算值）	实时荧光定量PCR		0.00	%	

建议与解释：
[BCR-ABL融合基因检测]
1、BCR-ABL融合基因检测：是t（9；22）（q34；q11）易位形成，见于超过95%的CML，20-50%的成人ALL和2-10%的儿童ALL中，以及小于2%的AML中。
2、该结果仅为临床提供基因信息参考，不得单独使用。需结合患者临床症状和形态学、分子遗传学，流式细胞学等检测结果综合诊断。　　B

	检验方法	提示	结果	单位	参考范围
RARa S检测结果	实时荧光定量PCR		阴性(-)		
RARa S 拷贝数	实时荧光定量PCR		0		
对照（ABL）拷贝数	实时荧光定量PCR		750340		
RARa S/ABL比值（%）（计算值）	实时荧光定量PCR		0.00	%	

与解释：
[PML-RARa融合基因检测]
1、PML-RARa融合基因检测：是t（15；17）（q22；q12-21）易位形成，见于10-15%的AML以及90%以上的APL。
2、该结果仅为临床提供基因信息参考，不得单独使用。需结合患者临床症状和形态学、分子遗传学，流式细胞学等检测结果综合诊断。　　C

图40　图 A 和图 B 2 份 *BCR::ABL1* 检测报告，解释的内容均不恰当。CML *BCR::ABL1* 阳性，不存在阴性患者。图 B 检验 *BCR-ABL1*（p230）报告中的解读更不切实际，它在 CML 中的阳性率 < 1%。图 C 报告的 *PML::RARα* 是 APL 定义和诊断的指标，见于 ≥ 98% 的 APL。此外，解释的语句存在语病，如这份报告和图 B 报告的备注 1 "*PML-RARA*、*BCR::ABL1* 融合基因检测（蓝色箭头）" 都不是 "易位形成"。

4. 解释内容需要恰当　病名使用需要符合习惯或规范，如图 41 报告。建议不做无意义的解释，避免跑题，如图 40B 与图 40C 报告黑色箭头："该结果仅为临床提供信息参考，不得单独使用……"。这些无论是从检验层面还是从与临床交流角度看，都是有问题的。只要是可靠准确的结果，都是有临床意义的。

结果解释：

1. 该样本未检测到突变(-)，参考序列为 NM_004972；

2. 目前的数据表明，JAK2 基因外显子 12&13 突变仅见于约 2~5% 的真性红细胞增多症(PV)患者，在 Ph 阴性的(Ph-)的 MPNs 中，还存在其他基因突变，如 MPL, CALR 等；

3. 临床使用本结果时，请结合临床信息及其它检测结果综合考虑。

以下信息来自最新文献及相关指南，供临床参考：

1. 骨髓增殖性疾病（MPNs）是一系或多分化相对成熟的骨髓细胞不断克隆性增殖所致的一组肿瘤性疾病的统称，按照 WHO2008 分类，主要包括慢性粒细胞白血病，BCR/ABL1 阳性（CML/Ph+），真性红细胞增多症（PV），原发性血小板增多症（ET），原发性骨髓纤维化（PMF），慢性中性粒细胞白血病（CNL），慢性嗜酸性粒细胞白血病非特质型（CEL），肥大细胞增多症（Mastocytosis），以及骨髓增殖性肿瘤未分类型（MPN-U）；　　A

SF3B1	NM_012433.3:e xon14:c.1998G>C:p .Lys666Asn	SF3B1突变在MDS-RS患者中比在非MDS-RS患者中 P<0.001)，可作为辅助鉴别MDS-RS的分子标记。SF3B1与环铁粒细胞密切相关，具有SF3B1的MDS 关。SF3B1基因突变与MDS患者良好预后相关，且 生存期相关(HR，0.51；95% CI 0.37-0.90，P VAF≥15%与更好的预后有独立的相关性(HR，0 P=0.048)。与野生型相比，SF3B1 VAF<15%的患 突变可见于APL患者，初发和复发的患者无显著 变常伴随JAK2 V617F突变，SF3B1突变的MDS- R	B

检测到SF3B1基因突变，SF3B1突变在MDS-RS患者中比在非MDS-RS患者中更为普P<0.001），可作为辅助鉴别MDS-RS的分子标记。SF3B1与环铁粒细胞密切相关，与更有利的预后独立相关。SF3B1基因突变与MDS患者良好预后相关，单因素分生存期相关(HR，0.51；95% CI，0.37-0.90，P=0.017)。多因素分析中，SF3B有独立的相关性(HR，0.52；95% CI，0.27-0.99，P=0.048)。与野生型相比，OS没有明显差异。	C

图 41 解释的病名需要恰当，如图 A 报告解释中的"非特质型"为"非特定（类）型／不另做分类"或"非特指（类）型"（not otherwise specified，NOS）；"未分类型"为不能进行现有类型分类的"不能分类型"（unclassifiable）而不是未进行分类的类型。图 B 和图 C 报告中解释的 *SF3B1* 中，"环铁粒细胞"是不能少"形"和"幼"的，尤其是这个"幼"，即环形铁粒幼细胞；"幼"字后的"红"字，即"环形铁粒幼红细胞"中的"红"是可以加也可以不加的，因为环形铁粒细胞从命名至今，习惯性公认"环形铁粒幼细胞"就是"环形铁粒幼红细胞"，也没有第二类细胞与之混淆。

五、备注栏内容及其他

1. 备注栏内容问题　不建议出现与备注无关的或不恰当的内容，如图 39、图 40 报告备注内容。还有图 42 报告的"妥善使用""综合使用""不做证明材料"等相关内容，都不是实验室需要解释或备注的内容。

检测项目	检测结果
CBFβ-MYH11 融合基因	阴性(-)
CBFβ-MYH11(拷贝数)	0
本报告仅供临床参考，不作证明材料！	356000
	0.00

本报告仅对本次受检样本负责，检测结果供参考，[最终治疗诊疗方案]请遵医嘱。

备注：

1. 该结果仅为临床提供基因信息参考，临床过程中结合患者临床信息和其他检测结果妥善使用。

2. 本结果不得单独使用，须结合患者形态学信息、分子遗传学信息及临床信息等综合使用；

图 42 报告中的备注内容（红色箭头和插图中的 2 个蓝色箭头处）均不恰当，也无意义。包括图 40 报告中的"不得单独使用""需结合患者临床症状……检查诊断"，这种提醒或警示性解释本身存在过多的主观与片面，还带有临床医生"不懂"之意。

2. 备注中意义不大的内容　如"本次检验结果（报告）仅对本次样本负责"，甚至仅是对"收到的标本负责"和"所检测的标本负责"，以及"结果仅供临床医生参考"（如图 43 报告），这些都不是达意或恰当的表述。建议使用前述图 10 报告的形式。检验前，实验室必须仔细核对收到的唯一不二的来样标本信息与送检单信息、外观（如抗凝血标本、血清标本）方面等之类的质量评判，与标本条形码一面拍照保留证据等。建议通过更佳的管理举措可以替代显有"主观性"的表述。

印象：在CD45/SSC点图上设门分析，原始-髓系前体区域细胞约占有核细胞的1%，CD34+细胞约占0.81%。髓系细胞约占有核细胞的75.5%，本次抗体检测范围内，未见明显发育异常。请结合临床及分子遗传学等相关检查结果综合判断。本次检测据临床医生提供的资料选择抗体，结果仅供参考。

建议：请结合临床表现、细胞学和遗传学结果进一步确诊。
注：本次检验结果仅对本次标本负责，结果仅供临床医生参考。

图43 报告中，不建议使用红色箭头标注的内容，"结果仅供临床医生参考"也不是很恰当的表述。检验报告都是供参考的。病理诊断医生的诊断报告更需要重视，甚至在没有明确的"诊断"或"结论"报告中，仍然要过多强调"仅供医生参考"，显得不恰当。

3. 备注栏"申请"问题 不建议对临床有疑问的报告提出复检或复核需要提出"申请"（如图44报告）。作为检测实验室也不能保证一定没有问题。复核或复检对于实验室以及临床都是一件有益的事。

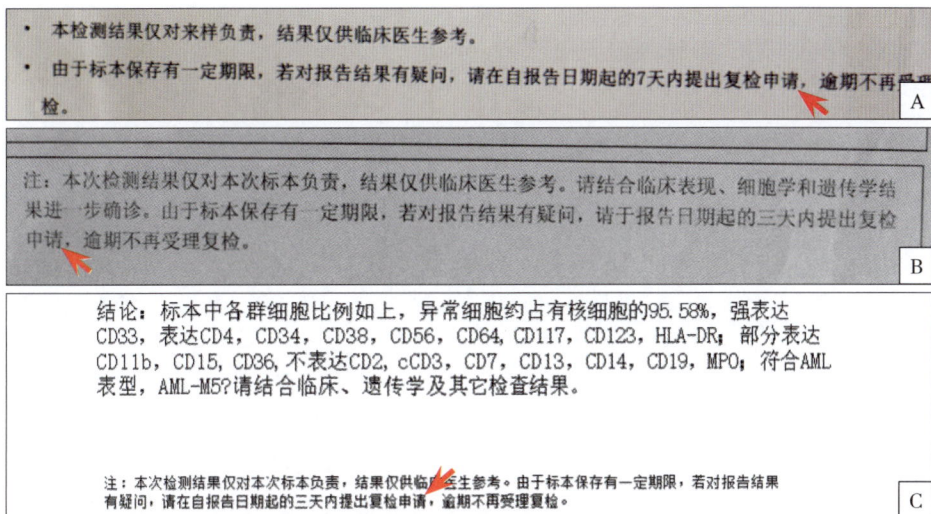

图44 这3份报告，备注了对报告结果有疑问时需要提出"申请"，不符合实验室的职责要求或服务宗旨。

4. 备注栏检测声明问题 对检验的局限性不建议通过郑重的检测声明或声明的形式阐明，如图45报告。因为任何一项检验都有缺点、都不是完美的。对于新检验项目，可以适当介绍方法性能及其局限性，体现务实客观。

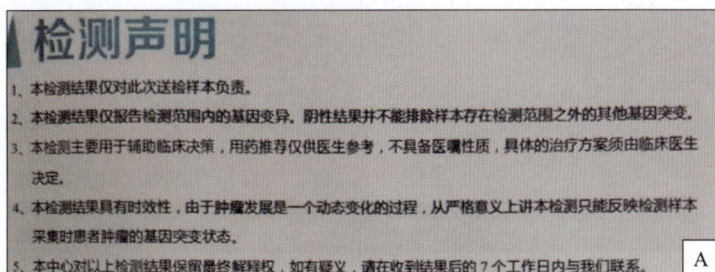

声明：

1. 本检测采用 PCR+Sanger 测序法检测报告单中所列位点，其它位点不在本检测范围内；

2. 不同检测结果报告方式说明：①未检测到突变：是指没有检测到有临床意义的突变；②检测到突变：结果栏中显示突变命名（HGVS 命名规则）；③多态性位点：结果栏显示 rs 开头的结果；④检测到多个突变时，以[；]隔开；

3. 本检测提供的结果仅供临床参考，请结合临床及其它检测结果综合分析；

4. 本检测的检测下限为 20%，当突变细胞/正常细胞比低于 40%时，不排除假阴性的可能；

B

检测申明

1.本检测不能排除检测范围以外的其他少见基因位点突变的可能，也不能排除由于非遗传性因素如细菌病毒感染、难产、新生儿黄疸、缺血缺氧性损伤等因素引起的耳聋。

2.本检测报告仅为受检者相关疾病的临床诊断、治疗、监测提供参考，提示遗传风险，实际健康状况还与生活方式、环境因素等个体差异有关；具体预防护理方案请咨询专业医护人员。临床医师应综合考虑检测内容的适用信息，并结合受检者的实际情况及其他检测结果（组织病理学、影像学）制定综合全面的治疗方案。

3.本报告最终解释权归本医院所有。我院承诺充分保护受检者个人信息隐私，以及在检测过程前后涉及的：家族史、基因型结果等遗传信息均得到严密隐私保护，任何除受检者之外的个体或单位无权使用这些信息。

C

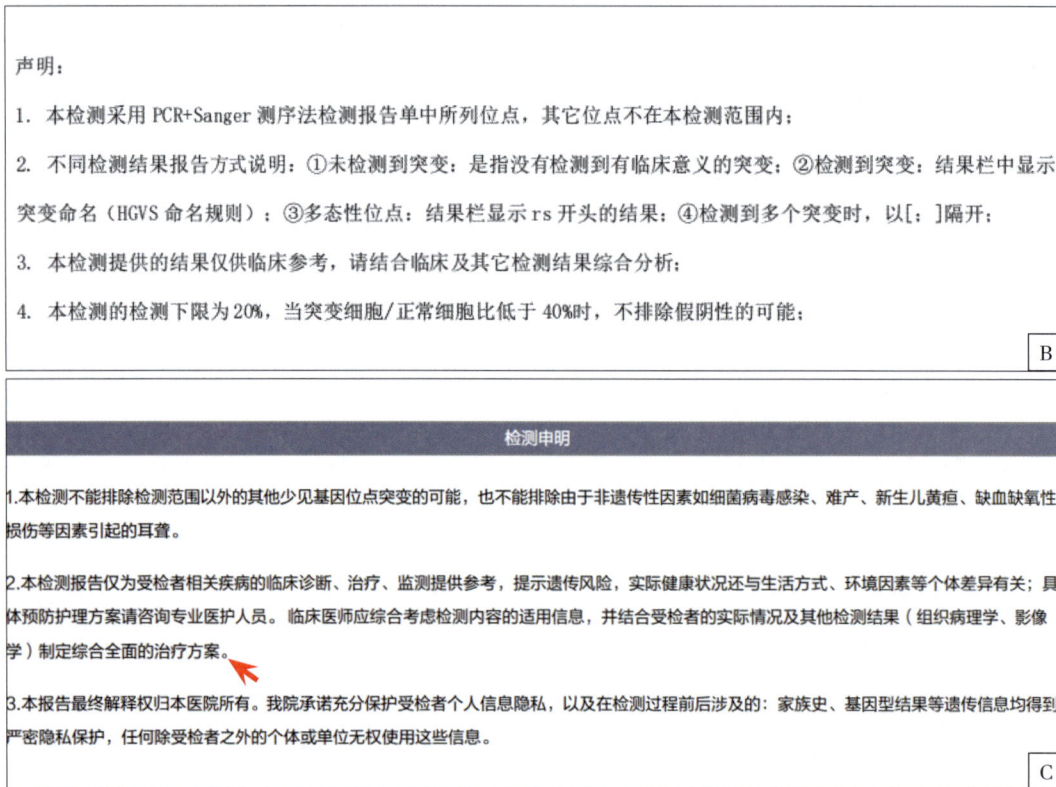

图 45 图 A 报告检测声明，共 5 条，较多地强调了主观性和不恰当的解释内容；"……不具备医嘱性质……"，发报告的都是检测技术人员，这样的声明更是多余的。图 B 报告 4 条"声明"其实是一般的解释或说明，建议删除第 3 条，并再做一简要解释。图 C 报告第二条声明，已经超出了学科解读的范围。

六、报告资质等问题

　　检验结论/诊断、解释与建议及其规范是检验服务临床的高级发展和当今的热点。从我国医院检验科现状看，在当前签发的检验结论/诊断性报告中，检验技术人员不在少数（如图 46 和图 47 报告）。这里除了不恰当理念的误导性因素外，还涉及三个方面问题。一是没有经过培训的检验者签发的这类报告相当多存在不规范或者不恰当，因医学根基的相对不足和不熟悉怎样书写对临床更有意义又符合规定的报告。二是资质问题，相当多非急诊报告的检验者与审核者签发的检验结论/诊断性报告都是同一人签名。一般，对于涉及诊断性报告，除了需要初检、复检和审核，还需要具备检验医师或病理医师的资质。我们提倡三级报告方式：检验（者）签名，报告（者）签名（有资质），审核（者）签名（是高级职称的高年资者）。三是如何规范报告结论中的检验性术语与诊断性术语，区分检验技术人员与检验医师的书写规则或规定（如表述细胞形态学检验证据之后而支持或符合缺铁性贫血骨髓象或以检验结果为特征描述的骨髓象是检验性术语/报告；意见：缺铁性贫血，则是诊断性术语/报告）。

提示及建议：综上所述，异常细胞考虑肿瘤细胞（小细胞癌可能）。
建议结合临床，做影像学及病理学等进一步相关检查。

送检日期： 报告日期： 检验师：张 审核者：
提示：检验结果仅对送检标本负责！如有疑问，可于报告出具2天后内电话咨询。 **A**

综述意见：急性髓系白血病。考虑伴成熟型（AML-M2），伴CD19和CD56表达。建议做融合基因AML1/ETO检查。请结合形态学、遗传学、分子生物学等检测结果综合诊断。

此结果仅对本次标本负责！

----------------以下空白----------------

检验者：■ 审核签字 **B**

图 46 图A报告是一份体液检验报告，"小细胞癌"涉及诊断性结论，但报告和审核签名是同一人且不是检验医师或病理医师。图B是流式免疫表型检测的诊断性报告，检验和审核（签字）的都是检验技术人员。流式报告"急性髓系白血病""考虑伴成熟型（AML-M2）"是诊断性的，如果在检测到的种种证据（结论中表述）而支持的病名后加上"免疫表型象"则可以作为检验结论的一种灰区方式。需要注意的是，流式的这种类型诊断是不恰当的，M2的评判指标是骨髓细胞形态学。

结果:P2门原幼细胞占69.0%，

LAIP：cMPO+CD34+CD117+CD33+CD13+HLADR部分+CD38dim+CD9+

CD11c+CD15部分+

结论：急性髓系白血病。 **A**

分析结论(Conclusion):
流式结果符合急性髓系白血病伴单核细胞分化免疫表型，目前信息提示AML-M5表型可能性大，具体分型需结合形态学和化染结果等综合考虑。 **B**

胸水，离心，瑞氏染色
阅片可见大量有核细胞，以成熟淋巴细胞为主，部分核形不规则，少量浆样淋，可见少量间皮细胞、中性粒细胞。1.LPD（WM可能）2.建议免疫分型及相关检查。 **C**

图 47 图B流式免疫表型检测报告可以认为是允许或默认的检验性结论；图A和图C的2份报告结论是诊断性的。

（卢兴国　张树芹）

造血淋巴肿瘤 WHO 分类与国际共识分类（ICC）比较体会

世界卫生组织（World Health Organization，WHO）曾于 1976 年出版第一版 WHO 造血和淋巴组织肿瘤分类蓝皮书《造血和淋巴组织肿瘤性疾病的组织学和细胞学分型》，包括了当时已知的几乎所有造血淋巴肿瘤，但当时影响甚微。后来在修订后欧美淋巴瘤（the revised European-American lymphoma，REAL）分类基础上，在 WHO 及其附属国际癌症研究机构（International Agency for Research on Cancer，IARC）主持下，由两个主要的血液病理学会牵头，即美国血液病理学会（Society for Hematopathology，SH）和欧洲血液病理学协会（European Association for Haematopathology，EAHP），召集国际领先的病理学家、肿瘤学家、血液学家和遗传学家组成的临床咨询委员会（Clinical Advisory Committee，CAC），共同制定出被称为"世界卫生组织肿瘤分类蓝皮书"的 WHO 分类第三版。这是第一个真正的全球性血液肿瘤共识分类，直至 2017 年的修订第四版，都是 WHO 与 SH、EAHP 之间合作的成果。

由于第 5 版的 WHO 肿瘤分类蓝皮书所有系列均采用了新的编撰方法，即用"知情文献计量学"的过程来选择编委以及作者，即由过去 5 年内在给定的出版物中发表该领域有实质性工作的专家担任编写工作。这一过程与多年来造血淋巴肿瘤 CAC 模式不同。WHO 认为 CAC 多年来一直由许多相同的人管理，新成员的选择过程也很模糊。这与 WHO 肿瘤分类编辑委员会形成鲜明对比，常任成员最多连任两届，每届任期 3 年。IARC 于 2018 年启动了 WHO-HAEM5 分类和管理规则的制定工作；2021 年，根据诊断和 / 或专业经验、地区代表性等邀请了相关编写组专家成员，大部分章节都是由血液病理学家、血液学临床专家、肿瘤医学专家、遗传学家、流行病学专家和分子生物学专家共同编写的。

国际共识分类，简称 ICC（International Consensus Classification），是 2022 年也在 WHO-HAEM4R 基础上推出的与 WHO 分类并行的国际性血液肿瘤（髓系和淋系肿瘤）新分类，在"*Blood*""*AJH*"等杂志上发表了多篇分类报告。他们认为，由 SH、EAHP 组织，召集众多国际专家（病理学家、血液学家、肿瘤学家和基因组科学家）组成的 CAC 是制定造血淋巴肿瘤分类的最佳模式，而 IARC 采用的新方法不但达不到相似效果，还不再涉及血液病理学会和之前参与工作的 CAC 专家成员。于是，SH、EAHP 继续组织，召集众多国际专家组成 CAC，于 2021 年 9 月通过髓系和淋巴肿瘤分类国际共识会议，独立开发一个新的髓系和淋巴肿瘤（血液肿瘤）国际共识分类（ICC），详见人民卫生出版社 2023 年出版的《血液肿瘤整合诊断》。WHO 与 ICC 两个分类，给人们在分类与诊断中带来一些不便。2 年前，我们对 ICC 与 WHO-HAEM5 进行过比较解读，根据国情也交流了应用体会。这里以髓系肿瘤和淋系白血病为主，并对如何面对与应用进行了交流。

一、基因组学对分类影响越来越大，ICC 比 WHO 更为突出

强调整合，突出遗传学 / 基因组学特定的异常在疾病发生发展、定义类型与诊断、评判预后与治疗参考信息中的重要性（图 1）。形态学无疑将继续代表血液肿瘤诊断的基本方法和未来分类的坚实基础。异常细胞是基因突变或表达改变驱动的血细胞生成、分化或存活失调的结果。其中，驱动突变最为突出，可以在形态学异常前出现，故通过基因检测可以得到早期诊断，还可以将形态学诊断的肿瘤识别出不同治疗反应和结果（包括疾病管理）的特定基因组亚组。如骨髓增生异常肿瘤伴低原始细胞和 *SF3B1* 突变（myelodysplastic neoplasm with low blasts and *SF3B1* mutation，MDS-*SF3B1*）为定义的一种预后相对良好的类型，对罗特西普有反应，可以解决输血需求。相比之下，伴 MDS 伴 *TP53* 双等位基因失活（MDS with biallelic *TP53* inactivation，MDS-bi *TP53*）与白血病转化和死亡高风险相关。MDS 伴孤立 5q 缺失（MDS with low blasts and 5q deletion，MDS-5q）患者可对来那度胺有反应，纠正贫血和细胞遗传学缓解，但携带 *TP53*（单突变）或 *RUNX1* 重现性变体的患者很快产生抗药性，导致来那度胺抗性 *TP53* 或 *RUNX1* 突变细胞的扩增。

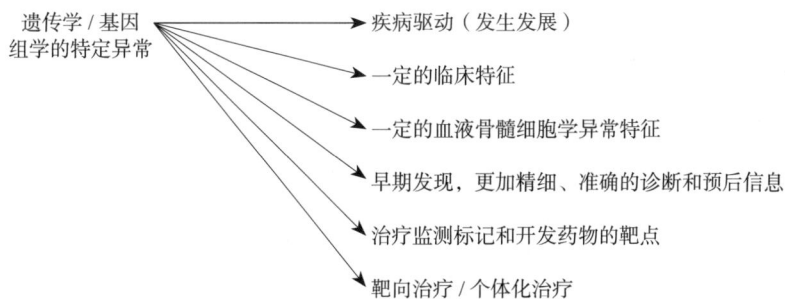

遗传学 / 基因
组学的特定异常
→ 疾病驱动（发生发展）
→ 一定的临床特征
→ 一定的血液骨髓细胞学异常特征
→ 早期发现，更加精细、准确的诊断和预后信息
→ 治疗监测标记和开发药物的靶点
→ 靶向治疗 / 个体化治疗

图 1　WHO 与 ICC 均重视遗传学 / 基因组学特定异常的重要性

驱动突变，通常是体细胞突变。全基因组测序快速和准确的综合分析结果已经代表了传统细胞遗传学和当前测序方法的潜在指标。ICC 在急性髓细胞白血病（acute myeloid leukemia，AML）、MDS、急性原始淋巴细胞白血病（acute lymphoblastic leukemia，ALL）以及髓 / 淋系血液肿瘤伴胚系易感性肿瘤中，均增加了较多的新类型 / 亚型。列举急性白血病新增类型比较（表 1）。

表 1　列举急性白血病 ICC 新增类型与 WHO 类型

ICC（2022）	WHO（2022）	比较解读浅见
AML 伴重现性遗传学异常（类别）	AML 伴遗传学异常定义（类别）	WHO 为佳
类型 28 种	18 种	WHO 为佳
APL 伴 t(15;17)(q24.1;q21.2)/*PML::RARA*	APL 伴 *PML::RARA* 融合	WHO 为佳
APL 伴其他 RARα 重排	APL 亚型	WHO 为佳
AML 伴 t(9;11)(p21.3;q23.3)/*MLLT3::KMT2A*	AML 伴 *KMT2A* 重排	WHO 为佳
AML 伴 inv (3) (q21.3q26.2) 或 t (3;3) (q21.3;q26.2)/*GATA2; MECOM (EVI1)*	AML 伴 *MECOM* 重排	WHO 为佳
AML 伴其他 *MECOM* 重排	包括在 AML 伴 *MECOM* 重排	WHO 为佳
AML 伴 *TP53* 突变	无（部分为 AML-MR）	ICC 为佳
AML 伴骨髓增生异常相关基因突变	AML 伴骨髓增生异常相关（AML-MR）	
AML 伴骨髓增生异常相关细胞遗传学异常	AML 伴骨髓增生异常相关（AML-MR）	
B-ALL 伴重现性异常类型 26 种	遗传学异常定义 12 种和其他 6 种	WHO 为佳
另有其他暂定类型 5 种	无	WHO 为佳

在 AML 相对常见的类型中，ICC 比 WHO 增加 6 个类型：APL 伴其他 *RARa* 重排、AML 伴其他 *KMT2A* 重排、AML 伴其他 *MECOM* 重排，AML 伴 *TP53* 突变、AML-MR 细胞遗传学异常和 AML-MR 基因突变。

APL 伴其他 *RARa* 重排，WHO 分类中为亚型。在伴其他 *KMT2A* 和 *MECOM* 重排类型中，与主体类型有相似的遗传学和临床特征，有一定的预后评判和疾病监测意义，WHO 要求报告提示，但作为一个独立类型的意义不大。如 MDS-(del) 5q 伴单突变 *TP53* 等都没有独立分类。

B-ALL 也一样，ICC 增加了不少类型，包括罕见类型和暂定类型。WHO-HAEM5 中，认为暂定类型因不成熟性而未列入分类中。

ICC 将 B-ALL 伴 *BCR::ABL1* 样分为 *ABL1* 类融合、JAK-STAT 活化和非特定类型（not otherwise specified，NOS）三个亚型，后 2 个的靶向治疗反应并不确定。

ICC 更广泛地考虑基因组特征，关注度高了一点。比较解读的浅见表 1。WHO 的"遗传学异常定义（类别）"术语包括了特定的重现性染色体易位和基因突变，不用"重现性"显得简明。这与 ICC 在 MDS/MPN 中提到不典型慢性粒细胞白血病（atypical chronic myelogenous leukemia，aCML）后不需要加 *BCR::ABL1* 阴性一样，因为 MDS/MPN 这个大类，定义的都是 *BCR::ABL1* 阴性疾病，没有必要再加后缀词或限定词。同理，慢性髓细胞白血病（chronic myelogenous leukemia，CML）是 *BCR::ABL1* 阳性定义的疾病，在

ICC 和 WHO-HAEM 5 中都取消了限定词"*BCR::ABL1* 阳性"。aCML 和 CML 在 WHO-HAEM4R 中分别取名为 aCML，*BCR::ABL1* 阴性和 CML，*BCR::ABL1* 阳性。

二、类型越分越多，增加了诊断难度（复杂性），ICC 较 WHO 明显

除了急性白血病，MDS 也一样，ICC 类型明显多于 WHO，诊断的难度和复杂性也明显上升，似乎缺少清晰性。ICC 的 MDS 类型和亚型和对应的 WHO 类型见图 2，MDS 分类可能是 ICC 中最复杂的大类。相比之，WHO-HAEM5 分类及其名称简明（图 2），高危类型两个：MDS-bi *TP53* 和骨髓增生异常肿瘤伴原始细胞增多（MDS with increased blasts，MDS-IB）两个类别：遗传学异常定义和形态学定义。后者基于传统形态学，有很好的延续性，颇接地气。

ICC（2022）	WHO-HAEM5	比较解读浅见
MDS 低风险类型：MDS-(del)5q ←——→	MDS-5q	WHO 为佳
MDS-*SF3B1* ←——→	MDS-*SF3B1*	WHO 为佳
MDS-NOS ←——→	MDS-LB	
MDS-NOS 不伴病态造血 ←——→	无	
MDS-NOS 伴单系病态造血 ←——→	MDS-LB-SLD	WHO 为佳
MDS-NOS 伴多系病态造血 ←——→	MDS-LB-MLD	WHO 为佳
MDS 高风险类型：MDS-*TP53*（骨髓原始细胞 5%～9%）←——→	MDS-bi*TP53*	WHO 为佳
MDS-EB（骨髓原始细胞 5%～9%）←——→	MDS-IB1	WHO 为佳
MDS/AML（骨髓原始细胞 10%～19%）←——→	MDS-IB2	WHO 为佳
MDS/AML 伴 MR 细胞遗传学异常 ←——→	MDS-IB2	WHO 为佳
MDS/AML 伴 MR 基因突变 ←——→	MDS-IB2	WHO 为佳
MDS/AML，NOS ←——→	MDS-IB2	WHO 为佳
MDS/AML 伴 *TP53* ←——→	MDS-bi*TP53*	WHO 为佳
（可以单等位基因突变）	（单突变不算）	

图 2 MDS 的 ICC 与 WHO 分类对应类型与比较解读浅见

MDS-5q 为 MDS 伴孤立 5q 缺失，MDS-*SF3B1* 为 MDS 伴低原始细胞和 *SF3B1* 突变，MDS-NOS 为 MDS 非特定类型，MDS-LB 为 MDS 伴低原始细胞，MDS-LB-SLD 为 MDS 伴低原始细胞和单系病态造血，MDS-LB-MLD 为 MDS 伴低原始细胞和多系病态造血，MDS-bi *TP53* 为 MDS 伴 *TP53* 多重突变，MDS-EB 为 MDS 伴原始细胞增多，MDS-IB1 为 MDS 伴原始细胞增多 1 型，MDS-IB2 为 MDS 伴原始细胞增多 2 型，MDS/AML 为既有 MDS 又有 AML 特征的混合类型或中间类型）。

ICC 的 MDS 非特定类型（MDS-NOS）分类有点"特殊"。在高、低风险组中分类规则似乎有不一致。在低风险组中，突出遗传学类型，与之相对的是 NOS 类型。这组都是低原始细胞。低原始细胞比例都是低风险 MDS。在高风险组（高原始细胞比例）中，有突出遗传学的，也突出原始细胞（5%~9%）的，但没有与之相对的 NOS，也没有将可能存在的骨髓增生异常相关（myelodysplasia-related，MR）遗传学异常类型列入；在原始细胞 10%~19% 者中，则取名为 MDS/AML，又突出遗传学类型和相对的 NOS 类型。ICC 将原始细胞增多分为 MDS-EB 和 MDS/AML。后者又分为 4 个亚型，有 2 个是骨髓增生异常相关（MR）细胞遗传学和基因突变。在 MDS-EB 中则没有 MR 遗传学异常者，保留了 WHO-HAME4R 的 MDS-EB，但不包括 MDS-EB2，即等于 MDS-EB1。ICC 在 MDS-*TP53* 中按原始细胞比例分为 5%~9% 的和 10%~19% 的 MDS/AML 两个类型，后者可以单突变，也不如 WHO 实用。在 WHO-HAEM4R 基础上修订的 WHO-HAEM5 与 ICC 的 MDS 类型关系见图 3。

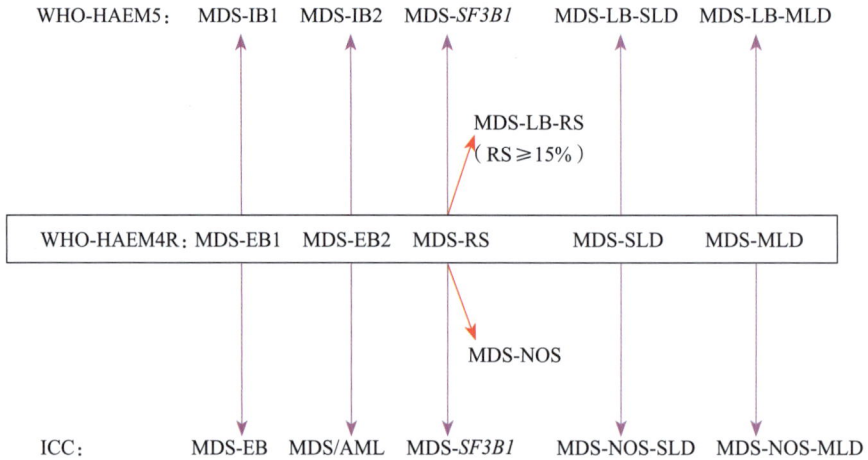

图 3　MDS 的 WHO-HAEM4R 分类与 WHO-HAEM5 和 ICC 分类类型的关系

MDS 低增生型（hypoplastic MDS，MDS-h）类型是 WHO-HAEM5 正式命名的类型，但在 ICC 分类中则没有这个类型。稍有不足的可能是 WHO 分类的 MDS-LB 中没有伴细胞遗传学异常类型，即 ICC 的 MDS-NOS 不伴病态造血，也就是 WHO-HAEM4R，MDS 不能分类型（myelodysplastic syndrome，unclassif iable，MDS-U）中的伴细胞遗传学异常类型。

又如，ICC 在 B-ALL 中新增了较多新的遗传学定义的类型亚型，使难度和复杂性亦增加，如 B-ALL 伴 t (9; 22) (q34.1; q11.2) /*BCR::ABL1*，ICC 认为可以分为 2 个生物学上不同的亚组：1 个似乎与 CML 急淋变关系密切，用 FISH 方法在粒细胞中检测到易位，表明多系细胞有 *BCR::ABL1* 融合；另一个仅在原始淋巴细胞中检测到。认为这两种亚型的预后和最佳治疗可能也不同。但是，除了尚需要进一步认知外，在一些病人中，实验室检测是有难度的，因需要对细胞进行分拣以获得足够数量才可以明确亚型诊断。

三、AML 和 MDS 原始细胞基数，ICC 比 WHO 变化更敏感

总体上，AML 与 MDS 之间原来的原始细胞基数（20%）已经发生变化，界限变得模糊。许多 AML 伴遗传学异常定义的类型原始细胞可以 < 20%（WHO）。ICC 则把这一原始细胞基数下降至 10%（表 2）。比较解读的浅见：WHO 的原始细胞比例变化比较温和、弹性大，比 ICC 较低的又一个任意明确的切点更为恰当。初诊时形态学诊断 AML 的原始细胞 ≥ 20% 基数仍是明确的，包括 MDS 和 MDS/MPN 进展的 AML 以及 MPN 的急变。

表 2　AML、MDS 原始细胞计数 ICC 与 WHO 主要异同

类型	ICC（2022）	WHO（2022）	比较解读浅见
AML 伴 *BCR::ABL1* 融合	≥ 20%	≥ 20%	相同，WHO 为佳
AML 伴 MR	≥ 20%	≥ 20%	相同，WHO 为佳
AML，NOS/ 细胞分化定义	≥ 20%	≥ 20%	相同，WHO 为佳
AML 伴遗传学异常定义	≥ 10%	可以 < 20%	不同，WHO 为佳
AML 伴 bzip-*CEBPA* 突变	≥ 10%	≥ 20%	
AML 伴其他定义遗传学改变	≥ 10%	≥ 20%	
MDS 伴原始细胞增多	BM 5% ~ 9%	BM 5% ~ 19%	相同（MDS-IB）
	PB 2% ~ 9%	或 PB 2% ~ 19%（包括 IB1 和 IB2）	不同（MDS-IB2），WHO 为佳
MDS/AML	BM 10% ~ 19%	BM 10% ~ 19%	相同（BM）、不同（PB），不采用 ICC
	PB 2% ~ 19%	或 PB 5% ~ 19%（MDS-IB2）	

四、诊断限定词（ICC）与独立诊断类型（WHO）

ICC 认为在一些血液肿瘤，如治疗相关、MDS 进展、胚系突变易感性，在明确诊断的类型后加限定词予以体现（表 3）。WHO-HAEM5 则将这些血液肿瘤分别归类于独立的大类 / 类别。比较之（表 4），ICC 的这一用法，具有方便（易操作）和合理性，也有温和性。治疗相关、MDS 进展和胚系突变，属于临床特征，尤其是治疗相关和 MDS 进展，是由相关病史决定的。对于实验室来说，按一般程序为类型诊断在先，待类型确定后，临床依据有无相关病史做最后归属。如果这一特定的类型诊断由实验室执行会有一定难度。限定词的另一优点可以扩展到其他需要说明或表达具有不同特征意义（影响临床结果）者。

表3 AML、MDS 类型后的诊断性限定词（ICC）

治疗相关：用于既往化疗、放疗、免疫干预所致的血液肿瘤
MDS 进展：用于 MDS（通过标准诊断确认）进展者
MDS/MPN 进展（具体类型）：MDS/MPN 应通过标准诊断确认
胚系突变易感性

表4 ICC 诊断限定词使用类型与对应的 WHO 类型比较

ICC 诊断限定词	WHO 独立类别中类型	比较解读浅见
CCUS，治疗相关	无	ICC 方式比较好
MDS，治疗相关	细胞毒治疗后 MDS（MDS-pCT）	ICC 方式比较好
AML，治疗相关	细胞毒治疗后 AML（AML-pCT）	ICC 方式比较好
MDS/MPN，放疗相关	细胞毒治疗后 MDS/MPN（MDS/MPN-pCT）	ICC 方式比较好
AML-MR，由 MDS 进展	AML-MR	ICC 方式比较好
AML-MR，胚系 *RUNX1* 突变	AML 伴胚系 *RUNX1* 突变	ICC 方式比较好
ALL，胚系 *PAX5* 或 *IKZF1* 突变	ALL 伴胚系 *PAX5* 或 *IKZF1* 突变	ICC 方式比较好
MDS del (5q)，*TP53* 突变（VAF > 2%）	MDS-5q（伴 *TP53* 单突变）	ICC 方式比较好

五、系列未明急性白血病 ICC 与 WHO 比较解读

ICC 在杂志上发表的论文中，系列不明的急性白血病（acute leukaemia of ambiguous lineage，ALAL）类型只有五种，是个例外。WHO-HAEM5 则在修订第四版（7 种）基础上增加，将系列未明急性白血病分为遗传学异常定义和免疫表型定义两个类别，类别下分出类型（表5）。比较解读浅见，以采用 WHO-HAEM5 分类为佳。

表5 ICC 与 WHO 系列未明急性白血病分类类型比较

WHO-HAEM4R	ICC（2022）	WHO（2022）
		伴遗传学异常定义类型
MPAL 伴 t (9; 22) (q34.1; q11.2); *BCR::ABL1*	MPAL 伴 t (9; 22) (q34.1; q11.2);/ *BCR::ABL1*	MPAL 伴 *BCR::ABL1* 融合
MPAL，伴 t (v; 11q23.3); *KMT2A* 重排	MPAL 伴 t (v; 11q23.3)/ *KMT2A* 重排	MPAL 伴 *KMT2A* 重排
		MPAL 伴其他遗传学定义

续表

WHO-HAEM4R	ICC（2022）	WHO（2022）
		MPAL 伴 *ZNF384* 重排
		ALAL 伴 *BCL11B* 重排
		伴免疫表型定义类型
MPAL，B 系髓系，NOS	MPAL，B 系髓系，NOS	MPAL，B 系髓系混合类型
MPAL，T 系髓系，NOS	MPAL，T 系髓系，NOS	MPAL，T 系髓系混合类型
MPAL，NOS 罕见型		MPAL，罕见混合类型
ALAL，NOS		ALAL，NOS
急性未分化细胞型白血病	急性未分化细胞型白血病	急性未分化细胞白血病

MPAL 为混合表型急性白血病，ALAL 为系列未明急性白血病，NOS 为非特定类型。

六、一些类型名称／术语，ICC 与 WHO 互有可圈可点

1. 急性白血病遗传学异常定义类型的病名　在急性白血病遗传学异常定义的类型名称中，ICC 则保留了染色体核型，而显得烦琐。WHO 在 AML 和 ALL 的类型名称中隐去了染色体核型，而后者的意义仍隐含其中。相比较（表 6），WHO 的简便性更明显。

表 6　ICC 急性白血病类型名称与 WHO 比较

ICC（2022）	WHO（2022）	比较解读浅见
APL 伴 t (15; 17) (q24.1; q21.2) /*PML::RARA*	APL 伴 *PML::RARA* 融合	WHO 为佳
AML 伴 inv (3) (q21.3q26.2) 或 t (3; 3) (q21.3; q26.2) /*GATA2*; *MECOM* (*EVI1*)	AML 伴 *MECOM* 重排	WHO 为佳
B-ALL 伴 t (9; 22) (q34.1; q11.2) /*BCR::ABL1*	B-ALL 伴 *BCR::ABL1* 融合	WHO 为佳

2. 非特定类型（NOS）的用法　遗传学异常驱动所致的临床相关病理性以及一些特定原因所致的发病机制，使得分类简化同时，特定类型和非特定类型（NOS），在 ICC 与 WHO-HAEM5 中，已经是分类普遍使用的一对形式。WHO-HAEM4R 的不能分类（U）型，几乎（ICC）或全部（WHO-HAEM5）都被改称为 NOS（少数被删除）。

NOS 也称为不需要另作分类的类型。它是针对特定类型而言的。这个特定类型，包括特定的遗传学异常定义类型、特定的临床特征（如细胞毒治疗史、MDS 或 MDS/MPN 病史和相关血细胞减少的相关家族史）类型和特定的解剖学、形态学和免疫表型等特征（如许多大 B 细胞淋巴瘤类型）者。NOS 即是在基本（形态学＋免疫表型）类型中被分出已经定义的特定（特指）类型后而剩下的类型。ICC 与 WHO 中，使用 NOS 的不同见表 7。

表 7　NOS 在 ICC 与 WHO 中使用上的不同

ICC（2022）	WHO（2022）	比较解读浅见
AML，NOS	AML，细胞分化定义（类型）	
MDS，NOS	MDS，形态学定义（类型）	WHO 为佳
MPN，U	MPN，NOS	WHO 为佳
CEL，NOS	CEL	WHO 为佳
B-ALL 伴 *BCR::ABL1* 样，NOS	B-ALL 伴 *BCR::ABL1* 样中的一个异常	WHO 为佳
MDS/MPN 伴环形铁粒幼细胞和血小板增多，NOS	MDS/MPN 伴环形铁粒幼细胞和血小板增多	WHO 为佳
MM，NOS	PCM	

注：MPN，U 为骨髓增殖性肿瘤不能分类型；MPN，NOS 为骨髓增殖性肿瘤非特定类型；CEL，NOS 为嗜酸性粒细胞白血病非特定类型；MM，NOS 为多发性骨髓瘤非特定类型；PCM 为浆细胞骨髓瘤。

3．其他不同　成熟 B 细胞肿瘤中，B 幼淋巴细胞白血病（B-cell prolymphocytic leukemia，B-PLL）和浆细胞肿瘤大类，ICC 与 WHO 不一致。ICC 继续使用 B-PLL，而浆细胞肿瘤依然保留在成熟 B 细胞肿瘤大类中（表 8）。在髓系肿瘤中，ICC 保留了 CML 加速期（accelerated phase of chronic myeloid leukemia，CML-AP）。B-PLL 和 CML-AP 继续沿用有一定理由，以 ICC 为佳。而浆细胞肿瘤的形态学和生物学特征以及临床特征几乎完全不同，支持 WHO 分类中作为独立大类。

表 8　ICC 与 WHO 一些术语使用的不同

ICC（2022）	WHO（2022）	比较解读浅见
CML-AP	取消	ICC 为佳
B-PLL	取消	ICC 为佳
浆细胞肿瘤属于成熟 B 细胞肿瘤	独立大类	WHO 为佳
MM（习惯名）	PCM	
aCML	MDS/MPN 伴中性粒细胞增多	ICC 为佳
重现性遗传学异常定义类型	遗传学异常定义类型	WHO 为佳
骨髓增生异常综合征（MDS）	骨髓增生异常肿瘤（MDS）	WHO 为佳
儿童难治性血细胞减少症（RCC）	cMDS-LB	WHO 为佳
JMML（归类于儿童疾病和 / 或胚系突变相关疾病）	JMML 归类于 MPN	ICC 为佳

七、如何面对和应用这两个分类

WHO 和 ICC 都是国际性共识的权威性分类，估计日后将会统一。但在统一前，需要关注。这里交流几点体会。

1. 总体体会　ICC 和 WHO 分类各有优点。WHO 比 ICC 温和，如 AML、ALL、MDS 的分类类型。当前面临最大的问题是发展不平衡（地区差异）和体制造成检验技术布局的欠合理性。

2. 两个分类相同的或大体相同的，认为使用 WHO 为佳　原因有：①WHO 分类的第三版、第四版和修订第四版是世界上独一无二的全球通用标准。②WHO 分类第五版具有更好的延续性，影响力也更大。③使用的习惯性。④WHO 是一个更为官方的机构，更具权威性，不仅有肿瘤分类体系，还有配套的疾病编码。⑤ICC 虽有一些创新，但相同或雷同性太多。

3. 两个分类不同的，采用更恰当的　如前面比较解读浅见，最后在诊断后加括号标注说明参照的分类，如 ICC 或 WHO。一般没有特别的，建议采用 WHO 分类。

4. 如有可能出台一份指导性意见　建议出台一份适用于我国使用的 WHO 和 ICC 大体共识或纲要，尤其是因体制关系多在检验科不同部门检验 / 病理，以及各自独立报告的血液骨髓形态学、细胞遗传学和分子 / 基因组学检验，都是非常迫切需要的。

5. 现实的距离与对策　以 WHO 或 ICC 为标准，从送检第三方实验室标本看，血液肿瘤符合送检标本种类要求的低，可靠的或准确的诊断率低。原因有：①病人负担太重，不愿应检尽检。②缺乏规范和理念，采集标本没有一次完成（缺少相应的临床路径）。③预判疾病不足，送检标本不完善。④检验项目分散又缺少整合互补。⑤实验室缺少多学科信息整合诊断能力的专业人员。⑥其他。当前，完善的遗传学检测项目有细胞遗传学（细胞培养染色体核型、FISH 方法或染色体微阵列分析（chromosomal microarray analysis，CMA）、白血病融合基因（至少 56 种，PCR 或 NGS 方法）、突变基因组套（100～400种，测序法）。成熟 B、T、NK 细胞肿瘤和浆细胞肿瘤时，还有抗原受体基因克隆性重排等。

这些因素交织在一起，造成了我国许多地方的实际情况 / 差距。其实，ICC 和 WHO 是发达国家的先进分类，在不发达地区不能很好地使用。如按要求的 MDS 和急性白血病诊断，几乎都是最高级别的（检查要求最高）。我们认为继续保持基本分类工具（如形态学和免疫表型）很重要，可以让临床做出适当的治疗决策，还包括诊治中许多实践经验与现状碰撞的深层考量。

另外，需要注意的是，不管是 WHO 还是 ICC，在 AL 和 MDS 等类型诊断中，形态学加免疫表型既是最先基本类型诊断的必需（基本）项目，又是精细准确分类，在分出特定遗传学异常定义类型和其他需要分出特定类型后，剩下的肿瘤按细胞分化或形态学定义（WHO）或 NOS（ICC）进行分类的必需项目，如图 4 所示。第一步和第三步细胞分化诊断的标准一样，但定义或内涵不同。不过第三步是在第一步的基础上，经第二步分出特定遗传学异常定义类型后进行的分类。

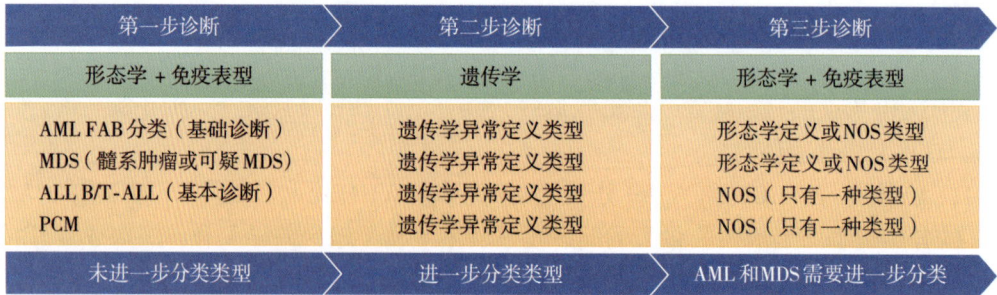

图 4 WHO 和 ICC 要求完善检查后在列举血液肿瘤诊断中的定位分类

（卢兴国　叶向军）

主要参考文献

[1] 李早荣，卢兴国. 骨髓细胞形态学检查的质量控制和管理 [J]. 现代检验医学杂志，2002，17（4）：46-47.

[2] 卢兴国. 完善血液形态学诊断的模式 [J]. 实用医技杂志，2003，10（9）：1079-1080.

[3] 卢兴国. 现代血液形态学理论与实践 [M]. 上海：上海科学技术出版社，2003.

[4] 郭云武，卢兴国，李早荣，等. 正常成人骨髓巨核细胞和其他有核细胞分类计数报告 [J]. 中国实验诊断学，2004，8（2）：108-111.

[5] 卢兴国. 造血和淋巴组织肿瘤现代诊断学 [M]. 北京：科学出版社，2005.

[6] 卢兴国，丛玉隆. 应重视和提升传统血液形态学检验诊断水平 [J]. 中华检验医学杂志，2006，29（6）：481-482.

[7] 卢兴国. 加强同分子遗传学的联系，进一步提升血液形态学的诊断水平 [J]. 检验医学，2006，21（5）：550-551.

[8] 卢兴国. 检验与临床诊断：骨髓检验分册 [M]. 北京：人民军医出版社，2007.

[9] 卢兴国. 骨髓细胞学和病理学 [M]. 北京：科学出版社，2008.

[10] 丛玉隆. 检验医学 [M]. 北京：人民卫生出版社，2009.

[11] 卢兴国. 加强方法互补和相关学科联系提升细胞形态学检验诊断水平 [J]. 中华医学杂志，2010，90（22）：1516-1518.

[12] 卢兴国. 骨髓检查质量管理的体会 [J]. 临床检验杂志（电子版），2012，1（4）：200-204.

[13] 卢兴国. 血液形态四片联检模式诊断学图谱 [M]. 北京：科学出版社，2011.

[14] 中华医学会血液学分会实验诊断血液学学组. 血细胞形态学分析中国专家共识（2013 年版）[J]. 中华血液学杂志，2013，34（6）：558-560.

[15] 卢兴国. 白血病诊断学 [M]. 北京：人民卫生出版社，2013.

[16] 叶向军，唐海飞，卢兴国，等.《第 5 版 WHO 造血淋巴肿瘤分类：髓系和组织细胞 / 树突细胞肿瘤》解读 [J]. 临床检验杂志，2022，40（7）：541-545.

[17] 卢兴国，叶向军. 血液形态学前进中的问题与对策，实践与再认识 [J]. 临床检验杂志（电子版），2014，3（1）：513-517.

[18] 卢兴国. 骨髓检查规程与管理 [M]. 北京：人民卫生出版社，2014.

[19] 卢兴国. 慢性髓系肿瘤诊断学 [M]. 北京：人民卫生出版社，2013.

[20] 卢兴国. 贫血诊断学 [M]. 北京：人民卫生出版社，2015.

[21] 叶向军，卢兴国. 血液病分子诊断学 [M]. 北京：人民卫生出版社，2015.

[22] 叶向军，卢兴国. 重视 WHO 造血和淋巴组织肿瘤分类应用中的问题 [J]. 临床检验杂志，2015，33（12）：881-885.

[23] 尚红，王毓三，申子瑜. 全国临床检验操作规程（第 4 版）[M]. 北京：人民卫生出版社，2015.

[24] 叶向军，卢兴国. 2016 年更新版《WHO 造血和淋巴组织肿瘤分类》之髓系肿瘤和急性白血病修订解读 [J]. 临床检验杂志，2016，34（9）：686-689.

[25] 叶向军，卢兴国. 2016 年更新版《WHO 造血和淋巴组织肿瘤分类》中伴胚系易感性髓系肿瘤临时类别的解读 [J]. 临床检验杂志，2016，34（11）：854-857.

[26] 卢兴国. 白血病的形态学诊断 [J]. 诊断学理论与实践, 2017, 16（1）: 12-16.

[27] 李菁原, 卢兴国. 成熟 B 细胞淋巴瘤的复杂性与细胞形态学 [J]. 诊断学理论与实践, 2017, 16（5）: 557-560.

[28] 张曼. 检验诊断报告体系与应用规范 [M]. 北京: 人民卫生出版社, 2017.

[29] 张曼, 尚红. 检验医学住院医师规范化培训与考核 [M]. 北京: 人民卫生出版社, 2017.

[30] 叶向军, 卢兴国. 大 B 细胞淋巴瘤侵犯骨髓的细胞形态学特征 [J]. 临床检验杂志, 2018, 36（03）: 229-232.

[31] 中华医学会血液学分会白血病淋巴瘤学组, 中国抗癌协会血液肿瘤专业委员会, 中国慢性淋巴细胞白血病工作组. 中国慢性淋巴细胞白血病 / 小淋巴细胞淋巴瘤的诊断与治疗指南（2018 年版）[J]. 中华血液学杂志, 2018, 39（5）: 353-358.

[32] 中华医学会血液学分会白血病淋巴瘤学组, 中国抗癌协会血液肿瘤专业委员会, 中国慢性淋巴细胞白血病工作组. B 细胞慢性淋巴增殖性疾病诊断与鉴别诊断中国专家共识（2018 年版）[J]. 中华血液学杂志, 2018, 39（5）: 359-365.

[33] 叶向军, 卢兴国. 2017 版 WHO 修订的淋巴造血系统肿瘤分类及其诊断标准解读 [J]. 诊断学理论与实践, 2018, 17（5）: 512-520.

[34] 卢兴国, 叶向军, 徐根波. 骨髓细胞与组织病理诊断学 [M]. 北京: 人民卫生出版社, 2020.

[35] 卢兴国. 骨髓增殖性肿瘤骨髓组织病理学诊断的新认识 [J]. 诊断学理论与实践, 2020, 19（4）: 434-437.

[36] 中华医学会血液学分会血栓与止血学组. 成人原发免疫性血小板减少症诊断与治疗中国指南（2020 年版）[J]. 中华血液学杂志, 2020, 41（8）: 617-623.

[37] 中国中西医结合学会检验医学专业委员会. 急性白血病系别判断的流式细胞免疫分型专家共识 [J]. 中华检验医学杂志, 2021, 44（12）: 1113-1125.

[38] 中华医学会血液学分会白血病淋巴瘤学组. 慢性粒 - 单核细胞白血病诊断与治疗中国指南（2021 年版）[J]. 中华血液学杂志, 2021, 42（1）: 5-9.

[39] 卢兴国, 叶向军. 血液肿瘤整合诊断 [M]. 北京: 人民卫生出版社, 2023.

[40] 叶向军, 卢兴国. 第 5 版世界卫生组织造血淋巴肿瘤 MDS 和 AML 分类更新解读 [J]. 诊断学理论与实践, 2023, 22（5）: 421-428.

[41] LEE S H, ERBER W N, PORWIT A, et al. ICSH guidelines for the standardization of bone marrow specimens and reports[J]. Int J Lab Hematol, 2008, 30(5): 349-364.

[42] SWERDLOW S H, CAMPO E, HARRIS N L, et al. WHO Classification of Tumours of Haematopoietic and Lymphoid Tissues Revised 4th ed [M]. Lyon, France: IARC Press, 2017.

[43] WHO Classification of Tumours Editorial Board. WHO classification of tumours series, 5th ed.; vol. 11. Haematolymphoid tumours.[M]. Lyon, France: IARC Press, 2024.

[44] BROWN P A, SHAH B, ADVANI A, et al. Acute lymphoblastic leukemia, Version 2.2021, NCCN Clinical Practice Guidelines in Oncology[J]. J Natl Compr Canc Netw, 2021, 19(9): 1079-1109.

[45] McGowan-Jordan J, Hastings RJ, Moore S, editors. ISCN 2020: An International System for Human Cytogenomic Nomenclature. Basel: Karger; 2020.

[46] KHOURY J D, SOLARY E, ABLA O, et al. The 5th Edition of the World Health Organization Classification of Haematolymphoid Tumours: myeloid and histiocytic/dendritic neoplasms[J]. Leukemia, 2022, 36(7): 1703-1719.

[47] ALAGGIO R, AMADOR C, ANAGNOSTOPOULOS I, et al. The 5th Edition of the World Health Organization Classification of Haematolymphoid Tumours: lymphoid neoplasms[J]. Leukemia, 2022, 36(7): 1720-1748.

[48] ARBER D A, ORAZI A, HASSERJIAN R P, et al. International Consensus Classification of Myeloid Neoplasms and Acute Leukemias: integrating morphologic, clinical, and genomic data[J]. Blood, 2022, 140(11): 1200-1228.